COURS

DE

PHARMACIE

PAR

Edmond DUPUY

PROFESSEUR DE PHARMACIE À L'UNIVERSITÉ DE TOULOUSE
MEMBRE CORRESPONDANT DE L'ACADÉMIE DE MÉDECINE

DEUXIÈME ÉDITION
Revue, corrigée et augmentée avec la collaboration
de Henri RIBAUT
DOCTEUR À LA FACULTÉ DE MÉDECINE ET DE PHARMACIE
LAURÉAT DE L'INSTITUT

TOME TROISIÈME

PHARMACIE CHIMIQUE MINÉRALE

AVEC 25 FIGURES INTERCALÉES DANS LE TEXTE

PARIS

A. MALOINE, ÉDITEUR
23-25, RUE DE L'ÉCOLE-DE-MÉDECINE, 23-25

1908

COURS DE PHARMACIE.

COURS

DE

PHARMACIE

PAR

Edmond DUPUY

PROFESSEUR DE PHARMACIE A L'UNIVERSITÉ DE TOULOUSE
MEMBRE CORRESPONDANT DE L'ACADÉMIE DE MÉDECINE

DEUXIÈME ÉDITION

Revue, corrigée et augmentée avec la collaboration

de Henri RIBAUT

AGRÉGÉ A LA FACULTÉ DE MÉDECINE ET DE PHARMACIE
LAURÉAT DE L'INSTITUT

TOME TROISIÈME

PHARMACIE CHIMIQUE MINÉRALE

AVEC 25 FIGURES INTERCALÉES DANS LE TEXTE

PARIS

A. MALOINE, Éditeur

23-25, RUE DE L'ÉCOLE DE MÉDECINE, 23-25

—

1903

TROISIÈME PARTIE

PHARMACIE CHIMIQUE

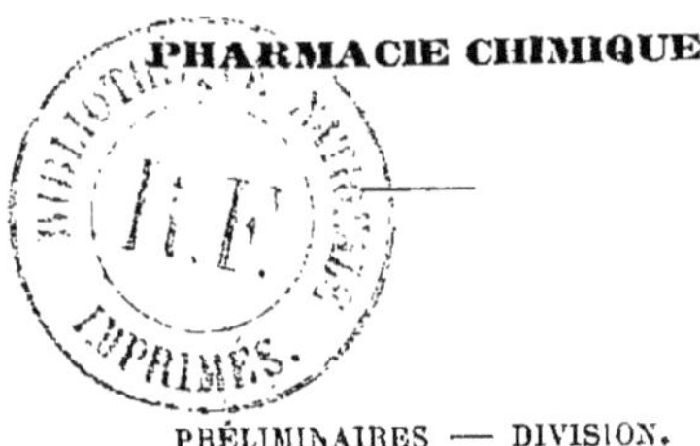

PRÉLIMINAIRES — DIVISION.

SOMMAIRE. — Objet de la pharmacie chimique. — Définition du médicament chimique. — Revue critique des diverses classifications proposées pour faire l'étude des médicaments chimiques. — Classification adoptée. — Division des médicaments chimiques. — Plan adopté pour faire l'étude de chaque médicament. — Nomenclature des ouvrages à consulter pour la préparation et l'examen des médicaments. — Considérations générales sur les altérations et les falsifications des médicaments. — Marche à suivre pour faire l'essai méthodique des médicaments chimiques.

Objet. — La pharmacie chimique ou pharmacochimie a pour objet l'étude des médicaments chimiques.

Définition. — On appelle médicaments chimiques tous les corps simples et leurs combinaisons définies, employées en médecine.

Revue des classifications. — Dans quel ordre doit-on étudier ces médicaments ou, en d'autres termes, quelle est la classification qu'il faut suivre pour en faire l'étude méthodique?

Rappelons, à ce sujet, les observations que nous avons faites à propos de la classification des formes pharmaceutiques, car elles sont applicables à la classification des médicaments chimiques.

S'il s'agissait d'écrire un livre de pharmacie, où la pratique domine exclusivement, cette classification n'aurait qu'une importance relative; comme chaque médicament y serait l'objet d'une description détaillée, peu importe le lieu où il serait placé, l'essentiel serait de le trouver facilement à l'aide d'une table exacte. Mais, dans un cours destiné à l'enseignement des élèves, la classification prend beaucoup plus d'importance ; les matières doivent être coordonnées de manière à s'enchaîner les unes aux autres, dans un ordre méthodique, afin de se graver profondément dans l'esprit. Ce ne doit plus être un simple catalogue se retenant par un effort de mémoire, mais ce doit être un exposé raisonné, où toutes les choses ont une place prévue et où les règles pratiques se déduisent d'aperçus théoriques établis avec soin.

Existe-t-il une classification des médicaments chimiques remplissant le but ou présentant les conditions que nous venons d'exposer ? Pour résoudre la question, il convient de passer en revue les diverses classifications proposées soit par le Codex, soit par les auteurs qui ont écrit des traités de pharmacie.

Classification du Codex de 1886. — Le Codex de 1886 divise les médicaments chimiques en 22 chapitres, portant les titres suivants :

Chapitre   I. — Corps simples. Métalloïdes et Métaux.
—   II. — Acides minéraux.
—   III. — Oxydes métalliques.
—   IV. — Sulfures.
—   V. — Chlorures.
—   VI. — Bromures.
—   VII. — Iodures.
—   VIII. — Cyanures.
—   IX. — Sulfates, sulfites et hyposulfites.
—   X. — Nitrates.
—   XI. — Hypochlorites.
—   XII. — Phosphates, Pyrophosphates, Arséniates et Arsénites.
—   XIII. — Carbonatés.
—   XIV. — Permanganates.
—   XV. — Acides végétaux.
—   XVI. — Alcalis végétaux.
—   XVII. — Sels à acides végétaux.
—   XVIII. — Sels à bases végétales.
—   XIX. — Savons.
—   XX. — Alcools, Éthers, Chloroforme.
—   XXI. — Substances neutres organiques.
—   XXII. — Produits pyrogénés.

Cette classification, adoptée avec quelques variantes, par divers auteurs, notamment, MM. **Soubeiran, Chevalier et Idt, Lecanu, Huguet, Andouard, Prunier,** présente l'avantage d'aller du simple au composé ; mais, considérée au point de vue chimique, elle est imparfaite.

Classification du Codex de 1884. — Le Codex de 1884 n'a donné aucune classification des médicaments chimiques, en se fondant sur les raisons suivantes : « Considérant que le Codex n'est pas un traité raisonné de pharmacie et qu'il convient surtout de faciliter les recherches autant que possible, la commission, chargée de la préparation et de la rédaction de ce livre, a cru devoir adopter le classement par ordre alphabétique. »

En résumé, toutes les classifications des médicaments chimiques, proposées par le Codex ou les divers auteurs, présentent des avantages et des inconvénients, mais aucune d'elles n'est irréprochable ; aussi n'avons-nous pas cru devoir les suivre.

Classification adoptée. — La pharmacie chimique ou chimie pharmaceutique est, au même titre que la chimie biologique, que la chimie industrielle, que la chimie agricole, une des branches de la chimie générale. *La chimie doit donc être regardée comme la science fondamentale de l'étude des médicaments chimiques, et c'est sur elle que doit être basée la classification rigoureusement scientifique de ce groupe de corps.* Nous nous proposons, en conséquence, de suivre, dans l'examen de la pharmacie chimique, l'ordre adopté pour l'étude de la chimie générale.

La classification de la pharmacie chimique étant calquée sur celle de la chimie, il sera facile aux élèves d'appliquer méthodiquement à l'étude pratique du corps, examiné en pharmacie, les données théoriques qu'ils auront acquises sur lui en chimie, et de compléter, par ces deux cours parallèles et auxiliaires leur instruction professionnelle. Aussi, pour ne pas apporter de trouble ou de confusion dans l'esprit de nos élèves, nous avons adopté les classifications et la notation atomique suivies par les professeurs de chimie générale de la Faculté de médecine et de pharmacie de Toulouse.

Division. — Les médicaments chimiques se divisent en deux grandes classes :

1° Médicaments chimiques appartenant à la chimie minérale.

Cette classe comprend :

A. Métalloïdes et leurs combinaisons définies.
B. Métaux et leurs combinaisons
définies.
       Intéressants au point de vue mé-
dico-pharmaceutique.

2° Médicaments chimiques appartenant à la chimie organique.

Cette classe comprend les divers corps employés en pharmacie, appartenant à l'une des grandes fonctions organiques suivantes : hydrocarbures, alcools, phénols, éthers, aldéhydes, acétones, acides, amines, composés nitrés et nitrosés, composés azoïques et diazoïques, hydrazines, bases pyridiques et quinoléiques, amides, imides, nitriles, carbylamines, composés organo-métalliques, alcalis naturels.

Plan d'étude. — L'étude de chaque médicament chimique, *faite exclusivement au point de vue pharmaceutique et médical*, comprend :

1° Synonymes du corps et formule.

2° Étude des procédés de fabrication dans l'industrie et surtout dans les laboratoires.

3° Étude des procédés de purification.

4° Étude des caractères d'identité, c'est-à-dire les caractères organoleptiques, physiques, chimiques et spécifiques, qui servent à le caractériser et à le distinguer.

5° Étude des caractères de contrôle, c'est-à-dire les méthodes à l'aide desquelles on peut constater les altérations qui peuvent provenir soit d'un mode défectueux de préparation, soit d'un mode défectueux de conservation, et les falsifications dont il peut être l'objet.

6° Étude des précautions à prendre pour sa conservation.

7° Notions sommaires sur son action physiologique et thérapeutique.

8° Modes d'administration et doses sous lesquelles on l'emploie.

9° Formules galéniques dans lesquelles il entre.

10° Étude des incompatibilités diverses (physiques, pharmaceutiques, physiologiques, chimiques).

11º Etude des premiers secours à donner dans le cas d'empoisonnement produit par le corps.

Ouvrages à consulter. — La préparation et l'examen des médicaments chimiques exigent l'emploi *de procédés et d'appareils*, destinés à les préparer ; *de réactifs*, destinés à mettre en évidence les propriétés chimiques et spécifiques de ces corps, et à déceler les altérations et les falsifications dont ils peuvent être l'objet.

Nous avions d'abord pensé à faire une étude des procédés, appareils ou réactifs, nécessaires pour la préparation et l'examen de ces médicaments ; mais comme pour faire cette étude, même sommaire, il faudrait écrire un gros volume, nous avons cru devoir y renoncer. Pour avoir des renseignements sur la description, la technique et les usages de ces procédés, appareils ou réactifs, on pourra consulter les traités spéciaux suivants :

1º Jungfleisch, *Manipulations de chimie* ; — 2º Bolley et Kopp, *Manuel d'essais et de recherches chimiques* ; — 3º Gerhardt et Chancel, *Traité d'analyse chimique* ; — 4º Terreil, *Traité d'analyse chimique* ; — 5º Jagnaux, *Analyse chimique* ; — 6º Frésénius, *Traité d'analyse chimique* ; — 7º Classen, *Traité d'analyse chimique* ; — 8º Silva, *Traité d'analyse chimique* ; — 9º Villiers, *Tableaux d'analyse et traité d'analyse quantitative* ; — 10º Prunier, *Tableaux d'analyse* ; — 11º Schmid et Wolfram, traduit par Strohl, *Instruction sur l'essai chimique des médicaments* ; — 12º Lepage et Patrouillard, *Guide pratique pour l'essai des médicaments* ; — 13º Baudrimont, *Traité des falsifications* ; — 14º Gille, *Falsifications et autres défectuosités des principaux médicaments simples* ; — 15º Dupuy, *Manuel de l'inspecteur des pharmacies* ; — 16º Ditte, *Traité élémentaire d'analyse qualitative des matières minérales*, 2ᵉ édition ; — 17º Denigès, *Précis d'analyse chimique*.

Nous avions également pensé à faire un examen rapide des caractères que les divers composés chimiques présentent au contact des réactifs, car c'est sur ces réactions que sont en général fondées les méthodes à l'aide desquelles on détermine l'identité et la pureté de ces différents corps. Mais, comme ces réactions se trouvent rapportées dans tous les traités d'analyse chimique et qu'elles seront en outre décrites à propos de chaque médicament chimique, nous croyons inutile d'insister en ce moment sur ce sujet, sur lequel, du reste, nous aurons fréquemment occasion de revenir.

Considérations générales. — Avant d'aborder l'examen des médicaments chimiques, nous croyons important de présenter quelques considérations générales qui faciliteront l'étude et l'essai de ces corps.

Autrefois on préparait journellement dans les officines une multitude de médicaments chimiques, mais depuis quelques années, une transformation profonde s'accomplit dans la pratique pharmaceutique. Le pharmacien s'adresse le plus souvent au commerce pour se procurer les produits nécessaires au service de son officine.

Cette situation nouvelle entraîne pour le pharmacien le devoir impérieux, et aujourd'hui plus que jamais, de contrôler la sincérité et la pureté des médicaments qu'il demande à l'industrie. Or, il ne peut le faire qu'à la condition de connaître les méthodes analytiques qui peuvent être employées pour arriver à ce résultat.

Les méthodes d'essai à mettre en œuvre doivent être simples et pratiques. Si elles étaient compliquées, le pharmacien n'aurait ni le temps, ni les moyens de les pratiquer.

Donc, choisir et rédiger avec soin ces modes d'essai nous semble être l'obligation à laquelle doivent satisfaire les commissions chargées d'élaborer les nouvelles pharmacopées officielles, sous peine de manquer à une des parties les plus importantes de leur mandat.

C'est ce qu'on semble avoir oublié jusqu'à présent ; car dans notre Codex, qui est le formulaire légal de notre pays, on ne trouve en général aucun mode d'essai précis des médicaments.

C'est une lacune regrettable d'ailleurs signalée depuis longtemps (1).

La nouvelle législation pharmaceutique, adoptée par la Chambre des députés et par le Sénat, et qui va prochainement revenir en discussion devant le Parlement, a adopté un article 18, relatif à la rédaction du Codex.

Rédigé tel que le proposent les articles 18 de la Chambre des députés et du Sénat, le Codex ne renferme aucune indication relative à l'essai des médicaments.

Nous avons cru nécessaire d'essayer de combler les lacunes de notre Codex : aussi nous nous proposons, dans ce cours, d'insister particulièrement sur les méthodes qui nous permettront de reconnaître les caractères spécifiques et les caractères de contrôle des médicaments employés dans l'officine.

Le pharmacien, qui s'adresse au commerce pour se procurer les médicaments chimiques nécessaires au service de son officine, doit, avant de les accepter, prendre un certain nombre de précautions :

(1) E. Dupuy, *Manuel de l'inspecteur des pharmacies*, 1880.

Contrôler les poids ou les volumes, afin de s'assurer si l'on a bien la quantité demandée, ce qui n'arrive pas toujours.

Examiner attentivement si toutes les parties reçues sont de la même qualité ; il arrive quelquefois, en effet, que celles qui frappent la vue les premières réunissent les qualités voulues, mais qu'elles cachent un mauvais produit qui se trouve en dessous.

Choisir de préférence les substances à l'état cristallisé et se méfier des substances en poudre ou divisées dont la falsification est plus facile.

Caractériser la substance, à l'aide de ses caractères d'identité et de ses caractères spécifiques, afin de s'assurer que la substance reçue est bien celle que l'on a demandée.

Soumettre la substance aux caractères de contrôle destinés à faire connaître son degré de pureté.

On ne peut pas exiger que les médicaments soient chimiquement purs comme les réactifs. Ce degré de pureté serait inutile dans la plupart des cas ; mais néanmoins, il ne faut pas que les impuretés dépassent une certaine limite, sur laquelle nous insisterons dans le cours de cette étude ; passé ce terme, les médicaments doivent être rejetés comme défectueux et considérés comme pouvant être nuisibles.

Les causes, qui peuvent rendre les médicaments chimiques impurs, sont : les altérations ; les falsifications.

Les altérations peuvent provenir :

D'un mode défectueux de préparation : défaut de soin de la part du préparateur, purification incomplète du produit. — Exemples : Ether sulfurique souillé d'acide sulfurique, d'acide sulfureux, d'alcool en excès ; iodure de potassium souillé de carbonate ou d'iodate ; calomel souillé de bichlorure de mercure, etc.

D'un mode défectueux de conservation. — Exemples : sulfate de soude s'effleurissant à l'air ; chloroforme, prenant sous l'influence de l'air humide et de la lumière une teinte jaune et se chargeant de produits chlorés (acides chlorhydrique, chloroxycarbonique), etc., etc.

Les falsifications s'opèrent de plusieurs manières.

Addition de corps étrangers au médicament. — Exemples : iode additionné d'ardoise, de peroxyde de manganèse, etc. Sulfate de quinine additionné de salicine, de phloridzine, d'acide borique, etc.

Remplacement total ou partiel d'un médicament par un autre. — Exemples : sulfate de soude remplacé en totalité ou en partie par du sulfate de magnésie ; créosote de hêtre remplacée en totalité ou en partie par la créosote retirée du goudron de houille.

Soustraction d'un ou plusieurs principes actifs de la substance.— Exemples : opium privé de morphine ; quinquina privé d'alcaloïdes.

Pour faire la recherche de ces altérations et falsifications, il importe de se rappeler les principes généraux suivants :

Les altérations, provenant de la préparation ou de la conservation, sont plus communes en général que les falsifications proprement dites ; il est donc très utile de connaître les modes de préparation et de conservation des médicaments chimiques pour se mettre en garde contre les altérations venant de ces deux causes.

Les falsifications se font, en général, avec des substances coûtant moins que le produit principal ; les matières, employées pour falsifier, sont choisies ordinairement parmi celles qui ressemblent le plus au médicament que l'on veut falsifier.

On peut employer, pour faire la recherche des altérations et des falsifications, certains procédés généraux :

a. Détermination des constantes physiques (solubilité, point de fusion, point d'ébullition).

b. Incinération, pour la recherche des matières minérales dans les substances organiques. — Exemples : Sulfate de quinine falsifié par sulfate, carbonate, phosphate alcalino-terreux.

c. Volatilisation. — Exemples : Iode souillé par ardoise, graphite, plombagine, etc.

d. Perte de poids par la chaleur, pour la recherche des corps volatilisables ajoutés aux corps fixes.— Exemple : Recherche de l'eau dans les poudres fixes.

e. Dissolvants : 1° Pour la recherche des substances insolubles souillées par des substances solubles.— Exemple : Calomel souillé par du bichlorure de mercure. 2° Pour la recherche des substances solubles souillées par des substances insolubles. — Exemple : Huile de ricin falsifiée par une huile insoluble ou peu soluble dans l'alcool.

Les caractères organoleptiques d'un médicament peuvent quelquefois mettre sur la trace des altérations ou des falsifications ; dans quelques cas, le microscope, la loupe, le spectroscope et le polarimètre peuvent être d'une grande utilité pour l'essai physique des médicaments.

L'essai chimique des médicaments est, dans la plupart des cas, le seul moyen d'apprécier exactement la pureté des corps. Pour l'effectuer, il est nécessaire de prendre un certain nombre de précautions pratiques :

1º Faire une prise d'essai dans de bonnes conditions, afin d'éviter les erreurs causées par les variations des couches.

2º Dissoudre, dans le moins de véhicule possible, les substances qui doivent être précipitées, parce que les réactions sont généralement plus apparentes dans les liqueurs concentrées que dans les liqueurs étendues.

3º Employer, pour faire les essais, des réactifs chimiquement purs ; ces réactifs doivent toujours être employés en solution, à moins que le contraire ne soit formellement prescrit. Ils doivent aussi être employés en proportions convenables, parce que l'excès comme l'insuffisance produisent quelquefois des réactions différentes.

4º Se tenir en garde contre les erreurs qui peuvent provenir des corps qui peuvent être contenus dans les dissolvants, les filtres et les vases employés.

Avant de se prononcer sur une précipitation, il faut souvent attendre quelque temps et bien examiner le liquide, pour s'assurer qu'il ne s'est pas troublé et qu'il ne renferme aucune particule solide. Ces soins sont nécessaires parce que, dans beaucoup de cas, les précipités ne se forment pas immédiatement ; il faut alors, pour les observer, soit le temps, soit l'agitation, soit la chaleur.

5º Il est souvent essentiel, comme preuve de l'opération, de faire un essai comparatif du médicament avec un médicament dont la pureté a été constatée.

6º L'art du falsificateur se perfectionnant avec les progrès de la science, il est quelquefois prudent, lorsqu'on veut faire l'essai d'un médicament, de procéder à une analyse générale ; mais, dans la majorité des cas, il suffit de faire les essais généraux qui permettent de constater si le médicament répond aux exigences de la pharmacopée officielle.

7º Au point de vue pratique, il est d'un intérêt secondaire de déterminer la nature des impuretés ; l'essentiel est de constater que le produit n'a pas les qualités requises.

Pour faire l'essai méthodique des médicaments chimiques, on pourra adopter la marche générale, que nous avons fait suivre par les étudiants de notre Faculté et qui nous a paru donner de très bons résultats.

Marche à suivre pour l'essai méthodique des Médicaments
appartenant à la pharmacie chimique.

CARACTÈRES D'IDENTITÉ

1° **Caractères organoleptiques.**
- ÉTAT DU CORPS (*solide, liquide, gazeux, cristallisé, amorphe*).
- COULEUR.
- ODEUR.
- SAVEUR.

2° **Réaction** (*acide, alcaline, neutre*).

3° **Caractères physiques.**

DENSITÉ.

SOLUBILITÉ
- DANS DISSOLVANTS NEUTRES (*eau, alcool, éther, benzine, sulfure de carbone, chloroforme, etc.*).
- DANS DISSOLVANTS ACIDES (*acides : chlorhydrique, azotique, sulfurique, acétique, etc.*).
- DANS DISSOLVANTS ALCALINS (*potasse, soude, etc.*).

ACTION DE LA CHALEUR
- LE CORPS CHAUFFÉ n'éprouve pas de changement.
- LE CORPS CHAUFFÉ
  - Change de couleur.
  - Change d'odeur.
  - Fond (*prendre le point de fusion et le point d'ébullition*).
  - Se sublime (*en totalité ou en partie*).
  - Charbonne (*avec ou sans résidu*).

ACTION DE LA LUMIÈRE
- Le corps se modifie.
- Le corps ne se modifie pas.

CARACTÈRES SPÉCIFIQUES

1° Réactions de l'acide.
2° Réactions de la base.
3° Réactions spéciales du corps étudié.

CARACTÈRES DE CONTROLE

1° Recherche des altérations habituelles.
2° Recherche des falsifications habituelles.
3° Analyse chimique méthodique permettant :
- 1° de confirmer les résultats trouvés.
- 2° de déceler les falsifications non habituelles.

CONCLUSIONS

Le corps essayé était pur.

Le corps essayé était impur et contenait :
- Altérations
  - 1° provenant d'un mode défectueux de préparation.
  - 2° provenant d'un mode défectueux de conservation.
- Falsifications.

Après avoir déterminé les caractères d'identité, spécifiques et de contrôle des médicaments, il importe que le pharmacien prenne toutes les précautions pour conserver le médicament dont il a apprécié la nature et la pureté. Il est donc essentiel de connaître les procédés de conservation employés en pharmacie ; nous aurons soin de les indiquer à propos de chaque médicament.

LIVRE PREMIER

MÉDICAMENTS CHIMIQUES APPARTENANT A LA CHIMIE MINÉRALE

Division. — Cette classe comprend deux groupes :

1er *Groupe*. — Médicaments chimiques fournis par les métalloïdes et leurs combinaisons définies.

2e *Groupe*. — Médicaments chimiques fournis par les métaux et leurs combinaisons définies.

1er Groupe. — Médicaments chimiques fournis par les métalloïdes et leurs combinaisons définies.

Classification. — D'après la classification donnée en chimie minérale, les métalloïdes se divisent en cinq familles.

1re *Famille*. — Hydrogène. — Métalloïde monoatomique ou monovalent.

2e *Famille*. — Fluor. Chlore. Brome. Iode. — Métalloïdes monoatomiques ou monovalents.

3e *Famille*. — Oxygène. Soufre. Sélénium. Tellure. — Métalloïdes diatomiques ou bivalents.

4e *Famille*. — 1re SECTION. — Azote. Phosphore. Arsenic. Antimoine. — Métalloïdes triatomiques ou trivalents.

2e SECTION. — Bore. — Métalloïde triatomique ou trivalent.

5e *Famille*. — Carbone. Silicium. — Métalloïdes tétratomiques ou tétravalents.

Plan d'étude. — Pour faire l'étude de chaque métalloïde, on étudiera successivement :

1o le métalloïde ; 2o les combinaisons, intéressantes au point de vue médico-pharmaceutique, qu'il forme avec les métalloïdes et les métaux.

CHAPITRE PREMIER

ÉTUDE DE LA PREMIÈRE FAMILLE
DES MÉTALLOÏDES

Sommaire. — Hydrogène. — Formule. — Préparation par appareils à fonctionnement continu et à fonctionnement intermittent. — Altérations. — Purification. — Caractères d'identité, spécifiques, de contrôle. — Action physiologique et thérapeutique. — Usages pharmaceutiques.

Hydrogène.

Symbole. — H.

Préparation. — Dans les laboratoires, on le prépare en traitant le zinc par l'acide sulfurique ou l'acide chlorhydrique étendus.

La préparation de ce corps comprend trois opérations distinctes : 1° choix des matières ; 2° construction de l'appareil ; 3° mode opératoire.

Choix des matières. — Les matières, employées pour la préparation de l'hydrogène, peuvent être : le zinc, l'acide sulfurique, l'acide chlorhydrique.

Choix du zinc. — Le zinc s'emploie à l'état de zinc en grenailles ou à l'état de zinc laminé coupé en lamelles. On peut se servir soit de zinc chimiquement pur, soit, comme on le fait ordinairement, de zinc du commerce, qui renferme quelques corps étrangers, du plomb et de l'arsenic.

Lorsqu'on emploie du zinc chimiquement pur, le dégagement gazeux est très peu sensible, car le zinc pur ne décompose que très lentement l'acide sulfurique étendu. Pour faciliter la réaction, on ajoute une goutte de chlorure de platine ou de sulfate de cuivre ; le cuivre ou le platine sont mis en liberté par le zinc plus électro-positif et forment avec lui un couple voltaïque, qui provoque la réaction.

Choix de l'acide sulfurique. — On emploie soit l'acide sulfurique pur, soit l'acide sulfurique du commerce qui renferme un assez grand nombre d'impuretés. Dans tous les cas, il faut se servir d'un acide sulfurique étendu de 7 à 8 fois son volume d'eau.

Choix de l'acide chlorhydrique. — On peut employer soit l'acide chlorhydrique pur, soit l'acide chlorhydrique du commerce ; cet acide doit être étendu de son volume d'eau.

Construction de l'appareil. — Les appareils, dont on se sert pour la préparation sont, suivant les cas, des appareils à fonctionnement continu ou des appareils à fonctionnement intermittent.

L'appareil à fonctionnement continu se compose d'un flacon à deux tubulures : l'une porte un tube à dégagement de gaz ; l'autre un tube à entonnoir, plongeant jusque vers le fond du flacon et par lequel

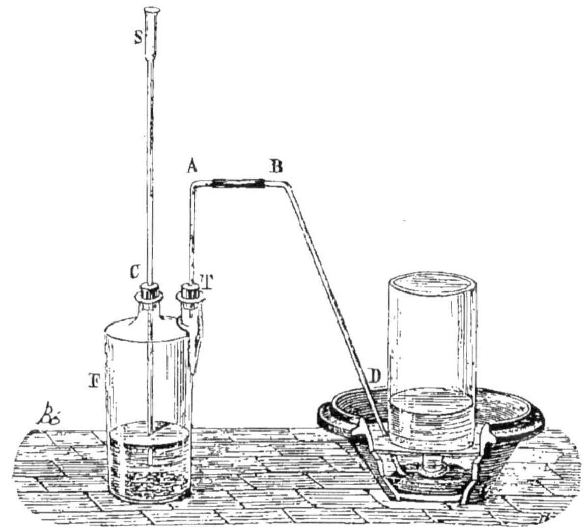

Fig. 78.

on verse l'acide. On peut recueillir le gaz formé sur l'eau ou sur le mercure, mais il est essentiel de prendre certaines précautions.

Au commencement de la réaction, l'hydrogène, mis en liberté, se mélange à l'air qui remplissait l'appareil et l'expulse peu à peu. Les premières portions de gaz, qui arrivent sur la cuve à eau ou à mer-

cure, sont donc très fortement, puis de moins en moins mélangées
d'air. On ne doit recueillir l'hydrogène qu'après avoir laissé perdre
un volume de gaz égal à plusieurs fois celui du flacon. Cette observation générale, qui est évidemment applicable toutes les fois qu'il
s'agit de recueillir un gaz produit dans des conditions analogues, présente ici un intérêt tout particulier, car l'hydrogène forme avec l'air
des mélanges explosibles qui occasionnent fréquemment des accidents.

Pour obtenir un volume considérable d'hydrogène, ou un dégagement intermittent de ce gaz, on emploie des appareils à **fonctionnement intermittent**, et en particulier celui de M. H. Ste-Claire Deville.

Cet appareil se compose de deux flacons de plusieurs litres de capacité, à tubulure inférieure, reliés par ces tubulures à l'aide d'un
fort tube en caoutchouc.

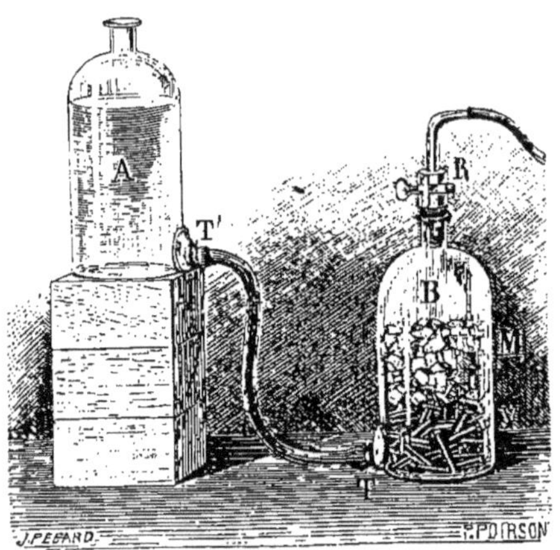

Fig. 79.

L'un des flacons B porte un tube à robinet et reçoit le zinc qui
repose sur une couche de 10 à 12 centimètres d'épaisseur de verre
concassé. L'autre A reçoit de l'acide chlorhydrique ordinaire étendu
de son volume d'eau, et en quantité suffisante pour le remplir aux 2/3

Quel est le fonctionnement de cet appareil ?

Sous la pression du liquide, l'air se comprime en B et empêche
l'acide d'arriver au contact du zinc. On soulève alors le vase A sur
des cales en bois, puis on ouvre le robinet R. L'eau acidulée s'élève

aussitôt vers M, le zinc est attaqué et de l'hydrogène se dégage. L'arrivée de l'acide étant rapide, la réaction se fait sur une grande surface de métal ; la mousse produite par le dégagement gazeux s'élève jusque vers le haut du flacon et expulse complètement l'air du flacon. On ferme alors le robinet R. L'hydrogène s'accumule dès lors dans le vase B et refoule par le tube en caoutchouc TT la liqueur acide dans le flacon A ; le zinc alors, cessant d'être en contact avec l'acide chlorhydrique, la réaction s'arrête. Il est bon de répéter trois ou quatre fois cette manœuvre rapide afin d'expulser toute trace d'air du flacon B. L'appareil est alors en état.

La réaction, interrompue par la fermeture du robinet, reprendra toutes les fois qu'en ouvrant de nouveau celui-ci, on laissera échapper du gaz. Le volume de ce dernier, diminuant dans le vase B, le liquide acide arrivera de A, et à un moment donné, réagira sur le zinc.

Les mêmes phénomènes pouvant se répéter tant que la liqueur sera suffisamment chargée d'acide, on conçoit que cette disposition réalise une source de gaz toujours disponible, le zinc et l'acide ne réagissant que lorsqu'on ouvre le robinet.

Réactions. — Lorsqu'on traite le zinc par l'acide sulfurique étendu, il se produit la réaction suivante :

$$SO^4H^2 + Zn = SO^4Zn + H^2$$

Lorsqu'on traite le zinc par l'acide chlorhydrique, il se produit la réaction suivante :

$$2HCl + Zn = ZnCl^2 + H^2$$

Altérations. — L'hydrogène, préparé avec le zinc et les acides chimiquement purs, est pur. Mais il n'en est pas de même de celui que l'on prépare avec le zinc et les acides du commerce, qui peuvent contenir du soufre, de l'arsenic, du phosphore, du carbone ; dans ce cas l'hydrogène est mélangé d'hydrogène sulfuré, d'hydrogène arsénié, d'hydrogène phosphoré et d'hydrogènes carbonés divers. Toutes ces impuretés communiquent à l'hydrogène, qui est inodore, une odeur fétide très marquée.

Purification. — Pour le purifier, on suit la méthode, donnée par Schobig : on fait passer le gaz dans deux flacons laveurs contenant : *le premier,* une solution concentrée de permanganate de potasse additionnée d'un peu d'acide sulfurique ; *le second,* une solution concentrée de permanganate de potasse fortement alcalinisée par la potasse caustique ou la soude.

Ces agents oxydent et arrêtent tous les composés hydrogénés, signalés plus haut, et l'acide carbonique que le gaz peut contenir.

Caractères d'identité. — L'hydrogène est un gaz incolore, inodore, insipide, peu soluble dans l'eau qui, à la température ordinaire, en dissout 2 pour 108 de son volume.

C'est le plus léger de tous les gaz ; sa densité, par rapport à l'air, est de 0,06926 ou $\dfrac{1}{14,44}$, il pèse donc 14,44 fois moins qu'un égal volume d'air. Un litre d'hydrogène à 0° et sous la pression de 760 m/m pèse 0 gr. 08958. Un gramme de ce gaz occupe 11 litres, 16.

Il n'est pas permanent ; il est bon conducteur de la chaleur et de l'électricité ; il se diffuse très facilement à travers les membranes poreuses et même à travers les parois métalliques chauffées au rouge ; il est absorbé par un certain nombre de métaux, et en particulier par le palladium, en produisant les phénomènes d'occlusion étudiés par Graham.

Il est combustible et brûle avec une flamme pâle ; mélangé d'air ou d'oxygène, il s'enflamme avec une violente explosion. Il n'entretient pas la combustion ; il est incapable d'entretenir la respiration ; mais il n'est pas délétère ; il s'unit directement ou indirectement avec la plupart des métalloïdes.

Caractères spécifiques. — On le reconnaît aux caractères suivants :

Il brûle avec une flamme très pâle.

Il n'est absorbé par aucun réactif à froid.

Caractères de contrôle. — L'hydrogène impur a une odeur fétide, et cette odeur est due aux hydrogènes sulfuré, arsénié, phosphoré ou carbonés, provenant de la combinaison de l'hydrogène avec le soufre, l'arsenic, le phosphore ou le carbone, contenus dans le zinc ou les acides employés à sa préparation.

Actions physiologique et thérapeutique. — L'hydrogène n'offre pas, quant à présent, un très grand intérêt thérapeutique, dit le professeur Fonssagrives, dans son *Traité de matière médicale*, mais c'est un corps à action physiologique originale. D'après les expériences de Nysten et de Chaussier, l'hydrogène inspiré communique au sang et aux tissus une coloration bleuâtre.

Le seul fait thérapeutique, sur lequel il y ait à insister, *c'est l'action somnifère de l'hydrogène,* signalée par Beddoës, constatée par Weterstedt, citée par Berzélius, constatée aussi par Allen et Peppys et rapportée par Demarquay dans son *Essai de pneumatologie médicale* (Paris, 1856, p. 854). L'hydrogène serait donc un véritable hypnotique, dit Fonssagrives. Demarquay a constaté aussi que l'hydrogène, appliqué localement, à la surface des plaies, retarde leur cicatrisation à l'inverse de l'oxygène. Il a également signalé la rapidité avec laquelle ce gaz injecté dans le tissu cellulaire ou dans le péritoine est résorbé.

Modes d'administration et doses. — L'hydrogène pur pourrait être employé en inhalation. On pourrait employer à cet effet l'appareil qui sert aux inhalations d'oxygène ; mais il ne faudrait pas espérer pouvoir le conserver longtemps dans un sac en caoutchouc, car il se diffuse très facilement à travers les parois des membranes. Pour l'usage médical, il serait très commode de se servir de l'appareil à fonctionnement intermittent de Deville.

Formules galéniques. — Il n'entre dans aucune formule galénique, mais il est employé pour préparer un médicament chimique dont nous parlerons plus tard, *le fer réduit par l'hydrogène.*

Empoisonnement. — L'hydrogène est impropre à entretenir la respiration, mais il n'est pas délétère ; il asphyxie par privation d'oxygène : c'est ce que démontrent les expériences de Regnault qui a fait vivre des animaux dans une atmosphère artificielle renfermant de l'oxygène auquel il avait mélangé 76 0/0 d'hydrogène. La conclusion à tirer de ce fait, c'est qu'on doit toujours mélanger d'air l'hydrogène destiné aux inhalations.

Incompatibles. — Rien de particulier à dire sur les incompatibilités relatives à ce corps qui n'ont point été encore suffisamment étudiées.

CHAPITRE II

Pour suivre l'ordre de notre classification, nous devrions étudier la 2ᵉ famille des métalloïdes qui comprend les métalloïdes monovalents : fluor, chlore, brome, iode. Mais, pour nous conformer au plan habituellement adopté en chimie, nous avons cru utile de déroger à cet ordre.

Aussi, nous allons faire l'étude de l'oxygène qui présente une importance capitale et qu'on étudie généralement après l'hydrogène pour diverses raisons sur lesquelles nous ne croyons pas devoir insister.

Oxygène.

Symbole. — L'oxygène, métalloïde bivalent appartenant à la 3ᵉ famille, a pour symbole : O.

Préparation. — Il peut s'obtenir par de nombreux procédés, que l'on peut diviser en deux classes : procédés industriels, procédés de laboratoire.

Procédés industriels. — Dans l'industrie on extrait l'oxygène soit de l'air, soit de l'eau.

1° *Extraction de l'air.* — C'est par le procédé de Boussingault légèrement modifié que se fait aujourd'hui cette extraction.

Il consiste à chauffer de la baryte au rouge sombre dans un courant d'air humide, mais privé d'acide carbonique. La baryte absorbe de l'oxygène pour se transformer en bioxyde de baryum. Si, à ce moment, on supprime le courant d'air et si on porte le bioxyde de baryum à la température du rouge vif, il cède l'oxygène qu'il avait absorbé et régénère la baryte, apte à se convertir à nouveau en bioxyde de baryum.

Il semblerait, *a priori*, que la baryte peut servir indéfiniment ; il n'en est pas ainsi : après un certain nombre d'oxydations, elle n'absorbe plus ou absorbe mal l'oxygène. On lui fait récupérer son pouvoir absorbant par addition de chaux ou de magnésie, en soumettant le mélange à la température du rouge sombre dans un tube de fer luté intérieurement avec un enduit à base de magnésie.

2° *Extraction de l'eau.* — C'est à l'eau que l'industrie s'adresse de préférence aujourd'hui. Deux méthodes différentes sont employées dans ce but :

A. *Electrolyse.* — L'eau est décomposée en oxygène et hydrogène qui se dégagent chacun à un pôle et que l'on peut recueillir séparément.

B. *Action du manganate de sodium sur l'eau.* — Ce procédé fut créé en 1867 par Tessié du Motay et Maréchal ; il fut utilisé quelque temps puis abandonné. MM. Dutremblay et Lugan. l'ont étudié et à l'aide d'appareils très ingénieux, ils fabriquent, dans une usine qu'ils ont établie à Boulogne-sur-Seine, un gaz très pur (1).

Ce procédé consiste à faire passer de la vapeur d'eau surchauffée à 500° sur du bioxyde de manganèse imprégné de soude.

$$\text{MnO}^4\text{Na}^2 + \text{H}^2\text{O} = \text{MnO}^2 + 2\,\text{NaOH} + \text{O}$$

Manganate de sodium Eau   Bioxyde de   Soude Oxygène.
manganèse

L'oxygène séché est recueilli dans des gazomètres et comprimé dans des cylindres. Ces cylindres sont de deux sortes :

1° Cylindres contenant l'oxygène à haute pression.

Ces cylindres sont en fonte, ou mieux en acier étiré, d'une grande épaisseur et par conséquent très résistants. L'oxygène y est comprimé à 120 atmosphères ; les plus usités contiennent environ 1000 litres de gaz.

Ils sont surtout utilisés dans les hôpitaux où l'on consomme une grande quantité d'oxygène.

2° Cylindres contenant l'oxygène à faible pression.

Ces cylindres sont en tôle mince d'une capacité de 30 litres environ. Ils contiennent environ 200 litres d'oxygène comprimé à 8 at-

____

(1) On trouvera les détails de cette industrie dans : *Journ. de pharm. et de ch.*, 1897 (6), VI, 392.

mosphères. Ils sont surmontés d'une courte tubulure à robinet, munie d'un raccord sur lequel on adapte le caoutchouc de dégagement du gaz.

Ces cylindres peuvent rendre de grands services dans la pratique pharmaceutique. On les trouve chez tous les droguistes, et le pharmacien peut avoir chez lui en provision un ou deux de ces cylindres qui lui serviront de source toujours prête d'oxygène.

Comment doit-on se servir de ces cylindres ?

Ces cylindres doivent être considérés comme de véritables gazomètres à l'aide desquels on pourra remplir d'oxygène les ballons en caoutchouc employés pour faire les inhalations de ce gaz.

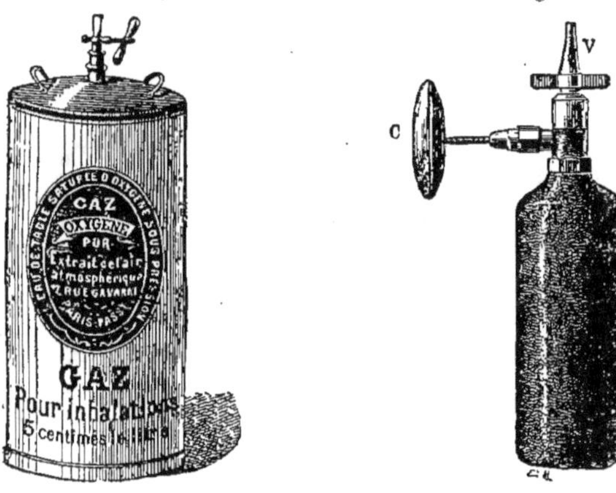

Fig. 80.   Fig. 81.

Pour remplir d'oxygène les ballons en caoutchouc, on adapte au raccord de la tubulure le tube en caoutchouc de ce ballon, on ouvre le robinet de la tubulure, ce qui permet à l'oxygène de s'échapper et de remplir le ballon en caoutchouc.

Quand ce ballon est rempli, on ferme le robinet de la tubulure et le robinet du ballon en caoutchouc pour que le gaz ne s'échappe pas.

Le ballon, ainsi rempli d'oxygène, est employé comme nous le dirons plus loin.

Procédés de laboratoire. — La préparation de l'oxygène dans les laboratoires est fondée sur l'emploi de certains composés oxygénés décomposables par la chaleur seule ou par la chaleur aidée du concours d'autres substances. Parmi ces procédés, nous citerons :

Procédé par la calcination du bioxyde de manganèse. — Réaction :

$$3\ MnO^2 = Mn^3O^4 + O^2$$

Procédé par le bioxyde de manganèse et l'acide sulfurique. — Réaction :

$$MnO^2 + SO^4H^2 = SO^4Mn + H^2O + O$$

Ces deux procédés sont quelquefois employés, mais ils le sont beaucoup moins que le *procédé par la calcination du chlorate de potasse* qui est, on peut le dire, le plus usuel et à peu près le seul utilisé aujourd'hui.

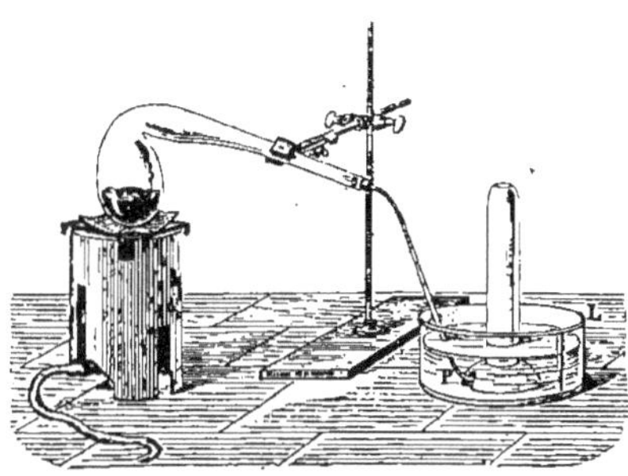

Fig. 82.

On prend une cornue en verre peu fusible ou lutée, de 45 centimètres cubes environ, munie d'un tube de dégagement qui se rend dans une cuve à eau. On introduit dans cette cornue 25 grammes de chlorate de potasse cristallisé et on chauffe ensuite de manière à provoquer la fusion, puis la destruction du sel.

Réaction. — Il se passe dans cette préparation deux phases principales :

1re Phase. — En premier lieu, et lorsque la température a atteint 350° environ, une portion du chlorate de potasse se décompose en donnant du chlorure de potassium et de l'oxygène ; une portion de cet oxygène se porte sur le chlorate de potasse non altéré, l'oxyde et le transforme en perchlorate de potasse, d'après la réaction suivante :

$$2\ (ClO^3K) = KCl + ClO^4K + O^2$$

Le perchlorate de potasse étant moins fusible que le chlorate, cette première phase de l'opération se manifeste par un épaississement du mélange, et par un arrêt du dégagement gazeux.

2e Phase. — Dans la seconde phase, le feu étant augmenté, de manière à obtenir une température plus élevée, le perchlorate de potasse entre lui-même en fusion, se décompose alors avec rapidité en dégageant de la chaleur ; la réaction devient en quelque sorte explosive, et il se forme du chlorure de potassium et de l'oxygène, car le perchlorate abandonne son oxygène, d'après la réaction suivante :

$$ClO^4K = KCl + O^4$$

En définitive, les deux phases de la décomposition réunies peuvent être représentées par l'équation suivante :

$$ClO^3K = KCl + O^3$$

L'arrêt, qui se produit entre la première phase et la seconde phase, rend cette opération un peu difficile à conduire. Pour la régulariser et la rendre plus facile, on mélange le chlorate de potasse avec le quart environ de son poids d'oxyde de cuivre, de peroxyde de manganèse ou d'oxyde ferrique. La décomposition du chlorate de potassium a lieu alors très régulièrement, même avant la fusion de ce sel, et a une température beaucoup plus basse que lorsqu'il est isolé.

Quel est le rôle joué par les corps ajoutés au chlorate de potasse ? On a donné à cet égard plusieurs explications.

Les uns admettent que ces corps semblent agir par leur seule présence, sans éprouver aucune altération. Brodie pense que ces corps éprouvent une suroxydation momentanée, suivie immédiatement d'une réduction, qui les ramène à leur état initial. Cette explication est adoptée par M. Jungfleisch : « En présence des oxydes de manganèse, dit-il, la décomposition du chlorate de potasse s'effectue à une température beaucoup plus basse que lorsqu'il est isolé. Ce fait est dû à ce que le chlorate de potasse transforme à chaud les oxydes de manganèse en acide permanganique et que la chaleur décompose aisément celui-ci, en donnant de l'oxygène et un oxyde inférieur de manganèse. Ce dernier pouvant reproduire une seconde, puis une troisième fois etc., etc., la même réaction, il en résulte qu'une quantité limitée d'oxyde peut provoquer la décomposition de quantités théoriquement illimitées de chlorate. Les autres oxydes métalliques interviennent d'une manière analogue. »

L'oxyde le plus employé, pour régulariser la préparation de l'oxygène par le chlorate de potasse, est le *bioxyde de manganèse.*

Avant d'employer ce bioxyde de manganèse, il faut prendre certaines précautions, nécessaires, pour éviter des explosions qui se sont fréquemment produites : calciner le bioxyde de manganèse, afin de détruire les matières organiques qu'il pourrait contenir ; s'assurer qu'on n'a pas mélangé ou substitué au bioxyde certaines matières combustibles (charbon, sulfure d'antimoine, plombagine) qui ont la même couleur que lui.

Il est prudent, quand on a fait le mélange d'oxyde et de chlorate, avant de commencer l'opération, de faire l'essai préliminaire suivant : prélever une petite quantité du mélange, l'introduire dans un tube à essai, et chauffer sur un bec de gaz Bunsen. Le mélange normal réagit régulièrement sans explosion ; si, au contraire, il y a en présence une matière combustible, cet essai donne lieu à une petite explosion qui est sans danger, mais qui prévient l'opérateur.

Le Codex de 1884 recommande d'employer 50 grammes de bioxyde de manganèse pour 100 grammes de chlorate de potasse, c'est-à-dire un poids de bioxyde égal à la moitié du poids de chlorate de potasse employé. M. Jungfleisch conseille d'employer un poids de bioxyde de manganèse égal au poids de chlorate de potasse ; ces proportions présentant l'avantage, dit-il, de fournir une masse infusible, avec laquelle il ne peut pas arriver que du chlorate de potasse solide tombe des parties hautes de l'appareil sur le fond de la cornue, contenant du chlorure de potassium fondu et surchauffé, ce qui détermine l'explosion de l'appareil.

Ces considérations générales posées, voyons comment on doit opérer pour obtenir de l'oxygène. On prend :

Chlorate de potasse pulvérisé et desséché.   100 grammes
Bioxyde de manganèse privé de matières } 50   —
organiques. . . . . } ou 100 (Jungfleisch)

On mélange exactement ces deux substances, on les introduit dans une cornue en verre d'une capacité d'un demi-litre environ, à laquelle on adapte un tube abducteur propre à recueillir le gaz. On chauffe graduellement la cornue à feu nu, on modère le feu, si le dégagement a lieu trop rapidement, et on pousse l'opération jusqu'à ce que le gaz cesse de se produire.

Purification. — L'oxygène, qui se dégage, renferme toujours une certaine proportion de chlore. Pour le purifier, on place entre la cornue et le tube de dégagement un 'flacon laveur contenant une lessive alcaline, dans laquelle on fait barboter le gaz avant de le recueillir.

L'appareil, qui vient d'être décrit, employé pour préparer de petites quantités de gaz, ne convient pas lorsqu'il s'agit de préparer des quantités un peu considérables d'oxygène. On emploie, dans ce cas, des bouteilles en fer servant au transport du mercure. On remplace le bouchon à vis, qui ferme ces bouteilles, par un tube en fer

recourbé et taraudé à l'une de ses extrémités ; ce tube doit avoir une
longueur suffisante pour que, malgré sa conductibilité calorifique,
un tube en caoutchouc adapté à son extrémité libre et emmenant le
gaz au flacon laveur, ne soit pas détruit par l'action de la chaleur.

L'usage des bouteilles à mercure présente des inconvénients, et,
à plusieurs reprises, il a causé des accidents graves. Si, comme cela
arrive fréquemment, le tube à dégagement vient à s'obstruer, le gaz
s'accumule, et la bouteille en fer se rompt à une pression très élevée ; il se produit alors une explosion d'autant plus dangereuse que
le vase brisé était plus résistant.

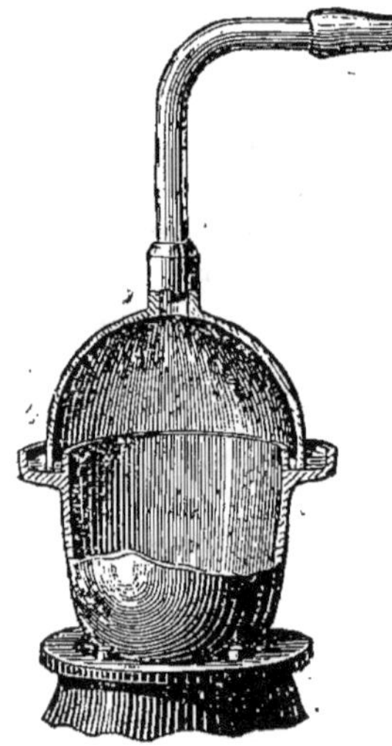

Fig. 83.

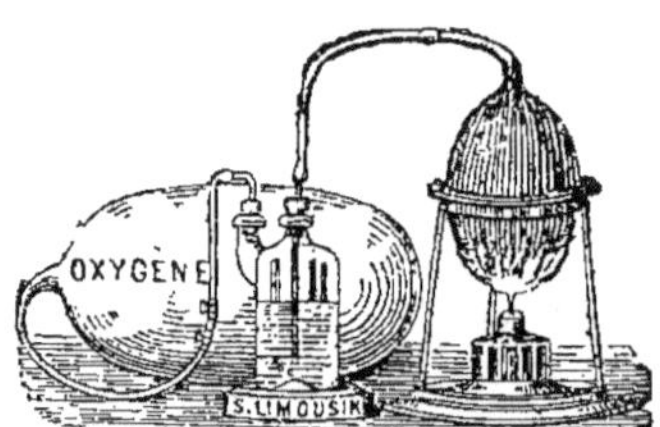

Fig. 84.

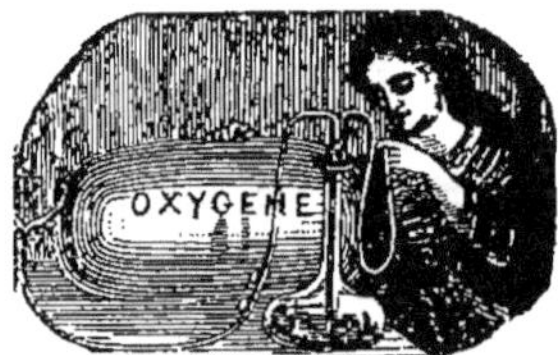

Fig. 85.

On évite tout accident fâcheux par l'emploi d'une chaudière particulière en fonte. Elle se divise en deux parties : une marmite ; un
couvercle (fig. 83).

La marmite présente à son bord supérieur une sorte de rainure
dans laquelle s'appliquent exactement les bords du couvercle. Après
avoir introduit dans la marmite le mélange producteur d'oxygène,
on coule dans la rainure du plâtre délayé dans de l'eau, qui ne tarde
pas à faire prise. L'appareil est alors fermé, de manière à faire obs-
tacle à la déperdition du gaz ; mais, en cas d'obstruction du tube de

dégagement, le lut du plâtre, qui ne peut résister très fortement, cède et le couvercle se trouve soulevé, ce qui évite toute explosion.

Qu'on emploie une bouteille à mercure ou la chaudière spéciale dont nous venons de parler, il est toujours nécessaire de donner aux tubes de dégagement, aux tubes du flacon laveur, ainsi qu'à ce flacon lui-même des dimensions un peu fortes. Le dégagement gazeux étant toujours rapide dans les appareils métalliques, qui s'échauffent facilement et contiennent de grandes quantités de mélange, il est nécessaire de ménager un passage large pour l'écoulement du gaz produit.

Le gaz est emmagasiné dans des gazomètres ou dans des sacs en caoutchouc.

M. Limousin, pharmacien de Paris, a construit, pour la préparation de l'oxygène, un appareil portatif très simple. Il se compose d'*une cornue en acier*, formée de deux calottes hémisphériques, réunies hermétiquement par des écrous et entre lesquelles on interpose une lanière de caoutchouc ; d'*un flacon laveur* contenant une solution alcaline ; d'*un sac en caoutchouc*, destiné à emmagasiner le gaz (fig. 84).

On introduit dans la cornue le mélange, préparé à l'avance, de bioxyde de manganèse et de chlorate de potasse, puis on chauffe à l'aide d'une lampe à alcool. Quand l'opération est terminée, on sépare la cornue du flacon laveur avant d'éteindre la lampe, de façon à prévenir l'absorption de l'eau dans la cornue.

Lorsqu'on veut pratiquer des inhalations de gaz, on fait passer le gaz, emmagasiné dans le ballon en caoutchouc, à travers un flacon laveur contenant de l'eau (fig. 85) et on place l'embout dans la bouche du malade.

100 grammes de chlorate de potasse donnent environ 27 litres d'oxygène.

On a proposé dans ces derniers temps, pour la préparation rapide de l'oxygène, nécessaire en cas d'urgence, des moyens qui peuvent être employés par les médecins de campagne ou par les pharmaciens qui n'auraient pas à leur disposition les appareils nécessaires pour préparer l'oxygène par les méthodes ordinairement suivies.

Procédé Bardet. — Il consiste à mélanger 50 grammes de bioxyde de baryum avec 60 grammes de permanganate de potasse. Introduire ce mélange dans un ballon de verre, et l'additionner d'eau distillée. On obtient ainsi à froid et rapidement 15 litres d'oxygène, contenant un peu d'ozone, mais suffisamment pur pour pouvoir être respiré sans lavage. On peut toutefois intercaler un flacon laveur entre le ballon et l'embout respiratoire.

Procédé Delamotte. — M. Delamotte, pharmacien à La Fère, a proposé de préparer l'oxygène au moyen du peroxyde de sodium et de l'eau et voici comment il conseille d'opérer :

Prendre un vase en fer blanc de 2 litres de capacité, dans lequel on placera 200 grammes de peroxyde de sodium.

Fermer l'ouverture du vase avec un bouchon à 2 trous : l'un pour le dégagement de l'oxygène, l'autre communiquant au moyen d'un tuyau en caoutchouc muni d'un robinet avec un entonnoir contenant de l'eau et placé à 50 centimètres environ au-dessus de l'appareil à dégagement.

Placer le vase en fer blanc dans l'eau froide pour éviter une trop grande chaleur, ce qui donnerait une légère odeur au gaz ; ouvrir le robinet du tuyau de caoutchouc, et faire tomber par intermittence et par petites quantités de l'eau sur le peroxyde de sodium.

La réaction produite est exprimée par l'équation suivante :

$$Na^2O^2 \; + \; H^2O \; = \; 2 \; (NaOH) \; + \; O$$

Peroxyde de sodium   Eau   Soude   Oxygène

Le procédé n'exige que peu de frais d'installation et le résidu de l'opération a une certaine valeur, puisque ce résidu est de la soude caustique ou lessive des savonniers.

D'après M. Delamotte, 200 grammes de peroxyde de sodium donnent facilement 30 litres d'oxygène pur.

Le rendement en oxygène serait plus considérable si l'on ajoutait au peroxyde de sodium un peu de peroxyde de manganèse qui aurait pour but de décomposer l'eau oxygénée qui se forme dans la réaction.

Caractères d'identité. — L'oxygène est un gaz incolore, inodore, insipide, peu soluble dans l'eau et dans l'alcool, non permanent.

Sa densité à 0° et sous la pression 760 m/m est de 1,10563 par rapport à l'air, et 16 par rapport à l'hydrogène. Un litre d'oxygène à 0° et sous la pression normale pèse 1 gr. 430.

C'est le plus magnétique et le moins réfrangible de tous les gaz. Son indice de réfraction est 1,000272 : c'est le plus petit des indices connus. Son spectre, observé dans un tube de Geissler, est formé de raies irrégulières qui dominent dans la partie bleue.

Il se dissout dans l'argent fondu et dans la litharge en fusion ; au moment où ces corps se solidifient, l'oxygène dissous se dégage brusquement et détermine une véritable éruption, en produisant un phénomène désigné sous le nom de *rochage*.

Comme l'hydrogène, il a des affinités puissantes, mais elles sont complètement opposées. Il est le type des corps comburants comme l'hydrogène est le type des corps combustibles.

Il se combine directement avec la plupart des corps simples, métalloïdes et métaux ; cette combinaison peut avoir lieu avec dégagement de chaleur et de lumière, en produisant ce qu'on appelle des *combustions vives* ; avec dégagement de chaleur faible et lent, mais sans lumière, en produisant ce qu'on appelle des *combustions lentes*.

Caractères spécifiques. — On le reconnaît aux caractères suivants :

1° Il rallume une allumette présentant un point en ignition.

2° Si on fait passer quelques bulles de bioxyde d'azote dans une éprouvette remplie d'oxygène, ce bioxyde est transformé en vapeurs rutilantes. C'est là un caractère qui sert à distinguer l'oxygène du protoxyde d'azote. Le protoxyde d'azote rallume une allumette présentant un point en ignition, mais il ne détermine pas, comme l'oxygène, l'oxydation du bioxyde d'azote et sa transformation en vapeurs rutilantes.

3° Les solutions alcalines d'acide pyrogallique absorbent rapidement l'oxygène en devenant brunes.

4° Si on verse dans le gaz une solution d'indigo blanc (solution obtenue en décolorant l'indigo bleu par un agent réducteur, l'hydrosulfite de soude par exemple), la solution devient bleue, sous l'action de l'oxygène, par suite de la transformation de l'indigo blanc en indigo bleu.

Caractères de contrôle. — Dans ces dernières années, les applications thérapeutiques de l'oxygène ont pris un tel développement que la fabrication de ce gaz a quitté le laboratoire du pharmacien pour devenir industrielle. Mais, si le pharmacien ne le prépare plus, il a le devoir d'en faire l'essai.

Cet essai, dit M. Lugan, est d'autant plus nécessaire, que ce gaz, fabriqué par certains procédés industriels faisant usage du vide, peut contenir de nombreuses impuretés dont quelques-unes sont très dangereuses. Suivant son origine, l'oxygène peut renfermer, en effet, les impuretés suivantes :

1° Vapeur d'eau.

2º Chlore. Se rencontre dans l'oxygène préparé par le chlorate de potasse.

3º Azote. Se rencontre dans l'oxygène de toute fabrication.

4º Oxyde de carbone et acide carbonique. Ce sont les impuretés caractéristiques du gaz fabriqué au moyen de la baryte par la méthode de Boussingault, qui est le seul des procédés industriels faisant usage du vide.

Il n'est pas besoin d'insister sur le danger que la présence d'un gaz aussi toxique que l'oxyde de carbone présente dans l'emploi thérapeutique de l'oxygène.

5º Carbures. Se rencontrent dans l'oxygène industriel extrait ou comprimé au moyen de pompes lubrifiées à l'huile minérale.

Pour rechercher ces impuretés, on procède de la manière suivante :

A. *Recherche du chlore.* — Faire passer le gaz bulle à bulle dans une solution de nitrate d'argent. S'il renferme du chlore, il se produira un précipité blanc de chlorure d'argent.

B. *Recherche de l'acide carbonique.* — Faire passer le gaz bulle à bulle dans de l'eau de chaux. S'il renferme de l'acide carbonique, il se produira un précipité blanc de carbonate de chaux.

C. *Recherche de l'oxyde de carbone.* — On peut employer pour cette recherche divers procédés.

1º A l'aide du procédé de Mermet au moyen du permanganate de potasse acidulé par l'acide azotique (1).

2º A l'aide du procédé Potain et Drouin (2).

Il consiste à faire passer bulle à bulle le gaz dans une solution de chlorure de palladium à 1/1000 acidifiée par 2 gouttes d'acide chlorhydrique. S'il contient de l'oxyde de carbone, le chlorure de palladium est en partie décomposé et du palladium se dépose en couche noirâtre sur les parois du tube (3).

3º A l'aide du procédé indiqué par M. Lugan. Ce procédé permet de déceler à la fois l'oxyde de carbone et les carbures. Faire passer un certain volume de l'oxygène à essayer dans un eudiomètre de Bunsen. Après le passage de l'étincelle électrique, on introduit sur le mercure un peu d'eau de baryte ou d'eau de chaux. Il y aura un

(1) *Comptes rendus de l'Académie des sciences*, 22 mars 1897. Voir pour les détails de l'opération, *Répertoire de pharmacie*, 10 mai 1897, p. 209.

(2) *Compte rendu de l'Académie des sciences*, 28 mars 1898, CXXVI, 938.

(3) Voir pour les détails de l'opération, *Journal de pharmacie et de chimie*, 15 mai 1898, p. 495.

précipité blanc de carbonate de baryte ou de carbonate de chaux, dû à l'acide carbonique formé par la transformation de l'oxyde de carbone ou des carbures en acide carbonique.

Il ne suffit pas de connaître les impuretés contenues dans l'oxygène industriel ; il faut encore se rendre compte de son titre. Pour cela on peut suivre 2 méthodes principales :

1° Dosage au moyen du pyrogallate de potassium.

2° Dosage au moyen de la liqueur cuproammonique.

Il faut, pour exécuter ces dosages, prendre des précautions spéciales sur lesquelles nous ne croyons pas devoir insister, mais que l'on trouvera décrites par M. Lugan dans une note qu'il a publiée sous le titre : Méthode d'essai de l'oxygène industriel (1).

En résumé, et comme conclusion, l'oxygène destiné aux emplois thérapeutiques doit présenter les caractères suivants :

1° Etre sans odeur et sans saveur.

2° Etre exempt de chlore, d'oxyde de carbone, d'acide carbonique et de carbures.

3° Avoir un titre d'au moins 90 pour 100.

4° La seule impureté qu'on puisse tolérer, c'est un peu d'azote.

Action physiologique. — L'oxygène a pris en médecine une place importante grâce aux travaux de Demarquay de Lavaysse, de Marcasso, de Constantin Paul, de Eckart, d'Hayem, de Bouchard.

C'est, comme on l'explique en chimie biologique, l'élément essentiel de l'hématose et, à ce titre, il est le médicament rationnel de l'insuffisance respiratoire. Il favorise les oxydations élémentaires, améliore la nutrition, détruit, par oxydation, les déchets organiques et les produits morbides ; aussi, ainsi que nous le verrons plus loin, il est employé dans un grand nombre de cas.

Action thérapeutique. — D'après Fonssagrives, l'oxygène peut recevoir des applications thérapeutiques nombreuses et s'emploie dans les cas suivants :

Dans les dyspepsies, par réduction de champ de l'hématose ou par troubles de la circulation cardiaque : asthme, emphysème, dilatation des bronches, phtisie pulmonaire, etc.

Dans les asphyxies : asphyxie par le froid, par privation d'air ; asphyxie des nouveau-nés.

Dans les empoisonnements (oxyde de carbone, hydrogène sulfuré, gaz de l'éclairage, chloroforme, éther, phosphore).

(1) Note insérée dans le *Répertoire de pharmacie* du 10 janvier 1898, p. 1.

Dans l'asthénie circulatoire : asystolie, état syncopal, asthénie des plaies, gangrènes diverses.

Dans les maladies à combustions insuffisantes : diathèse urique, albuminurie, glycosurie.

Dans les maladies zymotiques : fièvre typhoïde, choléra.

Dans les anémies diverses : chlorotiques, dyspeptiques et cancéreuses.

Dans les maladies du système nerveux : névralgies chlorotiques, paralysies anémiques.

Dans les cachexies diverses.

Comme moyen auxiliaire de la médication ferrugineuse (Hayem).

Quelle est la valeur des inhalations d'oxygène ? ou quel bienfait le malade peut-il tirer de ces inhalations ?

Dans une thèse très remarquable, portant le titre — « Recherches expérimentales sur les rapports entre la valeur respiratoire du sang et la température animale », — notre regretté collègue Biarnès formule les conclusions suivantes aux pages 116 et 117 :

« D'après ce que nous savons de l'action de l'air suroxygéné sur le sang, il ne faut pas espérer un grand bénéfice des inhalations d'oxygène telles qu'elles sont en général pratiquées.

« Il est d'usage, en effet, de faire respirer aux malades quelques litres d'oxygène, une ou deux fois dans la journée et c'est tout. Quel résultat attendre de ces courtes inhalations qui enrichissent le sang en oxygène pour quelques instants, et le laissent revenir à sa pauvreté primitive dès que l'inhalation cesse ?

« La respiration d'air suroxygéné ne peut être utile au malade qu'autant qu'elle est continue et qu'elle sera maintenue jusqu'à ce que le sang ait récupéré une quantité d'hémoglobine suffisante pour assurer au sang artériel, par les ventilations pulmonaires ordinaires, la teneur en oxygène normale, nécessaire au bon fonctionnement de l'organisme. »

Modes d'administration et doses. — On emploie l'oxygène sous deux formes : 1° à l'état gazeux ; 2° à l'état de dissolution.

A l'état gazeux. — A l'intérieur, en *inhalations* ; à l'extérieur, en *applications.*

Pour inhaler de l'oxygène, on adapte à un flacon laveur le ballon de caoutchouc plein de ce gaz, et on l'aspire ainsi lavé à l'aide d'un tube muni d'une embouchure. Les premières inspirations doivent se faire lentement, mais on les accélère, dès que la tolérance des bronches est obtenue.

Il s'emploie en inhalations à la dose de 6 à 30 litres par jour et même 60 litres. Dans le cas d'asphyxie, cette dose peut être considérablement augmentée.

L'oxygène peut être employé seul en inhalations ; on peut aussi l'associer à certains médicaments. C'est ainsi que, tout récemment, M. Richardière l'a associé au gaïacol dans le traitement de la gangrène pulmonaire, pour combattre la fétidité de l'haleine.

Pour faire les inhalations gaïacolées, on fait dissoudre le gaïacol dans le flacon laveur dans lequel passe l'oxygène ; ce gaz se charge ainsi de vapeurs de gaïacol.

Si l'on veut utiliser l'*action topique de l'oxygène*, on enveloppe le membre dans un manchon de caoutchouc et l'on y fait arriver le gaz, en pressant le sac qui le contient.

A l'état de dissolution. — On emploie quelquefois l'oxygène à l'état de dissolution dans l'eau. Cette dissolution, qui est de l'eau chargée d'oxygène sous une pression de 4 ou 5 atmosphères, est renfermée dans des siphons. On l'appelle improprement *Eau oxygénée.*

Il faut bien se garder de confondre cette eau gazeuse oxygénée, qui n'est qu'une simple dissolution d'oxygène dans l'eau, avec l'*Eau oxygénée ou bioxyde d'hydrogène*, qui est une véritable combinaison ayant pour formule H^2O^2.

D'après M. Dujardin-Beaumetz, la dissolution d'oxygène jouit de la propriété d'exciter l'estomac et la digestion et de combattre la polydypsie ; elle a été employée avec un certain succès contre les nausées, les embarras gastriques, les troubles dyspeptiques.

L'oxygène n'entre dans aucune formule galénique spéciale.

Incompatibles. — Rien d'intéressant à dire sur les incompatibilités de ce gaz, sur les secours à donner en cas d'empoisonnement ; ce gaz ne devant être employé qu'à l'état pur et n'étant pas toxique.

Ozone.

Constitution. — L'ozone est une modification allotropique de l'oxygène. On le considère comme un peroxyde d'oxygène, c'est-à-dire une combinaison de l'oxygène avec lui-même, dans laquelle trois volumes sont condensés en deux.

L'étude des propriétés physiologiques et thérapeutiques de ce corps est loin d'être complète. On sait qu'il est irritant et même toxique à haute dose. On pense que, comme l'oxygène, c'est un agent de stimulation. Quelques médecins anglais, Th. Thompson, Synder Thompson et Scott Alison, prétendent qu'il peut diminuer la fréquence du pouls avec une sûreté et une énergie d'action au moins égale à celle de la digitale ; on a signalé les rapports qui semblent lier la pénurie d'ozone dans l'atmosphère au développement des maladies zymotiques (choléra, fièvre typhoïde, fièvres intermittentes, etc., etc.).

Dans son remarquable traité de matière médicale, M. Fonssagrives se demande ce qu'il faut penser de l'ozone : « Il est impossible, dit-il, qu'un agent, doué de propriétés aussi énergiques, ne recèle pas un médicament actif. On ne doit pas le considérer comme une doublure inutile de l'oxygène qui a une grande activité. Il y a entre ces deux formes d'un même gaz des différences physiques et chimiques assez tranchées pour qu'on puisse supposer qu'ils ont l'un et l'autre leur individualité thérapeutique. C'est donc un médicament de l'avenir. »

L'ozone semble en effet vouloir prendre place aujourd'hui en thérapeutique, surtout dans le traitement des voies respiratoires.

Il est peu stable ; sa conservation dans des ballons de caoutchouc est impossible, car il attaque rapidement cette substance même lorsqu'il est fortement dilué. Aussi sa préparation se fait-elle toujours au moment de l'emploi, par le médecin qui applique le traitement, au moyen des appareils classiques sur lesquels nous ne croyons pas devoir insister.

Combinaisons de l'hydrogène avec l'oxygène.

L'hydrogène forme avec l'oxygène deux combinaisons :
L'eau ou protoxyde d'hydrogène H^2O.
L'eau oxygénée ou bioxyde d'hydrogène H^2O^2.

Eau.

Il ne saurait entrer dans le plan de ce cours de placer ici l'histoire de l'eau au point de vue chimique, hygiénique ou thérapeutique, cette histoire étant faite, avec tous les développements qu'elle comporte, dans les cours de chimie et d'hydrologie.

Il nous paraît également inutile d'insister sur les usages, la pré paration et l'essai de l'eau distillée, ces différents points ayant été traités dans l'étude de la pharmacie galénique.

Eau oxygénée.

Synonymes. — L'eau oxygénée, appelée aussi bioxyde ou peroxyde d'hydrogène, a été découverte par Thénard. Elle a pour formule : H^2O^2.

Préparation. — Elle se prépare par deux procédés :

1er PROCÉDÉ (*Thénard*). — Il consiste à traiter lentement de l'acide chlorhydrique dilué et refroidi, par du bioxyde de baryum, en bouillie très fine. Il se forme de l'eau oxygénée et du chlorure de baryum.

$$BaO^2 + 2\,HCl = H^2O^2 + BaCl^2.$$

Cette préparation est très délicate, mais si on observe exactement toutes les précautions indiquées par Thénard, on obtient par ce procédé, qui est surtout un *procédé de laboratoire*, de l'eau oxygénée pure.

2e PROCÉDÉ. — Il consiste à traiter le bioxyde de baryum par divers acides donnant directement un sel de baryum insoluble. On a proposé d'employer l'acide fluorhydrique, l'acide fluosilicique, l'acide sulfurique, et même l'acide carbonique.

On emploie en général de l'acide fluorhydrique, et voici comment on opère dans *l'industrie*. On prend du bioxyde de baryum pur, on le pulvérise et on le délaye dans un peu d'eau ; on ajoute ce bioxyde de baryum délayé dans l'eau à une solution d'acide fluorhydrique diluée et refroidie dans la glace. Il se forme du fluorure de baryum insoluble et de l'eau oxygénée, d'après la réaction suivante :

$$BaO^2 + 2HF = BaF + H^2O^2$$

On isole l'eau oxygénée du fluorure de baryum insoluble par filtration.

Préparée par le procédé industriel, l'eau oxygénée fournit environ de 10 à 12 fois son volume d'oxygène, tandis que l'eau oxygénée pure ou au maximum de concentration donne 475 fois son volume d'oxygène.

Titrage. — Il est très important de déterminer le titre de l'eau oxygénée. Pour cela, on mesure le volume d'oxygène qu'elle fournit par sa décomposition sous l'influence de la chaleur. L'eau oxygénée

diluée étant assez stable, et ne fournissant pas par la chaleur tout
l'oxygène qu'elle pourrait donner, on favorise la décomposition de
cette eau en lui ajoutant un peu de bioxyde de manganèse ; en présence de ce corps elle abandonne tout l'oxygène qu'elle contient à
l'état de peroxyde.

On opère par le procédé donné par M. Riche (1) : Prendre 4 à 6
centimètres cubes d'eau oxygénée, davantage si elle est à bas titre, et
la rendre franchement acide par de l'acide sulfurique préalablement
étendu ; l'acide sulfurique au dixième est très convenable à cet usage.
Puis on y introduit un demi-gramme environ de bioxyde de manganèse.

L'essai sera satisfaisant si la liqueur est acide après la réaction et
s'il reste du bioxyde de manganèse. On réalisera cet essai dans un
des nombreux appareils qui ont été proposés dans ce but ou pour le
dosage de l'urée.

Néanmoins, il importe de faire remarquer que ces appareils ont
généralement des bouchons et des robinets en verre qui se soudent
aux tubes ou qui fuient ; qu'il en est souvent de même pour ceux
dans lesquels se trouvent des tubes de caoutchouc.

M. Riche se sert tout simplement d'un matras en verre O de 100
centimètres cubes auquel est fixé un tube à gaz AB, deux fois recourbé de façon à ce que le matras ne soit pas vertical, mais in-
cliné.

On y introduit l'eau oxygénée et l'acide, puis on glisse dans le col
du matras un petit tube bouché en verre mince, C, contenant le
bioxyde de manganèse. On adapte le tube à gaz au matras, on introduit l'autre extrémité de ce tube dans une grande éprouvette à pied
en verre, et l'on recouvre l'extrémité du tube par une cloche à gaz
graduée.

En donnant quelques secousses on fait tomber dans le matras le
tube C, on agite quelques instants ; on laisse reposer et on agite de
nouveau.

Au bout de quelques minutes, il ne se dégage plus de gaz, on en
lit le volume en plongeant la cloche graduée dans l'éprouvette de
façon que le niveau de l'eau soit le même dans la cloche et dans l'é-
prouvette. Avec un peu d'habitude, on arrive à avoir la même hauteur d'eau dans le tube à gaz après et avant l'essai. On évitera toute

---

(1) Etude sur l'eau oxygénée. Riche, *Journal de pharm. et de chim.*, année
1885, p. 503 ; 1886, p. 185-249.

erreur en graduant ce tube. On n'aura qu'à ajouter ou à retrancher le volume indiqué par l'eau avant et après l'essai.

Le même principe a été adopté par le supplément du Codex, mais le mode opératoire est légèrement différent du précédent : on introduit 5 centimètres cubes dans un tube gradué, rempli de mercure et renversé dans une cuve pleine de ce métal. On fait alors arriver au

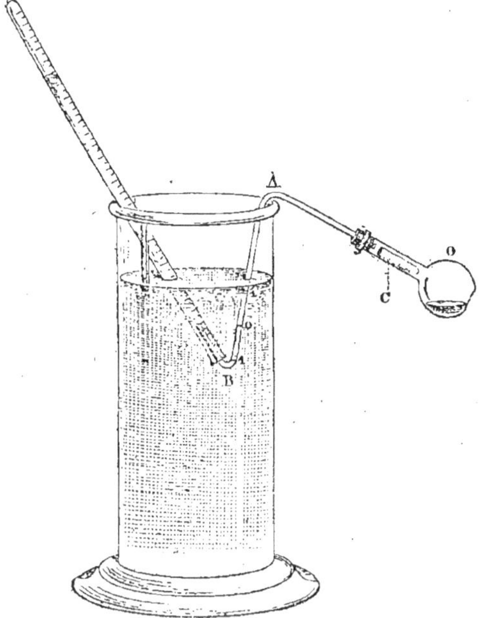

Fig. 86. — Appareil Riche pour le dosage de l'eau oxygénée.

contact de l'eau oxygénée un demi-gramme de bioxyde de manganèse pulvérisé et enfermé dans un petit cornet de papier à filtrer. Après dégagement de l'oxygène, on transporte le tube dans un vase plein d'eau, on laisse refroidir, on égalise les niveaux à l'intérieur et à l'extérieur du tube gradué et on mesure l'oxygène.

On peut aussi faire le titrage de l'eau oxygénée à l'aide d'un procédé très employé et qui repose sur la décoloration du permanganate de potasse par l'eau oxygénée.

On fait une solution contenant 5 gr. 639 de permanganate de po-

tasse pour un litre d'eau distillée et on en remplit une burette graduée ; chaque centimètre cube de cette solution correspond à un centimètre cube d'oxygène.

On met dans un vase à saturation un centimètre cube d'eau oxygénée, vingt centimètres cubes d'eau, et environ un centimètre cube
d'acide sulfurique. On agite continuellement et on fait tomber goutte
à goutte la solution manganique jusqu'à coloration rose persistante.
Le nombre de centimètres cubes de solution de permanganate de potasse employés indique exactement le titre de l'eau oxygénée. Exemple : on a employé 10 centimètres cubes de solution manganique ;
l'eau oxygénée titre dix volumes, c'est-a-dire qu'elle peut dégager dix
fois son volume d'oxygène actif.

Caractères d'identité. — L'eau oxygénée pure est un liquide
inodore, incolore, sirupeux, d'une saveur métallique désagréable, qui
blanchit la langue et épaissit la salive. Concentrée, elle se décompose
à 20° ; à 100° la décomposition a lieu avec effervescence. Étendue,
elle est plus stable. La présence des alcalis favorise sa décomposition,
celle d'un acide l'entrave au contraire.

Elle produit des réactions remarquables et de nature diverse qui
peuvent être classées en trois ordres ; actions dites catalytiques,
actions oxydantes, actions réductrices, étudiées dans les cours de
chimie et sur lesquelles nous ne croyons pas devoir insister.

Caractères spécifiques. — On la reconnaît à l'aide des caractères suivants :

1° Elle décolore une solution très étendue et légèrement acide de
permanganate de potassium (solution qui est rose).

2° Elle colore en bleu une solution faible d'acide chromique (solution qui est jaune).

3° Si l'on mêle quelques gouttes d'eau oxygénée avec 1 cent. cube
d'une solution de molybdate d'ammoniaque au dixième et 1 cent. cube
d'acide sulfurique concentré, il se forme une coloration jaune accentuée ayant l'intensité des chromates et bichromates alcalins. Cette
réaction permet de déceler 1/10 de milligramme d'eau oxygénée (*Denigès*).

4° Elle colore en bleu (*bleu de Prusse*) une solution de chlorure
ferrique additionnée de ferricyanure de potassium.

5° Elle transforme en sulfocyanate ferrique rouge une solution
incolore de sulfocyanate ferreux.

6° Elle bleuit une solution d'iodure de potassium amidonnée. La
réaction devient plus sensible et plus instantanée, si l'on ajoute une

goutte de sulfate ferreux. On peut, à l'aide de ce dernier réactif, déceler 1/2 millionième d'eau oxygénée dans l'eau.

Employer pour toutes ces réactions des réactifs en solution très étendue.

Caractères de contrôle. — L'eau oxygénée du commerce peut être utilisée pour les usages médicaux, mais il faut :

1° Qu'elle ne soit que *très légèrement* acide et ne donne qu'un très léger louche par l'addition de chlorure de baryum (Il ne doit y avoir que des traces d'acide sulfurique).

2° Qu'elle ne précipite pas par l'azotate d'argent (absence d'acide chlorhydrique).

3° Qu'elle ne précipite pas par l'acide sulfurique dilué (absence de baryum).

4° Qu'elle fournisse par décomposition, au moyen du bioxyde de manganèse, *au minimum* 10 fois son volume d'oxygène, c'est-à-dire titrer 10 au minimum.

L'eau oxygénée du commerce répondant à ces caractères est ce que le supplément du Codex appelle **soluté officinal d'eau oxygénée au dixième**, dénomination d'ailleurs impropre, puisque l'indication *au dixième* semble en faire une solution de composition constante, tandis que la prescription du Codex porte seulement sur un minimum de titre, et que, d'autre part, c'est une dissolution d'eau oxygénée pouvant fournir 10 fois son volume d'oxygène et non une dissolution contenant le dixième d'eau oxygénée pure.

Conservation. — Pour l'usage médical, M. Sonnerat conseille de conserver l'eau oxygénée au titre de 6 à 7 volumes, en y ajoutant 40 grammes d'acide sulfurique par litre, qui, comme on le sait, en entrave la décomposition. Au moment du besoin, on élimine l'acide sulfurique avec une solution titrée de baryte, employée en quantité exactement suffisante. On s'assurera, par les procédés indiqués plus haut, que cette eau ne contient ni acide sulfurique, ni baryte.

D'après Kingzett, l'acide acétique, le chloral, le chloroforme, la glycérine et surtout l'alcool éthylique la préservent bien de toute altération. Dose 1 pour 100.

Action physiologique. — Appliquée sur les tissus, l'eau oxygénée ne les irrite pas, alors même qu'on l'injecte dans des trajets fistuleux ou qu'on la dépose à la surface d'ulcères ou même de plaies récentes, comme l'ont constaté MM. Péan et Baldy dans une longue série d'expériences rapportées dans les comptes rendus de l'Académie des sciences en 1875. Sous l'influence de l'eau oxygénée, les plaies fétides perdent leur odeur, les plaies blafardes se ravivent et tendent à la cicatrisation.

D'après Miquel, c'est un antiseptique puissant. A la dose de 0 gr. 05 par litre, elle arrête la fermentation tout aussi bien qu'une dose double de mercure.

Action thérapeutique. — Bien que l'eau oxygénée ne soit pas encore franchement entrée dans le domaine thérapeutique, elle a été préconisée comme antiseptique et employée en chirurgie, dans un grand nombre de cas par MM. Péan, Baldy, Labbée. On l'a conseillée dans le diabète, l'urémie, la septicémie, la phtisie, la cystite, etc., etc. Dans la séance de la société de thérapeutique du 9 mars 1898, MM. Gallois et Bonnel ont proposé l'eau oxygénée contre les vomissements de la grossesse et de la tuberculose. L'idée de ce traitement leur a été inspirée par l'exemple de MM. Hayem et Pinard qui traitent les vomissements par les inhalations d'oxygène.

L'eau oxygénée employée est le soluté officinal d'eau oxygénée au dixième (c'est-à-dire contenant 10 volumes d'oxygène). On en met une cuillerée à soupe dans un litre d'eau et on prend cette eau mêlée au vin en mangeant (1). Ajoutons en passant qu'elle est employée pour faire passer les cheveux du brun au blond.

Modes d'administration et doses. — Elle est employée : *en lotions*, pour le traitement des ulcères syphilitiques et des plaies ; pour le traitement du muguet (Damaschino) ; *en pulvérisations*, dans la diphthérie ; *en injections* contre la cystite purulente ; *à l'intérieur* contre le diabète, etc.

On l'administre à l'intérieur, à la dose de 3 à 6 grammes étendue d'eau ; à l'extérieur, à une dose quelconque pure ou étendue d'eau.

(1) Voir à ce sujet la communication de Gallois et Bonnel, dans le *Traité des nouveaux remèdes*, 8 avril 1898, p. 145.

CHAPITRE III

ÉTUDE DE LA DEUXIÈME FAMILLE
DES MÉTALLOÏDES

Nomenclature. — La deuxième famille des métalloïdes comprend : le fluor, le chlore, le brome, l'iode.

Généralités. — Tous les corps de cette famille sont monoatomiques ou monovalents, c'est-à-dire qu'un atome de ces corps a la propriété de s'unir à un atome d'hydrogène ou à un atome d'un élément de même atomicité que l'hydrogène.

Ils ont une affinité très marquée pour l'hydrogène, affinité qui va en diminuant du fluor à l'iode. En se combinant avec l'hydrogène, ils donnent des gaz très avides d'eau, fumant à l'air, doués de propriétés acides énergiques. Parmi ces composés, trois sont intéressants au point de vue de leurs applications médicales ou pharmaceutiques ; ce sont l'*acide fluorhydrique*, l'*acide chlorhydrique*, l'*acide bromhydrique*.

Tous, le fluor excepté, s'unissent indirectement avec l'oxygène et donnent un assez grand nombre de composés oxygénés, les uns, à l'état anhydre, les autres renfermant les éléments de l'eau et constituant des acides. Toutes ces combinaisons, qui sont très instables, ne présentent aucun intérêt au point de vue médical, mais elles donnent des sels importants, qui ont reçu des applications nombreuses en médecine.

Ils s'unissent aux métaux en donnant des sels binaires très employés. C'est à cause de la propriété qu'ils ont de fournir des sels en s'unissant aux métaux, que ces métalloïdes ont reçu le nom d'Halogènes (Αλος, sel et γενναω, j'engendre).

Plan d'étude. — Pour faire l'étude de cette classe de métalloïdes nous suivrons l'ordre suivant :

1° Etude de chaque métalloïde.

2° — des combinaisons hydrogénées de ces métalloïdes.

3° — des sels formés par les combinaisons oxygénées de ces métalloïdes.

4° Etude des sels binaires formés par la combinaison de ces métalloïdes avec les métaux.

SECTION I

ÉTUDE DES MÉTALLOÏDES.

Sommaire. — Fluor. — Chlore. — Brome. — Iode. — Symbole. — Préparation — Purification. — Caractères d'identité, spécifiques, de contrôle. — Conservation. — Action physiologique et thérapeutique. — Modes d'administration et doses. — Formules galéniques. — Incompatibilités. — Empoisonnements, secours.

§ 1. — Fluor.

Le fluor a pour symbole F. C'est un élément qui se rencontre dans la nature en combinaison avec différents métaux, principalement le calcium, l'aluminium et le sodium. De nombreuses tentatives ont été faites pour l'isoler de ses combinaisons, mais les affinités si puissantes dont il est doué les avaient fait échouer presque complètement jusqu'à ces derniers temps. M. Moissan est parvenu récemment à isoler le fluor en soumettant à l'électrolyse l'acide fluorhydrique anhydre ou le fluorhydrate de fluorure de potassium.

Les propriétés organoleptiques, physiques, chimiques, caractéristiques, physiologiques et thérapeutiques du fluor n'ayant point encore été complètement étudiées, il n'y a rien d'intéressant à dire sur ce corps au point de vue pharmacologique ; mais il forme, en se combinant avec l'hydrogène, l'acide fluorhydrique qui a reçu dans ces dernières années quelques applications médicales intéressantes.

§ 2. — Chlore.

Le chlore, découvert par Schèele, a pour symbole Cl.

Préparation. — Il peut se préparer par différents procédés ; mais ordinairement, on le prépare par l'action de l'acide chlorhydrique sur le bioxyde de manganèse.

Il peut être obtenu : à l'état sec ; à l'état humide ; à l'état de dissolution.

Préparation du chlore sec. — On prend un ballon de 500 centimètres cubes environ, au col duquel on adapte un bouchon que l'on perce de deux ouvertures. Dans l'une de ces ouvertures, on place un tube de sûreté S ; on peut remplacer ce tube par un tube droit à entonnoir pénétrant jusqu'au fond du ballon. Dans l'autre ouverture, on place un tube à dégagement de gaz, tube qui est relié à un flacon laveur de 300 centimètres cubes environ contenant de l'eau jusqu'au tiers de sa hauteur.

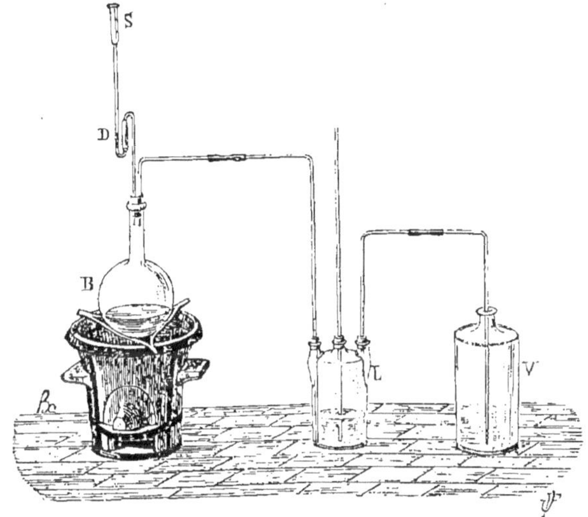

Fig. 87.

Après avoir traversé le flacon laveur, le gaz est amené soit dans un flacon contenant de l'acide sulfurique concentré soit dans un tube à chlorure de calcium solide où il se dessèche, puis il est recueilli en faisant arriver le tube à dégagement jusqu'au fond de flacons bien secs et pleins d'air ; le gaz étant environ 2 fois 1/2 plus lourd que l'air déplace peu à peu l'air du flacon et le remplit.

Les choses étant ainsi préparées, on introduit dans le ballon 60 gr. de bioxyde de manganèse naturel grossièrement granulé, puis on verse sur cet oxyde, par le tube de sûreté, 100 grammes d'acide chlorhydrique du commerce.

Le dégagement de gaz commence même à froid ; mais, pour activer et maintenir constante la rapidité de la réaction, qui tend à décroître, on élève peu à peu la température en chauffant le ballon, soit à feu nu, soit au bain-marie. En même temps, on ajoute, en plusieurs fois, par le tube de sûreté, de nouvelles portions d'acide chlorhydrique, pour remplacer celui qui disparaît dans la réaction.

Le chlore, qui se dégage, traversera l'eau du flacon laveur et lui abandonnera les traces d'acide chlorhydrique et de chlorure de manganèse qu'il entraînait, puis il traversera le flacon contenant le chlorure de calcium solide, où il se desséchera, et se rendra enfin dans le flacon sec dont il déplacera peu à peu l'air et qu'il finira par remplir complètement.

Il est indispensable de recueillir de cette manière le gaz, quand on veut l'avoir à l'état sec ; on ne peut pas en effet le recueillir sur le mercure, parce que le chlore attaque instantanément ce métal.

Réaction. — Il se produit du chlore, de l'eau et du protochlorure de manganèse, ainsi que le montre la formule suivante :

$$MnO^2 + 4HCl = Mn^2Cl + 2H^2O + Cl^2$$

Mais, en réalité, il se forme tout d'abord un tétrachlorure $MnCl^4$ qui communique à la liqueur du ballon une coloration brune très foncée (Nicklès).

$$MnO^2 + 4HCl = MnCl^4 + 2H^2O$$

Ce composé, tétrachlorure de manganèse, fort instable à chaud, se dédouble en donnant du chlore et du chlorure de manganèse.

$$MnCl^4 = MnCl^2 + Cl^2$$

Préparation du chlore humide. — Si l'on n'a pas besoin d'avoir du chlore sec, on peut recueillir ce gaz sur l'eau. Mais, comme il est assez soluble dans ce liquide à la température ordinaire, il faut le recueillir sur de l'eau chaude, ou mieux sur de l'eau saturée de chlorure de sodium, qui ne dissolvent que peu de chlore.

Préparation du chlore dissous. — Le chlore, étant notablement soluble dans l'eau froide, la dissolution aqueuse de chlore, appelée aussi *eau de chlore, eau chlorée, hydrochlore*, est assez fréquemment employée.

Pour la préparer, on fait passer un courant de chlore, produit à l'aide de l'appareil que nous avons décrit tout à l'heure, d'abord dans un flacon laveur, contenant une petite quantité d'eau destinée à arrêter l'acide chlorhydrique et les sels entraînés, puis, dans un ou plusieurs flacons de Woulf remplis aux trois quarts d'eau distillée, dont la température sera aussi rapprochée que possible de + 8°, sans descendre toutefois au-dessous de cette limite.

Les tubes, destinés à conduire le gaz dans l'eau, doivent plonger jusqu'au fond des flacons, et le courant gazeux doit être continué jusqu'à ce que les bulles de gaz traversent la colonne liquide sans diminuer de volume.

La saturation est complète lorsque le dernier flacon, dont on ferme avec le doigt le tube de dégagement, ne donne lieu à aucune absorption lorsqu'on l'agite.

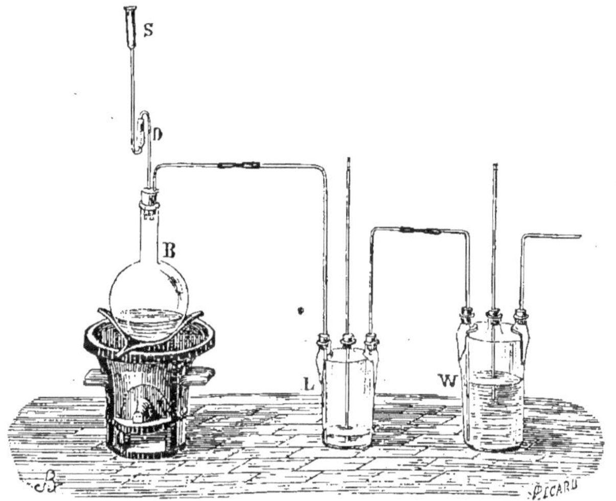

Fig. 88.

Il est essentiel, pour ne pas être incommodé par le chlore, qu'on laisse perdre en notable quantité à la fin de l'expérience, quand on veut saturer la solution, de terminer l'appareil par un vase contenant un lait de chaux, dans lequel se rendra la branche du dernier tube, et où viendra barboter le gaz qui s'échapperait dans l'atmosphère.

Ce procédé de préparation fournit une molécule de chlore Cl^2 pour 4 molécules d'acide chlorhydrique employées ; 400 grammes d'acide et 100 grammes de bioxyde de manganèse fournissent environ 24 litres de chlore et saturent 10 litres d'eau.

Le chlore peut encore se préparer dans les laboratoires par de nombreux procédés, sur lesquels nous ne croyons pas devoir insister, parce que ces procédés sont plutôt théoriques que pratiques.

La **préparation industrielle** ne diffère de celle que nous venons de décrire que par la disposition des appareils qui varient eux-mêmes, suivant l'importance de la production. Quelle que soit la disposition adoptée, elle peut se diviser en trois groupes d'appareils (1) :

Appareils producteurs du gaz, où réagissent les substances génératrices qui sont l'acide chlorhydrique et le bioxyde de manganèse.

Appareils laveurs du gaz, destinés à purifier le gaz des impuretés qui l'entraînent.

Appareils où s'opèrent les réactions que l'on veut réaliser avec le chlore. Ces appareils varient évidemment avec le but à atteindre.

Disons, en terminant, que le procédé industriel par excellence de la fabrication du chlore est le procédé de Weldon. Il est fondé sur la décomposition de l'acide chlorhydrique par le bioxyde de manganèse, déjà décrite, et sur la régénération de ce bioxyde.

Caractères d'identité. — Le chlore est un gaz d'une couleur jaune verdâtre, à odeur forte et irritante.

Sa densité à 0° sous la pression de 760ᵐᵐ est de 2,4482 par rapport à l'air et 35,5 par rapport à l'hydrogène. Un litre de chlore à 0° pèse 3 gr. 170.

Il se liquéfie à 0° et sous une pression de 6 atmosphères en un liquide oléagineux jaune bouillant à — 33°, 6.

Un litre d'eau en dissout à la pression de 760ᵐᵐ : à 0°, 1 litre 80 ; à 8°, 3 litres 07 (*c'est le maximum de solubilité*) ; à 10°, 3 litres ; à 35°, 1 litre 61 ; à 100°, 0 litre 15. On voit donc que la solubilité du chlore est plus faible à chaud qu'à froid et qu'elle diminue de 8° à 0°. Elle atteint son maximum à + 8°.

Il n'est pas combustible et ne se combine pas directement à l'oxygène ; mais il possède une affinité très énergique pour les métaux et pour la plupart des métalloïdes qui, en général, se combinent directement avec lui à la température ordinaire, avec un grand dégagement de chaleur, et souvent avec incandescence.

(1) Consulter *Dictionnaire de Wurtz*, t. 1, p. 860. — *Traité de chimie de Schützenberger*, t. 1, p. 362.

Son caractère chimique le plus saillant est son affinité pour l'hydrogène, quoiqu'elle ne s'exerce pas sans l'intervention d'un agent physique : chaleur, lumière, électricité. Cette affinité explique les phénomènes d'oxydation et de substitution, que ce corps produit sur les matières organiques, phénomènes décrits dans les Cours de chimie.

Caractères spécifiques. — On le reconnaît aux caractères suivants :

1° A sa couleur jaune verdâtre, à son odeur suffocante.

2° Il décolore le papier de tournesol.

3° Il est absorbé par les dissolutions alcalines auxquelles il communique des propriétés décolorantes.

4° Il donne avec le nitrate d'argent un précipité blanc cailleboté de chlorure d'argent noircissant à la lumière, insoluble dans l'acide azotique même bouillant, très soluble dans l'ammoniaque.

Caractères de contrôle. — S'il n'avait pas été complètement lavé, il pourrait contenir des traces d'acide chlorhydrique. S'il contenait de l'*acide chlorhydrique*, il rougirait le tournesol.

Conservation. — Le chlore sec ou la solution aqueuse doivent être conservés dans des flacons à l'émeri, bien bouchés et entourés de papier noir. Ces flacons doivent être placés dans un lieu frais et autant que possible inaccessible à la lumière, car sous l'influence de la lumière, l'eau de chlore se décompose en oxygène qui se dégage et en hydrogène qui se combine avec le chlore pour donner de l'acide chlorhydrique.

Action physiologique. — Le chlore est un irritant topique, qui provoque le larmoiement, irrite violemment les voies respiratoires, et détermine, sur la muqueuse de la glotte et des bronches, une sensation constrictive très pénible ; chez les ouvriers employés dans les industries où se dégage constamment du chlore, il peut occasionner des bronchites chroniques ou différents troubles gastriques.

Les phénomènes généraux qui succèdent à son absorption sont l'accélération du pouls et de la respiration, le mauvais état de la bouche, du gosier et de l'œsophage, avec rougeur et parfois ulcérations aphteuses de ces parties, l'amaigrissement, enfin l'altération qualitative et quantitative des sécrétions urinaire et salivaire.

En définitive le chlore est un irritant local et par là un stimulant général.

Action thérapeutique. — Il est peu usité pour son action irritante et stimulante, mais il est très employé comme antiseptique et désinfectant ; il possède en effet des propriétés désinfectantes très prononcées. D'après Gubler, Fonssagrives, on peut l'employer :

Comme désinfectant. Désinfection de l'air, désinfection des matières putrides, vidanges, etc. Pour tous ces usages, le chlore gazeux a été remplacé par les hypochlorites alcalins, et en particulier, par l'hypochlorite de chaux.

Comme désodorant, contre la bronchite fétide ; à l'extérieur contre l'ozène ; le cancer ulcéré.

Comme substitutif, dans les conjonctivites chroniques ; ulcères atoniques, pourriture d'hôpital ; dans l'ophtalmie purulente ; les granulations palpébrales.

Comme antizymotique, fièvre typhoïde (Reveillé-Parise) ; préservateur des maladies épidémiques.

Comme spécifique de la phthisie (Gannal, Cottereau, Bourgeois).

Comme antidote. Empoisonnement par les cyaniques (Person et Nonat) ; par le gaz sulfhydrique ; le plomb des vidangeurs.

Modes d'administration et doses. — On emploie en médecine : le chlore gazeux ; l'eau de chlore ;

Le *chlore gazeux* peut s'employer *à l'intérieur* en inhalations.

Ces inhalations peuvent être obtenues de différentes manières :

1° au moyen du chlore gazeux, que l'on respire mélangé à l'air ;

2° au moyen de l'eau de chlore ;

3° au moyen du chlore gazeux que l'on fait dégager du chlorure de chaux. Pour cela, d'après Mialhe, on place le chlorure de chaux dans une serviette ou un linge, et on l'humecte avec de l'eau vinaigrée. Ce moyen est très employé, lorsqu'on veut faire des inhalations de chlore, par exemple pour combattre les asphyxies des vidangeurs et qu'on n'a pas sous la main de chlore gazeux.

A l'extérieur, en bains de chlore gazeux, préconisés par Wallace contre les maladies de foie ; la tête du malade est, bien entendu, placée en dehors de l'appareil et l'on prend des précautions pour éviter l'inspiration du chlore.

L'eau chlorée appelée aussi *hydrochlore* et même *chlore liquide,* se donne : *A l'intérieur,* à la dose de 2 à 5 grammes, *pro dosi,* plusieurs fois par jour avec addition de 5 à 10 fois autant d'eau.

A l'extérieur, en gargarisme, additionnée de quantité égale d'eau distillée ; en lotions (pure ou coupée de moitié d'eau) ; en injections (diluée dans 4 parties d'eau) ; en pommades (au 1/4, contre la gale) ; sous forme de charpie chlorée (pour le pansement des ulcères sanieux et la pourriture d'hôpital) ; en collyres (pure ou additionnée de quantité égale d'eau distillée). L'application est faite le plus souvent au moyen d'un pinceau. Les oculistes l'emploient sous forme de compresses trempées dans : eau chlorée, une cuiller à dessert, eau tiède, une tasse.

Formules galéniques. — Le chlore gazeux forme la base de la fumigation de chlore appelée aussi *fumigation guytonienne* qui se prépare de la manière suivante :

Chlorure de sodium.	250 grammes
Bioxyde de manganèse.	100 —
Acide sulfurique du commerce.	200 —
Eau commune	200 —

Mêlez avec soin le chlorure de sodium et le bioxyde de manganèse ; délayez le mélange avec la quantité d'eau prescrite dans un vase en terre que vous placerez sur un réchaud ; ajoutez ensuite l'acide sulfurique. Le dégagement de chlore commencera aussitôt.

Quelle est la réaction qui se produira dans cette opération ?

Par l'action de l'acide sulfurique sur le chlorure de sodium, il se forme de l'acide chlorhydrique, et cet acide chlorhydrique formé est décomposé par le bioxyde de manganèse, en donnant du chlore. Il se produit en même temps du chlorure de manganèse, qui se transforme en sulfate de manganèse et en sulfate de soude. La réaction finale peut être exprimée par la formule suivante :

$$2NaCl + MnO^2 + 2SO^4H^2 = SO^4Mn + SO^4Na^2 + 2H^2O + Cl^2$$

La fumigation guytonienne peut servir pour la désinfection des matelas, des pièces habitées ; dans ces cas, on opère de la manière suivante : avant de commencer l'opération, on a soin d'étaler les matelas et les couvertures de manière à présenter toute leur surface à l'action du gaz. Les pièces métalliques doivent être retirées ou enduites de corps gras.

La dose indiquée suffit pour désinfecter une salle de 100 mètres cubes.

Incompatibles. — Presque toutes les substances organiques, et surtout les matières colorantes, sont influencées par le chlore à la température ordinaire ; d'où la nécessité de l'employer autant que possible dans l'eau distillée pure. Ce corps précipite aussi plusieurs sels métalliques, tels que ceux d'argent, de plomb.

Les substances incompatibles du chlore sont donc : les matières organiques, et en particulier les matières colorantes ; les sels d'argent, de plomb.

Empoisonnements. — Le chlore est un poison irritant qui, en cas d'empoisonnement, produit les symptômes suivants : irritation de la gorge ; toux, difficulté de respirer ; impossibilité d'avaler.

Secours. — 1° Exposer le malade à l'air frais, après avoir desserré tous ses vêtements, col de chemise, bretelles, corset, etc.

2° Le gorger d'eau albumineuse ;

3° Lui donner des boissons émollientes ;

4° Lui faire inhaler de la vapeur d'eau ;

5° Lui faire inhaler des vapeurs d'ammoniaque ;

6° Pour rendre la toux moins douloureuse, lui faire faire quelques inhalations de chloroforme ou d'éther.

§ 3. — Brome.

Le brome est le troisième corps simple, appartenant à la deuxième famille des métalloïdes. C'est un métalloïde monovalent, découvert par Balard, en 1826, ayant pour symbole : Br.

Préparation. — On le prépare :

1° Par des procédés de laboratoire.

2° Par des procédés industriels.

On le prépare **dans les laboratoires** en traitant le bromure de potassium par l'acide sulfurique et le bioxyde de manganèse.

Pour faire cette opération on prend une cornue de 500 cent. cubes environ portant une tubulure bouchée à l'émeri ; on introduit le col de cette cornue dans une allonge mise en communication avec un ballon. La cornue est disposée sur un fourneau, et le ballon est plongé dans une terrine contenant soit de l'eau glacée, soit de l'eau très froide que l'on renouvellera pendant l'opération.

Par la tubulure, on introduit dans la cornue : 35 grammes de bromure de potassium, 71 grammes de bioxyde de manganèse finement pulvérisé, un mélange refroidi de 30 grammes d'acide sulfurique avec 90 grammes d'eau ; après avoir fermé la tubulure de la cornue on chauffe doucement. Le brome, après avoir rempli la cornue de vapeurs rouges, se condense dans le ballon.

La réaction, qui s'opère, est analogue à celle qui se passe dans la préparation du chlore obtenu dans la fumigation guytonienne. Il se forme du brome, du sulfate de potassium et du sulfate de manganèse.

$$2KBr + MnO^2 + 2SO^4H^2 = SO^4K^2 + SO^4Mn + 2H^2O + Br^2$$

Fabrication industrielle. — Le brome s'obtient industriellement : 1° avec les eaux-mères des marais salants ; 2° avec les eaux-mères d'un grand nombre d'eaux salines chlorurées, comme celles de Kreuznach, Stassfurt, etc. ; 3° avec les eaux-mères des cendres de varechs.

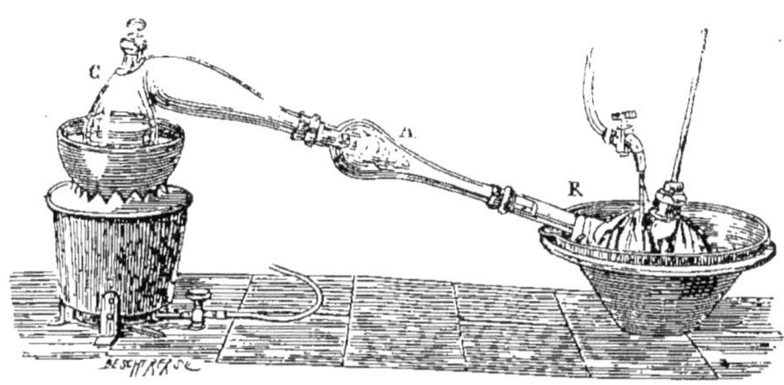

Fig. 89.

Extraction du brome des eaux-mères des marais salants. — L'eau de mer contient non seulement du chlorure de sodium, mais elle renferme encore des bromures de sodium et de magnésium.

Lorsque cette eau a séjourné un certain temps dans les marais salants, elle dépose le sel marin ou chlorure de sodium qu'elle contient ; mais dans les eaux-mères qui surnagent, on trouve les bromures de sodium et de magnésium, sels très solubles qui s'accumulent dans ces eaux-mères.

Pour extraire le brome des bromures renfermés dans les eaux-mères, on opère, à l'usine de Salindres, par le procédé indiqué par Balard. On concentre ces eaux jusqu'à 40° Baumé, pour les priver le plus possible des chlorures restants, puis on y ajoute du bioxyde de manganèse et de l'acide sulfurique, pour décomposer les bromures de magnésium et de sodium et mettre le brome en liberté. On opère dans des appareils en grès. Les vapeurs de brome sont amenées, par des tubes de grès, dans une série de flacons de Woulf refroidis, où elles se condensent.

Extraction du brome des eaux-mères des eaux salines. — Un grand nombre d'eaux salines chlorurées, telles que celles de Kreuznach, Stassfurt, Bourbonne, Salies-de-Béarn, Chesshire, etc., contiennent, comme l'eau de mer, du chlorure de sodium et de magnésium.

Ces eaux, après avoir déposé le sel marin qu'elles renferment, contiennent encore, comme l'eau de mer, des bromures de sodium et de magnésium, sels très solubles qui s'accumulent dans les eaux-mères et qui restent après la séparation du sel marin.

En faisant subir à ces eaux-mères le même traitement qu'aux eaux-mères des marais salants, on peut extraire des bromures qu'elles renferment le brome à l'état de liberté.

Extraction du brome des eaux-mères des cendres de varechs. — Les varechs, goëmons, fucus, sont des plantes cartilagineuses, croissant au fond de la mer et que celle-ci rejette sur les côtes. Si on calcine ces plantes dans des fosses, on obtient une cendre que l'on appelle *soude de varechs.*

La soude de varechs est donc le produit de l'incinération ou les cendres obtenues par la calcination des plantes marines, goëmons, fucus, varechs.

Elle contient : 33 0/0 à 75 0/0 *de sels solubles* : chlorures et sulfates de sodium et surtout de potassium avec très peu de carbonate de sodium, iodures en proportions très variables, *bromures*, en particulier du bromure de magnésium, en proportions variables.

Si l'on soumet cette soude de varechs à un lessivage méthodique, pour en retirer les sels solubles, et si on fait cristalliser la solution, on obtient : des sels cristallisés ; une eau-mère, qui surnage ces sels cristallisés, et qui renferme tout l'iode et le brome ou tous les iodures et les bromures, contenus dans cette soude.

Après avoir séparé, par un des procédés que nous indiquerons plus tard, tout l'iode contenu dans ces eaux-mères, on traite ces eaux, qui contiennent le brome à l'état de bromure, par du bioxyde de manganèse et de l'acide sulfurique et on met en liberté le brome.

En résumé, on peut retirer le brome des eaux-mères des soudes de varechs, d'où l'on a isolé l'iode, en traitant ces eaux-mères par le bioxyde de manganèse et l'acide sulfurique, c'est-à-dire en faisant subir à ces eaux-mères un traitement semblable à celui que l'on emploie pour extraire le brome des eaux-mères des marais salants ou des eaux-mères des eaux salines.

Purification. — Le brome, lorsqu'il a été préparé avec un bromure contenant un chlorure, ce qui est fréquent dans l'industrie, peut renfermer du *chlore.*

Pour l'en débarrasser, le mieux est de le distiller sur du bromure de potassium.

On peut aussi le saturer avec de l'hydrate de baryte ; on obtient ainsi un mélange de chlorure, de bromure et de bromate de baryte. On calcine ce mélange au rouge pour convertir le bromate en bromure. Le produit de la calcination, formé de chlorure et de bromure de baryum, est traité par l'alcool anhydre, qui ne dissout que le bromure de baryum. Avec ce bromure de baryum, il est facile d'obtenir du brome pur, en le traitant par le bioxyde de manganèse et l'acide sulfurique.

Le brome renferme aussi quelquefois de l'*eau*, de l'*iode* et du *bromoforme* (produit d'altération). Pour le priver de ces corps, on le distille et on ne recueille ni les premiers ni les derniers produits, dont le point d'ébullition est inférieur ou supérieur à 63°. On recueille seulement les produits qui distillent à 63°, point d'ébullition du brome.

Caractères d'identité. — Le brome est un liquide rouge brun, d'une odeur forte et irritante, analogue à celle du chlore, d'une saveur âcre, très caustique ; il répand à l'air d'abondantes vapeurs rouges.

Sa densité à 0° est de 3,187 ; à + 15° elle est de 2,99.

Il bout à 63° et se volatilise sans résidu ; par refroidissement, il se solidifie en cristaux rouges fusibles à — 24°, 5.

Il est soluble dans l'eau, 1 P se dissout dans 33 parties d'eau à la température ordinaire ; la solution est jaune brun et perd du brome quand on l'abandonne à l'air ; l'eau de brome, comme l'eau de chlore, se décompose à la lumière en dégageant de l'oxygène. Il est très soluble dans l'alcool à 90°, dans l'éther, dans le chloroforme, auxquels il communique sa couleur.

Il possède des propriétés chimiques analogues à celles du chlore. Il se combine directement avec la plupart des métaux ; il a une grande affinité pour l'hydrogène, et cette affinité explique les phénomènes d'oxydation et de substitution que ce corps produit sur les matières organiques.

Caractères spécifiques. — On le reconnaît aux caractères suivants :

1° A sa couleur rouge et à l'odeur irritante de ses vapeurs.

2° Il décolore la solution d'indigo.

3° Il jaunit le papier amidonné.

4° Traité par le sulfure de carbone ou le chloroforme, il se dissout dans ces dissolvants et leur communique une belle coloration rouge.

5° Traité par une dissolution de soude caustique pure, il disparaît complètement en donnant une liqueur limpide.

6° Traité par le nitrate d'argent, il donne un précipité jaune pâle caillebotć noircissant à la lumière, insoluble dans l'acide azotique, peu soluble dans l'ammoniaque.

Caractères de contrôle. — Mal purifié, il peut contenir du *chlore* ou de *l'iode* provenant d'un mode imparfait de préparation ; du *bromoforme*, provenant d'un mode imparfait de conservation. Pour déceler ces corps, on suit les méthodes suivantes :

Chlore. — On sature le brome par de l'eau de baryte ; on obtient, s'il y a du chlore, un mélange de chlorure, de bromure et de bromate de baryte. On calcine ce mélange pour convertir le bromate en bromure. Le produit de la calcination, qui est alors formé de chlorure et de bromure de baryum, est traité par l'alcool anhydre qui ne dissout que le bromure de baryum. Le résidu, laissé par l'alcool, formé de chlorure de baryum, est traité par l'eau distillée qui dissout ce chlorure. On le caractérisera à l'aide des réactions du baryum et des chlorures.

Les sels de baryum donnent : *avec les carbonates alcalins*, un précipité blanc de carbonate de baryte soluble avec effervescence dans l'acide azotique ou l'acide chlorhydrique ; *avec l'acide sulfurique ou les sulfates solubles*, précipité blanc de sulfate de baryte insoluble dans les acides et les alcalis ; *avec le chromate de potasse*, précipité jaune clair de chromate de baryte.

Les chlorures donnent : *avec le nitrate d'argent*, un précipité blanc caillebotć noircissant à la lumière, insoluble dans l'acide azotique et soluble dans l'ammoniaque ; *avec le bioxyde de manganèse et l'acide sulfurique*, dégagement de chlore.

Iode. — On met une petite quantité de brome avec de la limaille de fer et de l'eau distillée ; on obtient, si le brome contient de l'iode, du protobromure et du protoiodure de fer. On additionne ce liquide d'un peu d'eau chlorée amidonnée. Le chlore, avant de réagir sur le bromure, décompose l'iodure et met l'iode en liberté ; cet iode, devenu libre, bleuira l'amidon.

On peut encore verser 20 gouttes de brome supposé iodé dans 5 cent. cubes de sulfure de carbone et ajouter peu à peu, à la solution colorée en rouge brunâtre, de la limaille d'étain. Cette limaille absorbe d'abord le brome en s'y combinant, de telle façon qu'il arrive un moment où l'iode, s'il y en a, se trouve seul dans le sulfure de carbone. Il lui communique alors une magnifique teinte violette caractéristique qui disparaît à son tour, sous l'influence de limaille d'étain mise en excès.

Bromoforme. — M. Posselger a signalé l'altération du brome par le bromoforme. Pour la déceler, on distille le brome, qui doit se volatiliser complètement, à une température ne dépassant pas 63°.

S'il reste un résidu dans la cornue, on l'arrose avec une solution concentrée de potasse caustique et on chauffe très doucement. Il se forme alors, le bromoforme étant décomposé, du bromure de potassium, de l'eau et de l'oxyde de carbone.

$$CHBr^3 + 3KOH = 3KBr + 2H^2O + CO.$$

Pour reconnaître l'oxyde de carbone dégagé, il suffit d'adapter au col de la cornue un tube à dégagement de gaz et de recueillir dans une éprouvette, sous l'eau, le gaz qui se dégage. L'oxyde de carbone brûle avec une flamme bleue.

Conservation. — Il doit être conservé dans des flacons à l'émeri bien bouchés. On peut même, pour diminuer l'émission de ses vapeurs, le conserver sous une couche d'acide sulfurique.

Action physiologique. — Les expériences de Frank, de Butzke, de Fournet ont démontré que le brome possède des propriétés très irritantes.

Appliqué sur la peau, il corrode et jaunit l'épiderme ; ses vapeurs sont très irritantes pour le nez et les yeux et provoquent du larmoiement, du coryza, de la toux et une sensation d'oppression analogue à celle qui est produite par le chlore ; introduit dans les voies digestives, il cause dans la bouche une sensation d'âcreté fort pénible, suivie d'une ardeur durable dans l'arrière-gorge et d'une impression analogue sur la muqueuse gastrique.

Action thérapeutique. — Il a été employé : comme *antiscrofuleux* (Pourché de Montpellier) : comme *spécifique du croup* et des angines couenneuses, parce qu'il désagrège les fausses membranes (Ozanam, Golitzinski) ; comme *désinfectant* (Lœwig, Duflos).

Modes d'administration. — Il se donne à l'intérieur à la dose de 2 à 30 gouttes dans de l'eau distillée.

Sous le nom de *Brome solide*, on prépare en Allemagne, comme désinfectant, des cubes ou des baguettes de terre à infusoires imprégnée de 75 pour 100 de brome. Une baguette, pesant 20 grammes, suffit pour désinfecter un espace de quatre mètres cubes en six heures.

Bromipine. — On désigne sous ce nom une combinaison de brome avec l'huile de sésame, utilisée récemment, comme succédané du bromure de potassium, pour combattre les états nerveux les plus divers.

Le commerce fournit de la bromipine à 10 0/0 et à 33 0/0 de brome. La bromipine à 33 0/0 est un liquide brun foncé, l'autre est moins colorée.

On prescrit ordinairement de 1 à 2 cuillerées à café de bromipine à 10 0/0, trois ou quatre fois par jour. La bromipine à 33 0/0 est destinée surtout à l'administration sous forme de capsules.

Formules galéniques. — Il n'entre dans aucune préparation galénique spéciale.

Incompatibles. — Gomme, amidon, tannin, alcaloïdes, alcalis, carbonates alcalins, sels métalliques.

Empoisonnements. — Comme le chlore, c'est un poison irritant, qui produit les symptômes suivants : âcreté dans la bouche, suivie d'une ardeur dans l'arrière-gorge et la muqueuse intestinale ; coliques ; spasme intestinal ; borborygmes ; éructations ; vomissements. Ces symptômes locaux sont accompagnés de douleurs compressives ou lancinantes dans les avant-bras et le pourtour de la tête et quelquefois, de convulsions de la face et des membres ; consécutivement, lésions inflammatoires dans les organes touchés par la substance irritante.

Secours. — 1° Gorger le malade d'eau gommeuse ; 2° lui faire prendre ensuite des boissons émollientes.

§ 4. — Iode.

L'iode, découvert par Courtois, a pour symbole I.

Préparation. — Il peut être obtenu par des procédés de laboratoire ; par des procédés industriels.

Procédés de laboratoire. — 1° *Procédé par l'iodure de potassium et le chlore.*

Dissoudre 20 grammes d'iodure de potassium dans 150 grammes d'eau et faire passer dans cette solution un courant de chlore.

$$KI + Cl = KCl + I.$$

2° *Procédé par l'iodure de potassium, l'acide sulfurique et le bioxyde de manganèse.*

Dans ce procédé, qui est analogue à celui employé pour la préparation du chlore et du brome, il se forme de l'iode qui distille, et des sulfates de manganèse et de potassium qui restent dans la cornue.

$$2KI + MnO^2 + 2SO^4H^2 = SO^4K^2 + SO^4Mn + 2H^2O + I$$

Les procédés de laboratoires sont très peu usités ; on emploie surtout les procédés industriels.

Procédés industriels. — L'iode se retire industriellement : des eaux-mères des soudes de varechs ; des nitres ou salpêtres du Pérou, qui contiennent l'iode surtout à l'état d'iodate de sodium.

Extraction de l'iode des eaux-mères des soudes de varechs. — Il importe, pour bien comprendre cette extraction, de rappeler ce que nous avons dit lorsque nous avons parlé de la fabrication industrielle du brome.

Les varechs, goëmons, fucus, sont des algues croissant au fond de la mer et que celle-ci rejette sur les côtes. Ces plantes contiennent différents sels (chlorure, sulfate de sodium, et surtout de potassium, carbonate de sodium) et aussi de l'iode et du brome en proportions très variables. Celles qui viennent du large sont généralement plus riches en iode que celles qui croissent sur les côtes, et celles qui en fournissent le plus, comme le Digitalus stenolobus, le Digitalus stenophyllus, en fournissent environ 1 pour 1000.

Si on calcine ces plantes dans des fosses, on obtient une cendre que l'on appelle soude de varechs.

Cette soude contient 33 0/0 à 75 0/0 de *sels solubles* parmi lesquels des iodures et des bromures.

Si on soumet cette soude de varechs à un lessivage méthodique pour en retirer les sels solubles, et si on fait cristalliser, on obtient : des sels cristallisés ; une eau-mère, qui surnage ces sels cristallisés, et qui renferme tout l'iode ou le brome ou tous les iodures et les bromures, contenus dans cette soude de varechs.

Au lieu d'incinérer les varechs et de soumettre les cendres à un lessivage méthodique, afin d'obtenir les iodures qu'elles renferment, on peut employer un autre procédé qui permet d'obtenir des solutions beaucoup plus riches en iodures. Ce procédé, indiqué par MM. Pellieux et Allary, repose sur la fermentation ou putréfaction des varechs et sur l'osmose ou dialyse du jus provenant de la fermentation. On opère de la manière suivante : On laisse putréfier les varechs. On recueille les jus qui en proviennent et on les soumet à l'évaporation et à la calcination. On reprená par l'eau le produit de la calcination et on le soumet à la dialyse. On obtient ainsi une liqueur que l'on traite pour extraire l'iode par les procédés que nous allons indiquer.

Quoi qu'il en soit, qu'on soumette les varechs incinérés à un lessivage méthodique, ou qu'on soumette à la dialyse les varechs putréfiés, on obtient une liqueur, une lessive qui contient de l'iode, iode qu'il s'agit d'extraire. Pour cela, on peut suivre différents procédés :

1° Traiter les lessives par le chlore. En faisant passer un courant de chlore dans la solution, l'iode est mis en liberté, d'après la réaction suivante : $KI + Cl = KCl + I$.

Comme un excès de chlore redissout l'iode, en donnant un chlorure d'iode soluble, on arrête le courant de chlore, aussitôt que tout l'iode est précipité. L'iode est ensuite recueilli, lavé à l'eau, égoutté, séché sur des plaques poreuses, puis sublimé.

2° Traiter les lessives par l'acide nitrique ou les vapeurs nitreuses. Comme le chlore, ces réactifs mettent l'iode en liberté.

$$KI + 2AzO^3H = AzO^3K + AzO^2 + H^2O + I$$

Comme l'iodure est accompagné de chlorures, il peut également y avoir du chlore libre, donnant du chlorure d'iode soluble ; il y a donc aussi un point de saturation à atteindre.

3° Traiter les lessives par un mélange de peroxyde de manganèse et d'acide sulfurique.

On sait que l'iode est, comme le chlore et le brome, déplacé de ses combinaisons (iodures) par un mélange de peroxyde de manganèse et à l'acide sulfurique ; c'est en effet sur cette réaction qu'est fondée la préparation de l'iode dans les laboratoires, faite avec l'iodure de potassium, l'acide sulfurique et le bioxyde de manganèse.

4° Traiter les lessives par le sulfate de cuivre additionné d'acide sulfureux ou de sulfite de sodium (corps réducteurs). L'addition de ces corps a pour but de convertir la combinaison cuivrique en sel cuivreux, l'iodure cuivreux étant tout à fait insoluble dans l'eau.

$$2SO^4Cu + 2NaI + SO^2 + 2HO^2 = SO^4Na^2 + 2SO^4H^2 + CuI^2.$$

On recueille le sel cuivreux Cu^2I^2 qui s'est précipité et on le décompose par le bioxyde de manganèse et l'acide sulfurique.

Extraction de l'iode des nitres ou salpêtres du Pérou. — Les nitres du Chili et du Pérou sont relativement riches en iode, et cet élément y est surtout contenu à l'état d'iodate, qui s'accumule dans les eaux-mères du raffinage du nitre.

On traite les eaux-mères, provenant du raffinage du nitre, par un des procédés déjà indiqués pour le traitement des lessives de varechs, mais on emploie surtout le traitement par le sulfate de cuivre et l'acide sulfureux.

L'iodate contenu dans ces eaux-mères est ramené, par l'acide sulfureux, à l'état d'iodure, et il se passe alors la réaction déjà donnée :

$$2SO^4Cu + 2NaI + SO^2 + 2H^2O = SO^4Na^2 + 2SO^4H^2 + Cu^2I^2.$$

Le sel cuivreux Cu^2I^2, qui se précipite, est décomposé par le bioxyde de manganèse et l'acide sulfurique.

Purification. — L'iode, obtenu par les procédés industriels, doit être purifié par sublimation.

Cette opération s'effectue dans des cornues en grès, chauffées à 110° ou 120° au plus, dans un bain de sable, y compris le col, pour qu'il ne s'obstrue pas. Ce col est en communication avec un récipient ellipsoïdal, dans lequel se condensent les vapeurs d'iode.

Ainsi purifié il est vendu sous le nom d'*iode bisublimé*.

Caractères d'identité. — L'iode est un corps presque noir, à éclat métallique, cristallisé en lames rhomboïdales, friables, à cassure lamelleuse, à odeur forte caractéristique et ayant une saveur très âcre.

Il a une densité de 4,95 à 17°.

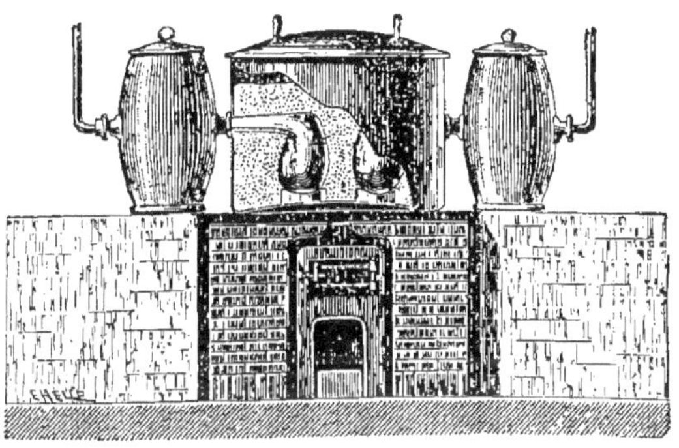

Fig. 90. — Sublimation de l'iode.

Il fond à 113°6 et bout à 175°.

Il est très peu soluble dans l'eau, 1 partie se dissout dans 5524 p. d'eau à 10° : il se dissout dans 10 p. d'alcool à 95°, dans 20 parties d'éther ou de chloroforme ; il est également soluble dans la benzine et le sulfure de carbone.

Ses solutions alcooliques ou éthérées sont brunes ; ses solutions dans le chloroforme, la benzine, le sulfure de carbone sont violettes.

Les propriétés chimiques de l'iode sont analogues à celles du chlore et du brome ; cependant, il a, pour l'hydrogène et les métaux, une affinité beaucoup plus faible ; aussi le chlore et le brome le déplacent-ils de ses combinaisons avec ces éléments. Par contre, il déplace le chlore et le brome de leurs combinaisons oxygénées, pour donner des combinaisons iodées correspondantes. Il ne se combine à l'hydrogène libre que sous l'influence de la mousse de platine chauffée.

Il s'unit à la plupart des métaux.

C'est un agent oxydant faible, en présence de l'eau, mais il ne possède pas de pouvoir décolorant.

En réagissant sur les oxydes alcalins (potasse, soude), il donne des iodures et des iodates.

Avec l'ammoniaque, il donne de l'iodure d'azote, poudre noire insoluble, qui détone très facilement lorsqu'on la comprime.

Il agit sur les matières organiques, mais beaucoup plus faiblement que le chlore et le brome, en donnant des produits de substitution iodés.

Caractères spécifiques. — On reconnaît l'iode libre par la coloration bleue qu'il communique à l'empois d'amidon récemment préparé. Si l'on ajoute de l'iode libre en solution aqueuse à de l'empois d'amidon étendu d'eau, on observe une coloration bleue intense. Cette coloration disparaît quand on chauffe vers 80° ; elle reparaît, par le refroidissement ; si l'on fait bouillir, la décoloration est permanente.

Ces phénomènes sont sans doute dus à la formation d'une combinaison d'iode et d'amidon, qui se dissocie sous l'influence de la chaleur. En faisant bouillir, l'iode est volatilisé et par suite l'iodure d'amidon ne peut pas se reformer par le refroidissement (Wilhm et Hanriot).

Pour constater la présence de l'iode en vapeurs, on emploie une feuille de papier amidonné humide.

Cette réaction est très sensible et permet de reconnaître 1/500000 d'iode dans une solution. On a donné le nom d'*iodure d'amidon* à 'amidon ainsi coloré en bleu par l'iode.

Caractères de contrôle. — Il est quelquefois altéré et fréquemment falsifié.

ALTÉRATIONS. — 1° *Chlorure d'iode*, composé qui se forme assez souvent pendant l'extraction de l'iode. Pour le déceler, on met à profit la propriété que possède ce corps de se dissoudre dans l'eau. Pour cela, on triture 3 ou 4 grammes d'iode dans l'eau distillée : *si l'iode contient du chlorure d'iode,* on obtient immédiatement un liquide brun rougeâtre ; ce liquide filtré et évaporé dégage du chlore ; *si l'iode est pur*, l'eau se colore à la longue en brun jaune ; ce liquide filtré et évaporé ne dégage pas de chlore.

2° *Bromure d'iode*, composé qui se forme pendant l'extraction de l'iode, quand le brome est en présence d'un excès d'iode. Pour le déceler, on met à profit la propriété que possède ce corps de se dissoudre dans l'eau. Pour cela, on triture 3 ou 4 grammes d'iode dans l'eau distillée, on obtient, s'il y a du bromure d'iode, une solution aqueuse qui a la propriété de décolorer le papier bleu de tournesol et qui, lorsqu'on la sublime, donne des cristaux ayant l'aspect de feuilles de fougère.

FALSIFICATIONS. — 1° *Eau.* — Très fréquemment l'iode commercial est humide ; il peut contenir de 10 à 12 0/0 d'eau et même plus. Pour en déceler la présence, il suffit de presser un peu d'iode entre deux feuilles de papier non collé préalablement séchées. Si les feuilles ne sont pas mouillées, l'iode ne contient pas d'eau ; si les feuilles sont mouillées, l'iode contient de l'eau.

Pour doser approximativement la quantité d'eau renfermée dans l'iode essayé, on peut agir de la manière suivante : Peser une certaine quantité d'iode, que l'on comprime entre deux feuilles de papier non collé, préalablement séchées. Après avoir desséché l'iode, on le pèse à nouveau. Le poids de l'iode, après dessiccation, fait connaître la quantité d'eau contenue primitivement.

On peut encore, pour doser l'eau contenue dans l'iode, employer le procédé suivant qui est très pratique et excellent : Peser quelques grammes d'iode, les placer ensuite sous une cloche à côté d'un vase contenant de l'acide sulfurique concentré. Après 10 ou 12 heures cet acide a absorbé toute l'humidité de l'iode. En repesant l'iode, il y a une diminution de poids qui indique la quantité d'eau qu'il pouvait contenir.

2° *Matières étrangères* (bioxyde de manganèse, ardoise, houille, graphite, plombagine). Ces matières, étant insolubles dans l'alcool et non volatiles, il est facile de les déceler et même de déterminer leur proportion. Pour cela, on peut opérer de deux manières :

1° On prend un peu d'iode, on l'introduit dans un tube à essai et on le chauffe sur une lampe à alcool : si l'iode se volatilise complètement sans laisser de résidu, il est pur ; s'il se volatilise incomplètement en laissant un résidu, cela prouve qu'il contient des matières étrangères (bioxyde de manganèse, ardoise, etc.), matières fixes et indécomposables par la chaleur. Si l'iode a été pesé avec soin avant l'opération, le poids du résidu fait connaître la proportion du mélange frauduleux.

2° Prendre un peu d'iode et le traiter par l'alcool bouillant : si l'iode est pur, il se dissout entièrement sans laisser de résidu ; s'il est impur, il ne se dissout pas entièrement et laisse pour résidu les substances étrangères. Si l'iode a été pesé avec soin, avant l'opération, le poids du résidu fait connaître la proportion du mélange frauduleux.

3° *Chlorure de calcium* et *chlorure de magnésium*. — La falsification de l'iode par le chlorure de calcium, signalée par Giovani Righini et celle par le chlorure de magnésium, indiquée par Herzog, sont faciles à constater. On traite l'iode suspect par de l'eau distillée, qui dissout le chlorure de calcium et de magnésium très solubles dans l'eau, mais qui ne dissout qu'une très faible quantité d'iode. On chauffe cette solution pour volatiliser l'iode, on la soumet ensuite à l'action des réactifs. Cette solution traitée :

Par le *nitrate d'argent*, donne un précipité blanc cailleboté, noircissant à la lumière, insoluble dans l'acide azotique soluble, dans l'ammoniaque, dans le cas où il y a *un chlorure*.

Par le *phosphate d'ammoniaque*, donne un précipité blanc granuleux, cristallin de phosphate ammoniaco-magnésien, apparaissant après agitation vive des liqueurs, dans le cas où il y a *de la magnésie*.

Par l'*oxalate d'ammoniaque*, donne un précipité blanc, insoluble dans les acides acétique et oxalique, soluble dans les acides chlorhydrique et azotique, dans le cas où il y a *de la chaux*.

Titrage. — En soumettant l'iode aux essais précédents, on acquiert sur sa pureté des données suffisamment exactes, mais si l'on veut en être absolument certain, il faut le titrer.

On a indiqué, pour le titrage de l'iode, de nombreux procédés parmi lesquels nous citerons : celui de *Bunsen*, par l'acide sulfureux ; celui de *Mohr*, par l'arsénite de soude ; celui de *Fordos* et *Gélis*, par l'hyposulfite de soude ; celui de *Bobierre*, qui n'est qu'une modification de celui de Mohr. Nous n'insisterons pas sur ces procédés étudiés en chimie analytique sous le titre *Iodométrie*.

Conservation. — Il doit être conservé dans des flacons à l'émeri bien bouchés.

Action physiologique. — Comme le chlore et le brome, l'iode est un irritant et un caustique. Appliqué sur la peau, sous forme de badigeonnage avec la teinture d'iode, il lui communique une coloration jaune ; il se produit en même temps, un fendillement de l'épiderme, une irritation locale qui se manifeste par une légère chaleur et un peu de démangeaison.

A l'intérieur, l'iode occasionne dans la bouche une saveur piquante chaude et caustique, et dans l'estomac une sensation de chaleur et de stimulation, qui éveille l'activité gastrique. Un appétit plus vif et plus soutenu succède à l'ingestion de petites doses répétées ; des doses excessives amènent la phlogose, l'ulcération de la muqueuse et la mort.

Inhalé dans les voies respiratoires, la vapeur d'iode cause de la chaleur, du picotement et excite la toux ; sous l'influence de cette irritation, il peut se produire de la bronchite et même des hémoptysies (Gubler).

Action thérapeutique. — Il a été préconisé :

Comme *antiscrofuleux* (Coindet, Lugol, Baudelocque).

Comme *antisyphilitique* ; pour cette application, on préfère les iodures (Ricord, Cullerier, Walace).

Comme *antituberculeux* (Bertin, Churray, Sendamore, Chartroule, Piorry).

Comme *antirhumatismal* (Lassègue).

Comme *antiseptique*, dans la fièvre thyphoïde (Amic, Aran, Barailler), la diphtérie, la pourriture d'hôpital.

Comme *rubéfiant*, dans tous les cas où une révulsion cutanée est utile ; comme moyen abortif des pustules de la variole (Delioux), pour limiter les érysipèles (Boinet).

Comme *résolutif*, dans les engorgements articulaires ; goîtres ; indurations ganglionnaires lymphatiques, inflammatoires.

Comme *moyen de combattre les hypercrinies des séreuses* : Hydrocèle (Velpeau), ganglions ou kystes synoviaux (Velpeau), hygromas du coude et de la rotule, hydrocéphalie, hydrorachis (Braine, Boinet, Morton), ascite (Dieulafoy), hydropéricarde (Aran), hydrothorax, hydarthroses (Velpeau, Boinet, Bonnet, Roux).

Modes d'administration. — Il s'emploie à l'*intérieur* sous différentes formes :

Eau iodée (solution de Lugol) contenant 0 gr. 20 d'iode par litre.

Huile iodée, contenant 0 gr. 05 d'iode par cuillerée à bouche.

Iodipine. — On désigne sous ce nom une huile iodée particulière, récemment utilisée en thérapeutique, résultant de la combinaison de l'iode avec l'huile de sésame.

Le commerce fournit l'iodipine à deux titres : à 10 0/0 et 25 0/0 d'iode.

L'iodipine à 10 0/0 ressemble par l'aspect et la saveur à de l'huile pure de sésame. Au contraire, l'iodipine à 25 0/0 est un liquide un peu épais, visqueux, ayant une teinte rougeâtre plus ou moins foncée, prenant, par un temps froid, la consistance du miel.

L'iodipine à 10 ou 25 0/0 est insoluble dans l'eau et dans l'alcool, soluble dans l'éther, le chloroforme, la benzine, etc...

Ce médicament a été expérimenté surtout en Allemagne par MM. Winternitz, Kindler, Klingmuller, Hesse, Frese, Spazolla, Burkhardt, Sessous et Schuster ; son emploi se recommande dans les arthrites chroniques, l'asthme bronchique, l'actinomycose, les affections syphilitiques. Il présente des avantages marqués sur l'iodure de potassium, en ce qu'il se distribue plus lentement dans l'organisme, s'élimine plus lentement et ne détermine aucun accident d'iodisme.

L'iodipine à 10 0/0 sert à l'administration par voie buccale, à la dose de 2 à 3 cuillerées à café par jour. On l'administre aussi sous forme de capsules gélatineuses. L'iodipine à 25 0/0 est réservée pour l'usage externe et pour les injections sous-cutanées ; celles-ci peuvent se faire à la dose de 18 à 20 grammes par jour.

On a fait une application intéressante de l'iodipine à l'examen des troubles des fonctions gastriques. L'huile iodée, en effet, n'est pas dissociée par le suc gastrique ; l'action du suc pancréatique et la bile sont nécessaires pour dégager l'iode de la combinaison. La rapidité avec laquelle l'iode apparaîtra dans les sécrétions pourra donc donner des indications au sujet de la motilité de l'estomac et de l'activité du suc pancréatique et de la bile. Chez l'homme à l'état normal, l'iode apparaît dans les urines vingt minutes après l'ingestion de l'iodipine.

Huile de foie de morue iodée (dose d'iode variable)

Sirop de raifort iodé du Codex (20 gr. de ce sirop renferment 2 centig. d'iode).

Sirop iodo-tannique de Guillermond : iode 2 gr., extrait ratanhia 8 gr., sirop 1 kilog.

Tablettes d'albumine iodée (Soubeiran) : iode 2 gr., sucre pulvérisé 82 gr., blanc d'œuf 175. Pâte de cacao non sucrée 60 gr. Faites des tablettes de 4 gr.

Vin iodé. — Le vin iodé, introduit depuis quelques années dans la thérapeutique par le docteur Boinet, constitue une forme pharmaceutique des plus utiles pour administrer l'iode. On sait, en effet, que la saveur de l'iode en rend l'emploi difficile à l'intérieur. Or, le vin iodé résout cette difficulté de la manière la plus complète ; les personnes les plus délicates, les enfants les plus difficiles peuvent absorber l'iode sous cette forme sans aucune répugnance.

M. Barnouvin (1) a étudié avec le plus grand soin la préparation du vin iodé. Autrefois, on le préparait en faisant fermenter, en présence de plantes marines, réduites en poudres, le raisin en grappes (cette dernière précaution était formelle ; le tannin du rachis (axe central des grappes) étant considéré comme indispensable). Le vin ainsi préparé pouvait contenir par litre 0 gr. 40 à 0 gr. 50 d'iode complètement dissimulé.

La raison de ce mode opératoire reposait sur deux points : on admettait que les substances tanniques, étant les seules actives ou à peu près, le tannin du rachis jouait un rôle important ou plutôt indispensable ; on pensait, d'autre part, que la fermentation du moût, en présence des plantes marines, donnait un vin iodé, doué de propriétés organoleptiques et thérapeutiques spéciales. M. Barnouvin a étudié ces deux points et, par des expériences très bien faites, a démontré :

1° Que du vin, dépouillé de tannin par la gélatine, dissimule parfaitement l'iode, à la dose d'un gramme par litre ; d'où il suit que le tannin n'est pas le seul corps qui, dans le vin, soit capable de dissimuler l'iode en forte proportion. Ce fait n'est pas sans importance, si on réfléchit à l'action fatigante que peut exercer le tannin des préparations iodo-tanniques sur les organes digestifs et en particulier chez les enfants.

2° Que les vins ordinaires du commerce, auxquels on ajoute par litre 0 gr. 50 à 1 gramme d'iode dissous dans l'alcool, dissimulent ce métalloïde avec la plus grande facilité. Le vin, obtenu par les méthodes ordinaires, se prête donc très bien à la préparation du vin iodé.

3° Que le vin iodé, préparé avec du vin ordinaire, donne un vin possédant des propriétés organoleptiques et thérapeutiques aussi bonnes que celles du vin iodé préparé par fermentation.

Des faits qui précèdent, M. Barnouvin tire les conclusions suivantes : on obtient un vin iodé, réunissant toutes les qualités désirables en ajoutant 0 gr. 40 à 0 gr. 50 d'iode dissous dans l'alcool, à une quantité de vin nécessaire pour faire un litre ; la préparation du vin iodé par fermentation ne présente pas d'avantages réels ; les vins, peu chargés en tannin, conviennent aussi bien à la préparation du vin iodé que les vins chargés de tannin.

(1) Voir *Journal de pharmacie*, année 1885, tome XI, page 161.

Teinture d'iode. — La teinture d'iode du Codex se prépare de la manière suivante :

> Iode . . . . 10 grammes
> Alcool à 90° . . . . 120 —

Elle doit se présenter sous forme d'un liquide rouge noir en masse, jaune en couche mince (étalé sur les parois du flacon) ; son odeur est suffocante ; elle colore la peau en jaune, mais cette coloration disparaît rapidement. On peut la faire disparaître instantanément avec une solution de sulfite ou d'hyposulfite de soude, ou de préférence, d'après M. Carles, avec une solution de monosulfure de sodium contenant 1 à 10 p. 100 de ce sel.

Elle corrode les bouchons.

Elle a pour densité à 15° : 0,895.

Elle est au treizième.

Un gramme de teinture contient 61 gouttes et renferme sensiblement 0 gr. 07692 d'iode — 100 grammes renferment donc 7 gr. 692 d'iode.

Elle est décolorée par une solution de soude, par l'hyposulfite de soude et l'acide arsénieux.

La teinture d'iode doit se volatiliser sans résidu.

Si on l'additionne de 5 fois son volume d'eau, il se produit un précipité noir d'iode représentant les 7/10 de l'iode total, soit 5 gr. 3 p. 100 ; il reste dissous environ 3/10, soit 2 gr. 3 p. 100.

La teinture d'iode est souvent faite avec de l'alcool impur ou dénaturé. On reconnaîtra cette falsification aux caractères suivants :

1° L'odeur de cette teinture est extrêmement vive et suffocante et provoque le larmoiement.

2° Si on mêle dans un tube 5 centimètres cubes de teinture d'iode et 15 centimètres cubes d'eau, il ne se produit pas de précipité, si la teinture renferme de l'alcool impur ou dénaturé.

3° Lorsqu'on ajoute à 5 centimètres cubes de teinture d'iode, 5 centimètres cubes d'ammoniaque il se produit :

A. — Précipité noir abondant (iodure d'azote, produit explosif) et le liquide surnageant est vert-sale (teinture bien préparée avec un alcool pur).

B. — Précipité jaune (iodoforme) et le liquide surnageant est incolore (teinture préparée avec de l'alcool dénaturé ou impur).

La teinture d'iode peut ne pas contenir la quantité d'iode voulue ; aussi est-il nécessaire de la titrer.

Pour cela on prépare une solution N/10 d'hyposulfite de soude en se conformant aux prescriptions indiquées en chimie analytique.

On prend 13 grammes de teinture (correspondant à 1 gramme d'iode) à laquelle on ajoute 2 grammes d'iodure de potassium et quantité suffisante d'eau distillée pour obtenir 100 centimètres cubes.

On prend 10 centimètres cubes de ce soluté dans lequel on verse, au moyen d'une burette graduée, la solution d'hyposulfite jusqu'à ce que la coloration soit devenue très faible ; on ajoute alors un peu d'eau amidonnée qui produit une coloration bleue et on recommence à ajouter, goutte à goutte, la solution d'hyposulfite jusqu'à décoloration.

Le nombre de centimètres cubes de liqueur d'hyposulfite employée, multiplié par 0,127, donne la proportion d'iode contenue dans les 13 grammes de teinture.

La teinture préparée conformément au Codex doit avoir un titre minimum de 0 gr. 95. Les 5 centigrammes de différence entre ce chiffre et 1 gramme, constituent une tolérance admissible pour les impuretés, ou pour les altérations, qu'a pu subir la teinture, ou pour l'inexactitude des pesées. En définitive, on peut tolérer un déchet de 5 0/0 représentant soit les impuretés de l'iode, soit la perte d'iode due aux manipulations.

La teinture d'iode, préparation très employée, comme nous le verrons plus tard, subit, au bout d'un certain temps, une altération, qui diminue son action thérapeutique et qui résulte de la formation de combinaisons chimiques entre l'iode et l'alcool éthylique.

Sous quelles influences, cette altération se produit-elle ?

M. Albert Sapin a fait une série d'essais, ayant pour but de rechercher quelle est l'influence du temps, de la lumière et de la température sur cette altération.

D'un autre côté M. Popiel, s'est livré à des recherches ayant pour but de déterminer l'influence de la lumière, du temps et de la pureté de l'alcool sur la stabilité de la teinture d'iode.

De ces expériences, il résulte :

1° Que l'altération de la teinture d'iode se produit au bout de la première semaine de sa préparation si l'alcool est impur ; elle se manifeste au contraire seulement au bout de deux ou trois semaines, si l'alcool employé à sa fabrication est de l'alcool pur ou bon goût.

La conclusion pratique à tirer de ces faits : c'est que la teinture d'iode doit être préparée avec de l'alcool bon goût ; qu'on ne doit en préparer qu'une petite quantité à la fois et qu'on doit la renouveler environ tous les mois.

A ce sujet, M. Sapin a signalé un fait intéressant, qui présente, au point de vue pratique, une importance sur laquelle il est bon d'appeler l'attention.

La teinture d'iode, fraîchement préparée, étant fortement agitée, ne mousse pour ainsi dire pas. Au contraire, la teinture d'iode, préparée depuis longtemps et agitée, mousse, et la mousse est d'autant plus intense que le produit est plus altéré.

D'après Brissemoret et Joanin, la teinture d'iode, renfermant de l'acide iodhydrique en assez notable proportion, ne précipite pas quand on l'étend d'eau (teinture ancienne).

Celle, qui ne contient pas d'acide iodhydrique précipite immédiatement quand on l'étend d'eau (teinture nouvelle).

2° La lumière, loin d'activer l'altération de la teinture d'iode, la ralentit au contraire. Pour expliquer ce fait, MM. Sapin et Popiel admettent que, par l'action de l'iode sur l'alcool, il se forme les composés suivants : acide iodhydrique, iodure d'éthyle, iodoforme. Tous ces composés, corps peu stables, sont décomposés de suite par l'action de la lumière, en mettant en liberté de l'iode.

La conclusion pratique à tirer de ce fait, c'est que la teinture d'iode doit être conservée de préférence en pleine lumière et non à l'obscurité comme on le recommande généralement.

3° La température ne semble pas exercer une grande influence sur l'altération de la teinture d'iode.

La conclusion pratique à tirer de ce fait c'est qu'il semble inutile de chercher un endroit frais pour la conservation de ce médicament.

C'est la première préparation iodée dont on ait fait usage en médecine ; et c'est certainement la forme la plus commode et la moins dispendieuse sous laquelle on puisse administrer l'iode.

On peut la prescrire dans une infusion de feuilles de noyer ou mieux dans du lait. M. Dubadajoux a constaté que le lait masque les qualités organoleptiques de l'iode et lui conserve toutes ses propriétés. Ainsi présenté, l'iode est très bien accepté par les enfants et n'exerce aucune action irritante sur l'estomac. M. Dubadajoux pense que, dans ce mélange, l'iode se combine avec la caséine, mais il semble préférable d'admettre que l'iode se combine plutôt avec l'albumine, dont Doyère et Poggiale ont jadis démontré la présence dans le lait (1). Il est important de préparer, quelques heures à l'a-

(1) Voir *Comptes rendus de l'Ac. des sciences*, t. XXXVI, page 430. Doyère

vance, le mélange d'iode et de lait pour que la saveur et l'odeur de l'iode aient le temps de disparaître.

On peut encore faire prendre la teinture d'iode dans une infusion de café, qui en masque le goût, et dont le tannin empêche la précipitation du métalloïde.

Ajoutons, en terminant, qu'on a essayé de faire prendre aux enfants de l'iode par une voie détournée, en administrant ce médicament à une nourrice ou à une femelle laitière (vache, chèvre, etc.) qu'on faisait téter par l'enfant (1).

L'iode s'emploie à *l'extérieur*, à doses très variables ; sous différentes formes :

Vapeurs. Coton iodé, qui se prépare suivant la formule indiquée au Codex, page 364. Papier iodogène de Eymonet de Dijon dont la formule est rapportée page 246, *Union pharmaceutique*, juin 1889.

A propos du coton iodé, il faut signaler une étude très complète faite sur la préparation de ce médicament, par M. Soulard, pharmacien adjoint des hôpitaux de Bordeaux. Elle est rapportée dans le : *Bulletin de la Société de pharmacie de Bordeaux*, juillet 1895, et dans le *Journal de pharmacie et de chimie*, 15 septembre 1895, page 255.

Après avoir indiqué le mode de dosage de l'iode dans le coton iodé, au moyen d'une solution titrée d'hyposulfite de soude $N/10$, M. Soulard passe en revue les différents procédés proposés pour la préparation du coton iodé et, après les avoir comparés et discutés, il formule les conclusions suivantes :

1° La température la plus convenable pour la préparation du coton iodé est de 90° à 100°.

2° Le coton desséché fixe moins rapidement l'iode que le coton non desséché.

3° Le coton hydrophile fixe lentement l'iode et donne un mauvais produit.

4° L'iode, dans la préparation du coton iodé, ne se fixe pas seulement à la manière d'une matière colorante, comme l'indique le Co-

et Poggiale, *Sur la présence dans le lait d'un principe albuminoïde déviant à gauche la lumière polarisée.*

(1) Voir à ce sujet dans le *Bulletin de l'Académie de médecine*, année 1858-1859, tome XXIV, p. 746, un rapport très intéressant de M. Bouley, sur un manuscrit de M. Labourdette, intitulé : *De l'introduction des médicaments dans le lait par assimilation digestive.*

dex, mais une partie forme avec le coton une ou plusieurs combinaisons.

5° Les cotons iodés des drogueries renferment des proportions d'iode différentes, suivant le mode de préparation adopté. Les plus riches échantillons essayés proviennent de deux maisons très connues : l'un titrait 4,91 p. 100 d'iode libre, le second 3,32 p. 100.

6° L'essai du coton iodé peut seul donner des renseignements sur sa valeur thérapeutique, car la couleur, l'aspect ne peuvent fournir que de vagues indications sur sa valeur. Quand il a acquis une certaine teinte, une augmentation de la quantité d'iode libre n'augmente pas l'intensité de la couleur.

Appliqué sur la peau, le coton iodé dégage des vapeurs d'iode, forme qui favorise le plus la pénétration de l'iode à travers l'organisme.

Il ne cause aucune irritation, s'il n'a pas été recouvert d'un tissu capable de supprimer d'une manière absolue la vaporisation de l'iode.

Il peut donc remplacer efficacement la teinture d'iode.

Teinture d'iode pour badigeonnage.

Gargarismes. Teinture d'iode 4 grammes. Iodure de potassium 0 gr. 40. Eau distillée 250 grammes (Ricord).

Bains iodurés. Iode 8 à 15 grammes. Iodure de potassium 15 à 20 grammes. Eau 500. A mettre dans une baignoire en bois.

Collyre. Iode 0 gr. 05. Iodure de potassium 1 gramme. Eau de roses 200 grammes.

Pommade. Pommade d'iodure de potassium ioduré. Codex, p. 498.

Injections iodées. La formule de ces injections varie suivant la cavité dans laquelle l'injection doit être poussée.

Formules galéniques. — Il entre dans les formules galéniques suivantes, mentionnées au Codex : coton iodé, glycérine iodée, pommade d'iodure de potassium ioduré, sirop de raifort iodé, teinture d'iode.

Incompatibles. — Gomme, alcaloïdes et leurs préparations, alcalis et carbonates alcalins, les sels métalliques, ammoniaque.

Empoisonnements. — L'iode est un poison irritant, qui produit les symptômes suivants : Douleur et chaleur dans la gorge et dans l'estomac, avec vomissement et diarrhée (les matières vomies peuvent être jaunies par l'iode, ou bleues, s'il y a quelques matières amylacées dans l'estomac) ; vertiges, faiblesse et quelquefois mouvements convulsifs.

Secours. — 1° Provoquer les vomissements, à l'aide de l'eau tiède donnée en abondance.

2° Donner une décoction légère d'amidon, des lavements amylacés.

3° Donner de l'eau albumineuse à volonté et en abondance.

SECTION II

ÉTUDE DES COMBINAISONS HYDROGÉNÉES DES MÉTALLOÏDES DE LA 2ᵉ FAMILLE.

Sommaire. — Acide fluorhydrique. — Acide chlorhydrique. — Acide bromhydrique. — Synonymie. — Formule. — Préparation. — Purification. — Caractères d'identité, spécifiques, de contrôle. — Action physiologique, thérapeutique. — Modes d'administration et doses. — Formules galéniques dans lesquelles ils entrent. — Incompatibilités. — Empoisonnements. — Secours.

§ 1. — Acide fluorhydrique.

Formule. — L'hydrogène forme, avec le fluor, une combinaison, l'acide fluorhydrique, ayant pour formule HF.

Préparation. — Dans les laboratoires et dans l'industrie, l'acide fluorhydrique se prépare en décomposant le fluorure de calcium par l'acide sulfurique concentré.

Réaction. — L'acide sulfurique décompose le fluorure de calcium en donnant du sulfate de chaux et de l'acide fluorhydrique, ainsi que l'indique la formule suivante:

$$CaF^2 + SO^4H^2 = 2HF + SO^4Ca$$

Appareil. — L'acide fluorhydrique, attaquant énergiquement le verre, la préparation de ce corps doit être faite dans des vases en plomb ou en platine.

L'appareil le plus employé est un appareil distillatoire en plomb composé de trois parties : une sorte de capsule hémisphérique servant de cucurbite ; un chapiteau s'appliquant exactement sur les bords dressés de la capsule ; un réfrigérant composé d'un tube en U mis en communication avec le chapiteau.

On place dans la capsule 1 partie de fluorure de calcium naturel, sec et pulvérisé, avec 3 parties d'acide sulfurique concentré. Quand le fluorure est pur, il n'y a pas d'action marquée à froid, et on peut mélanger les deux matières avec une tige de fer, sans observer de dégagement sensible de vapeurs. Mais, comme d'ordinaire le fluorure naturel contient un peu de silice ou de silicate, il se dégage avec l'acide fluorhydrique, du fluorure de silicium, dont la présence est annoncée par d'épaisses fumées blanches. Dans ce cas, il faut laisser le mélange réagir à froid, en l'agitant de temps en temps, jusqu'à disparition des vapeurs blanches et épaisses, caractéristiques du fluorure de silicium.

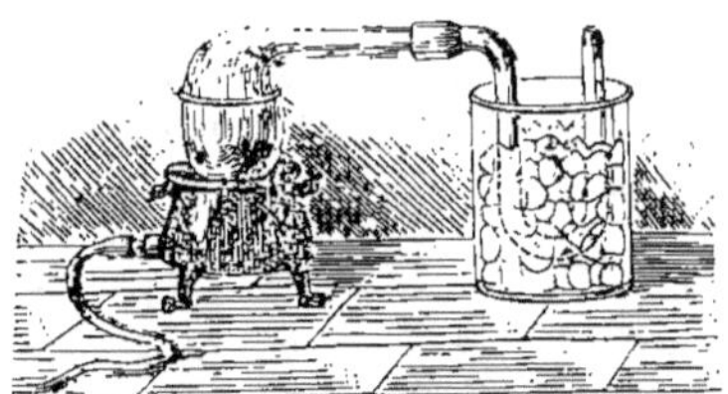

Fig. 91. — Préparation de l'acide fluorhydrique.

Quand ces vapeurs ont disparu, on monte l'appareil, en assujettissant ses diverses pièces avec du plâtre. On place la cornue sur un fourneau, et le tube en U dans un vase où on l'entoure d'un mélange réfrigérant de glace pilée et de sel marin à parties égales. On chauffe ensuite, mais doucement ; car au-dessus de 300 degrés, l'acide sulfurique distille en quantité notable ; de plus, on risque de fondre le plomb de l'appareil. En opérant comme il vient d'être dit, on obtient de l'acide fluorhydrique anhydre.

Si l'on n'a pas besoin d'acide absolument privé d'eau, on peut avantageusement remplacer le mélange réfrigérant par de l'eau froide, et introduire à l'avance de l'eau distillée dans le tube de plomb en U. On obtient ainsi une solution plus ou moins concentrée d'acide.

Conservation. — L'acide fluorhydrique ou sa solution sont conservés dans des flacons en plomb ou mieux en gutta-percha, car ils attaquent le verre.

Caractères d'identité. — D'après les expériences de M. Gore et de M. Moissan, l'acide fluorhydrique est un liquide répandant à l'air des fumées blanches épaisses dues à sa grande avidité pour l'eau ; son odeur est forte est piquante ; sa saveur brûlante et insupportable.

Sa densité à $+ 12°,5$ est de 0,9879 ; il bout à $+ 19°,4$ et d'après

Olszewiski, il se solidifie à — 102°,5 en une masse cristalline transparente qui fond à — 92°,5.

Il est très soluble dans l'eau, et il se combine avec elle avec une extrême énergie pour donner un acide hydraté. Si on distille cet acide hydraté, on obtient à 120° un liquide de composition constante de 1,15 de densité, renfermant de 38 à 36 0/0 d'acide, soit $HF + 2H^2O$ (Bineau).

Il est sans action sur les métalloïdes et sur les métaux précieux.

Il agit énergiquement sur les chlorures de phosphore, d'antimoine, etc., il attaque aussi les chlorures alcalins et alcalino-terreux, ainsi que les azotates, les bromates et les chlorates ; il se combine avec élévation de température aux fluorures alcalins.

Rigoureusement sec, il n'attaque pas le verre ; mais l'acide aqueux attaque le verre très profondément ; il dissout la silice. L'action que l'acide fluorhydrique exerce sur l'acide silicique et les silicates, tels que le verre, est le caractère chimique le plus intéressant de ce corps et celui qui le distingue de tous les autres acides.

Il charbonne un grand nombre de matières organiques ; il est cependant sans action sur la gutta-percha et sur la paraffine ; aussi se sert-on de vases en gutta-percha pour le transport et l'emmagasinage de ce corps ; M. Kesler a également proposé l'emploi de vases en verre enduits de paraffine.

Il est dangereux à manier. Mis en contact avec la peau, il produit des eschares douloureuses et lentes à guérir. Il est imprudent de laisser les doigts longtemps exposés à ses vapeurs. Pour guérir les parties atteintes par l'acide, Kesler a proposé de les laver avec une solution d'acétate d'ammoniaque ou même avec de l'ammoniaque diluée.

Caractères spécifiques.— L'acide fluorhydrique se reconnaît :

1° A ses caractères d'identité.

2° A l'action qu'il exerce sur le verre : prendre une plaque de verre bien claire, la recouvrir d'une couche de cire ; tracer sur cette cire, à l'aide d'un poinçon, quelques traits ; la cire sera ainsi enlevée aux endroits qui auront été touchés par le poinçon. Ceci fait, exposer le verre au-dessus des vapeurs d'acide fluorhydrique. Toutes les parties du verre, non préservées par la cire, seront corrodées plus ou moins profondément suivant la durée de l'action, et on obtiendra une gravure mate, un verre dépoli dans les endroits où la cire a été enlevée. C'est précisément sur cette action exercée par l'acide fluorhydrique qu'est fondée la gravure sur verre, principale application de l'acide fluorhydrique.

Action physiologique. — Ce corps exerce-t-il sur les organes respiratoires une action dangereuse ? Si l'on consulte les ouvrages de chimie anciens ou récents, on trouve que les vapeurs d'acide fluorhydrique exercent sur les organes respiratoires une action très vive, et que ces vapeurs sont dangereuses à respirer. Si l'on interroge, au contraire, les fabricants ou médecins, qui ont vécu avec les ouvriers graveurs sur verre, ouvriers qui, pendant les diverses opérations de la gravure, respirent à pleins poumons les vapeurs d'acide fluorhydrique, ils répondent : les ouvriers graveurs ne sont en aucune façon incommodés par les vapeurs d'acide fluorhydrique.

L'action inoffensive de cet acide sur les organes respiratoires avait été remarquée, en 1862, par M. Didier Jean, chimiste à la cristallerie de Baccarat. Étudiée ensuite par le Dʳ Bastier, par le Dʳ Charcot en 1866, par le Dʳ Seiler en 1885, la question a été reprise par MM. les Dʳˢ Bergeron et Chevy qui, par des expériences de laboratoires sur les animaux, ont démontré qu'en effet les vapeurs d'acide fluorhydrique n'exerçaient sur les organes respiratoires aucune action nocive.

Bien plus, on a cru voir dans la respiration de l'acide fluorhydrique, par les malades atteints de tuberculose, un excellent moyen d'arrêter le cours de cette terrible maladie. D'autre part, M. le Dʳ Chevy a démontré que l'acide fluorhydrique était un antiseptique très puissant. Le lait, la viande, le bouillon, l'urine, additionnés à un millième ou même un dix-millième d'acide fluorhydrique ne se putréfient plus ; si la putréfaction a commencé, l'odeur elle-même disparaît rapidement.

A la suite de ces expériences, on a tenté des pansements antiseptiques faits avec l'acide fluorhydrique à 1 ou 2 0/00. Ces pansements ont été couronnés de succès et la cicatrisation des plaies a marché rapidement vers la guérison. MM. les Dʳˢ Bergeron et Chevy ont administré l'acide fluorhydrique gazeux à des malades atteints de diphthérie ; à son contact les fausses membranes disparaissent rapidement « comme la neige au soleil », suivant l'expression du Dʳ Chevy. Enfin, la plupart des auteurs, qui ont appliqué l'acide fluorhydrique au traitement des phtisiques ont été frappés de ce fait : c'est qu'il procure aux malades une augmentation manifeste de l'appétit. D'après les résultats de MM. Lépine et Paillard, ce serait même là le seul résultat obtenu.

M. le Professeur Lépine, en cherchant à expliquer le fait, est arrivé à cette conclusion : « que cette excitation de l'appétit était le résultat de l'action directe de l'acide fluorhydrique sur la muqueuse gastrique ». Pour s'en assurer, il a donné l'acide fluorhydrique à la dose d'environ 1/4000ᵉ ou 1/5000ᵉ comme eupeptique à des chlorotiques de son service, et ces malades s'en sont aussi bien trouvés que de l'acide chlorhydrique. Ce fait n'a rien de particulièrement étonnant, mais il est intéressant, parce qu'il ouvre la voie à une nouvelle application thérapeutique dans le domaine des affections dyspeptiques.

En résumé, on le voit, l'acide fluorhydrique, tenu longtemps en suspicion, paraît devoir rendre un jour de véritables services à la thérapeutique.

Action thérapeutique. — Actuellement, l'acide fluorhydrique est surtout employé pour le traitement de la tuberculose pulmonaire. Nous empruntons à un travail de M. le Dʳ Chevy : *De l'acide fluorhydrique et de son emploi thérapeutique*, et à un travail de M. le Dʳ Ch. Jarjavay : *Sur la technique du traitement de la tuberculose pulmonaire par les inhalations de vapeurs fluorhydriques*, quelques renseignements relatifs à ce traitement.

D'après ces auteurs, de tous les antiseptiques auxquels on a demandé la guérison ou l'amélioration de la tuberculose pulmonaire depuis la découverte du bacille, aucun ne semble devoir justifier cette espérance mieux que l'acide fluorhydrique. Déjà quelques praticiens ont institué un traitement méthodique pour les inhalations de cet acide, et la plupart envisagent avec une conviction profonde l'avenir de cette méthode. MM. Henri Martin, Dujardin-Beaumetz. Chevy, Garcin, Hérard assignent à cet agent thérapeutique une place prépondérante dans le traitement de la tuberculose.

Aussi merveilleux que soient les résultats obtenus, il est prudent de se mettre en garde contre les conclusions un peu hâtives, qui ont été données, et avec M. Jarjavay, nous dirons : « Plus l'affection dont il s'agit est insidieuse et lente plus les expériences doivent être patientes ; le succès entrevu sera plus certain s'il a été longtemps mûri. »

Appareils. — Faire arriver au contact des vésicules pulmonaires de l'air chargé de vapeurs fluorhydriques, tel est le principe des appareils employés par les adeptes de cette nouvelle méthode. Ces appareils sont fixes ou portatifs.

Les appareils fixes, employés par les spécialistes dans leurs établissements comprennent : un flacon en gutta-percha durci, contenant une solution titrée d'acide fluorhydrique. Dans cette solution, plongent deux tubes en caoutchouc qui communiquent : l'un, avec une cloche à air comprimé qui chasse de l'air dans le flacon ; l'autre, avec une cabine en toile ou en bois, voire même en tôle, de 3 mètres cubes environ, où il aboutit par la paroi supérieure, *condition indispensable à cause de la densité de l'acide fluorhydrique.* C'est dans cette cabine que se place le malade. Il est nécessaire d'enduire les carreaux de la cabine d'un vernis protecteur ou de tout autre corps isolant, pour éviter que le verre soit attaqué.

Pour mesurer la quantité d'air débitée dans un temps donné, fait très important à connaître, on emploie divers appareils compteurs. Parmi les différents spécialistes qui ont installé des appareils fixes, nous citerons : MM. Ley, Garcin, Petit, Filleau, Bergeron, Crougneau, Seiler.

Les appareils portatifs, employés pour vulgariser les inhalations d'acide fluorhydrique, sont assez nombreux. Ils peuvent être divisés en deux classes :

1ʳᵉ CLASSE. — Appareils dans lesquels les vapeurs d'acide fluorhydrique sont amenées au contact des vésicules pulmonaires par un courant d'air : Appareil **Seiler.** Appareil **Dupont.**

2ᵉ CLASSE. — Appareils dans lesquels les vapeurs d'acide fluorhydrique sont entraînées au contact des vésicules pulmonaires par un courant d'acide carbonique : Appareil **Bardet.** Appareil **Faucher** (1).

La méthode du traitement de la tuberculose par l'acide fluorhydrique, préconisée dans un très beau rapport de M. Hérard (2), paraît compter aujourd'hui beaucoup moins de partisans, elle semble même être à peu près délaissée.

Incompatibles. — Rien d'intéressant à dire sur les incompatibilités de l'acide fluorhydrique encore peu étudiées.

Empoisonnements. — Ils sont peu étudiés et peu fréquents du reste, car cet acide est rare et difficile à se procurer.

Premiers secours. — Si un empoisonnement se produisait, on pourrait le combattre à l'aide des moyens généraux employés pour les poisons acides irritants, et pour cela, il faudrait :

1° Faire prendre au malade une quantité abondante d'eau tiède ;

2° Administrer de l'hydrate de magnésie, de la magnésie calcinée, à défaut, du carbonate de magnésie ou bien de l'eau de savon.

3° Du lait, de l'eau albumineuse en quantité.

(1) Voir pour la description et la technique de ces appareils : *Bulletin de thérapeutique,* année 1898, numéros du 15 et du 30 mars, un travail très complet de M. Jarjavay sur ce sujet.

(2) Voir *Bulletin de l'Académie de médecine* du 22 novembre 1887.

§ 2. — Acide chlorhydrique.

Synonymes. — Le chlore forme avec l'hydrogène une combinaison, l'acide chlorhydrique, appelé aussi acide muriatique, acide hydrochlorique.

Formule. — HCl.

Préparation. — Dans les laboratoires et dans l'industrie, il se prépare en décomposant le chlorure de sodium par l'acide sulfurique.

Réaction. — L'acide sulfurique attaque le chlorure de sodium ; il se fait du sulfate acide de sodium qui reste dans le ballon et de l'acide chlorhydrique qui se dégage. L'action s'arrête là, si la température est peu élevée ; mais si on chauffe davantage, le sulfate acide de sodium réagit sur le chlorure de sodium, en formant du sulfate neutre de sodium et une nouvelle quantité d'acide. La réaction finale est exprimée par l'équation suivante :

$$2NaCl + SO^4H^2 = SO^4Na^2 + 2HCl$$

Il peut se préparer, soit à l'état gazeux soit à l'état de dissolution.

Préparation de HCI gazeux. — L'appareil dont on se sert dans les laboratoires pour la préparation de l'acide chlorhydrique gazeux, se compose d'un ballon d'un litre au col duquel on adapte au moyen d'un bouchon percé de deux trous : un tube de sûreté vertical à entonnoir plongeant jusqu'au fond du ballon ; un tube coudé à dégagement relié à un flacon laveur contenant un peu d'acide sulfurique concentré, et d'où part un tube à dégagement, qui se rend sur le mercure ou dans des vases très secs.

On introduit dans le ballon 100 grammes de sel marin fondu et concassé en fragments du volume d'un gros pois, puis, par le tube de sûreté, on verse 120 grammes (87 centimètres cubes) d'acide sulfurique concentré préalablement mélangé avec 29 centimètres cubes d'eau ; dans ce but on a versé avec précaution l'acide sulfurique sur l'eau. Après avoir agité le ballon, afin de mouiller régulièrement sa paroi, on le place sur un fourneau portant une toile métallique et on chauffe doucement.

Lorsqu'on opère dans un ballon, comme il vient d'être dit, il est difficile de pousser la réaction jusqu'au bout, car la température qui serait nécessaire, pourrait entraîner la rupture de l'appareil. C'est pour cette raison, que l'on fait intervenir une quantité d'acide sulfurique supérieure à celle qui équivaut au poids du sel marin mis en expérience. On obtient ainsi un mélange de sulfate neutre et de sulfate acide de sodium, qui est plus fusible que le sulfate neutre, et dont on chasse tout l'acide chlorhydrique avec une moindre élévation de température.

On substitue souvent au sel marin fondu le *sel marin décrépité*. L'opération, dans ce cas, marche plus rapidement ; elle marche même trop rapidement, à cause de la grande surface que le sel présente à l'action de l'acide sulfurique.

On doit rejeter, pour la préparation de l'acide chlorhydrique, *le sel marin cristallisé ordinaire, non décrépité* ; il a en effet l'inconvénient de faire mousser beaucoup le mélange, ce qui rend l'opération difficile à conduire dans un appareil de petite dimension.

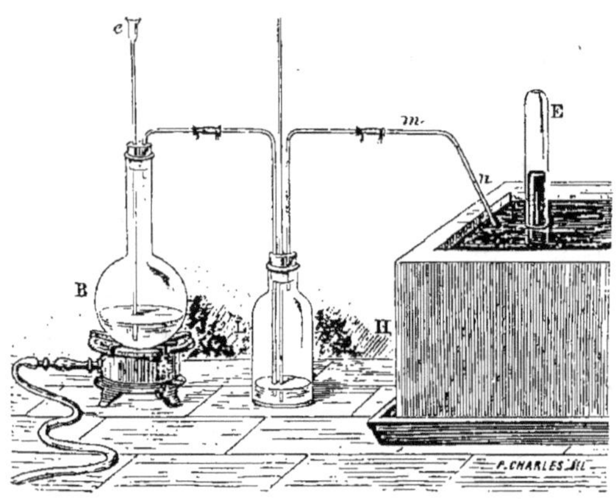

Fig. 92. — Préparation de l'acide chlorhydrique.

Remarquons d'ailleurs que la production de la mousse s'observe toujours plus ou moins dans cette préparation ; elle est abondante avec l'acide sulfurique peu concentré de densité de 1.530 par exemple (50° Baumé) ; elle est notable avec l'acide sulfurique concentré de densité, 1.842 (66° Baumé). C'est pour ces motifs qu'il est avantageux, à ce point de vue, de mélanger l'acide du commerce avec 21 pour 100 de son poids d'eau, de manière à amener sa densité à 1.72 (60° à 61° Baumé), *concentration qui semble être la plus avantageuse*.

Il est très important de veiller à ce que le tube de sûreté ne s'obstrue pas pendant l'opération, par des matières salines. Cet accident se produisant quelquefois, on remplace fréquemment le tube droit par un tube en S, dont l'orifice reste hors de la portée des corps en réaction.

Le lavage du gaz à l'acide sulfurique a pour but d'arrêter le mélange entraîné mécaniquement. Si on ne voulait pas avoir un gaz très sec, on pourrait opérer avantageusement le lavage à travers une solution saturée d'acide chlorhydrique.

L'acide chlorhydrique gazeux doit, *à cause de sa très grande solubilité dans l'eau*, être recueilli sur le mercure ou dans des vases très secs. On laisse perdre les premières portions qui se dégagent ; elles sont mélangées d'air. Lorsqu'on veut avoir du gaz complètement sec, il est nécessaire d'interposer entre la cuve à mercure et le flacon laveur, qui contient de l'acide sulfurique, une colonne à dessécher remplie de ponce sulfurique.

L'acide chlorhydrique gazeux n'est pas employé en médecine ; on n'emploie que sa solution aqueuse qui s'appelle aussi acide chlorhydrique.

Préparation de la dissolution de HCl. — Pour préparer la dissolution aqueuse d'acide chlorhydrique, on fait passer un courant d'acide chlorhydrique, produit à l'aide de l'appareil décrit tout à l'heure, dans un flacon laveur, contenant soit un peu d'eau, soit et mieux encore, une dissolution d'acide chlorhydrique, qui arrête les impuretés, en ne fixant que fort peu d'acide chlorhydrique ; puis dans un ou plusieurs flacons de Woulf, contenant la moitié de leur volume d'eau distillée.

La combinaison de l'eau avec le gaz chlorhydrique, dégageant une grande quantité de chaleur, et cette chaleur s'opposant à l'absorption du gaz, surtout vers la fin de l'opération, la solubilité étant beaucoup moindre à chaud qu'à froid, il est nécessaire, si l'on veut obtenir une solution concentrée, de refroidir les flacons de Woulf. A cet effet, on les plonge dans des vases (cristallisoirs ou terrines) remplis d'eau jusqu'au-dessus du niveau du liquide à l'intérieur.

Les tubes destinés à conduire le gaz dans l'eau, doivent plonger à peine dans cette eau à un centimètre environ, et voici pourquoi : le gaz chlorhydrique, étant très soluble dans l'eau, et la solution qu'il forme étant plus dense que l'eau, il n'est pas nécessaire de faire plonger dans le liquide les tubes d'arrivée du gaz. On évite ainsi d'augmenter inutilement la pression dans l'appareil, et l'accroissement de densité, dû à la dissolution, suffit pour assurer l'agitation du liquide.

La préparation industrielle se fait, comme nous l'avons déjà dit, en décomposant le sel marin par l'acide sulfurique. L'acide chlorhydrique commercial, obtenu dans cette réaction, est considéré comme un produit secondaire ; et le sulfate de sodium, qui sert dans la fabrication de la soude par le procédé Leblanc, est regardé comme le produit principal.

Les appareils où s'opère cette fabrication sont variés. Quelquefois, le sel est traité par l'acide sulfurique dans de grandes bassines en fonte. Le gaz chlorhydrique, qui se dégage, est amené, à travers un système de tours de condensation, construites en poteries, en matériaux inattaquables par l'acide chlorhydrique et de 15 mètres de haut. L'intérieur de ces tours est muni de fragments de poteries reposant sur des voûtes à jour et sur lesquelles s'éparpille de l'eau fournie par un bac surmontant les tours. Cette eau se sature dans sa chute de gaz chlorhydrique. Dans d'autres cas, la décomposition du sel marin est produite dans des cornues cylindriques et le gaz chlorhydrique dégagé est dirigé dans une série de bonbonnes contenant de l'eau (1).

Purification. — L'acide chlorhydrique obtenu dans les laboratoires, à l'aide de matières premières pures, et qui a été bien lavé, est généralement pur ; il n'en est pas de même de celui du commerce qui est coloré en jaune par du chlorure ferrique, enlevé aux cylindres dans lesquels on a opéré, et qui renferme en outre de l'acide sulfureux, de l'acide sulfurique et du chlorure d'arsenic, lorsque l'acide sulfurique, employé à la préparation, était arsenical. Il peut également contenir du chlore et des sels fournis par l'eau servant à la dissolution de l'acide.

On peut employer, pour le purifier, différents moyens. Mais le plus simple, le plus pratique, et celui qui permet par une seule opération de purifier l'acide commercial de toutes les impuretés qu'il contient, *c'est de distiller l'acide avec un peu d'hypophosphite de baryum.*

L'acide sulfurique est précipité à l'état de sulfate de baryum. Le chlore, en présence de l'eau, joue le rôle d'oxydant indirect, s'empare de l'hydrogène de l'eau, pour se transformer en acide chlorhydrique, tandis que l'oxygène oxyde l'acide hypophosphoreux. Les composés de l'arsenic sont réduits par l'acide hypophosphoreux en

____

(1) Voir pour la disposition de ces appareils : Schutzemberger, t. 2, p. 24 ; Wurtz, t. 2, article Chlore, p. 24.

arsenic métalloïdique, qui se précipite en flocons bruns. Enfin le perchlorure de fer et les sels ne passent pas à la distillation.

Si l'acide renfermait un peu d'anhydride sulfureux, on y fait passer quelques bulles de chlore, avant de le distiller sur l'hypophosphite de baryum. Le chlore oxyde l'anhydride sulfureux et le transforme en acide sulfurique qui est changé en sulfate de baryum par l'hypophosphite de baryum.

L'opération sera conduite de la manière suivant : Etendre l'acide avec de l'eau pour l'amener à une densité de 1,13 ; ajouter alors 4 grammes d'hypophosphite de baryum par litre, introduire dans une cornue et distiller. Aussitôt que le liquide commence à entrer en ébullition, il se trouble et se colore en brun, s'il est arsenical. On rejette le premier dixième, qui peut renfermer des traces de composé arsenical ayant échappé à la réduction, on change de récipient et l'on continue la distillation jusqu'à siccité ; on mène l'opération avec soin de façon à ce qu'il n'y ait pas de projection.

Caractères d'identité de HCl gazeux. — L'acide chlorhydrique gazeux est un gaz incolore, doué d'une odeur forte, irritante et qui, exposé à l'air, en absorbe l'humidité en donnant un acide hydraté qui produit des fumées blanches épaisses.

Sa densité par rapport à l'air est de 1,247.

Il se liquéfie à — 10° sous une pression de 40 atmosphères ; à — 16° sous une pression de 20 atmosphères.

Il est très soluble dans l'eau qui en dissout : à 0°, 503 fois son volume ; à 10°, 472 fois son volume ; à 20°, 442 fois son volume ; à 60°, 343 fois son volume.

Il est sans action sur la plupart des métalloïdes et il est décomposé à froid ou à chaud par la majeure partie des métaux ; cependant l'or, le platine et quelques autres métaux sont sans action sur lui.

Caractères d'identité de HCl dissous. — L'acide chlorhydrique dissous, ou solution concentrée d'acide chlorhydrique, est un liquide fumant à l'air, très acide, se concrétant à — 40° en une masse feuilletée et perdant, quand on le chauffe, du gaz chlorhydrique.

Cette solution est plus ou moins riche en acide chlorhydrique gazeux, et la richesse de cette solution est en rapport avec la densité. Plus la densité augmente, plus la richesse en HCl gazeux est grande. Voici pour la température ordinaire + 15°, la richesse correspondant à la densité d'après Kolb :

DENSITÉ	DEGRÉ BAUMÉ correspondant	ACIDE HCl contenu dans 100 parties de la dissolution
1.014	2	2.9
1.022	3	4.5
1.029	4	5.8
1.036	5	7.3
1.044	6	8.9
1.052	7	10.4
1.060	8	12
1.067	9	13.4
1.075	10	15
1.108	14	21.5
1.116	15	23.1
1.134	17	26.6
1.152	19	30.2
1.161	20	32
1.171	21	32.3
1.180	22	34.1
1.185	22.5	36.8
1.205	24.5	41.2
1.212	25.2	42.9

Comme l'acide chlorhydrique gazeux, l'acide chlorhydrique dissous est sans action sur la plupart des métalloïdes, et il est décomposé à froid ou à chaud, par la majeure partie des métaux.

Caractères spécifiques. — On le reconnaît au caractère suivant :

Traité par l'azotate d'argent, il donne un précipité blanc de chlorure d'argent, caillebolé, noircissant à la lumière, insoluble dans l'acide azotique même bouillant, très soluble dans l'ammoniaque, l'hyposulfite de soude, le cyanure de potassium.

Acide chlorhydrique officinal.

Caractères d'identité. — La solution d'acide chlorhydrique, qui porte en pharmacie le nom d'acide chlorhydrique officinal, ou acide chlorhydrique pur, doit présenter les caractères d'identité suivants :

Etre incolore, marquer à la température de + 15°, 1,171 au densimètre. A cet état de concentration, 100 grammes contiennent 34 gr. 4 d'acide chlorhydrique gazeux, et saturent exactement 37 gr. 7 de soude NaOH ou 49 gr. 9 de carbonate de soude pur et anhydre.

Caractères de contrôle. — L'acide chlorhydrique officinal ou pur ne doit contenir aucune des altérations ou des falsifications très souvent renfermées dans l'acide chlorhydrique du commerce et qui sont :

ALTÉRATIONS. — *Chlore.* — L'acide chlorhydrique, renfermant du chlore, bleuit l'iodure de potassium amidonné et décolore le sulfate d'indigo. *Essai* : Prendre 15 grammes d'eau distillée, 3 ou 4 gouttes de HCl à essayer, 2 centigrammes d'amidon en poudre et 1 centigramme d'iodure de potassium. Le chlore libre déplace l'iode qui vient colorer l'amidon en bleu.

Acide sulfureux. — L'acide chlorhydrique, renfermant de l'acide sulfureux, décolore le permanganate de potasse qui a une belle teinte violette.

Acide sulfurique. — L'acide chlorhydrique, renfermant de l'acide sulfurique étendu d'eau et traité par le chlorure de baryum, donne un précipité blanc, insoluble dans les acides et dans les alcalis.

Fer. — L'acide chlorhydrique, renfermant du fer, qui se trouve à l'état de perchlorure de fer, sera essayé de la manière suivante : Evaporer une petite quantité d'acide, reprendre le résidu par l'eau distillée. Verser dans la solution aqueuse du cyanure jaune de potassium qui donnera un précipité bleu foncé (bleu de Prusse).

Arsenic. — L'acide chlrohydrique, renfermant de l'arsenic, chauffé vers 90° après addition de protochlorure d'étain, donne des flocons bruns d'arséniure d'étain. Il donne aussi avec l'acide sulfhydrique un précipité jaune d'orpiment, précipité soluble dans l'ammoniaque en donnant une liqueur incolore.

FALSIFICATIONS. — *Matières salines*, ajoutées dans le but d'augmenter la densité. Pour les reconnaître, on évapore l'acide à siccité ; s'il est pur, il sera volatil sans résidu ; s'il est impur il laissera un résidu.

Eau, se reconnaît à l'aide d'un densimètre ou d'un essai acidimétrique.

En résumé, l'acide chlorhydrique officinal devra, pour être pur, présenter les caractères suivants :

1° Etre incolore et volatil sans résidu (sels fixes) ;

2° Ne pas décolorer le sulfate d'indigo ou le papier d'iodure de potassium amidonné (chlore) ;

3° Ne pas décolorer le permanganate de potasse (acide sulfureux) ;

4° Etendu d'eau ne pas précipiter par le chlorure de baryum (acide sulfurique) ;

5° Evaporé et le résidu traité par l'eau ne doit pas précipiter par le cyanure jaune de potassium (fer) ;

6° Chauffé vers 90°, après addition de protochlorure d'étain, il ne donne pas de précipité et doit rester incolore. Il ne doit pas précipiter en jaune par l'hydrogène sulfuré (arsenic) ;

7° Il doit marquer 1.71 au densimètre.

Conservation. — Attaquant le liège des bouchons il doit être conservé dans des flacons bouchés à l'émeri. Sans cette précaution, l'acide prend une coloration brune plus ou moins foncée.

Action physiologique. — Il est caustique, mais il a une causticité inférieure à celle des acides azotique ou sulfurique ; il attaque moins violemment les tissus que ces acides, et l'eschare, qu'il produit à la surface des muqueuses, a une coloration blanche ou blanc-jaunâtre ; elle est molle.

Introduit dans l'estomac, en solution très étendue, il exerce sur les fonctions digestives une action très favorable. Il a, en effet, la propriété de dissoudre ou de rendre solubles un grand nombre de principes alimentaires, d'en faire des peptones, et de créer à la pepsine ce milieu acide dont elle a besoin pour développer toute son action dissolvante.

Ajoutons qu'il peut peptoniser seul, sans le secours de la pepsine, une partie des substances albuminoïdes, l'action de la pepsine dépendant de la présence de l'acide et disparaissant quand il manque (Expériences de Wolffhügel). Il est d'autant plus propre à cet office que le suc gastrique en contient normalement et que quelques auteurs, en particulier Wurtz, Rabuteau, Richet, considèrent l'acidité de ce suc comme exclusivement due à l'acide chlorhydrique. D'après Bouchard, il ne se borne pas seulement à gonfler et à hydrater la masse alimentaire, il la protège contre toute fermentation microbienne ; aussi est-il considéré comme agent antiseptique.

Absorbé, il agit comme tempérant, c'est-à-dire qu'il diminue l'activité circulatoire et thermogénétique, et provoque la diurèse.

Action thérapeutique. — Il est employé *comme tempérant*, dans les maladies fébriles et inflammatoires ; *comme astringent*, dans les blennorrhées, la sialorrhée, les sueurs exagérées ; *comme hémostatique*, dans les hémoptysies, l'hématurie, l'hématémèse, le purpura hémorrhagique ; *comme eupeptique*, dans les dyspepsies alcalescentes ; *comme antiseptique*, dans les affections gastriques plus particulièrement dans la gastrectasie où les fermentations anormales abondent ; *comme révulsif*, dans la goutte, les maladies de foie ; *comme cathé-*

rétique, dans la gingivite, la stomatite ; *comme caustique*, destruction des tissus normaux ou morbides, des verrues, des fausses membranes de la diphtérie.

Modes d'administration et doses. — Il s'emploie : A L'INTÉRIEUR, *en solutions* ou *en potions* à la dose de 1 à 2 grammes. Bouchard emploie la solution suivante : Acide fumant, 4 grammes. Eau, 1 litre. On boit quelque gorgées de cette solution au milieu du repas et un verre à la fin ; on peut en donner jusqu'à 750 grammes en dehors des repas.

En limonade : Acide chlorhydrique dilué au 1/10, 20 grammes ou HCl officinal 4 grammes. Eau distillée, 275 grammes. Sirop de sucre, 125 grammes.

Dans certains cas de dyspepsie on peut le formuler sous forme d'élixir, d'après la formule suivante de Vigier.

Acide chlorhydrique officinal.	L goutes.
Eau distillée.	60 grammes.
Sirop de sucre.	40 —
Cassis à 22°	100 —

Vingt grammes de cet élixir renferment quatre gouttes d'acide chlorhydrique.

A L'EXTÉRIEUR. — Employé pur ou étendu d'eau, suivant l'effet astringent, cathérétique ou caustique que l'on veut obtenir ; on s'en sert : pour aciduler de grands bains (250 à 1000 grammes pour 300 litres d'eau ; se servir d'une baignoire en bois) ; pour préparer des pédiluves (60 à 120 grammes pour 8 litres d'eau) ; pour préparer des gargarismes (2 grammes pour 500 grammes d'eau d'orge édulcorée par 60 grammes de sirop de mûres) ; pour préparer des collutoires (1 gramme pour 10 grammes de miel rosat).

Incompatibles. — Il est incompatible avec les alcalis et leurs carbonates, les sels d'argent, les sels de plomb, les protosels de mercure.

Empoisonnements. — C'est un poison irritant qui produit les symptômes suivants : douleur cuisante intense dans la gorge et le pharynx, s'étendant jusqu'à l'estomac ; vomissements violents de matières à réaction acide ; muqueuse de la bouche molle et blanche ; difficulté pour parler et avaler ; douleurs dans l'abdomen ; pouls petit, fréquent, irrégulier ; surface du corps froide.

Premiers secours. — 1° Faire prendre au malade une quantité abondante d'eau tiède ; 2° Administrer de l'hydrate de magnésie ou de la magnésie calcinée, ou à défaut du carbonate de magnésie, ou bien de l'eau de savon ; 3° Administrer eau albumineuse, tisanes émollientes de graine de lin, de gomme.

§ 3. — Acide bromhydrique.

Formule. — Le brome forme, en se combinant avec l'hydrogène, une combinaison, l'acide bromhydrique, ayant pour formule HBr.

L'acide bromhydrique n'est pas employé directement en médecine ; il sert uniquement à la préparation de quelques bromhydrates usités en pharmacie : bromhydrate d'ammoniaque, de cicutine, de cinchonidine, d'ésérine, de quinine.

On peut employer pour la préparation de ces bromhydrates : 1° soit l'acide bromhydrique gazeux ; 2° soit l'acide bromhydrique à l'état de dissolution.

Préparation de HBr gazeux. — L'acide bromhydrique gazeux s'obtient à l'aide du procédé indiqué au Codex, page 99, au moyen de la paraffine et du brome. Nous n'insisterons pas sur cette préparation, qui est assez délicate à conduire, et dont tous les détails se trouvent décrits au Codex.

Dans cette préparation, une partie du brome se substitue à l'hydrogène de la paraffine tandis qu'une autre portion s'unit à l'hydrogène déplacé pour former de l'acide bromhydrique.

Caractères de HBr gazeux. — L'acide, obtenu par ce procédé, est un gaz incolore, possédant une odeur vive très piquante et répandant des vapeurs au contact de l'air. Sa densité est de 2.798. On peut l'utiliser directement à l'état gazeux, ou bien le recevoir dans un récipient refroidi, contenant de l'eau distillée, où il se dissout en très grande proportion. Sa solution, saturée à 0°, renferme environ son propre poids d'acide gazeux.

Préparation de HBr dissous. — Ce corps appelé aussi *acide bromhydrique officinal, solution aqueuse d'acide bromhydrique* se prépare par l'action de l'acide sulfurique officinal, sur le bromure de baryum pur cristallisé :

$$SO^4H^2 + BaBr^2 = SO^4Ba + 2HBr$$

Il se produit, comme on le voit, du sulfate de baryte et de l'acide bromhydrique.

On prend :

Bromure de baryum pur cristallisé . . . 50 grammes.
Eau distillée . . . . 100 —
Acide sulfurique officinal . . . . 15 —

On dilue l'acide sulfurique dans le double de son poids d'eau et on laisse refroidir le mélange. D'autre part, on dissout le bromure de baryum dans la quantité d'eau prescrite (100 gr. d'eau distillée) et on verse dans cette solution l'acide sulfurique étendu d'eau. On agite fortement et on laisse en contact pendant six heures. On filtre pour séparer le sulfate de baryte formé et insoluble ; on lave le filtre et le précipité avec 30 grammes d'eau distillée environ, puis on introduit la liqueur dans une cornue en verre tubulée, communiquant avec un ballon à long col et on distille au bain de sable la presque totalité du liquide. On obtient ainsi une solution d'acide bromhydrique ayant une densité supérieure à 1,077.

La solution d'acide bromhydrique devant avoir une densité égale à 1,077, on ramène à cette densité la solution contenue dans le ballon en lui ajoutant avec précaution une quantité d'eau distillée suffisante.

On peut aussi préparer l'acide bromhydrique officinal en faisant passer un courant d'acide bromhydrique gazeux dans de l'eau distillée, jusqu'à ce que la solution marque 1,077 au densimètre.

Caractères d'identité. — L'acide bromhydrique officinal est un liquide limpide, incolore, inodore, ayant une saveur et une réaction très fortement acides.

Sa densité à + 15° est de 1.077.

Il contient 10 pour 100 de son poids d'acide bromhydrique gazeux. La solution d'acide bromhydrique est plus ou moins riche en acide bromhydrique gazeux, et la richesse de cette solution est en rapport avec la densité ; plus la densité augmente, plus la richesse en HBr gazeux est grande. C'est ce que démontre la table des densités des solutions d'acide bromhydrique, inscrite au Codex page 101, et qui porte le titre : *Densités des solutions d'acide bromhydrique d'après leur richesse centésimale en acide réel à la température de + 15°.*

Caractères spécifiques. — L'acide bromhydrique officinal se reconnaît aux caractères suivants :

1° Traité par l'azotate d'argent; il donne un précipité blanc jaunâtre insoluble dans l'acide azotique, peu soluble dans l'ammoniaque, très soluble dans le cyanure de potassium.

2° Traité par une solution contenant 9 P sulfate ferreux et 4 P sulfate cuivrique, il ne précipite pas ; ce qui le distingue de l'acide iodhydrique.

Caractères de contrôle. — Mal préparé ou mal purifié, il peut contenir les altérations suivantes :

Acide sulfurique. — Pour le déceler on traite HBr par le chlorure de baryum ; il se produit dans ce cas un précipité blanc de sulfate de baryte.

BARYUM (BROMURE). — Pour le déceler, on traite HBr par l'acide sulfurique ; il se produit un précipité blanc de sulfate de baryte.

Conservation. — Il doit être conservé dans des flacons bien bouchés et placés dans l'obscurité ; dans ces conditions, il se conserve assez longtemps sans s'altérer.

Nous n'insisterons pas sur les propriétés physiologiques ou thérapeutiques de cet acide qui ne présentent, au point de vue pharmaceutique et médical, qu'une importance très relative, ce corps n'étant jamais employé à l'état de liberté. Il sert surtout, comme nous l'avons dit, à faire des bromhydrates.

§ 4. — Acide iodhydrique.

L'iode forme, en se combinant avec l'hydrogène une combinaison, l'acide iodhydrique qui a pour formule HI.

Ce corps n'ayant encore reçu aucune application médicale, nous n'avons pas cru devoir l'étudier ici.

SECTION III

ÉTUDE DES COMBINAISONS OXYGÉNÉES DES MÉTALLOÏDES DE LA 2ᵉ FAMILLE.

SOMMAIRE. — Considérations générales. — Nomenclature des sels fournis par les acides oxygénés du chlore : *hypochlorites*, contenus dans les chlorures décolorants. — Leur constitution. — Chlorométrie. — Caractères spécifiques. — *Chlorates.* — Caractères spécifiques. — Les sels fournis par les acides oxygénés du brome et de l'iode, sans intérêt au point de vue médico-pharmaceutique.

Considérations générales. — Nous avons dit que tous les métalloïdes de la 2ᵉ classe, le fluor excepté, s'unissent indirectement avec l'oxygène, pour donner un très grand nombre de composés oxygénés, les uns à l'état anhydre, les autres renfermant les éléments de l'eau et constituant des acides. Toutes ces combinaisons, qui sont très instables, ne présentent aucun intérêt au point de vue médical, mais elles donnent des sels importants, qui ont reçu des applications nombreuses utilisées en médecine.

A. Sels fournis par les acides oxygénés du chlore.

L'acide hypochloreux ClOH donne des sels appelés *hypochlorites*. Ces sels, qui n'ont pas été isolés à l'état de pureté, sauf celui de calcium, sont contenus dans les produits industriels désignés sous le nom de *chlorures décolorants ou chlorures désinfectants*.

La médecine et surtout l'industrie emploient :

1° *L'hypochlorite de chaux*, contenu dans le chlorure de chaux ;

2° *L'hypochlorite de potasse*, contenu dans l'eau de Javel ;

3° *L'hypochlorite de soude* contenu dans la liqueur de Labarraque.

Préparation. — Les chlorures décolorants se préparent en dirigeant un courant de chlore dans une solution froide et étendue de chaux, de potasse ou de soude.

$$2 \, MOH + Cl^2 = H^2O + MCl + ClOM$$

Chlorométrie. — Le chlore, étant le seul principe actif contenu dans un hypochlorite décolorant, sous forme d'acide hypochloreux, il est important de connaître la quantité de chlore que renferme un poids donné d'hypochlorite. Pour atteindre ce but, on a proposé un grand nombre de procédés ou méthodes d'analyse dont l'ensemble forme la *chlorométrie* étudiée en chimie et en analyse.

Caractères spécifiques. — Les chlorures décolorants se reconnaissent aux caractères suivants :

1° Traités par l'acide sulfurique ou même par un acide faible, ils dégagent du chlore ;

2° Calcinés, ils fournissent de l'oxygène ;

3° Ils décolorent l'indigo et la teinture de tournesol.

Usages. — Nous indiquerons les usages médicaux des hypochlorites décolorants, lorsque nous parlerons des sels formés par la potasse, la soude ou la chaux.

L'acide chloreux ClO^2H donne des sels appelés *chlorites*, qui ne présentent aucun intérêt au point de vue médical.

L'acide chlorique ClO^3H donne des sels, appelés *chlorates*, dont deux, le chlorate de potassium et le chlorate de sodium, sont employés en médecine. Ces sels seront étudiés lorsque nous parlerons des sels de potassium et de sodium.

Caractères spécifiques. — Les chlorates se reconnaissent aux caractères suivants :

1° Ils fusent lorsqu'on les projette sur des charbons.

2° Calcinés, ils se décomposent en oxygène, qui rallume une allumette en ignition, et en chlorure, résidu salin, qui, dissous dans l'eau, forme avec le nitrate d'argent un précipité blanc insoluble dans les acides et soluble dans l'ammoniaque.

3° Traités par l'acide sulfurique, ils se colorent en rouge ; en même temps il se dégage un gaz jaune verdâtre, détonant sous l'influence de la chaleur, qui est du peroxyde de chlore (L'opération doit être exécutée avec prudence).

4° Si l'on traite un chlorate par l'acide sulfurique et la tournure de cuivre, il se dégage de l'acide hypochlorique et il se forme du chlorure de cuivre qui colore la solution en vert (Procédé Fourmont).

5° Une solution aqueuse de chlorate, étant colorée en bleu par de l'indigo, puis chauffée avec l'acide chlorhydrique, se décolore.

6° La solution étant colorée en bleu clair par du sulfate d'indigo, puis acidulée par SO^4H^2 dilué et enfin additionnée goutte à goutte d'une solution de sulfite de soude, se décolore.

7° M. Denigès a proposé pour la recherche des chlorates le procédé suivant (1).

Il emploie un réactif à la résorcine, ainsi composé :

> Résorcine. . . . .   1 gramme.
> Eau . . . .   100 centimètres cubes.
> Acide sulfurique . . . .   X gouttes.

Mettre dans un tube à essai, une ou deux gouttes ou plus de la solution de chlorate à caractériser. Ajouter deux centimètres cubes d'acide sulfurique pur. On fait refroidir le mélange en portant le tube dans l'eau et en agitant. On verse ensuite, sans agiter, 5 gouttes de solution résorcinique ; on porte le tube dans l'eau froide et on agite peu à peu. Dans le cas de la présence des chlorates, et si le titre de leur solution ne dépasse pas 2 p. 100 au maximum, on obtient une coloration verte, encore très sensible avec 0 gr. 01 de ces sels.

8° Une trace de chlorate colore en rouge vif la solution de brucine dans l'acide sulfurique concentré.

(1) *Journal de pharmacie et de chimie*, 15ᵉ année, 6ᵉ série, t. II, n° 9, 1ᵉʳ novembre 1895, p. 400.

L'acide perchlorique ClO^4H donne des sels appelés *perchlorates* qui ne présentent aucun intérêt au point de vue médical.

B. SELS FOURNIS PAR LES ACIDES OXYGÉNÉS DU BROME.

L'acide hypobromeux $BrOH$ donne des sels appelés *hypobromites*.

L'acide bromique BrO^3H donne des sels appelés *bromates*.

Les hypobromites et les bromates ne sont pas employés en médecine.

C. SELS FORMÉS PAR LES ACIDES OXYGÉNÉS DE L'IODE.

L'acide iodique IO^3H donne des sels appelés *iodates*.

L'acide periodique IO^4H donne des sels appelés *periodates*.

Les iodates et les periodates n'ont pas reçu encore d'emploi médical.

SECTION IV

ÉTUDE DES SELS BINAIRES FORMÉS PAR LA COMBINAISON DES MÉTALLOIDES DE LA 2ᵉ FAMILLE AVEC LES MÉTAUX.

SOMMAIRE. — Considérations générales. — Fluorures (Constitution. — Préparation. — Caractères spécifiques. — Usages). — Chlorures (Constitution. — Méthodes générales de préparation. — Caractères spécifiques. — Nomenclature). — Bromures (Constitution. — Méthodes générales de préparation. — Caractères spécifiques. — Nomenclature). Iodures (Constitution. — Méthodes générales de préparation. — Caractères spécifiques. — Nomenclature).

Considérations générales. — Nous avons vu que les métalloïdes, appartenant à la deuxième famille, avaient reçu le nom d'*éléments halogènes*, à cause de la propriété qu'ils ont de fournir des sels binaires en s'unissant aux métaux.

Ces sels binaires étant très employés, nous croyons devoir donner sur eux des généralités, qui pourront être utiles à consulter pour l'étude méthodique de ces corps.

§ 1. — Sels binaires formés par la combinaison du fluor avec les métaux.

Constitution. — Le fluor, en se combinant avec les métaux, donne des sels binaires appelés *fluorures*, répondant à la formule générale MF. Quelques-uns de ces fluorures se combinent à l'acide fluorhydrique pour former des *fluorures acides* répondant à la formule générale MF,HF. Enfin il existe des fluorures doubles qui forment une classe de sels bien définis et très caractéristiques, les *fluosels*. Parmi ces sels, nous citerons les fluosilicates, les fluoniobiates (1).

Usages. — Les fluorures simples, acides, ou les fluosels ne présentent, au point de vue médical, aucun intérêt, car ils n'ont encore reçu aucune application. Il y a cependant une exception en faveur de certains fluorures (fluorure de calcium et fluorure d'ammonium) qui servent à la préparation de l'acide fluorhydrique, employé aujourd'hui dans le traitement de la tuberculose.

Préparation. — Les fluorures se préparent en dissolvant dans l'acide fluorhydrique certains métaux, ou plus généralement en dissolvant dans l'acide fluorhydrique des oxydes ou carbonates métalliques.

Caractères spécifiques. — Les fluorures se reconnaissent aux caractères suivants :

1° Traités par l'acide sulfurique, ils dégagent de l'acide fluorhydrique qu'on reconnaît facilement par son action sur une lame de verre qu'on recouvre de cire et sur laquelle on trace quelques caractères. Toutes les parties du verre non préservées par la cire sont corrodées plus ou moins profondément, suivant la durée de l'action.

2° Le sel desséché, chauffé dans un tube à essai bien sec avec du grès siliceux et de l'acide sulfurique concentré, dégage des fumées blanches et épaisses, dues au fluorure de silicium.

§ 2. — Sels binaires formés par la combinaison du chlore avec les métaux.

Constitution. — Le chlore, en se combinant avec les métaux, donne des sels binaires, appelés *chlorures*. Ils dérivent de une ou

____

(1) Voir au sujet de ces composés, *Dictionnaire de Wurtz*, t. I, 2ᵉ partie, p. 1472.

plusieurs molécules d'acide chlorhydrique par substitution à l'hydrogène d'un métal monovalent ou d'un métal polyvalent.

Si le métal est monovalent M' (comme le potassium, le sodium, le lithium, le rubidium, le cœsium, l'argent, l'ammonium, radical faisant fonction de métal), les chlorures ont pour formule générale M'Cl.

Si le métal est bivalent M" (comme le calcium, baryum, strontium, plomb, magnésium, zinc, cadmium, cuivre, mercure), les chlorures ont pour formule générale M" Cl^2.

Si le métal est trivalent M"' comme l'or, les chlorures ont pour formule générale M"' Cl^3.

Si le métal est tétravalent M^{IV} (comme l'étain, le platine), les chlorures ont pour formule générale M^{IV} Cl^4.

Si le métal est pentatomique ou hexatomique, la formule générale des chlorures est $M^V Cl^5$ et $M^{VI} Cl^6$.

Il existe certains chlorures qui dérivent de six molécules d'acide chlorhydrique par la substitution d'un atome double d'un métal tétravalent (M^{IV} + M^{IV} atomes accouplés) aux six atomes d'hydrogène. Tels sont les chlorures ferriques ($Fe^2 Cl^6$), d'aluminium ($Al^2 Cl^6$), de cérium, de chrome désignés généralement comme sesquichlorures; ils ont pour formule $(M^2)^{VI} Cl^6$.

Beaucoup de métaux peuvent donner plusieurs chlorures : le thallium donne un protochlorure et un trichlorure ; l'étain, un protochlorure et un tétrachlorure ; le manganèse, un bichlorure, un tétrachlorure instable, un hexachlorure (sesquichlorure) ; le mercure, un protochlorure et un bichlorure ; le cuivre un protochlorure et un bichlorure.

On connaît beaucoup de chlorures doubles ou chlorosels, provenant de la combinaison d'un chlorure à caractère acide avec un chlorure électro-positif. Tel est le chloro-platinate de potassium $PtCl^6K^2$ correspondant à un acide chloroplatinique $PtCl^6H^2$ ou $PtCl^4 2HCl$.

Préparation. — Les chlorures peuvent se préparer par sept méthodes générales :

1° Par l'action du chlore sec sur le métal. Ce procédé fournit le degré de chloruration le plus élevé ; il est utilisé surtout en chimie, pour obtenir les chlorures volatils et anhydres. Ex. : Préparation du chlorure de phosphore, de soufre, d'arsenic.

2° Par l'action de l'acide chlorhydrique sur les métaux. Avec le gaz chlorhydrique sec, on obtient les chlorures anhydres, au degré inférieur de chloruration (chlorure ferreux, chlorure stanneux, chlo rure de zinc). Avec l'acide chlorhydrique aqueux, on obtient les mêmes chlorures dissous.

3° Par l'action de l'acide chlorhydrique sur les oxydes, les hydrates, les sulfures, les carbonates. Ex. : On prépare les chlorures de calcium, de magnésium et de potassium par l'action de HCl sur les carbonates correspondants. On prépare les chlorures de baryum, d'antimoine et de potassium par l'action de HCl sur les sulfures de ces métaux.

4° Par l'action de l'eau régale sur les métaux qui ne se dissolvent pas dans l'acide chlorhydrique. Ex. : chlorure d'or, de platine.

5° En chauffant le chlorure de sodium avec les sulfates des métaux correspondants. C'est par cette méthode qu'on obtient certains chlorures volatils (chlorure de mercure, de zinc) ;

6° En précipitant par le chlorure de sodium ou l'acide chlorhydrique une solution d'un sel dont on veut obtenir le chlorure. Cette méthode appelée *méthode de double décomposition*, sert à préparer certains chlorures insolubles, chlorure mercureux, calomel par précipitation, chlorure d'argent.

7° En traitant un oxyde par le chlore à une température élevée. Méthode employée pour obtenir le chlorure de zinc anhydre et certains chlorures métalloïdiques (de bore, de silicium) ; quelques chlorures métalliques (d'aluminium, de titane).

Caractères spécifiques. — Les chlorures se reconnaissent aux caractères suivants :

1° A l'exception des chlorures d'argent, de mercure et d'étain tous les chlorures solides, traités par l'acide sulfurique concentré, donnent des fumées blanches d'acide chlorhydrique.

2° Chauffés avec du bioxyde de manganèse et de l'acide sulfurique concentré, ils dégagent du chlore.

3° Un chlorure sec, chauffé avec du bichromate de potasse et de l'acide sulfurique, dans un très petit appareil distillatoire, donne des vapeurs rouges d'acide chloro-chromique, dont la solution aqueuse, neutralisée par l'ammoniaque, présente les caractères des chromates.

4° Les chlorures en dissolution donnent avec l'azotate d'argent un précipité blanc, caillebotté, devenant violet, puis noir à la lumière, insoluble dans l'acide azotique, très soluble dans l'ammoniaque et dans le cyanure de potassium.

Nomenclature. — Les chlorures, employés en médecine, sont très nombreux ; nous les étudierons avec soin lorsque nous ferons l'histoire particulière de chaque métal ; pour le moment nous nous bornerons à donner leur nomenclature.

Chlorure d'ammonium, chlorhydrate d'ammoniaque, sel ammoniac.	AzH^4Cl
Chlorure d'antimoine, beurre d'antimoine	$SbCl^3$
Chlorure de baryum	$BaCl^2 + 2H^2O$
— *de calcium*	$CaCl^2$
— *ferreux*, protochlorure de fer.	$FeCl^2$
Chlorure ferrique, perchlorure de fer, sesquichlorure de fer	Fe^2Cl^6
Chlorure de magnésium	$MgCl^2 + 6H^2O$
— *mercureux*, protochlorure de mercure, calomel, calomélas, mercure doux	Hg^2Cl^2
Chlorure mercurique, bichlorure de mercure, sublimé corrosif.	$HgCl^2$
Chlorure d'or, trichlorure d'or, chlorure aurique, perchlorure d'or	$AuCl^3$
Chlorure d'or et de sodium, chloroaurate de soude .	$AuCl^4Na + 2H^2O$
Chlorure de potassium.	KCl
— *de sodium*, sel gemme, sel marin, sel de cuisine	$NaCl$
Chlorure de zinc.	$ZnCl^2$

§ 3. — Sels binaires formés par la combinaison du brome avec les métaux.

Constitution. — Le brome, en se combinant avec les métaux, donne des sels binaires appelés *bromures*.

Leur constitution est analogue à celle des chlorures et, comme eux, ils dérivent de une ou plusieurs molécules d'acide bromhydrique par substitution à l'hydrogène d'un métal monovalent ou d'un métal polyvalent. On peut appliquer à la constitution de ces sels toutes les généralités données à propos des chlorures.

Préparation. — Ils se préparent par les sept méthodes générales indiquées à propos de la préparation des chlorures. On peut donc diré que les bromures se préparent par des procédés analogues à ceux employés pour les chlorures.

Caractères spécifiques. — Les bromures se reconnaissent aux caractères suivants :

1° A part de rares exceptions, tous les bromures secs, traités par l'acide sulfurique concentré, donnent, sous l'influence d'une légère élévation de température, des fumées blanches d'acide bromhydrique, mêlées de vapeurs rouges de brome.

2° Le sel sec, chauffé avec de l'acide sulfurique et du bioxyde de manganèse pulvérisé, donne des vapeurs rouges de brome, qui ne bleuissent pas le papier amidonné préalablement mouillé.

3° Les bromures en dissolution donnent avec l'azotate d'argent un précipité blanc jaunâtre insoluble dans l'acide azotique, peu soluble dans l'ammoniaque, très soluble dans le cyanure de potassium.

4° Si on verse du chlore dans la dissolution d'un bromure, on met le brome en liberté. En agitant la liqueur avec du sulfure de carbone ou du chloroforme, ces dissolvants s'emparent du brome en se colorant en rouge, et se rassemblent par le repos, à la partie inférieure du liquide aqueux. Il importe d'éviter l'emploi d'un excès de chlore.

Nomenclature. — Les bromures, employés en médecine, sont moins nombreux que les chlorures, nous les étudierons lorsque nous ferons l'histoire particulière de chaque métal ; pour le moment, nous nous bornerons à donner leur nomenclature :

Bromure d'ammonium bromhydrate d'ammoniaque.	AzH^4Br
Bromure de baryum	$BaBr^2 + 2H^2O$
— *ferreux*, bromure de fer	$FeBr^2$
— *de lithium*	$LiBr$
— *de potassium*.	KBr
— *de sodium*.	$NaBr$

§ 4. — Sels binaires formés par la combinaison de l'iode avec les métaux.

Constitution. — L'iode, en se combinant avec les métaux, donne des sels binaires appelés *iodures*. La constitution des iodures est analogue à celle des chlorures et des bromures ; et comme eux, ils dérivent de une ou plusieurs molécules d'acide iodhydrique par substitution à l'hydrogène d'un métal monovalent ou d'un métal polyvalent. Comme pour les bromures, on peut appliquer à la constitution des iodures, toutes les généralités que nous avons données, à propos des chlorures.

Préparation. — Les iodures se préparent par les sept méthodes générales indiquées à propos de la préparation des chlorures. On peut donc dire que, comme les bromures, les iodures se préparent par des procédés analogues aux procédés de préparation des chlorures.

Caractères spécifiques. — Les iodures se reconnaissent aux caractères suivants :

1° Les iodures secs, traités par l'acide sulfurique concentré, dégagent, sous l'influence d'une légère élévation de température, des fumées blanches d'acide iodhydrique accompagnées de vapeurs violettes d'iode libre.

2° Chauffés avec le bioxyde de manganèse et l'acide sulfurique, ils dégagent de belles vapeurs violettes d'iode, qui se condensent ensuite en lamelles cristallisées noirâtres.

3° La solution des iodures donne : A. Avec l'azotate de plomb, un précipité jaune d'iodure de plomb insoluble.

B. Avec l'azotate d'argent un précipité jaune clair d'iodure d'argent noircissant à la lumière, insoluble dans l'acide azotique, très peu soluble dans l'ammoniaque, très soluble dans le cyanure de potassium.

C. Avec le bichlorure de mercure, un précipité rouge vif de biiodure de mercure soluble dans un excès de réactif.

D. Avec le nitrate de palladium, un précipité noir d'iodure de palladium.

4° Si à la solution d'un iodure on ajoute quelques gouttes d'eau amidonnée, puis un peu d'eau de chlore, l'iode est mis en liberté et donne avec l'amidon une coloration bleu foncé d'iodure d'amidon.

A ce sujet il importe de faire quelques remarques.

1° Si la quantité d'eau de chlore ajoutée est trop forte, la coloration bleu n'apparaît pas, car l'excès de chlore détruit la combinaison bleue en oxydant l'iode et en le transformant en iodate. Dans ce cas, l'acide sulfureux fait réapparaître la coloration bleue, en réduisant l'iodate formé ; mais à son tour un excès d'acide sulfureux fait disparaître cette couleur en transformant l'iode en acide iodhydrique.

Il faut donc employer ces réactifs avec précaution, lorsque sous l'influence du chlore, puis de l'acide sulfureux, on veut faire plusieurs fois, et successivement, apparaître et disparaître la couleur bleue de l'iodure d'amidon (Ditte).

2° S'il n'y a dans la liqueur que des traces d'iodure, il est presque impossible de ne pas mettre dans la liqueur trop d'eau de chlore, et la couleur bleue n'apparait pas. Dans ce cas, il vaut mieux ajouter à la dissolution, additionnée d'un peu d'eau d'amidon, quelques gouttes d'acide sulfurique, puis un morceau de zinc.

Le faible dégagement d'hydrogène qui se produit, suffit à réduire des traces d'iode, et à produire la couleur bleue avec une certitude bien plus grande que par l'action de tout autre réducteur (le chlore par exemple) (Ditte).

3° Certaines matières organiques comme l'albumine, en s'emparant de l'iode, empêchent absolument la formation de la couleur bleue avec l'empois d'amidon (Puchot).

Nomenclature. — Les iodures employés en médecine seront étudiés avec soin lorsque nous ferons l'histoire particulière de chaque métal ; pour le moment, nous nous bornerons à donner leur nomenclature.

Iodure d'ammonium (iodhydrate d'ammoniaque).	AzH^4I
— *d'arsenic*	AsI^3
— *de baryum*.	BaI^2
— *de cadmium*	CdI^2
— *de calcium*.	CaI^2
— *ferreux* (protoiodure de fer)	FeI^2
— *de lithium*.	LiI
— *mercureux* (protoiodure de mercure).	Hg^2I^2
— *mercurique* (biiodure de mercure, deutoiodure de mercure)	HgI^2
— *de plomb*	PbI^2
— *de potassium*	KI
— *de sodium*	NaI
— *de soufre*	S^2I^2

CHAPITRE IV

ÉTUDE DES MÉTALLOÏDES DE LA TROISIÈME FAMILLE.

Sommaire. — Nomenclature. — Généralités. — Plan d'étude suivi pour faire l'étude de ces corps.

Nomenclature. — Les métalloïdes appartenant à la troisième famille sont : l'oxygène, le soufre, le sélénium, le tellure.

Généralités. — Tous les corps de cette famille sont diatomiques ou bivalents, c'est-à-dire qu'ils ont la propriété de s'unir à deux atomes d'hydrogène, ou à deux atomes d'un élément de même atomicité que l'hydrogène.

Ils se combinent à l'hydrogène pour donner un corps neutre, l'eau et des acides faibles, gazeux, fétides, vénéneux, inflammables, peu solubles dans l'eau, les acides sulfhydrique, sélenhydrique et tellur-hydrique. Tous ces corps sont formés de deux atomes d'hydrogène unis à un atome d'oxygène, de soufre, de sélénium, de tellure, et répondent aux formules : H^2O — H^2S — H^2Se — H^2Te.

Parmi ces composés, deux sont intéressants au point de vue médical, *l'eau* et *l'acide sulfhydrique*.

Ils s'unissent à l'oxygène pour donner un très grand nombre de combinaisons dont la nomenclature complète est donnée dans le cours de chimie minérale. Parmi ces combinaisons, les seules intéressantes au point de vue médico-pharmaceutique sont fournies par le soufre :

L'acide hyposulfureux ou acide thiosulfurique $S^2O^3H^2$ donne des sels importants, les hyposulfites.

L'anhydride sulfureux SO^2 et son acide correspondant *l'acide sulfureux* SO^3H^2 donne des sels intéressants, les sulfites.

L'anhydride sulfurique SO^3 et son acide correspondant *l'acide sulfurique* SO^4H^2, donne des sels intéressants, les sulfates.

Tous ces métalloïdes s'unissent aux métaux pour donner des composés correspondants : l'oxygène donne des *oxydes* ; le soufre donne des *sulfures* ; le sélénium donne des *séléniures* ; le tellure donne des *tellurures*.

Plan d'étude. — Pour faire l'étude de ces métalloïdes, nous adopterons l'ordre suivant :

Nous laisserons de côté l'oxygène, dont l'étude a déjà été faite, le sélénium et le tellure qui ne présentent aucun intérêt au point de vue médical et nous aborderons tout d'adord l'histoire du soufre.

Nous étudierons ensuite les combinaisons que ces métalloïdes forment avec l'hydrogène. Ici encore, nous laisserons de côté l'étude des composés que l'oxygène forme avec l'hydrogène (eau et eau oxygénée), ces composés ayant déjà été étudiés. Nous passerons également sous silence les composés hydrogénés du sélénium et du tellure, qui ne présentent aucun intérêt au point de vue médical et nous aborderons l'histoire des combinaisons que le soufre forme avec l'hydrogène.

Laissant de côté les combinaisons que le sélénium et le tellure forment avec l'oxygène, combinaisons sans importance au point de vue médical, nous étudierons les combinaisons que le soufre forme avec l'oxygène, ainsi que les sels formés par les combinaisons oxygénées de ce corps.

Enfin nous examinerons les combinaisons que l'oxygène et le soufre forment avec les métaux.

En résumé, l'étude des métalloïdes de la troisième famille sera divisée en cinq sections :

1ʳᵉ section. — Etude du soufre.

2ᵉ section. — Étude des combinaisons hydrogénées du soufre.

3ᵉ section. — Etude des combinaisons oxygénées du soufre.

4ᵉ section. — Etude des sels formés par les combinaisons oxygénées du soufre.

5ᵉ section. — Etude des combinaisons que l'oxygène et le soufre forment avec les métaux (oxydes et sulfures).

SECTION I

ÉTUDE DU SOUFRE.

SOMMAIRE.— Etat naturel, préparation industrielle.— Soufre sublimé. — Soufre sublimé lavé. — Soufre précipité ou magistère de soufre. — Caractères d'identité, spécifiques, de contrôle des diverses variétés de soufre. — Action physiologique et thérapeutique. — Modes d'administration et doses. — Incompatibles.

1. — Généralités.

Le soufre a pour symbole S.

C'est un métalloïde très abondant et très répandu dans la nature. Il existe sous différents états : natif et à l'état de combinaisons (sulfures, etc.).

Préparation. — La préparation exclusivement industrielle se fait par des méthodes qui sont exposées dans la chimie minérale : Procédé des calcaroni. Procédé par distillation. Raffinage.

Ces méthodes permettent d'obtenir ce que l'on appelle : le soufre en canons et la fleur de soufre.

Caractères d'identité. — Le soufre est insoluble dans l'eau, très peu soluble dans l'éther, la benzine, le toluène, le pétrole, l'essence de térébenthine, les huiles grasses, le benzène ; tantôt soluble, tantôt insoluble dans le sulfure de carbone.

Soumis à l'action de la chaleur, il passe par divers états, décrits en chimie minérale.

Modifications allotropiques. — Il présente des modifications allotropiques sur lesquelles on insiste en chimie minérale et dont voici les principales :

A. Soufre cristallisé.	}	Soufre octaédrique. Soufre prismatique.
B. Soufre amorphe, 2 variétés.	}	1° Soluble dans sulfure de carbone. 2° Insoluble dans sulfure de carbone.

Caractères spécifiques. — On le reconnaît aux caractères suivants :

1° A ses caractères d'identité ;

2° Au contact de l'air, il brûle avec une flamme bleue avec production d'anhydride sulfureux à odeur caractéristique.

Action physiologique. — Les pharmacologistes français considèrent le soufre comme un agent phlogistique, excitant violemment la circulation, élevant la température organique et susceptible, par suite, d'amener un état fébrile et des inflammations. D'après l'école pharmacologique italienne (1), il aurait au contraire une action hyposthénisante vasculaire, au même titre que les antimoniaux, l'aconit, la douce amère. Sans se prononcer d'une manière formelle, M. Fonssagrives (2) semble incliner vers l'opinion italienne ; mais Gubler, au contraire, considère le soufre comme un excitant.

En tous cas, tous les auteurs sont d'accord pour dire que le soufre est un médicament de diathèse, qu'on emploie avec succès, comme modificateur dans le lymphatisme, la scrofule, l'herpétisme, la tuberculose, le rhumatisme, la syphilis. C'est aussi un médicament parasiticide, qui est fréquemment utilisé contre certaines maladies cutanées entretenues par des acariens ou des dermophytes.

Action thérapeutique. — Il est employé : *comme purgatif* (Van Swieten) ; *comme excitant général et local*, dans le rhumatisme ; *comme antiherpétique* (eczéma, impetigo, acné, psoriasis, etc.) ; *comme parasiticide* (gale) ; *comme moyen de combattre les blennorrhées* (métrite chronique, catarrhe chronique de la vessie, bronchite chronique à sécrétions exagérées).

Incompatibles. — Sont incompatibles avec le soufre toutes les substances capables de le transformer en acide sulfurique, en sulfates ou en sulfures insolubles.

Empoisonnement. — Il n'est pas toxique.

Variétés commerciales employées. — Les variétés commerciales de soufre employées en pharmacie sont : le *soufre sublimé* et le *soufre précipité*. Ce sont celles sur lesquelles nous allons porter plus particulièrement notre attention.

Elles ne sont pas constituées par une forme allotropique déterminée du soufre, mais en général par un mélange complexe des différentes formes. Aussi peut-on dire que presque toutes les formes allotropiques du soufre sont utilisées en médecine.

(1) Voir Giacomini, *Traité de matière médicale et de thérapeutique.*
(2) *Traité de matière médicale.*

II. — Soufre sublimé.

Le soufre sublimé, encore appelé fleur de soufre, s'obtient dans l'industrie dans l'opération dite raffinage du soufre.

Le soufre brut est distillé, et les vapeurs recueillies dans une grande chambre faisant office de réfrigérant. Tant que les parois de cette chambre ne sont pas échauffées au delà du point de fusion du soufre, celui-ci s'y dépose sous la forme d'une poudre fine qui constitue la fleur de soufre.

Caractères d'identité. — C'est une poudre d'une belle couleur citrine, inodore, d'une saveur très légèrement acide, se présentant à l'examen microscopique sous forme de vésicules sphériques quelquefois très grosses et souvent disposées en chapelet ; d'une densité de 2,03 ; fusible à 113° et volatilisable vers 440° sans résidu.

Elle est insoluble dans l'eau, presque insoluble dans l'alcool et l'éther, plus soluble dans les huiles fixes et volatiles et surtout dans le sulfure de carbone.

Caractères de contrôle. — Altérations. — La fleur de soufre est un mélange en proportion variable de soufre soluble et de soufre insoluble dans le sulfure de carbone. Même lorsque le raffinage a été conduit avec soin, elle contient toujours des composés oxygénés du soufre, acide sulfurique et sulfureux ; lorsqu'elle provient de certaines pyrites arsenicales, elle contient alors de l'arsenic ; enfin lorsque le raffinage a été mal opéré, on peut y rencontrer des matières minérales et organiques.

1° *Matières terreuses et minérales* (sulfate, carbonate de chaux, silice, alumine, magnésie, oxyde de fer).— Pour reconnaître ces impuretés, on chauffe le soufre sur une lame de platine ; s'il est pur, il se volatilise sans laisser de résidu ; s'il est impur, il se volatilise en laissant comme résidu les substances terreuses et minérales.

Pour doser approximativement la proportion des matières terreuses et minérales, on chauffe dans un creuset, un poids donné de soufre. Le soufre se volatilise en laissant pour résidu les substances étrangères fixes qu'il contient. Le poids de ces matières fait connaître le degré d'impureté du soufre.

2° *Matières organiques.* — Pour reconnaître les matières organiques, contenues dans le soufre, on le chauffe dans un tube de verre ;

il ne doit pas laisser de résidu charbonneux ; s'il laissait un résidu charbonneux on pourrait en conclure qu'il est mélangé avec des matières organiques.

3° *Acide sulfurique.* — Pour déceler la présence de l'acide sulfurique, il suffit de traiter la fleur de soufre par l'eau bouillante. Cette eau de lavage ne rougira pas le papier de tournesol et ne précipitera pas par le chlorure de baryum si la fleur de soufre ne contient pas d'acide sulfurique.

4° *Arsenic.* — Pour déceler ce corps, on fait digérer le soufre avec de l'ammoniaque. On filtre et on obtient un soluté d'une couleur jaunâtre qui sert déjà d'indice. On place un papier de tournesol dans le liquide filtré et on verse, dans ce liquide, en agitant, de l'acide chlorhydrique jusqu'à saturation de l'ammoniaque, mais sans la dépasser. On obtient ainsi un précipité ou un trouble jaune dû à la séparation du sulfure d'arsenic.

FALSIFICATIONS. — La fleur de soufre est quelquefois falsifiée :

1° *Avec de l'eau.* Ce mouillage sert à augmenter le poids de la fleur de soufre. Il est facile de mesurer quantitativement cette addition d'eau, au moyen de deux pesées faites successivement avant et après la dessiccation d'un certain poids de soufre placé dans l'étuve à 100°.

2° *Avec du soufre en canons pulvérisé,* qui est beaucoup moins actif que le soufre sublimé. On reconnaît cette falsification en examinant le produit au microscope. Le soufre sublimé est toujours sous forme de vésicules sphériques quelquefois très grosses et souvent disposées en chapelet, tandis que le soufre pulvérisé est en éclats irréguliers et mats, de grosseur variable.

En soumettant le soufre aux différents essais que nous venons d'indiquer, on acquiert sur sa valeur des données suffisamment exactes. Mais si l'on veut être absolument certain de sa pureté, il faut procéder à son titrage. Il s'effectue généralement en transformant le soufre en acide sulfurique, soit au moyen de l'acide nitrique concentré, soit au moyen de l'eau régale, soit au moyen d'un mélange d'acide chlorhydrique et de chlorate de potasse. L'acide sulfurique est ensuite précipité au moyen du chlorure de baryum. Il se forme du sulfate de baryte, et du poids du sulfate de baryte obtenu, on déduit le poids du soufre, en faisant les calculs indiqués en analyse.

Purification. — Pour priver le soufre sublimé de l'acide sulfurique dont il est constamment imprégné on le soumet à un lavage continu.

Mode opératoire.— On en fait, avec de l'eau distillée froide, une pâte molle que l'on délaie ensuite dans l'eau bouillante. On laisse déposer, on décante le liquide qui surnage et on le remplace par de nouvelle eau chaude. On répète ces opérations jusqu'à ce que les eaux de lavage ne rougissent plus le papier de tournesol et ne se troublent plus par le chlorure de baryum. On jette alors le soufre sur une toile ; on le fait égoutter et sécher. Enfin on le passe au tamis de soie n° 100 pour séparer les parties grossières que la fleur de soufre du commerce renferme toujours.

La fleur de soufre ainsi purifiée constitue le **soufre sublimé lavé**.

Usages. — *La fleur de soufre du commerce* n'est jamais employée comme médicaments, elle sert uniquement à la préparation de certaines substances chimiques, en particulier les sulfures utilisés en médecine.

Pour les usages médicaux, le *soufre sublimé lavé* doit seul être employé.

Modes d'administration et doses.— Le soufre à l'état de *fleur de soufre lavée* s'emploie : *à l'intérieur* enrobé dans un pain azyme ou en suspension dans du lait, à la dose de 10 à 15 grammes pour obtenir des effets purgatifs ; à la dose de 2 à 4 grammes comme stimulant ou altérant. Observons que cette dernière dose pourrait être considérablement diminuée si l'on faisait usage du soufre précipité et si l'on avait soin de l'associer à quelque substance alcaline comme le bicarbonate de soude et l'eau de Vichy.

En Angleterre, on se sert ordinairement d'un mélange d'une partie de mélasse, 1/2 partie de soufre sublimé et on l'emploie à la dose de 1 à 2 cuillerées à bouche suivant l'âge (Royle).

Le soufre semble, comme la glycérine, être le laxatif de la constipation hémorrhoïdale. Cette pratique, conseillée par Werlhoff, au milieu du XVIIIe siècle, est encore en faveur dans le nord de l'Europe (Foussagrives).

On l'administre sous forme de *tablettes* pesant 1 gramme et contenant 0 gr. 10 de soufre. On employait autrefois les *baumes de soufre*, très usités comme sudorifiques et comme moyen de tarir les sécrétions exagérées des catarrhes phlegmorrhagiques ; c'étaient des mélanges d'huiles grasses ou d'essences avec le soufre.

On emploie aussi quelquefois le baume de soufre anisé (fait avec soufre 1 partie, essence d'anis 4 parties) qu'on administre à l'intérieur à la dose de V à X gouttes.

A l'extérieur. — Il entre dans la composition d'un grand nombre de préparations, qui en contiennent des doses très variables : dans le cérat soufré, la pommade soufrée (Codex, p. 501), la pommade antipsorique d'Helmerich (Codex, p. 492), le glycéré de soufre, les lotions sulfurées.

Avantages du soufre sublimé sur le soufre en canons. — Le soufre en canons n'est pas utilisé comme médicament, on lui préfère le soufre sublimé. Cette préférence, d'origine tout empirique, repose en réalité sur des raisons scientifiques, que M. Prunier a bien mises en évidence.

Le soufre en canons est presque exclusivement formé de soufre octaédrique, variété la moins active au point de vue thérapeutique, fait qui peut s'expliquer par le degré de condensation de la molécule de ce soufre, démontré par la cryoscopie.

La fleur de soufre, obtenue par refroidissement du soufre en vapeur, prend la forme vésiculaire, or ces vésicules contiennent, souvent pendant fort longtemps, le soufre à l'état de surfusion. Dès lors, ce soufre se trouve dans ces vésicules sous plusieurs de ses modifications allotropiques : soufre octaédrique, soufre prismatique, soufre mou, soufre insoluble.

Le soufre octaédrique constitue, à la vérité, la plus grande partie de la masse de la fleur de soufre, mais celle-ci doit son activité plus grande aux autres variétés allotropiques qu'elle renferme.

Conservation. — Il importe de faire observer, au point de vue pratique, que la fleur de soufre, employée en pharmacie, doit être récemment préparée ; on ne doit pas oublier en effet que la fleur de soufre subit une transformation lente et progressive, qui a pour effet de ramener les diverses formes allotropiques du soufre à l'état octaédrique, et par conséquent de faire perdre à cette fleur de soufre la supériorité thérapeutique qu'elle devait uniquement aux variétés allotropiques de soufre qu'elle renfermait.

C'est là un point dont on ne tient pas assez compte dans la pratique et qui peut expliquer les divergences d'opinions des médecins relativement à l'activité médicamenteuse des préparations soufrées.

III. — Soufre précipité.

A côté de la fleur de soufre, qui est livrée par le commerce, on prépare, en pharmacie, du soufre, très divisé, par voie de précipitation et que l'on appelle *soufre précipité* ou *magistère de soufre*.

Préparation. — Il se prépare de la manière suivante (Codex, page 281).

Monosulfure de sodiun cristallisé. . . . . . . 240 grammes
Soufre sublimé . . . . 128 —
Eau distillée . . . . 200 —
Acide chlorhydrique officinal . . . . 230 —

Introduire le monosulfure, le soufre et l'eau, dans un ballon en verre, de un litre de capacité environ et porter le mélange à une température voisine de l'ébullition, en plaçant le vase sur un bain de sable. Dès que le soufre sera complètement dissous, par suite de sa combinaison avec le monosulfure, étendre d'eau, filtrer le liquide dans un vase à précipité de 5 à 6 litres et ajouter au liquide filtré une quantité d'eau suffisante pour amener son volume à 4 litres environ. Verser alors dans cette liqueur l'acide chlorhydrique étendu préalablement de quatre parties d'eau. Il importe de verser l'acide dans la liqueur et non la liqueur dans l'acide (nous verrons pourquoi tout à l'heure) ; il faut en outre agiter parfaitement le mélange, pour qu'en aucun point l'acide ne se trouve en excès par rapport au polysulfure. On continue ainsi l'addition de l'acide et l'agitation de la liqueur jusqu'à ce que celle-ci ait pris une réaction franchement acide. On décante alors la liqueur surnageante. On lave le dépôt à l'eau bouillante, jusqu'à ce que l'eau de lavage ne se trouble plus par la solution d'azotate d'argent ; on le fait ensuite sécher à l'air, et on conserve pour l'usage.

La préparation, que nous venons de décrire, comprend deux opérations distinctes : 1° obtention du polysulfure de sodium ; 2° décomposition du polysulfure de sodium par l'acide chlorhydrique.

1re *Opération*. — Pour obtenir le polysulfure de sodium, nous avons fait bouillir le monosulfure de sodium avec le soufre. La réaction qui s'est produite, est exprimée par la formule suivante :

$$Na^2S + S^n = Na^2S^{n+1}$$

2e *Opération*. — Pour opérer la décomposition du polysulfure de sodium par l'acide chlorhydrique, en vue d'obtenir la précipitation du soufre contenu dans ce polysulfure, nous avons versé l'acide dans la liqueur et nous avons obtenu un dépôt de soufre, en vertu de la réaction suivante :

$$Na^2S^{n+1} + 2HCl = 2NaCl + H^2S + nS$$

Si nous avions versé la liqueur dans l'acide, nous aurions obtenu du bisulfure d'hydrogène H²S² au lieu d'un dépôt de soufre. Il est donc très important, comme on le voit, de verser l'acide dans la liqueur, et non la liqueur dans l'acide.

Lorsqu'on verse l'acide chlorhydrique dans la liqueur polysulfureuse, on a vu, d'après la réaction indiquée plus haut, qu'il se dégage une grande quantité d'hydrogène sulfuré ; il est donc essentiel de faire l'opération soit en plein air, ou sous la hotte d'une bonne cheminée, afin d'éviter les vapeurs dangereuses de ce gaz.

Les lavages à l'eau bouillante de soufre précipité ont pour but de le débarrasser des traces d'acide chlorhydrique qu'il pourrait retenir ; aussi, ces lavages doivent-ils être continués jusqu'à ce que l'eau de lavage ne contienne plus d'acide chlorhydrique, ce que l'on reconnaît au moyen de l'azotate d'argent.

Composition. — Le soufre précipité est constitué surtout par du soufre amorphe, soluble dans le sulfure de carbone. De plus, il contient du bisulfure d'hydrogène, H²S², en proportions variables, suivant les circonstances de la préparation. Ce bisulfure d'hydrogène dissout facilement le soufre, et comme il est insoluble comme le soufre, il se précipite en même temps que lui.

Caractères d'identité. — Il se présente sous la forme d'une poudre très divisée de couleur pâle, terne et presque blanche exhalant *dans les premiers temps de sa préparation*, une odeur particulière due à la présence d'une petite quantité d'acide sulfhydrique que des lavages multipliés ne peuvent lui enlever. Vue au microscope, elle se montre sous la forme de globules opaques très petits qui n'ont aucune apparence cristalline.

Caractères de contrôle. — Le soufre précipité ou magistère de soufre est quelquefois falsifié : 1º *Par du sulfate de chaux, du carbonate de chaux, de la silice, de la magnésie, des écailles d'huître porphyrisées.* Pour reconnaître ces matières, on chauffe le soufre suspect dans un creuset ; le soufre se volatilise sans résidu s'il est pur ; en laissant un résidu, s'il contient des matières étrangères.

2º *Par de l'amidon.* — Pour le reconnaître, on délaye le corps suspect dans l'eau bouillante ; il se dissout de l'amidon, s'il y en a ; on en décèlera la présence à l'aide de l'eau iodée qui donnera une coloration bleue.

Action thérapeutique. — *Le soufre précipité* ou *magistère de soufre*, en raison de sa grande ténuité, est beaucoup plus actif que le soufre lavé. Il peut convenir aussi bien dans la médication interne que dans la médication externe, et l'on ne s'explique pas pourquoi il est à peu près inusité. En lui accordant la préférence qu'il mérite on bénéficierait non seulement de son activité, mais encore de pouvoir l'administrer à doses plus faibles que le soufre lavé. Le soufre précipité, dit en effet Gubler, dans les *Commentaires du Codex*, me paraît plus avantageux que le soufre lavé, en ce sens qu'il doit se dissoudre plus aisément dans les alcalis et pénétrer plus rapidement et plus complètement dans la circulation ; d'où la possibilité d'en réduire notablement la dose dans la médication altérante.

D'après M. Prunier la supériorité incontestable du soufre précipité sur les autres variétés commerciales de soufre est due non seulement à son état de division, mais surtout à sa composition, à la forte proportion de soufre amorphe soluble dans le sulfure de carbone et à la présence de bisulfure d'hydrogène.

Conservation. — On sait que le soufre précipité après avoir été bien lavé, comme le prescrit le Codex, est absolument inodore, et ne renferme pas d'hydrogène sulfuré, puisque lorsqu'on le traite par l'eau de baryte, celle-ci est sans action sur le nitrate d'argent. Or, peu de temps après sa préparation, ce même soufre ne tarde pas à prendre manifestement l'odeur d'hydrogène sulfuré.

D'où vient cet hydrogène sulfuré ? Il résulte de la décomposition du bisulfure d'hydrogène mêlé au soufre précipité, et il s'en forme tant qu'il reste du bisulfure d'hydrogène. Au bout d'un certain temps, le soufre précipité redevient absolument inodore ; c'est qu'à ce moment il a perdu tout son bisulfure d'hydrogène qui est décomposé en hydrogène sulfuré et en soufre nacré. Ce soufre nacré se transforme ultérieurement en soufre octaédrique, et dès lors, en raison de l'inactivité thérapeutique du soufre octaédrique, le soufre précipité a perdu toute son activité. Il importe donc, au point de vue pratique, que le soufre précipité employé en pharmacie soit récemment préparé.

SECTION II

ÉTUDE DES COMBINAISONS HYDROGÉNÉES DU SOUFRE.

SOMMAIRE. — Hydrogène sulfuré. — Synonymes. — Formule. — Importance de l'hydrogène sulfuré au point de vue médico-pharmaceutique. — Préparation (appareils à fonctionnement continu ou intermittent). — Caractères d'identité, spécifiques, de contrôle. — Conservation. — Actions physiologique, thérapeutique. — Modes d'administration et doses. — Incompatibles. — Empoisonnements et premiers secours.

Le soufre forme en se combinant avec l'hydrogène deux combinaisons :

1° L'hydrogène sulfuré ou acide sulfhydrique H^2S ;

2° Le persulfure d'hydrogène H^2S^2.

Une seule de ces combinaisons est intéressante au point de vue médico-pharmaceutique ; c'est l'hydrogène sulfuré.

Hydrogène sulfuré.

Synonymes. — L'hydrogène sulfuré, appelé aussi acide sulfhydrique, acide hydrosulfurique, sulfide hydrique, a été découvert par Rouelle, étudié par Schœele, Berthollet, Thénard, Davy, Berzélius.

Formule. — H^2S.

État naturel. — C'est un gaz que l'on rencontre dans les émanations volcaniques ; dans les endroits où se décomposent des matières organiques d'origine animale (fosses d'aisances) ; on le trouve enfin dans les eaux minérales sulfureuses, tantôt libre, mais le plus souvent sous forme d'un sulfure soluble.

Il existe : *à l'état libre*, dans les eaux d'Uriage et d'Allevard ; *à l'état de sulfure de sodium*, dans les eaux sulfureuses sodiques ordinairement chaudes, peu chargées de sels, alcalines, comme : Aix-la-Chapelle, Barèges, Cauterets, St-Sauveur, Eaux-Bonnes, Eaux chaudes, Amélie-les-Bains, Bagnères-de-Luchon ; *à l'état de sulfure de calcium*, dans les eaux sulfureuses calciques, froides, très chargées de sels, comme Enghien.

On le voit, l'acide sulfhydrique est intéressant au point de vue pharmaceutique, parce que libre ou combiné, il minéralise les eaux minérales sulfureuses, parce que, de plus, comme le dit M. Fonssagrives, il peut être considéré comme formant la base des médicaments sulfurés. On sait, en effet, que le soufre n'agit que par l'acide sulfhydrique qu'il produit et les sulfures alcalins, dont les usages sont si multiples, doivent également leur activité à ce principe.

Préparation. — On le prépare dans les laboratoires par divers procédés :

1° En décomposant le sulfure de fer par l'acide chlorhydrique étendu. Réaction :

$$FeS + 2HCl = H^2S + FeCl^2$$

2° En décomposant le sulfure de fer par l'acide sulfurique étendu. Réaction :

$$FeS + SO^4H^2 = FeSO^4 + H^2S$$

Ce procédé est beaucoup moins employé que le précédent.

L'opération se fait à froid dans les deux cas, et les appareils dont on se sert sont identiques à ceux employés pour la préparation de l'hydrogène : *appareils à fonctionnement continu*, consistant en un flacon bitubulé muni d'un tube à entonnoir et d'un tube de dégagement ; *appareils à fonctionnement intermittent*, et en particulier celui de H. Ste-Claire Deville.

L'hydrogène sulfuré est toxique, même à faible dose ; il présente donc des dangers d'empoisonnement, lorsqu'on en laisse échapper une quantité notable dans l'atmosphère qu'on respire. Son odeur repoussante avertit de sa présence ; mais il ne faut pas oublier cependant que cette odeur est l'une de celles que l'on cesse bientôt de percevoir, lorsqu'on l'a supportée pendant un certain temps. Il faut donc le préparer avec des appareils parfaitement clos et dans un endroit bien ventilé.

Il est aussi nécessaire de se rappeler que l'hydrogène sulfuré est combustible, et qu'il forme avec l'air des mélanges explosibles très énergiques ; on évitera par conséquent de le déverser dans l'air au voisinage d'un foyer allumé.

Il doit être recueilli sur le mercure ou sur l'eau salée, dans laquelle il est très peu soluble.

Lavage. — L'hydrogène sulfuré, préparé par la décomposition du sulfure de fer, contient toujours un peu d'hydrogène parce que le protosulfure de fer renferme lui-même du fer en excès ; celui-ci en présence de l'acide forme de l'hydrogène. Dans la plupart des cas, la présence de cet hydrogène libre est sans inconvénients.

Mais, l'hydrogène sulfuré, en se dégageant, peut entraîner mécaniquement de l'acide chlorhydrique, de la vapeur d'eau, et même du protochlorure de fer. Pour le débarrasser de ces impuretés, qui présentent quelques inconvénients, on le fait passer à travers un flacon laveur contenant un peu d'eau, qui arrête l'acide chlorhydrique et le protochlorure de fer et se sature d'hydrogène sulfuré, puis à travers un tube en U ou à colonne renfermant du chlorure de calcium desséché et concassé qui arrêtera la vapeur d'eau. Observons, en passant, que l'acide sulfurique concentré, attaquant à froid l'hydrogène sulfuré, ne peut pas être employé comme agent de dessiccation du gaz.

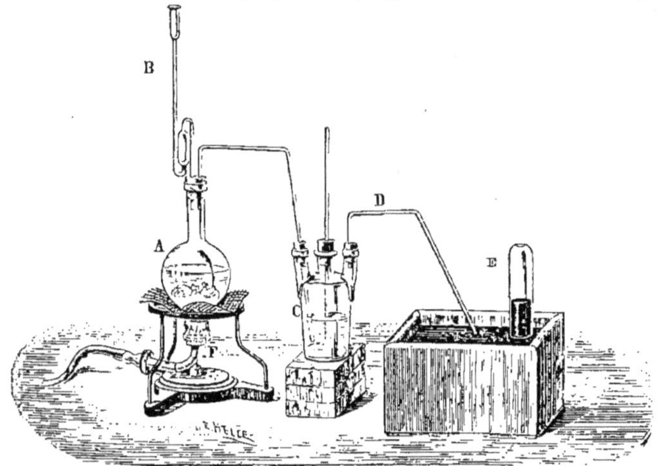

Fig. 93. — Acide sulfhydrique. Préparation.

Préparation de H_2S pur. — Pour obtenir de l'acide sulfhydrique pur et exempt d'hydrogène, on décompose le sulfure d'antimoine naturel (stibine), par l'acide chlorhydrique concentré.

L'appareil, employé pour la préparation, consiste en un ballon de 500 centimètres cubes environ portant, au moyen d'un bouchon percé, un tube de sûreté et un tube abducteur. Ce dernier tube est mis en communication avec un flacon laveur, contenant de l'eau. Ce flacon porte un tube de dégagement conduisant le gaz sur la cuve à eau, sur la cuve à mercure, ou dans un flacon renfermant le liquide sur lequel on veut réagir.

Si l'on veut obtenir de l'hydrogène sulfuré sec, on interpose, entre le flacon laveur et le tube abducteur conduisant à la cuve à mercure, un vase à dessécher contenant du chlorure de calcium sec.

Si l'on veut obtenir une dissolution aqueuse d'hydrogène sulfuré, on dirige le gaz sulfhydrique produit et lavé à l'eau dans un appareil de Woulf, contenant de l'eau distillée bouillie et refroidie en vase clos. (*Les tubes destinés à conduire le gaz dans l'eau, plongeront presque jusqu'au fond des flacons de Woulf.*) On maintient le courant gazeux jusqu'à ce que le dernier flacon de l'appareil, bouché aux orifices d'entrée et de sortie, puis agité, ne donne lieu à aucune absorption et montre au contraire une élévation du liquide dans le tube de sûreté.

Il est indispensable de chasser par ébullition tout l'oxygène qui pourrait être contenu dans l'eau, car l'oxygène décompose l'hydrogène sulfuré humide. Pour la même raison, il est utile de remplir d'eau presque complètement les flacons de Woulf, la liqueur ne variant pas sensiblement de volume par le fait de la dissolution.

Disons, en terminant, que la dissolution d'acide sulfhydrique est limpide, d'une odeur fétide, rappelant celle des œufs pourris. Exposée à l'air, elle en absorbe l'oxygène, se décompose, se trouble, dépose du soufre et perd son odeur caractéristique. On peut retarder cette décomposition, en recevant le gaz dans un mélange de 4 parties d'eau et de 1 partie de glycérine. En tous cas, il est nécessaire de conserver la dissolution d'hydrogène sulfuré, à l'abri de l'air, dans des vases exactement bouchés.

Comment doit-on conduire l'opération pour obtenir le dégagement du gaz hydrogène sulfuré ? On introduit dans le ballon 50 grammes de sulfure d'antimoine naturel purifié par fusion, pulvérisés ou granulés, en fragments de la grosseur d'un grain de chènevis. On place le ballon sur un fourneau, puis par le tube à entonnoir, on verse de l'acide chlorhydrique concentré, 100 grammes environ (87 c. cubes) et on chauffe doucement.

Que se passe-t-il ?

L'acide chlorhydrique attaque le sulfure d'antimoine, en produisant de l'hydrogène sulfuré et du protochlorure d'antimoine, d'après la réaction suivante :

$$Sb^2S^3 + 6HCl = 2SbCl^3 + 3H^2S.$$

Il est nécessaire de chauffer doucement, et cela pour plusieurs raisons, dit M. Jungfleisch : parce que le mélange mousse abondamment pendant la première partie de l'opération, surtout quand on fait usage de sulfure en poudre fine ; parce que l'acide chlorhydrique concentré du commerce, étant une dissolution de gaz chlorhydrique dans un mélange de deux hydrates stables d'acide chlorhydrique, il arrive que, lorsqu'on chauffe fortement, le gaz chlorhydrique dissous se dégage et il ne reste plus comme liquide que le mélange des hydrates stables ; or, ces hydrates n'attaquent pas sensiblement le sulfure d'antimoine, même à une température voisine de leur point d'ébullition ; parce que, si on maintient quelque temps l'ébullition du liquide, celui-ci peut être suffisamment affaibli pour qu'on observe un phénomène contraire de celui qu'on veut produire ; on voit en effet apparaître dans le ballon un sulfure d'antimoine rouge orangé, résultant de l'action inverse de l'hydrogène sulfuré sur le chlorure d'antimoine formé au commencement.

C'est pour éviter cette dernière réaction, qu'il ne faut introduire tout d'abord dans le ballon qu'une quantité d'acide chlorhydrique insuffisante pour détruire tout le sulfure d'antimoine. Quand l'action se ralentit, on ajoute une nouvelle quantité d'acide chlorhydrique. Il est nécessaire d'employer en tout 200 grammes d'acide chlorhydrique (175 centimètres cubes), pour les 50 grammes de sulfure mis en expérience.

Pour toutes ces raisons, on voit qu'il est peu avantageux et même dangereux de chercher à obtenir, par cette méthode, un dégagement rapide de gaz.

Caractères d'identité. — L'hydrogène sulfuré est un gaz incolore, d'une odeur et d'une saveur d'œufs pourris, fétides et très désagréables.

Sa densité à 0° et sous la pression de 760ᵐᵐ est par rapport à l'air de 1.191 et de 17.2 par rapport à l'hydrogène. Un litre à 0° et sous la pression de 760ᵐᵐ pèse 1.540. A — 74° et sous la pression de 760ᵐᵐ ou à 0° sous la pression de 16 atmosphères, il se liquéfie en un liquide mobile ; à — 87°, il se concrète en une masse cristalline ressemblant à de la glace.

L'eau en dissout à 0° 4.37 fois son volume ; c'est-à-dire qu'un litre d'eau en dissout 4 litres 37. A 15° 1 litre d'eau en dissout 3 litres 23.

L'alcool en dissout 18 fois son volume à 8° ; 12 fois son volume à 10°.

Il est combustible et brûle avec une flamme bleuâtre ; il se forme de l'eau et de l'acide sulfureux. Si la quantité d'oxygène est insuffisante, il se dépose du soufre. Mêlé avec 1 fois 1/2 son volume d'oxygène, il constitue un mélange détonant, qui donne par sa combustion son volume de vapeur d'eau et son volume d'anhydride sulfureux. Avec une quantité plus faible d'oxygène, la combustion est incomplète et il y a dépôt de soufre.

Un mélange d'hydrogène sulfuré et d'oxygène bien secs se conserve sans altération ; mais en présence de l'eau, l'hydrogène sulfuré est lentement décomposé ; le soufre se dépose et l'hydrogène est brûlé. C'est ce qu'on observe, quand on conserve une solution d'hydrogène sulfuré dans l'eau aérée, ou que cette eau éprouve le contact de l'air.

Tous les agents oxydants le décomposent en se portant sur l'hydrogène et en mettant le soufre à nu plus ou moins complètement. C'est ce qui arrive avec les acides chlorique, bromique, iodique, azotique.

Le chlore, le brome, l'iode le décomposent en donnant de l'acide chlorhydrique, bromhydrique, iodhydrique et un dépôt de soufre.

$$H^2S + I^2 = 2HI + S$$

C'est précisément sur cette réaction qu'est basée la méthode volumétrique de sulfhydrométrie, employée pour le dosage de l'acide sulfhydrique.

La plupart des métaux agissant sur lui, à des températures plus ou moins élevées, s'emparent du soufre pour donner des sulfures et mettent l'hydrogène en liberté.

$$H^2S + M = MS + H^2$$

Il agit sur un grand nombre de solutions métalliques, en précipitant le sulfure correspondant, et en donnant un acide correspondant au sel. Cette propriété est utilisée en analyse pour caractériser un certain nombre de bases minérales ; on sait en effet que certains métaux en solutions acides, précipitent par l'hydrogène sulfuré et donnent : *un précipité, soluble dans un excès de sulfure alcalin* ; or, platine, étain, antimoine, arsenic ; *un précipité insoluble dans un excès de sulfure alcalin* : bismuth, plomb, argent, mercure, cadmium, cuivre.

Caractères spécifiques. — On le reconnaît aux caractères suivants :

1° A son odeur d'œufs pourris.

2° Il brûle avec une flamme bleue.

3° Il donne dans les solutions acides de certains métaux, des précipités de couleurs variées : *sels d'or, de plomb, de cuivre*, couleur noire ; *antimoine*, couleur rouge orangé ; *arsenic*, couleur jaune.

Caractères de contrôle et conservation. — Nous avons déjà donné les caractères que doit présenter la dissolution d'acide sulfhydrique et dit comment il fallait s'y prendre pour retarder la décomposition de cette dissolution et pour la conserver ; nous ne reviendrons pas sur ce sujet. Ajoutons cependant que l'emploi de la glycérine, indiqué pour la première fois par Lepage pour la conservation de la solution de H^2S a été de nouveau conseillé par Shilton en 1890 ; ajoutons en outre que, d'après Schneider, on peut conserver longtemps la solution de H^2S en la mettant dans un flacon noir, bouché par un bouchon en verre enduit de vaseline.

Action physiologique. — L'acide sulfhydrique est un poison actif ; même dilué dans beaucoup d'air, il détermine des accidents mortels. Un oiseau périt dans une atmosphère contenant 1/1500 de ce gaz ; il suffit de 1/800 pour faire périr un chien, 1/250 pour un cheval. Il fait subir une altération profonde au sang qui devient noir, en s'unissant au fer que contient ce liquide. C'est donc un poison septique. Mais il agit aussi sur le système nerveux, en provoquant des vertiges et une faiblesse générale qui peut aller jusqu'à la paralysie.

Les gaz, dégagés des fosses d'aisances, renferment de l'hydrogène sulfuré combiné à l'ammoniaque. Ces gaz ont fréquemment déterminé des accidents mortels. Les ouvriers, qui descendent dans les fosses, sans avoir préalablement renouvelé l'air, tombent victimes de leur imprudence ; ils donnent le nom de *plomb* à ces gaz sulfurés.

On verse très souvent dans les fosses d'aisances, pour détruire ce sulfhydrate d'ammoniaque, du sulfate de fer ou du sulfate de zinc ; il y a formation de sulfures métalliques.

L'acide sulfhydrique est-il véritablement la seule cause des accidents causés par le plomb des vidangeurs ? C'est là une question intéressante, qui n'est point encore définitivement tranchée, et sur laquelle certains auteurs ont émis les opinions suivantes :

L'acide sulfhydrique, dit M. Fonssagrives, est sans doute un gaz toxique ; mais ses propriétés vénéneuses ont été singulièrement exagérées, et on lui a rapporté bien à tort, les accidents du plomb des vidangeurs. On peut, en effet, le respirer pendant très longtemps à un certain état de dilution dans l'air sans que la santé en éprouve rien de fâcheux ; de plus sa présence constante dans l'intestin est affranchie de tout inconvénient. La sidération par le plomb ne doit donc pas être attribuée à l'acide sulfhydrique, mais bien à un poison organique, qui y est mêlé dans l'atmosphère des fosses d'aisances.

Il n'est point certain, dit M. Armand Gautier, que dans les cas foudroyants, produits par le plomb des vidangeurs, il n'intervienne pas d'autres gaz des fermentations putrides, aussi dangereux ou plus dangereux que l'acide sulfhydrique, tels que l'acide carbonique et divers gaz phosphorés que l'on observe toujours dans les putréfactions.

Quoi qu'il en soit et malgré ses propriétés toxiques la solution d'acide sulfhydrique prise à l'intérieur, et à petite dose, produit les effets stimulants et altérants du soufre.

Action thérapeutique. — La solution d'acide sulfhydrique est employée comme altérante et stimulante ; cette solution jouit en effet des propriétés stimulantes du soufre, elle les possède même à un plus haut degré.

Modes d'administration. — La solution aqueuse sert à imiter les eaux sulfureuses naturelles. On l'administre, par cuillerée à soupe ou par demi-verrées, étendue de lait chaud ou d'une infusion aromatique, dans les catarrhes des muqueuses, dans les affections cutanées, dans les formes chroniques de la goutte et du rhumatisme, dans la diathèse syphilitique ou larvée ou mal dessinée.

On peut aussi administrer l'hydrogène sulfuré par la méthode proposée par le Dr Battesi. Elle consiste à introduire simultanément dans l'estomac une eau sulfureuse et une eau chargée d'acide carbonique. Sous l'influence de l'acide carbonique, le monosulfure, contenu dans l'eau sulfureuse, se décompose en donnant lieu à un dégagement d'hydrogène sulfuré, et si l'acide carbonique employé est en excès, cet excédent de gaz, obéissant à la loi que suivent tous les gaz stomacaux, introduits du dehors, est absorbé, est éliminé par le poumon, servant ainsi de véhicule à l'hydrogène sulfuré qu'il a fait dégager.

Voici la manière dont procède M. Battesi : 1° Prendre à jeun une cuillerée à café de la solution suivante :

        Monosulfure de sodium . . . .   1 gramme
        Eau distillée.   500   —

Une cuillerée à café de cette solution renferme 1 centigramme de monosulfure de sodium.

2° Prendre ensuite et immédiatement une cuillerée à soupe de la potion de Rivière ou un verre d'eau de seltz.

M. Battesi a fait ses expériences sur des malades atteints de bronchites chroniques et d'asthme, affections reconnues tributaires des eaux sulfureuses et il semble avoir obtenu de bons résultats.

Récemment, on a proposé de faire respirer aux tuberculeux, de l'air renfermant de l'acide sulfhydrique. Sous l'influence de ces inhalations, on aurait vu la fièvre tomber, l'expectoration diminuer, l'évolution des lésions locales s'arrêter. Ces résultats, dit M. le professeur Hayem, méritent d'être confirmés par de nouvelles études.

Nous avons vu, que libre ou combiné, l'acide sulfhydrique était l'agent minéralisateur des eaux minérales sulfureuses. Ces eaux sont, comme on le sait, très employées soit en boissons, soit en bains, soit en humages, pour le traitement d'un certain nombre de maladies : laryngo-bronchite, catarrhe pulmonaire, affections rhumatismales, affections chroniques de la peau, scrofules, syphilis.

Incompatibles. — Les sels d'or, de platine, d'étain, d'antimoine, d'arsenic, de bismuth, de plomb, d'argent, de mercure, de cadmium, de cuivre au maximum, formant avec l'hydrogène sulfuré des composés insolubles, sont incompatibles avec cet acide.

Empoisonnements. — Dans les empoisonnements par l'acide sulfhydrique, il faut donner les secours généraux qu'on administre dans l'asphyxie par les gaz méphitiques :

1° Exposer l'asphyxié à l'air libre.

2° Le débarrasser de tous les vêtements ou liens qui peuvent gêner sa respiration.

3° L'asseoir sur une chaise en lui soutenant la tête.

4° Asperger le corps et principalement le visage avec de l'eau froide.

5° Rappeler la respiration par la méthode de Sylvester.

6° Ranimer la circulation par des frictions sèches ou avec un liquide aromatique.

7° Passer de temps en temps sous le nez de l'asphyxié un linge contenant du chlorure de chaux additionné de quelques gouttes de vinaigre.

8° Quand la vie sera rétablie, c'est-à-dire quand les battements du cœur se raniment et deviennent plus intenses, que la respiration se rétablit, on donne les soins généraux suivants : essuyer le malade, le coucher dans un lit bassiné, la tête modérément élevée, en ayant soin que l'air circule librement autour de lui ; lui faire prendre une infusion chaude aromatisée de rhum ou d'eau-de-vie.

SECTION III

ÉTUDE DES COMBINAISONS OXYGÉNÉES DU SOUFRE.

Sommaire. — Anhydride sulfureux. — Acide sulfurique monohydraté. — Synonymes. — Formules. — Préparation. — Purification. — Caractères d'identité, spécifiques, de contrôle. — Conservation.— Action physiologique, thérapeutique. — Modes d'administration et doses. — Incompatibles. — Empoisonnement et secours.

Remarque. — Parmi les nombreuses combinaisons oxygénées du soufre, les seules intéressantes au point de vue médico-pharmaceutique sont : l'anhydride sulfureux et l'acide sulfurique monohydraté.

§ 1. — Anhydride sulfureux.

Synonymes et formule. — L'anhydride sulfureux, appelé aussi acide sulfureux, gaz sulfureux, sulfuryle, a pour formule SO^2.

Préparation. — Il peut être obtenu par des procédés industriels ou par des procédés de laboratoire.

Dans l'**industrie**, on le prépare par la combustion du soufre ou par le grillage des pyrites.

Le procédé de préparation de l'anhydride sulfureux par la combustion du soufre est très employé pour la désinfection hygiénique des locaux, salles, appartements dans lesquels auraient séjourné des malades atteints de maladies contagieuses et pour la désinfection des objets matériels (vêtements, linge, objets de literie) ayant appartenu à ces malades.

Dans **les laboratoires**, on le prépare en réduisant l'acide sulfurique par certains agents réducteurs, dont les plus employés sont :

Le cuivre.... Réaction $2SO^4H^2 + Cu = SO^4Cu + SO^2 + 2H^2O$
Le mercure... Réaction $2SO^4H^2 + Hg = SO^4Hg + SO^2 + 2H^2O$
Le soufre.... Réaction $2SO^4H^2 + S = 3SO^2 + 2H^2O$
Le charbon... Réaction $2SO^4H^2 + C = CO^2 + 2SO^2 + 2H^2O$

Les deux premiers procédés, qui donnent de l'anhydride sulfureux pur, sont particulièrement employés.

Préparation par l'action du cuivre ou du mercure sur l'acide sulfurique. — On introduit le métal dans un ballon muni d'un tube de dégagement et l'on chauffe jusqu'à ce que le gaz commence à se dégager, puis on modère la chaleur pour régulariser le dégagement gazeux.

Si on emploie le *cuivre* sous forme de *tournure*, le dégagement de gaz peut se produire très tumultueusement, si l'on ne règle pas la chaleur, quand il commence à se produire ; ce premier moment doit donc être surveillé avec soin, mais une fois la réaction établie, elle se poursuit régulièrement et avec tranquillité. L'opération étant assez difficile à conduire avec la tournure de cuivre, il est préférable de faire usage de *lames de cuivre* de 1 millimètre d'épaisseur et coupées en fragments. La réaction est alors plus régulière, la chaleur produite se répartissant mieux dans la masse du cuivre ; mais il faut éviter tout mouvement brusque de l'appareil, le verre mince du ballon étant facilement brisé par les morceaux pesants du métal.

Si on emploie le *mercure*, l'attaque se fait, dès le début, avec une très grande régularité.

Le gaz anhydride sulfureux, étant très soluble dans l'eau, doit être recueilli sur la cuve à mercure.

La densité de l'anhydride sulfureux, étant deux fois plus grande que celle de l'air (2.235), il est possible d'en remplir un vase par déplacement de l'air de bas en haut. Il suffit, en effet, de faire pénétrer jusqu'au fond d'un flacon un tube à dégagement fournissant de l'anhydride sulfureux, pour que celui-ci s'accumule dans le flacon en chassant devant lui l'air dont il prend la place. Toutefois, à moins qu'on n'opère à l'air libre, cette manière d'agir est rendue pénible par l'odeur et les propriétés désagréables du gaz que l'on doit laisser perdre en quantité notable pour assurer l'expulsion complète de l'air.

Si l'on veut obtenir de l'anhydride sulfureux pur, sec, on interpose entre le ballon producteur du gaz et le tube à dégagement un flacon laveur contenant de l'eau qui arrête les particules d'acide sulfurique, de cuivre ou de mercure entraînées mécaniquement. A la suite du flacon laveur se trouve un tube en U, rempli de chlorure de calcium desséché, destiné à arrêter la vapeur d'eau contenue dans le gaz.

Si l'on veut obtenir une dissolution aqueuse d'anhydride sulfureux, on dirige le gaz sulfureux produit et lavé à l'eau, dans des flacons de Woulf contenant jusqu'à la moitié de leur volume, de l'eau distillée bouillie et refroidie en un vase clos. Il est indispensable de chasser par ébullition tout l'oxygène qui pourrait être contenu dans l'eau, car l'eau aérée et par conséquent chargée d'oxygène, oxyderait lentement l'anhydride sulfureux et le changerait en acide sulfurique.

On admet que la dissolution aqueuse d'anhydride sulfureux renferme l'hydrate SO^3H^2, qui constitue ce qu'on appelle l'acide sulfureux, acide très instable.

La dissolution d'anhydride sulfureux doit être conservée, dans des vases bien bouchés, à l'abri de l'oxygène de l'air.

Préparation par l'action du soufre sur l'acide sulfurique. — Ce procédé est surtout applicable lorsqu'on veut préparer de grandes quantités d'anhydride sulfureux. D'abord proposé par Melsens, il a été appliqué en grand par M. R. Pictet pour la fabrication de l'anhydride sulfureux liquéfié, très employé aujourd'hui pour la désinfection chimique.

On introduit le soufre avec l'acide sulfurique concentré dans une cornue en fonte que l'on chauffe jusque vers le point d'ébullition de l'acide sulfurique. Le dégagement de gaz est très régulier et s'arrête dès que la température s'abaisse, de sorte que l'appareil peut fonctionner à volonté.

Préparation par l'action du charbon sur l'acide sulfurique. — Ce procédé, certainement le plus facile, est toujours employé lorsque le gaz carbonique, dégagé en même temps que le gaz sulfureux, est sans inconvénient. On peut s'en servir pour la préparation de la solution aqueuse d'anhydride sulfureux, car le gaz carbonique chasse l'air de l'appareil et la petite quantité de CO^2 dissous est d'ailleurs sans inconvénient pour la plupart des usages.

La réaction s'opère dans un ballon muni d'un tube de dégagement et le gaz est recueilli avec les précautions déjà indiquées (flacon laveur, tube en U rempli de chlorure de calcium desséché, flacons de Woulf remplis à moitié d'eau distillée, bouillie, etc., etc.) suivant que l'on veut obtenir le gaz sec ou la solution aqueuse de gaz.

Caractères d'identité. — L'anhydride sulfureux est un gaz incolore, doué d'une odeur suffocante qui provoque la toux.

Sa densité à 0° et sous la pression de 760^{mm} est de 2,234 par rapport à l'air, de 32.25 par rapport à l'hydrogène. Un litre à 0° sous la pression de 760^{mm} pèse 2,889 ; par refroidissement ou par compression, il se liquéfie, en donnant un liquide incolore, bouillant à 8° et qui se solidifie par refroidissement à — 75° en une masse blanche.

A la pression de 760^{mm}, l'eau en dissout près de 80 fois son volume à 0°, et 50 fois son volume à 15° ; la dissolution aqueuse possède l'odeur du gaz et abandonne celui-ci en totalité par ébullition. Il est aussi très soluble dans l'alcool.

Il éteint instantanément les corps en combustion ; aussi s'en sert-on pour éteindre les feux de cheminée en brûlant du soufre au bas de la cheminée puis interceptant l'accès de l'air.

Il agit néanmoins comme comburant à l'égard de certains métaux en leur cédant de l'oxygène ; le potassium y brûle en donnant du polysulfure, du sulfate et de l'hyposulfite ; l'étain s'y enflamme à une température modérée, en donnant du sulfure d'étain et de l'anhydride stannique.

L'hydrogène le décompose au rouge en donnant de l'eau et du soufre.

C'est un corps très réducteur qui réduit un très grand nombre de composés oxygénés. Il s'oxyde et par conséquent s'empare facilement de l'oxygène, en présence de l'eau. Il décolore en présence de l'eau, par conséquent quand il est passé à l'état d'acide sulfureux (SO^3H^2) beaucoup de substances végétales, mais sans les détruire. L'acide sulfureux SO^3H^2, contenu dans la solution aqueuse est un acide bibasique qui donne des sels neutres et acides dont nous parlerons plus loin.

Caractères spécifiques. — L'anhydride sulfureux se reconnaît aux caractères suivants :

1° Gaz à odeur caractéristique, suffocante, provoquant la toux, éteignant les corps en combustion.

2° Il bleuit le papier iodaté.

3° Il décolore le papier de tournesol.

4° Il décolore une décoction de campêche très diluée et additionnée d'une goutte de potasse.

5° Il est absorbé par la potasse et par le borax.

Caractères de contrôle. — Le gaz sulfureux, préparé par les procédés indiqués et parfaitement lavé, est très pur. La solution, si elle n'a pas été conservée dans des vases bien bouchés et à l'abri de l'oxygène de l'air, peut renfermer de l'acide sulfurique. Dans ce cas, elle donnera avec le chlorure de baryum un précipité blanc de sulfate de baryte, insoluble dans les acides et dans les alcalis.

Action physiologique. — Il excite fortement la pituitaire, la conjonctive et produit sur les bronches une sensation de constriction qui a quelque analogie avec celle produite par la respiration du chlore ; employé sous forme de bain gazeux, il stimule vivement la peau. Il a une action parasiticide et par suite antiseptique assez marquée.

Action thérapeutique. — Il est employé :

Comme agent d'irritation substitutive. Dans les conjonctivites à forme chronique et qu'il convient de ramener à un certain degré d'acuité (Fonssagrives).

Comme moyen de modification des plaies et de prophylaxie contre la septicémie, dans les ulcères atoniques, les plaies gangréneuses, les plaies succédant aux brûlures, les ulcères syphilitiques.

Comme agent de désinfection. — Fumigations sulfureuses dont nous avons déjà parlé.

Comme antiseptique dans les maladies internes, fièvre typhoïde, (Wilks d'Ashford).

Comme parasiticide. — Teigne, gale, sarcines de l'estomac.

Modes d'administration et doses. — Il s'emploie : A L'INTÉRIEUR, en Angleterre, sous forme de solution de 1,04 de densité, à la dose de 1 à 3 grammes dans une eau aromatique.

En 1888 et 1889, on a proposé de l'administrer en inhalation contre la phtisie pulmonaire ; ces inhalations sont en général mal supportées par le malade (1). Pour rendre ces inhalations plus commodes, M. Deschien a proposé l'emploi de bougies particulières (2). Les inhalations ont été également indiquées dans la coqueluche (3).

A L'EXTÉRIEUR. On l'emploie *en bains locaux gazeux* ; *en lotions,* qui se préparent ordinairement d'après Bennell avec 1 p. de solution saturée et 3 p. d'eau.

Pour stimuler la conjonctive, on peut simplement se servir d'une mèche ou d'une allumette soufrée que l'on place, après les avoir enflammées, sous l'œil du malade.

Incompatibles. — Les incompatibles de l'acide sulfureux sont : les corps oxydants qui transforment l'acide sulfureux en acide sulfurique ; les bases qui neutralisent en partie les effets de cet acide.

Empoisonnement. — Il n'est pas toxique.

(1) Voir à ce sujet *Bulletin de Thérapeutique,* 1888, p. 145, mémoire de Darrier.

(2) Voir *Bulletin de Thérapeutique,* 1888, p. 162 et même bulletin, 1890, p. 54, numéro de janvier.

(3) Voir *Bulletin de Thérapeutique,* 1890, p. 367.

§ 2. — Acide sulfurique monohydraté.

Synonymes. — L'acide sulfurique monohydraté est aussi appelé acide sulfurique, acide sulfurique anglais, huile de vitriol, acide vitriolique.

Formule. — SO^4H^2.

Préparation. — L'acide sulfurique est un produit de fabrication industrielle ; il se prépare dans des appareils spéciaux, sur lesquels nous ne croyons pas devoir insister. Nous rappellerons seulement que cette fabrication se divise en deux phases : 1° Production du gaz anhydride sulfureux, soit par combustion du soufre, soit par combustion des pyrites. 2° Transformation de l'acide sulfureux en acide sulfurique, transformation obtenue en faisant agir sur l'anhydride sulfureux l'oxygène de l'air en présence de l'eau.

On sait que l'anhydride sulfureux absorbe l'oxygène de l'air en présence de l'eau, et se change en acide sulfurique ; mais comme cette action serait trop lente, on se sert d'un intermédiaire qui, puisant l'oxygène dans l'air, le cède à l'anhydride sulfureux ; cet intermédiaire est l'acide azotique.

Altérations. — L'acide sulfurique, livré par l'industrie, renferme toujours beaucoup d'impuretés.

L'acide obtenu par la combustion du soufre est le plus pur, et ne contient guère que du *sulfate* de plomb et quelquefois des *vapeurs nitreuses*, provenant des chambres de plomb où il a été préparé et de *l'acide azotique*, employé dans cette préparation.

L'acide obtenu avec les pyrites renferme, outre le *sulfate de plomb* et les *vapeurs nitreuses*, les *acides de l'arsenic* et de *l'acide sélénieux*, car les pyrites renferment souvent de l'arsenic et du sélénium.

D'après M. Muller (1), l'arsenic contenu dans l'acide sulfurique commercial ne proviendrait pas des pyrites, car dans le cours de la fabrication de l'acide sulfurique, on soumet les pyrites à des agents oxydants qui transforment l'arsenic de ces pyrites en acide arsénique As^2O^5 ; il serait ajouté intentionnellement par les fabricants, et voici dans quel but : aujourd'hui, plusieurs fabricants conservent ou expédient leur acide dans des récipients en tôle. Si l'acide venait à attaquer la tôle, il se produirait du sulfate ferreux. Or, ce sel réduit l'acide sélénieux, contenu dans l'acide sulfurique ; il se forme un

(1) Voir *Bulletin de la Société de pharmacie de Lyon* et *Union pharmaceutique*, 1890, page 134.

précipité rouge de sélénium qui se dépose difficilement et l'acide reste trouble. Pour obvier à ces inconvénients, certains fabricants dissolvent dans l'acide chaud 1 0/0 d'acide arsénieux As^2O^3. Cet acide arsénieux, assez soluble dans l'acide sulfurique chaud, se dépose pendant le refroidissement et forme un enduit cristallin sur les parois des récipients en tôle. De plus, en décomposant les vapeurs nitreuses contenues dans l'acide, et aussi en déposant un enduit métallique sur les parois métalliques, il empêche l'attaque du fer et par suite s'oppose à la formation du sulfate ferreux.

L'acide sulfurique, concentré dans les tours de Glover, contient en outre du fer à l'état de sulfate de fer.

Purification. — On purifie l'acide commercial par plusieurs procédés :

1er Procédé. — On ajoute à l'acide concentré du commerce 3 ou 4 grammes de sulfate d'ammoniaque cristallisé par kilogramme, et on le chauffe dans une capsule de porcelaine jusqu'à ce qu'il émette des vapeurs blanches abondantes ; les composés nitreux réagissent sur le sulfate d'ammoniaque et se détruisent en vertu de la réaction suivante :

$$SO^4H^2 + Az^2O^3 + SO^4(AzH^4)^2 = 2SO^4H^2 + 3H^2O + 2Az^2$$

Après refroidissement partiel, on introduit dans la capsule 8 à 10 grammes de bioxyde de manganèse granulé, par kilogramme d'acide, et on chauffe jusqu'à l'ébullition en agitant avec une baguette de verre. L'acide arsénieux se trouve oxydé et transformé en acide arsénique fixe. On laisse refroidir, puis on introduit le liquide décanté dans une cornue de verre au moyen d'un tube à entonnoir pénétrant jusqu'à la panse de la cornue et on procède à la distillation.

On place la cornue sur une grille métallique annulaire qui permet d'élever la température par les côtés et non par le fond ; on évite ainsi les soubresauts qui, à cause de la forte densité de l'acide, entraîneraient la rupture de l'appareil. Dans le même but, on introduit dans la cornue des fils de platine qui régularisent l'ébullition.

Le col de la cornue s'engage, sans bouchon, dans un ballon jusqu'au centre duquel il pénètre ; ce ballon est simplement refroidi par l'air ambiant : toute réfrigération plus active doit être évitée, car elle entraînerait des accidents à cause de la haute température à laquelle bout l'acide.

L'acide étant en ébullition, on recueille à part les vingt ou trente premiers centimètres cubes du liquide ; ils ont entraîné les diverses impuretés volatiles que contenait l'acide. On change ensuite le récipient et on continue la distillation jusqu'à ce que la cornue ne renferme plus qu'un quart de son contenu primitif. L'acide, condensé dans cette dernière partie de l'opération, est pur. Celui qui reste dans la cornue renferme l'acide arsénique et les sulfates métalliques de plomb et de fer non volatils.

2e Procédé. — On peut encore purifier l'acide sulfurique de la manière suivante : on commence par le priver des produits nitreux qu'il renferme en le chauffant, comme il a été indiqué, avec du sulfate d'ammoniaque. Après refroidissement, on verse l'acide peu à peu, et en agitant, dans quatre fois son poids d'eau, puis on fait arriver un courant lent d'hydrogène sulfuré dans le mélange maintenu à une température de 70°, et enfin on abandonne le tout dans un vase bou-

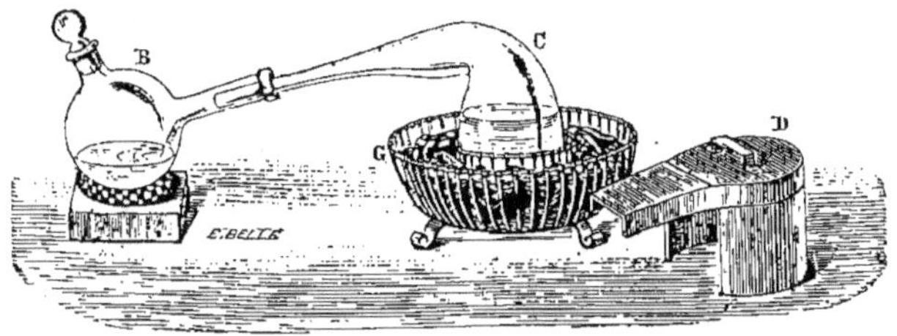

Fig. 94. — Acide sulfurique. Distillation.

ché pendant plusieurs jours. Il se dépose du sulfure de plomb, du sulfure d'arsenic et du soufre.

On décante la liqueur claire et on la concentre par ébullition dans une capsule de porcelaine. La vapeur d'eau entraîne l'hydrogène sulfuré en excès. Quand le produit commence à émettre des vapeurs acides, on le laisse refroidir, puis on l'introduit dans une cornue et on le distille comme il a déjà été dit.

Caractères d'identité. — L'acide sulfurique pur, appelé aussi *acide sulfurique officinal, acide sulfurique monohydraté* est un liquide incolore, inodore et oléagineux, d'une saveur très acide, détruisant rapidement l'épiderme.

Sa densité à 0° est de 1.854 ; à 12° de 1.842 ; à 24° de 1.830.

Il bout à 325° et se congèle à — 34°.

Il est très avide d'eau. Exposé à l'air, il en absorbe rapidement l'humidité, et cela jusqu'à augmenter de trois ou quatre fois son volume. Cette propriété le fait employer pour la dessiccation de l'air et des gaz en général, pour hâter l'évaporation des solutions dans le vide, pour dessécher les corps solides.

Non seulement il absorbe l'eau, mais il enlève même les éléments de l'eau à des corps qui ne la contiennent pas toute formée. C'est pourquoi il noircit les substances dites hydrocarbonées, sucre, bois.

Lorsqu'on mélange directement l'acide sulfurique avec l'eau, il se produit une élévation subite de température, qui peut réduire brusquement l'eau en vapeur, si l'on opère le mélange sans précaution. Pour faire l'opération, il faut verser l'acide dans l'eau, lentement, et en agitant sans cesse. Ce mélange d'acide sulfurique et d'eau est accompagné d'une contraction notable ; il en résulte que la densité du mélange n'est pas proportionnelle à la quantité d'acide qu'il renferme (1).

Il forme avec l'eau deux hydrates définis ayant pour formule : le premier $SO^4H^2 + H^2O$, le second $SO^4H^2 + 2H^2O$.

Il est décomposé par la pile. On recueille de l'hydrogène au pôle négatif et de l'oxygène au pôle positif (Expériences électrolytiques de Bourgoin).

Il est décomposé au rouge en oxygène, acide sulfureux et eau. C'est sur cette propriété qu'est fondée la méthode de préparation de l'oxygène de MM. Deville et Debray.

Il est réduit à chaud par le soufre, le phosphore, l'arsenic, le carbone, le sélénium, le tellure et par beaucoup de métaux, comme le mercure, le cuivre, l'argent ; dans ces conditions, il se forme de l'anhydrique sulfureux, phosphoreux, etc., et des oxydes de mercure, de cuivre, d'argent qui se combinent avec l'acide sulfurique pour donner des sulfates. Il est décomposé à froid par le fer, le zinc (préparation de l'hydrogène).

C'est un acide bibasique qui donne des sels neutres et des sels acides dont nous parlerons plus loin.

Il chasse les acides de beaucoup de sels et il est chassé à son tour de ses combinaisons par l'acide borique et l'acide silicique.

Caractères spécifiques. — Il se reconnaît aux caractères suivants :

______

(1) Voir *Manipulations de chimie,* Jungfleisch, page 458, un tableau dressé par J. Kolb et qui indique les poids d'acide sulfurique monohydraté SO^4H^2 et d'anhydride sulfurique SO^3 contenu dans 100 parties en poids d'un acide sulfurique dilué, de densité donnée, à la température de 15°.

Avec le chlorure de baryum, il donne un précipité blanc de sulfate de baryte, insoluble dans les acides et dans les alcalis.

Ce précipité recueilli, lavé et séché, étant chauffé au chalumeau sur un charbon, avec du carbonate de soude, et à la flamme de réduction, donne naissance à un sulfure alcalin. Ce sulfure, traité par l'acide chlorhydrique, donne de l'acide sulfhydrique reconnaissable à son odeur.

Ce précipité de sulfate de baryte, bouilli avec du carbonate de soude, se transforme en carbonate de baryte et la liqueur filtrée précipite par le chlorure de baryum, après saturation par l'acide chlorhydrique.

Caractères de contrôle.—Par suite de négligences dans sa préparation, dans sa purification ou dans sa concentration, il peut être altéré ; il est de plus quelquefois falsifié.

ALTÉRATIONS. — *Matières organiques.* — L'acide sulfurique, mal bouché ou bouché avec du liège, attire fortement l'humidité de l'air ; il prend alors une coloration brune et quelquefois noire, due à la décomposition du liège ou à celle des matières organiques contenues dans l'air. L'acide ne renfermant pas de matières organiques doit être incolore.

Sels fixes. — Chauffé sur une lame de platine, il doit se volatiliser sans résidu ; s'il laissait un résidu, cela démontrerait la présence des sels fixes, sulfates de potasse, de soude, de plomb ou de chaux.

Composés nitreux. — L'acide mélangé à froid avec un peu de sulfate de protoxyde de fer pulvérisé ne prend pas de coloration rose ; dilué de 25 fois son poids d'eau, il ne bleuit pas l'iodure de potassium amidonné, s'il ne contient pas de composés nitreux ; dans le cas contraire, il renferme des produits nitreux.

Arsenic. — Introduit dans un appareil de Marsh, il ne donne pas d'anneaux à aspect métallique s'il est exempt d'arsenic ; il en donne au contraire, s'il renferme ce métalloïde.

Acide sulfureux. — Dilué, il ne réduit pas la solution de permanganate de potasse, s'il ne renferme pas d'acide sulfureux ; il la réduit au contraire s'il contient cet acide.

Sulfate de plomb. — On le reconnaît de la manière suivante : Étendre l'acide de 10 à 12 fois son volume d'eau et y faire passer un courant d'hydrogène sulfuré. S'il est pur, il ne doit ni se colorer, ni donner de précipité. S'il est impur, il donne une coloration ou un précipité noir.

Sulfate de fer. — On le reconnaît de la manière suivante : Étendre l'acide de 10 à 12 fois son volume d'eau et le traiter par le ferrocyanure de potassium. S'il est pur, il ne se colorera pas. S'il contient du fer, il donne un précipité ou une coloration bleue due au bleu de Prusse formé.

FALSIFICATIONS. — L'acide sulfurique est très rarement falsifié. Baudrimont indique les falsifications opérées au moyen du sulfate de soude et de l'argile dans le but d'augmenter la densité d'un acide qui n'aurait pas le degré de concentration convenable.

Pour reconnaître ces falsifications rares, il suffit d'évaporer l'acide à siccité ; il restera un résidu que l'on pourra caractériser. De plus, l'acide sulfurique officinal pur doit avoir à + 15° une densité de 1,843 qu'il sera facile de constater à l'aide d'un densimètre ; en outre 100 gr. doivent saturer 62,2 d'oxyde de sodium ou 108,1 de carbonate de soude pur et anhydre.

Conservation. — Il doit être conservé dans un flacon bouché à l'émeri et parfaitement sec.

Action physiologique. — L'acide sulfurique monohydraté est un caustique énergique qui désorganise violemment les tissus, s'emparant de leur eau, coagulant l'albumine, changeant la nature chimique de leurs sels, isolant leur carbone et les transformant en une sorte de détritus qui doit s'éliminer par voie de sphacèle. Ingéré dans l'estomac, il produit au passage dans la bouche, le pharynx, l'œsophage et surtout dans l'estomac des désordres considérables qui se manifestent par des troubles fonctionnels de ces divers organes, notamment par des vomissements, de l'affaiblissement du pouls, abaissement de la température, sueur froide, suppression des urines, etc., etc.

L'acide sulfurique dilué est un astringent plus ou moins actif. En solution très étendue, il agit localement, à la manière des acides végétaux, détermine le resserrement des capillaires et la contraction des fibres musculaires lisses et dartoïques, amène la pâleur des organes, abaisse la température et calme les phénomènes d'hématose. Sous cette forme, il excite l'appétit, active la digestion, modère la chaleur et la transpiration cutanée, ainsi que l'irritation prurigineuse de la peau, calme le pouls. On peut donc dire que l'acide sulfurique dilué est légèrement styptique, tempérant et antiphlogistique.

Action thérapeutique. — Il est employé comme *caustique*, moyen de destruction des verrues, agent de cautérisation dans les arthrites chroniques (Legroux, Velpeau, Rust), de destruction des tumeurs.

Comme tempérant dans les fièvres, les maladies inflammatoires, la variole.

Comme hémostatique, hémorrhagies diverses.

Comme dépresseur d'hypercrinies, sueurs exagérées des convalescents, des hectisies, de la suette.

Comme antiseptique (Murray).

Comme neutralisant du plomb, coliques saturnines (Briquet).

Modes d'administration et doses. — Il s'emploie : A L'INTÉRIEUR, sous forme d'*acide sulfurique dilué* du Codex qui est au 10ᵉ (1 p. d'acide, 9 p. eau) ; d'*acide sulfurique alcoolisé* du Codex appelé aussi *eau de Rabel*. Il est au 1/3 (1 p. acide 3 p. alcool).

On prépare avec ces deux médicaments la limonade sulfurique, très employée dans les maladies fébriles, les affections bilieuses, la diathèse hémorrhagique.

Limonade sulfurique préparée avec acide sulfurique dilué.	Limonade sulfurique préparée avec acide sulfurique alcoolisé (Eau de Rabel).
Acide sulfurique dilué. 20 gr. Eau distillée. . . . . 875 — Sirop de sucre. . . . 125 —	Eau de Rabel. . . . . 7 gr. Eau distillée . . . . 875 — Sirop de sucre . . . . 125 —

Élixir vitriolique de Mynsicht. Cette préparation, aujourd'hui inusitée, est représentée dans la thérapeutique anglaise par l'acidum sulphuricum aromaticum ; elle se donnait à la dose de XX à XXX gouttes dans un liquide approprié.

La liqueur ou élixir de Haller de la pharmacopée germanique contient P E d'acide sulfurique dilué et d'alcool à 80°, et s'emploie à la dose de 4 grammes pour la confection d'un litre de limonade.

L'acide sulfurique fait la base de collutoires détersifs employés contre les stomatites scorbutiques, ulcéro-membraneuses et contre les angines de mauvais caractère.

A L'EXTÉRIEUR. — Employé comme caustique, soit pour révulser à la peau en cas d'inflammations chroniques, de douleurs névralgiques, rebelles ou invétérées, soit pour détruire les tumeurs cancéreuses, les nævi, les chancres indurés et phagédéniques. Dans ce dernier cas, on emploie soit le *caustique safrano-sulfurique de Velpeau* :

Poudre de safran. . . . . 10 grammes.
Acide sulfurique . . . . 20 —

soit *le caustique sulfo-carboné de Ricord :*

    Poudre de charbon . . . . 10 grammes.
    Acide sulfurique   4   —

Ces deux caustiques empêchent l'acide de couler sur les tissus sains.

Incompatibles. — Il est incompatible avec les alcalis, les carbonates, les azotates, les chlorures, les sulfures, les sels de chaux, de baryte, de plomb, les émulsions, le lait, l'albumine.

Empoisonnements. — C'est un poison irritant qui produit les symptômes suivants : douleur cuisante s'étendant de la bouche à l'estomac ; muqueuse de la bouche blanchâtre ; vomissements avec efforts violents, matières sanguinolentes et noirâtres en grande quantité ; insensibilité avec violents accès tétaniques.

La mort peut survenir rapidement ; sinon il se produit une perforation de l'estomac, suivie d'une péritonite et d'une mort plus ou moins rapide. Si la vie se prolonge, soif violente avec impossibilité d'avaler, aphonie, salivation abondante, peau pâle et froide, couverte d'une sueur visqueuse ; mort à la suite d'accidents secondaires tel que rétrécissement de l'œsophage.

Premiers secours. — Faire prendre au malade : 1° Une quantité abondante d'eau tiède. 2° De l'hydrate de magnésie, ou de la magnésie calcinée, à défaut du carbonate de magnésie, de l'eau de savon, délayés dans de l'eau. 3° Lait, blancs d'œufs, huile, graine de lin, gruau épais.

<h2 style="text-align:center">SECTION IV</h2>

<h3 style="text-align:center">ÉTUDE DES SELS FORMÉS PAR LES COMBINAISONS
OXYGÉNÉES DU SOUFRE.</h3>

SOMMAIRE. — Hyposulfites ou thiosulfates. — (Constitution. — Préparation. — Caractères spécifiques. — Nomenclature). — Sulfites. — (Constitution. — Préparation. — Caractères spécifiques. — Nomenclature). — Sulfates. — (Constitution. — Préparation. — Caractères spécifiques. — Nomenclature) Sulfites. — (Constitution. — Préparation. — Caractères spécifiques. — Nomenclature).

Les acides oxygénés du soufre donnent des sels importants, qui ont reçu en médecine des applications nombreuses.

§ 1. — Sels fournis par l'acide hyposulfureux.

L'acide hyposulfureux ou acide thiosulfurique $S^2O^3H^2$ donne des sels appelés *hyposulfites* ou *thiosulfates*.

Préparation. — Ils se préparent en faisant bouillir les sulfites avec du soufre.

$$SO^3Na^2 + S = S^2O^3Na^2$$

Caractères spécifiques. — La solution d'un hyposulfite traitée par :

1° *l'azotate d'argent,* à froid, donne un précipité blanc soluble dans un excès d'hyposulfite ; à l'ébullition, la liqueur devient noire.

2° *le perchlorure de fer*, se colore en violet rouge et la coloration disparaît peu à peu.

3° *l'acide sulfurique*, devient peu à peu laiteuse par dépôt de soufre, et dégage à chaud du gaz sulfureux. Le précipité de soufre, lavé et chauffé avec de l'azotate de potasse, donne un sulfate reconnaissable avec le chlorure de baryum.

4° Elle décolore une solution d'iode en se transformant en tétrathionate qui ne précipite pas par les sels de baryte.

Nomenclature. — Le seul hyposulfite intéressant est l'hyposulfite de soude $S^2O^3Na^2$, dont nous étudierons les applications médicales lorsque nous parlerons des sels de soude.

§ 2. — Sels fournis par l'acide sulfureux.

L'acide sulfureux fournit des sels appelés *sulfites*. C'est un acide bibasique ayant pour formule SO^3H^2.

Ou en développant partiellement :

$$SO\!<^{OH}_{OH}$$

L'acide sulfureux étant bibasique peut donner 2 classes de sels :

1° Des sels neutres dans lesquels tout l'hydrogène basique de l'acide est remplacé par un métal ; on les appelle sulfites neutres. Leur formule générale est $SO^3M'^2$ ou $SO\!<^{OM'}_{OM'}$

2° Des sels acides, dans lesquels un seul atome d'hydrogène basique de l'acide est remplacé par un métal ; on les appelle sulfites acides ou bisulfites. Leur formule générale est $SO^3M'H$ ou $SO\!<^{OH}_{OM'}$

Préparation. — Les sulfites alcalins, qui sont les plus employés, et qui sont facilement solubles, se préparent de la manière suivante :

Les **bisulfites**, en saturant d'acide sulfureux une solution d'alcalis caustiques ou carbonatés ; les **sulfites neutres**, en saturant les sulfites acides ou bisulfites, par une quantité d'alcali égale à celle que l'on a employée pour les obtenir.

Caractères spécifiques. — Les sulfites se reconnaissent aux caractères suivants :

1° Traités par les acides chlorhydrique ou sulfurique, les sulfites secs dégagent du gaz sulfureux, caractérisé par son odeur ainsi que par les réactions réductrices déjà signalées pour l'acide sulfureux lui-même.

2° La solution aqueuse de sulfites solubles traitée par :

A. *Un acide*, ne donne pas de dépôt de soufre, ce qui la distingue des hyposulfites.

B. L'*azotate d'argent* donne un précipité blanc, soluble dans l'ammoniaque.

C. Le *chlorure de baryum* donne un précipité blanc, soluble dans une liqueur acide.

D. Avec l'*azotate de plomb* : un précipité blanc abondant, soluble à froid dans l'acide nitrique étendu. Si l'on porte la liqueur à l'ébullition, l'acide azotique est décomposé et il se dépose du sulfate de plomb insoluble dans l'eau.

Nomenclature. — On emploie en médecine :

1° Le *sulfite neutre* de soude SO^3Na^2.

2° Le *sulfite acide* ou bisulfite de soude SO^3NaH.

Nous étudierons les propriétés de ces corps lorsque nous parlerons des sels de soude.

§ 3. — Sels fournis par l'acide sulfurique.

L'acide sulfurique fournit des sels appelés *sulfates* ; c'est un acide bibasique ayant pour formule SO^4H^2.

Ou en développant partiellement :

$$SO^2 < {OH \atop OH}$$

L'acide sulfurique étant bibasique peut donner 2 classes de sels :

1° des sels neutres, dans lesquels tout l'hydrogène basique est remplacé par un métal ; on les appelle sulfates neutres. Leur formule générale est :

$$SO^4M'^2 \text{ ou } SO^2 < \frac{OM'}{OM'}$$

2° des sels acides, dans lesquels un seul atome d'hydrogène basique est remplacé par un métal ; on les appelle bisulfates ou sulfates acides. Leur formule générale est :

$$SO^4M'H \text{ ou } SO^2 < \frac{OH}{OM'}$$

Il donne aussi des sels doubles, parmi lesquels les aluns présentent un intérêt particulier.

Préparation. — Les sulfates se préparent par plusieurs procédés :

1° En faisant agir l'acide sulfurique sur les métaux, soit à froid, soit à chaud. Ex. : sulfates de zinc, de fer, de cuivre, de mercure.

2° En traitant par l'acide sulfurique les oxydes, carbonates, sulfures ou chlorures métalliques. Ex. : sulfates de magnésium, d'aluminium, de sodium.

3° Par l'oxydation de certains sulfures correspondants. Ex. : sulfates de fer, de cuivre.

4° Certains sulfates insolubles s'obtiennent par précipitation en traitant une solution d'un sel du métal dont on veut obtenir le sulfate par l'acide sulfurique ou un sulfate soluble. Ex. : sulfate de baryum, sulfate de plomb.

Caractères spécifiques. — Les sulfates se reconnaissent aux caractères suivants (*Caractères déjà donnés pour l'acide sulfurique*) : les sels solubles donnent avec le chlorure de baryum un précipité de sulfate de baryte, insoluble dans les acides et les alcalis. Ce précipité, recueilli, lavé et séché, étant chauffé au chalumeau sur un charbon, avec du carbonate de soude et à la flamme de réduction, donne naissance à un sulfure alcalin. Ce sulfure alcalin, traité par l'acide chlorhydrique, dégage de l'hydrogène sulfuré à odeur caractéristique d'œufs pourris.

Nomenclature. — Les sulfates, employés en médecine, sont très nombreux ; nous les étudierons lorsque nous ferons l'histoire particulière de chaque métal ; nous nous bornerons, quant à présent, à donner leur nomenclature.

Sulfate d'alumine pur	$Al^2(SO^4)^3 + 18H^2O$
Sulfate de cadmium	SO^4Cd
Sulfate de cuivre	$SO^4Cu + 5H^2O$

Sulfate de cuivre ammoniacal	$SO^4Cu, 4AzH^3 + H^2O$
Sulfate ferreux	$SO^4Fe + 7H^2O$
Sulfate de magnésie	$SO^4Mg + 7H^2O$
Sulfate de manganèse.	$SO^4Mn + 4H^2O$
Sulfate mercurique.	SO^4Hg
Sous-sulfate mercurique.	$SO^4Hg,2HgO$
Sulfate de potasse	SO^4K^2
Sulfate de soude.	$SO^4Na^2 + 10H^2O$
Sulfate de zinc	$SO^4Zn + 7H^2O$
Sulfate double d'alumine et de potasse (Alun de potasse)	$(SO^4)^3Al^2, SO^4K^2 + 24H^2O$

SECTION V

ÉTUDE DES COMBINAISONS QUE L'OXYGÈNE ET LE SOUFRE FORMENT AVEC LES MÉTAUX.

Sommaire. — Oxydes. — Sulfures. — (Analogie. — Constitution. — Préparation. — Caractères spécifiques. — Nomenclature).

Analogies. — En se combinant avec les métaux, l'oxygène donne des corps appelés *oxydes*. En se combinant avec les métaux, le soufre donne des corps appelés *sulfures*. Les oxydes et les sulfures présentent, dans leurs propriétés et dans leurs fonctions, des analogies étroites, exposées dans les cours de chimie et sur lesquelles nous n'avons pas à insister ici ; nous nous bornerons à indiquer : les procédés de préparation de ces corps ; les caractères à l'aide desquels on peut les reconnaître ; la nomenclature des divers oxydes ou sulfures employés en médecine.

§ 1. — Oxydes.

Préparation. — On prépare les oxydes métalliques par deux méthodes générales : 1° par voie sèche, 2° par voie humide.

Procédés par voie sèche. — 1ᵉʳ *Procédé.* — Par l'action directe de l'oxygène sur le métal. La plupart des métaux, les métaux nobles exceptés, s'oxydent lorsqu'on les calcine au contact de l'air ; aussi peut-on préparer un grand nombre d'oxydes par le grillage à l'air des métaux. On prépare par ce procédé l'oxyde d'antimoine, l'oxyde de zinc.

2ᵉ Procédé. — Par la calcination des hydrates, carbonates, azotates ou sulfates métalliques. Cette méthode est très employée. La chaux vive ou oxyde de calcium, la magnésie ou oxyde de magnésium, l'oxyde de zinc, s'obtiennent par la *calcination des carbonates de ces métaux.* L'oxyde mercurique, l'oxyde cuivrique s'obtiennent par la *calcination des azotates de ces métaux.* L'oxyde ferrique ou colcothar s'obtient par la *calcination du sulfate ferreux.*

Procédés par voie humide. — En décomposant un sel par une base puissante (potasse, soude, chaux, ammoniaque).

On prépare l'oxyde mercurique jaune en décomposant le bichlorure de mercure par la potasse ; on prépare la potasse ou la soude, en décomposant les carbonates de potasse ou de soude par la chaux ; on prépare le peroxyde de fer hydraté, en décomposant le perchlorure de fer par l'ammoniaque.

Caractères spécifiques. — On reconnaît les oxydes aux caractères suivants :

1° A leur aspect physique ;

2° Ils ne donnent aucune des réactions des différents acides ; on arrive donc, dit M. Engel, à caractériser un oxyde par exclusion. Un composé non organique, dans la molécule duquel on a décelé la présence d'un métal, sans pouvoir y déceler celle d'un acide, est un métal ou un oxyde métallique ;

3° Ils se dissolvent dans les acides sans dégagement d'hydrogène ; il sera facile, lorsque les oxydes auront été dissous dans un acide, de rechercher dans cette solution, à l'aide des réactifs usités en analyse, la nature du métal constituant l'oxyde.

Nomenclature. — Les oxydes, employés en médecine, sont très nombreux ; nous les étudierons, lorsque nous ferons l'histoire particulière de chaque métal. Voici leur nomenclature.

Chaux ou oxyde de calcium	CaO
— *hydrate de chaux*	CaO, H^2O
Oxyde d'antimoine.	Sb^2O^3
Oxydes de fer.	
1° Sesquioxydes de fer anhydres	
α. Colcothar	Fe^2O^3
β. Safran de mars astringent	

2° Sesquioxydes de fer hydratés. . . . . \
   α. Safran de mars apéritif. . . . . \
   β. Sesquioxyde de fer précipité. . . . . $FeO^3,2H^2O$ \
     ou hydrate ferrique. . . . . /
3° Oxyde ferroso-ferrique. . . . . Fe^3O^4
   (Oxyde noir de fer. Ethiops martial)

Magnésie ou oxyde de magnésium . . . . MgO
   —   *hydrate de magnésie* . . . . MgO,H^2O
Oxyde mercurique . . . . HgO
Oxyde de plomb (Protoxyde) . . . . PbO
Oxyde rouge de plomb (Minium). . . . . Pb^3O^4
Oxyde de potassium . . . . K^2O
Hydrate de potassium (Potasse) . . . . KOH
Oxyde de sodium . . . . Na^2O
Hydrate de sodium (Soude). . . . . $NaOH$
Oxyde de zinc. . . . . ZnO

§ 2. — Sulfures.

Préparation. — On prépare les sulfures par deux méthodes générales : 1° par voie sèche ; 2° par voie humide.

Procédés par voie sèche. — *1er Procédé.* — Par l'action directe du soufre sur les métaux ; soit à froid, sulfure de mercure ; soit à chaud, sulfures de fer, de cuivre, etc. ; soit par une forte compression, sulfure de zinc.

2° Procédé. — En faisant agir le soufre sur certains sulfures moins sulfurés que ceux qu'on veut obtenir. On obtient le pentasulfure d'arsenic en fondant du trisulfure d'arsenic avec du soufre ; on obtient du quintisulfure de sodium en faisant bouillir avec du soufre une dissolution de monosulfure de sodium.

3e Procédé. — En chauffant un sulfate métallique avec du charbon. Le charbon s'empare de l'oxygène avec formation d'oxyde de carbone, et il reste un sulfure.

$$SO^4Ba + 4C = 4CO + BaS$$

   Sulfate de   Oxyde   Sulfure
   baryum   de carbone de baryum.

4e Procédé. — Par l'action du soufre sur un oxyde métallique ou sur un carbonate.

Avec oxyde : $2CuO + 3S = 2CuS + SO^2$

Avec carbonate : $3CO^3K^2 + 12S = 2K^2S^5 + S^2O^3K^2 + 3CO^2$

Procédés par voie humide. — 1ᵉʳ *Procédé.* — Par l'action de l'acide sulfhydrique sur certains hydrates métalliques, on obtient, suivant les proportions d'acide sulfhydrique et de base employées, des sulfhydrates ou des sulfures, d'après les réactions suivantes :

Obtention du sulfhydrate : $KOH + H^2S = KHS + H^2O$

Obtention du sulfure : $2KOH + H^2S = K^2S + 2H^2O$

2ᵉ *Procédé.* — En décomposant par l'hydrogène sulfuré ou par un sulfure alcalin les dissolutions des métaux dont les sulfures sont insolubles.

1° Métaux précipitables par H^2S et donnant des sulfures insolubles : Au — Pt — Sn — Sb — Bi — Pb — Ag — Hg — Cd — Cu.

2° Métaux précipitables par un sulfure alcalin et donnant des sulfures insolubles : Ni — Co — Fe — Mn — Cr — Al — Zn.

Caractères spécifiques. — Les sulfures se reconnaissent aux caractères suivants :

1° La solution d'un sel alcalin, traitée par l'acide chlorhydrique, dégage de l'hydrogène sulfuré à odeur caractéristique et qui noircit un papier imbibé d'acétate de plomb.

2° Cette solution oxydée par l'eau régale, renferme de l'acide sulfurique.

3° Cette solution, chauffée avec du cyanure de potassium et évaporée à sec, puis le résidu étant repris par l'eau ; la liqueur acidulée par l'acide chlorhydrique donne avec le perchlorure de fer, la coloration rouge sang, caractéristique des sulfocyanates.

4° Traitée par un nitro-prussiate alcalin (nitro-prussiate de Na, par exemple) elle donne une coloration violette très intense caractéristique. Ce réactif, dit M. Ditte, permet de découvrir des traces de sulfures dans une liqueur. L'acide sulfhydrique ne produit rien avec ce réactif.

Il est très souvent nécessaire de pouvoir distinguer un monosulfure, un polysulfure et un sulfhydrate de sulfure, sels qui ont entre eux une grande ressemblance. On fera cette distinction à l'aide des caractères suivants :

ESSAIS	MONOSULFURES	POLYSULFURES	SULFHYDRATES DE SULFURES
Couleurs	Incolores	Jaunes	Incolores
Traités par un acide.	Laissent dégager H^2S.	Laissent dégager H^2S avec dépôt de soufre.	Laissent dégager H^2S.
Traités par une dissolution de sulfate de protoxyde de manganèse ou par une dissolution de sulfate de protoxyde de fer.	Donnent un précipité de sulfure de manganèse ou de sulfure de fer, sans dégagement d'hydrogène sulfuré.	Donnent un précipité de sulfure de manganèse ou de sulfure de fer, sans dégagement d'hydrogène sulfuré.	Donnent un précipité de sulfure de manganèse ou de sulfure de fer, avec dégagement abondant d'hydrogène sulfuré.

Nomenclature. — Les sulfures, employés en médecine, seront étudiés lorsque nous ferons l'histoire particulière de chaque métal ; pour le moment, nous nous bornerons à donner leur nomenclature.

Sulfure d'antimoine. . . . . Sb^2S^3
Kermès
Soufre doré d'antimoine. . . . . Sb^2S^5
Oxysulfures d'antimoine, composés artificiels employés autrefois sous les noms de : verre d'antimoine, foie d'antimoine, crocus metallorum, rubine d'antimoine
Monosulfure de calcium. . . . . CaS
Polysulfure de calcium . . . .
Bisulfure d'étain. . . . . SnS^2
Sulfure de fer. . . . . FeS
Sulfure mercurique . . . . HgS
Ethiops minéral (Mélange de sulfure mercurique de soufre et de mercure métallique)
Trisulfure de potassium. . . . . K^2S^3
Quintisulfure de potassium . . . . K^2S^5
Monosulfure de sodium . . . . $Na^2S,9H^2O$
Trisulfure de sodium. . . . . Na^2S^3
Quintisulfure de sodium. . . . . Na^2S^5

CHAPITRE V

ÉTUDE DE LA QUATRIÈME FAMILLE DES MÉTALLOÏDES

Division. — La quatrième famille des métalloïdes comprend deux sections :

1re *section.* — Azote. Phosphore. Arsenic. Antimoine.

Quelques auteurs rangent aussi dans cette section le bismuth. Cependant, on peut dire que le caractère nettement basique de son oxyde rapproche davantage ce corps des métaux ; nous ne comprendrons pas le bismuth dans la première section des métalloïdes de cette famille et nous l'étudierons aux métaux.

2e *section.* — Bore.

Généralités sur les métalloïdes de la 1re section. — L'azote, le phosphore, l'arsenic et l'antimoine, qui forment les métalloïdes de la première section de la 4e famille, présentent entre eux des analogies très étroites, qui peuvent être ainsi résumées :

Ce sont des corps qui peuvent, suivant les corps qu'on leur présente et suivant les conditions dans lesquelles on les place, jouer le rôle d'éléments trivalents ou pentavalents, c'est-à-dire qu'ils peuvent s'unir à 3 ou 5 atomes de divers éléments monovalents. Ainsi, le phosphore s'unit avec le chlore, pour donner les composés : $PhCl^3$ et $PhCl^5$; l'antimoine donne $SbCl^3$ et $SbCl^5$. Cependant on peut dire que, dans leurs combinaisons directes, les éléments de cette famille sont tous triatomiques ou trivalents.

Ils s'unissent à l'hydrogène pour former des combinaisons répondant à la formule générale RH^3. L'azote donne l'ammoniaque AzH^3 ; le phosphore donne l'hydrogène phosphoré PhH^3 ; l'arsenic donne l'hydrogène arsenié AsH^3 ; l'antimoine donne l'hydrogène antimonié SbH^3.

Ils s'unissent à l'oxygène pour donner un très grand nombre de combinaisons correspondantes et analogues, dont quelques-unes ont reçu des applications médico-pharmaceutiques.

Ils s'unissent avec les éléments halogènes, c'est-à-dire avec le fluor, le chlore, le brome et l'iode, pour donner des combinaisons correspondantes et analogues, dont quelques-unes sont employées en médecine.

Ils se combinent au soufre pour donner des combinaisons correspondantes et analogues, dont quelques-unes sont intéressantes au point de vue médico-pharmaceutique.

Ils s'unissent difficilement aux métaux. Cependant le phosphore donne des phosphures métalliques dont quelques-uns sont utilisés en médecine ; l'arsenic donne des arséniures, l'antimoine des antimoniures inusitées en médecine.

Généralités sur le métalloïde de la 2ᵉ section. — Le bore forme à lui seul la 2ᵉ section de la 4ᵉ famille des métalloïdes. Il s'unit à l'hydrogène, aux éléments halogènes, au soufre, pour donner des composés intéressants au point de vue chimique, mais dont un seul, l'acide borique, a reçu des applications médicales.

Plan d'étude. — Pour faire l'étude des métalloïdes, appartenant à cette famille, nous adopterons l'ordre suivant :

Dans un premier groupe nous ferons :

1° L'étude de l'azote.

2°   —   des combinaisons hydrogénées de l'azote.

3°   —   des combinaisons oxygénés de l'azote.

4°   —   des sels formés par les combinaisons oxygénées de l'azote.

Le 2ᵉ groupe comprendra :

1° L'étude du phosphore.

2°   —   des combinaisons oxygénées du phosphore.

3°   —   des sels formés par les combinaisons oxygénées du phosphore.

4°   —   des phosphures métalliques.

Nous n'étudierons pas les combinaisons hydrogénées, les combinaisons chlorées, bromées, sulfurées du phosphore, qui n'ont reçu aucune application médicale.

Dans un 3ᵉ groupe nous ferons :

1° L'étude de l'arsenic.

2°   —   des combinaisons oxygénées de l'arsenic.

3° L'étude des sels formés par les combinaisons des composés oxygénés de l'arsenic.

4° — de l'iodure d'arsenic   qui ont reçu quelques appli

5° — des sulfures d'arsenic   cations médicales.

6° — de l'acide cacodylique et de ses sels.

Nous n'étudierons pas les combinaisons hydrogénées, chlorées, bromurées et les arséniures métalliques inusités en médecine.

Dans un 4ᵉ groupe nous ferons :

1° — L'étude de l'antimoine.

2° — des combinaisons oxygénées de l'antimoine.

3° — des sels formés par les combinaisons oxygénées de l'antimoine.

4° — des chlorures d'antimoine.

5° — des sulfures d'antimoine.

Nous n'étudierons pas les combinaisons hydrogénées et les antimoniures métalliques qui n'ont reçu aucune application médicale.

Enfin, dans un 5ᵉ groupe, nous étudierons les combinaisons que le bore forme avec l'oxygène et les dérivés de ces combinaisons ; nous laisserons de côté l'étude des combinaisons hydrogénées, chlorées, bromées, fluorées, sulfurées du bore, qui ne présentent, au point de vue médical, aucun intérêt.

CHAPITRE VI

TITRE I. — ÉTUDE DU GROUPE DE L'AZOTE

Préliminaires. — Division.

L'étude de ce groupe comprend :
1º L'étude de l'azote ;
2º   — des combinaisons hydrogénées de l'azote ;
3º   — des combinaisons oxygénées de l'azote ;
4º   — des sels formés par les combinaisons oxygénées de l'azote.

SECTION I

ÉTUDE DE L'AZOTE.

Sommaire.— Synonymes. — Formule.— Etat naturel.— Préparation. — Caractères d'identité, spécifiques, de contrôle. — Action physiologique, thérapeutique. — Modes d'administration et doses. — Etablissement médical destiné à l'emploi de l'azote sous toutes ses formes.

Synonymes. — L'azote, appelé aussi air phlogistiqué, air vicié, air méphitique, alcaligène, nitrogène, mofette atmosphérique, a été isolé dès 1669 par Mayow, distingué comme gaz spécial par Rutherford et étudié par Lavoisier, Priestley, Schèele, Fourcroy et Chaptal.

Symbole. — Il a pour symbole Az.

Etat naturel. — Il forme environ les 4/5 de l'air atmosphérique où il est mélangé avec l'oxygène, dont il atténue les affinités chimiques.

Il est mélangé aussi avec les gaz suivants : argon, découvert par Ramsay et Rayleigh ; crypton, appelé aussi éosium, découvert par Ramsay et Travers ; néon, découvert par Ramsay et Travers (1).

(1) Voir à ce sujet : *Comptes rendus de l'Académie des sciences* des 6 juin 1898 et 20 juin 1898 (Extraits *Répertoire de pharmacie*, 10 avril 1898, p. 349 et 350).

Il entre dans la constitution d'un grand nombre de matières organiques, souvent très complexes, comme les matières albuminoïdes, les alcaloïdes, etc., etc. ; on le trouve aussi dans les azotates de potasse, de soude, d'ammoniaque, corps très abondants dans certaines localités.

Préparation. — Il se prépare par différents procédés :

1er Procédé. — En enlevant à l'air atmosphérique l'oxygène qu'il contient. On emploie à cet effet diverses substances, comme le phosphore, les sulfures alcalins, le sulfure de fer, l'acide pyrogallique en présence de la potasse, le gaz bioxyde d'azote qui ont la propriété d'absorber l'oxygène à froid ; mais le corps que l'on emploie le plus fréquemment, pour obtenir l'azote pur, est le cuivre en tournure, qui absorbe l'oxygène au rouge.

Pour faire cette préparation, on fait passer un courant lent d'air à travers un tube en U contenant de la potasse caustique, destinée à absorber l'acide carbonique renfermé dans l'air ; à travers un tube en U contenant du chlorure de calcium, destiné à absorber l'humidité ou la vapeur d'eau renfermée dans l'air. On dirige ensuite ce courant d'air, préalablement débarrassé d'acide carbonique et de vapeur d'eau, à travers un tube chauffé au rouge et contenant de la tournure de cuivre.

Le cuivre s'oxyde en fixant l'oxygène, et le gaz qui sort du tube à dégagement est de l'azote pur.

2e Procédé. — On peut également obtenir l'azote en décomposant par la chaleur l'azotite d'ammoniaque :

$$AzH^4AzO^2 = AzH^2 + 2H^2O$$

L'azotite d'ammoniaque, étant difficile à préparer, peut être remplacé par un mélange d'azotite de potasse et de chlorhydrate d'ammoniaque. Il se forme, par double décomposition, de l'azotite d'ammoniaque et cet acide se décompose au fur et à mesure de sa formation :

$$AzO^2K + AzH^4Cl = KCl + AzH^4AzO^2$$

Azotite de potasse	Chlorhydrate ammoniaque		Azotite d'ammoniaque

Caractères d'identité. — L'azote est un gaz incolore, inodore, sans saveur, d'une densité de 0,972 rapportée à l'air. Longtemps considéré comme permanent, il a été liquéfié par M. Cailletet et même solidifié par M. Wroblewski.

Il est peu soluble dans l'eau et l'alcool ; il ne brûle pas et n'entretient pas la combustion ; si, dans une éprouvette pleine d'azote,

on introduit une bougie allumée, cette bougie s'éteint immédiatement.

Il a peu de tendances à s'unir aux autres corps simples ou composés ; c'est un élément peu actif et doué d'une inertie presque complète.

Caractères spécifiques. — Il se reconnaît surtout à ses caractères négatifs :

1° Il éteint les corps en combustion, mais ne brûle pas lui-même
(caractère distinctif avec l'hydrogène).

2° Il ne trouble pas l'eau de chaux (caractère distinctif avec l'acide
carbonique).

Caractères de contrôle. — S'il a été préparé, en faisant passer
de l'air non privé d'acide carbonique, sur de la tournure de cuivre
chauffée au rouge, il peut contenir de l'acide carbonique ; dans ce
cas, il troublera l'eau de chaux.

Conservation. — Il peut être conservé par les procédés ordinaires de conservation des gaz (flacons bouchés à l'émeri ; sacs en
caoutchouc, etc.).

Action physiologique. — L'histoire physiologique de ce corps
est peu connue. Étudié au point de vue physiologique à la fin du
siècle dernier par Wintrop, Saltonstall et Mittchil, et au commencement de ce siècle par Nysten, qui lui a reconnu une action de sédation circulatoire, le gaz azote a été ensuite quelque peu oublié.

En 1859, les recherches de Demarquay et de Lecomte ont appelé
de nouveau l'attention sur ce gaz. Ces expérimentateurs ont constaté
qu'une atmosphère d'azote émoussait notablement la sensibilité d'une
plaie saignante, qu'elle ralentissait et même suspendait le travail de
réparation dont les plaies récentes sont le siège (1).

Rotureau a fait quelques essais sur les inhalations azotées ; mais
ces essais, un peu imparfaits, ne lui ont pas permis d'indiquer d'une
manière précise l'action propre de ce gaz envisagé comme médicament.

Action thérapeutique. — Jusqu'à présent, l'azote n'avait été
employé que dans deux cas : comme agent de sédation dans les maladies chroniques de l'appareil respiratoire ; pour soustraire les plaies
opératoires au contact de l'air. Depuis quelque temps, il semble de-

____

(1) Voir Demarquay, *Essai de pneumatologie médicale, Recherches physio
logiques, chimiques et thérapeutiques sur les gaz*, Paris, 1866, page 823.

voir prendre une place importante en thérapeutique et en 1890, il s'est créé à Paris, rue St-Lazare, un établissement médical destiné à l'emploi de l'azote sous toutes ses formes.

Dans cet établissement, on prépare l'azote en enlevant à l'air l'oxygène qu'il contient au moyen du phosphore.

On brûle le phosphore dans de grands récipients contenant de l'air atmosphérique. L'oxygène de cet air s'unit avec le phosphore pour donner des composés oxygénés du phosphore qui sont dissous dans l'eau et l'azote est mis en liberté.

Cet azote est lavé plusieurs fois à l'eau, barbotte ensuite dans une solution de potasse qui a pour but de le débarrasser de l'acide carbonique qu'il peut contenir, puis il est recueilli dans des gazomètres.

Mélangé à l'air, à doses variées, il est prescrit en inhalations : dissous dans l'eau, il est prescrit en boisson, en pulvérisation ou irrigation. On l'utilise, à l'établissement de la rue St-Lazare, pour le traitement des maladies suivantes :

Maladies des voies respiratoires : Coryza aigu et chronique, ozène, pharyngites, laryngites, tuberculose pulmonaire au premier degré, bronchite, toux spasmodique.

Maladies de l'estomac : Pyrosis, dyspepsies, gastralgies, dilatations.

Maladies de la vessie : Cystite, catarrhe, gravelle, diathèse urique, etc.

Maladies de l'utérus : Erosions, ulcérations, hypertrophie du col, flueurs blanches.

Maladies générales : Anémie, chlorose, nervosisme, diabète, obésité, etc.

On conseille *l'eau azotée*, préparée en faisant dissoudre de l'azote dans l'eau sous pression, par le procédé qui sert à préparer l'eau de Seltz comme eau de table. Cette eau serait, dit-on, apéritive, digestive et diurétique.

Il a été aussi conseillé, comme nous l'avons déjà dit, pour soustraire les plaies opératoires au contact de l'air. Pour cela, on enveloppe la plaie dans un manchon en caoutchouc que l'on gonfle avec du gaz azote chassé d'un réservoir élastique ou ballon dans lequel il est renfermé.

Comme on le voit, par les nombreuses applications que nous

venons d'indiquer, l'azote paraît devoir occuper une place importante et peut-être exagérée en thérapeutique.

L'azote se trouve à l'état gazeux dans certaines eaux minérales et l'action salutaire de ces eaux dans le traitement de certaines affections, a fait attribuer à ce corps une valeur thérapeutique.

Actuellement, disent MM. Joanin et Brissemoret, on pense que l'azote possède une action sédative et que c'est grâce à cette action que les eaux minérales où il se rencontre, donneraient d'heureux résultats dans le traitement de la coqueluche, de la toux nerveuse, de la tuberculose au début ; quoi qu'il en soit l'azote ne peut pas être considéré comme un médicament réel.

SECTION II

ÉTUDE DES COMBINAISONS HYDROGÉNÉES DE L'AZOTE.

SOMMAIRE.— Ammoniaque.— Synonymes.— Formule.— Préparation pour obtenir le gaz ammoniac, ou la dissolution de gaz ammoniac. — Préparation industrielle de l'ammoniaque liquide. — Purification. — Du gaz ammoniac. — De l'ammoniaque dissous ou ammoniaque liquide. — De l'ammoniaque liquide officinale ou ammoniaque pure. — Caractères d'identité, spécifiques, de contrôle. — Conservation. — Action physiologique, thérapeutique. — Modes d'administration et doses. — Incompatibles. — Empoisonnements. — Secours.

Ammoniaque.

L'azote forme avec l'hydrogène une seule combinaison : l'ammoniaque.

Synonymes. — On l'appelle aussi alcali volatil, gaz ammoniac, air alcalin, azoture d'hydrogène, hydramide, amidide d'hydrogène.

Formule. — Elle a pour formule : AzH^3.

Préparation. — On prépare le gaz ammoniac, dans les laboratoires, en décomposant le chlorhydrate d'ammoniaque ou chlorure d'ammonium par la chaux. La réaction produite est exprimée par la formule suivante :

$$2AzH^4Cl + CaO = CaCl^2 + 2AzH^3 + H^2O.$$

Comme on le voit, il se fait du chlorure de calcium, du gaz ammoniac et de l'eau.

L'appareil, employé pour la préparation, se compose d'une cornue en verre peu fusible ou mieux en grès de 300 cent. cubes environ. Au moyen d'un bouchon, percé d'un trou, on adapte à son col un tube à dégagement, puis on place cette cornue sur un fourneau à réverbère.

On pulvérise séparément 50 grammes de chlorhydrate d'ammoniaque et 120 grammes de chaux vive, puis on mélange avec soin les deux poudres. On doit opérer le mélange aussi rapidement que possible, car les deux substances réagissent à la température ordinaire. On introduit immédiatement le mélange dans la cornue, et on achève de la remplir, jusqu'à la naissance du col, par de la chaux vive grossièrement concassée.

On chauffe doucement, et c'est là une précaution importante. En effet, si l'on porte rapidement la cornue à une température élevée, le chlorhydrate d'ammoniaque se volatilise sans se décomposer, il vient se condenser dans le col de la cornue et même dans le tube de dégagement qu'il obstrue. Ce dernier accident pouvant entraîner l'explosion de la cornue, on doit, pour l'éviter, chauffer avec modération.

Le gaz ammoniac étant très soluble dans l'eau doit être recueilli sur la cuve à mercure ; sa densité étant faible (0,589) on peut encore le recueillir par déplacement de haut en bas, à la façon de l'hydrogène.

Préparation du gaz ammoniac sec. — Si l'on veut avoir du gaz ammoniac sec, on interpose entre la cornue et le tube à dégagement un tube en U contenant de la chaux vive ou mieux de la potasse caustique fondue, qui a pour but d'absorber la vapeur d'eau entraînée.

On ne peut employer le chlorure de calcium desséché comme agent de dessiccation, parce qu'il absorbe à froid l'ammoniaque et forme avec elle une combinaison solide, ayant pour formule :

$$CaCl^2 + 4AzH^3.$$

Préparation de la dissolution aqueuse. — Si l'on veut avoir une dissolution aqueuse de gaz ammoniac, on peut employer deux méthodes :

1re MÉTHODE. — Diriger le gaz ammoniac, produit par le procédé que nous venons d'indiquer, à travers une série de flacons de Woulf disposés comme il sera dit plus loin.

2° MÉTHODE. — Préparer du gaz ammoniac, en chauffant la solution d'ammoniaque du commerce (solution qui abandonne une grande partie du gaz dissous, longtemps avant le point d'ébullition de l'eau), et diriger ce gaz ammoniac produit dans des flacons de Woulf, disposés comme il va être dit : c'est à l'aide de cette dernière méthode que le Codex de 1884 conseille de préparer l'ammoniaque liquide officinale ou ammoniaque pure.

On introduit de l'ammoniaque liquide du commerce dans un ballon en verre, muni d'un tube de sûreté et d'un tube à dégagement. Ce tube communique avec un flacon laveur puis avec un appareil de Woulf.

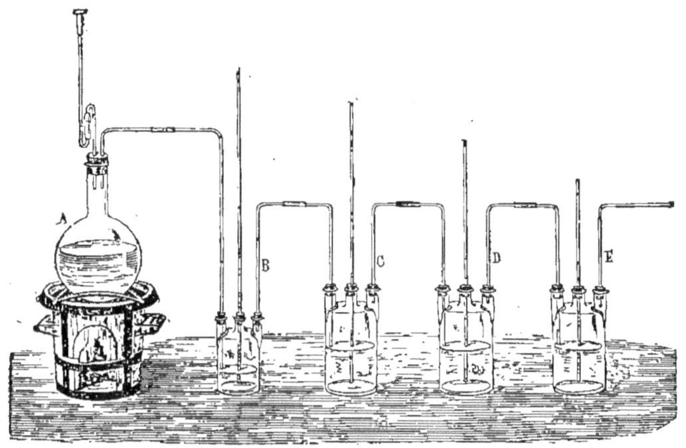

Fig. 95. — Préparation du gaz ammoniac.

On place, dans le flacon laveur, une couche de 3 ou 4 centimètres de hauteur de solution ammoniacale du commerce additionnée d'une petite quantité de chaux éteinte ; ce liquide arrêtera l'acide carbonique et les matières entraînées mécaniquement. On peut remplacer la solution ammoniacale par de l'eau ; mais ce liquide devra tout d'abord se saturer d'ammoniaque, ce qui retardera l'opération.

Dans les flacons de Woulf, mis à la suite du flacon laveur, on place de l'eau distillée et on ne remplit les flacons qu'à moins de la moitié de leur hauteur, *le volume du liquide augmentant de près de moitié pendant la dissolution*. On fait de plus plonger jusqu'au fond des flacons les tubes qui amènent l'ammoniaque, et cela pour deux raisons : on augmente ainsi la hauteur de la colonne d'eau que le gaz traversera ; par suite, on augmente la durée du contact, ce qui facilitera la dissolution. La solution d'ammoniaque dans l'eau, ayant une densité plus faible que l'eau pure, peut surnager celle-ci en ne s'y mélangeant qu'avec lenteur ; il en résulte que la couche d'eau qui, sans cette précaution, se trouverait au-dessous de l'orifice de l'arrivée du gaz, et qui, par conséquent, ne serait pas soumise à l'agitation due au dégagement des bulles, resterait en quelque sorte en dehors de l'opération et ne serait pas saturée.

Enfin, on place les flacons de Woulf dans des terrines en grès pleines d'eau froide et qu'on maintiendra froide pendant toute la durée de l'opération.

L'appareil étant ainsi disposé, on chauffe légèrement le ballon pour provoquer le dégagement de l'ammoniaqne, et on élève progressivement la température jusqu'à l'ébullition, afin de dégager la totalité du gaz contenu dans l'ammoniaque liquide du commerce employée. On peut, et c'est là une précaution recommandée, régulariser le dégagement du gaz ammoniac, en introduisant dans le ballon deux ou trois petits fragments de charbon de bois ou de charbon des cornues à gaz, de la grosseur d'un pois. Le charbon, corps poreux, régularise, d'une manière complète, le dégagement du gaz ammoniac.

L'opération étant terminée, on retire du premier flacon de Woulf une solution d'ammoniaque très pure, qui devra marquer 0,925 au densimètre et que l'on conservera dans des flacons bouchés à l'émeri. Le dernier flacon de Woulf donnera de l'ammoniaque faible, qu'on pourra employer au lieu d'eau distillée, pour une opération ultérieure.

Préparation industrielle. — Industriellement, au lieu d'opérer avec des sels ammoniacaux plus ou moins épurés, on trouve de l'avantage à employer directement les liquides ou produits bruts, contenant l'ammoniaque libre ou carbonatée.

On emploie particulièrement :

1° Les eaux de condensation obtenues pendant la préparation du gaz de la houille.

2° Les eaux obtenues comme produits secondaires dans la fabrication du noir d'os.

3° Les urines putréfiées et les eaux vannes des dépôts de vidanges.

Ces derniers produits (urines putréfiées ou eaux vannes des dépôts de vidanges) renferment une grande quantité de carbonate d'ammoniaque formé par l'hydratation de l'urée sous l'influence d'un ferment spécial, d'après la réaction suivante :

$$CH^4Az^2O + 2H^2O = CO^3 (AzH^4)^2$$

Urée   Carbonate neutre
d'ammoniaquo

L'opération se fait dans de vastes appareils offrant des dispositions diverses ; mais la plus fréquemment employée est celle que présente l'appareil Mallet décrit dans divers ouvrages (1).

L'ammoniaque liquide, obtenue par les procédés de laboratoire indiqués, est généralement pure : il n'en est pas de même de celle du commerce. Cette dernière est, en effet, colorée en jaune par des matières organiques : elle contient tous les sels qui se trouvent dissous dans l'eau ordinaire employée pour sa préparation ; enfin, elle renferme souvent de l'acide carbonique venant de l'air, du plomb et du cuivre provenant des appareils dans lesquels elle a été fabriquée.

Caractères d'identité. — 1° *Gaz ammoniac.* — Le gaz ammoniac est incolore, doué d'une odeur forte et pénétrante.

Sa densité, par rapport à l'air est, sous la pression normale et à 0°, de 0,5894. Un litre pèse 0 gr. 7619.

Il se liquéfie à la pression ordinaire, vers — 40°, et se solidifie sous une pression de 20 atmosphères en une masse transparente cristalline.

Il est très soluble dans l'eau qui en dissout :

à	0° 1447 fois son volume soit	875 grammes par litre
à	4°.	792 —	—
à	10°.	679 —	—
à	20°.	526 —	—
à	30°.	403 —	—
à	40°.	307 —	—

On voit donc que la solubilité du gaz ammoniac dans l'eau diminue avec la température.

2° *Ammoniaque dissous.* — L'ammoniaque dissous, appelé ammoniaque liquide, est un liquide incolore, alcalin, caustique, doué d'une odeur forte, irritante et suffocante.

Cette solution est plus ou moins riche en ammoniaque gazeuse, et la richesse de cette solution est en rapport avec la densité. Cette densité diminue avec la richesse en ammoniaque et réciproquement, plus la densité de la solution est faible, plus la solution est riche en ammoniaque. C'est ce que démontrent les tables dressées par Davy, Otto, Griffin, Carius et celle plus récente de M. Waschmuth.

Voici, d'après Waschmuth, la densité des solutions d'ammoniaque avec leur teneur en ammoniaque.

(1) *Dictionnaire* de Wurtz, t. I, p. 213. — *Traité de chimie* de Schutzemberger, t. II, p. 110 ; — *Traité de chimie* de Willm et Hanriot, t. I, p. 461.

Densité à 12°	*AzH³ contenu dans un litre.*
0,870	334 gr. 5
0,890	277 » 3
0,900	249 » 5
0,910	222 » 8
0,920	196 » 3
0,930	170 » 1
0,950	118 »
0,950	93 » 1

etc., etc.

Cette solution chauffée vers 100°, perd tout le gaz ammoniac qu'elle contenait. Soumise au vide, elle se comporte de même.

Si l'on expose à l'air une solution d'ammoniaque, elle s'appauvrit rapidement. Si l'on fait passer un courant d'air rapide à travers une solution concentrée, l'ammoniaque est entraînée et il se produit un abaissement de température qui peut aller à — 40°.

Caractères spécifiques. — 1° *Gaz ammoniac.* — Il éteint les corps en combustion ; il est combustible, mais brûle difficilement dans l'air.

Les corps oxydants l'oxydent en donnant soit de l'eau et de l'azote, soit de l'eau, de l'azotite et de l'azotate d'ammoniaque.

Il est décomposé par l'iode à chaud et donne des produits de substitution iodés très détonnants, les iodures d'azote.

Les métaux alcalins, comme le potassium, chauffés en présence du gaz ammoniac, donnent des produits de substitution.

Il s'unit aux acides chlorhydrique, bromhydrique, iodhydrique et aux acides oxygénés pour donner des sels très importants.

Il est absorbé par un grand nombre de sels.

2° *Ammoniaque dissous.* — La solution d'ammoniaque présente des propriétés chimiques analogues à celles de l'ammoniaque gazeuse.

On reconnaît l'ammoniaque aux caractères suivants :

1° Elle possède une odeur caractéristique ;

2° Elle bleuit le papier rouge de tournesol ;

3° Elle répand des fumées blanches lorsqu'on approche près d'elle une baguette imbibée d'acide chlorhydrique ;

4° Elle précipite en brun par le réactif de Nessler (1).

(1) Le réactif de Nessler s'obtient en dissolvant jusqu'à refus de l'iodure mercurique dans une dissolution d'iodure de potassium et ajoutant au mélange une dissolution de potasse caustique. Ce réactif est donc une solution alcaline d'iodo-mercurate de potassium.

Ammoniaque liquide officinale.

Pour les usages pharmaceutiques, on emploie une dissolution d'ammoniaque pure et à un degré de concentration déterminé. Cette solution porte le nom d'*Ammoniaque liquide officinale*.

Préparation. — On la prépare avec l'ammoniaque liquide du commerce, par le procédé que nous avons déjà indiqué.

Caractères d'identité. — C'est un liquide incolore, d'une odeur urineuse et suffocante, d'une saveur alcaline très caustique, produisant la vésication quand il est mis en contact avec la peau ou les muqueuses, sa densité est de 0,925.

Caractères de contrôle. — L'ammoniaque liquide pure ne doit contenir aucune des altérations très souvent renfermées dans l'ammoniaque liquide du commerce et qui sont :

ALTÉRATIONS. — *Sels calcaires*, provenant de l'eau employée pour la préparation. On reconnaît la présence de ces sels, en chauffant de l'ammoniaque sur une lame de platine ; elle laissera un résidu, si elle contient des sels fixes ; elle se volatilisera sans résidu, si elle n'en contient pas.

Acide carbonique. — Dans ce cas, elle se trouble sensiblement quand on la chauffe avec un volume d'eau de chaux égal au sien.

Acide sulfurique, acide chlorhydrique, métaux proprement dits. — Dans ce cas, étendue d'eau et saturée par l'acide azotique pur, elle donne une liqueur qui précipite par l'azotate de baryte (*acide sulfurique*) ; par l'azotate d'argent (*acide chlorhydrique*) ; par l'hydrogène sulfuré (*métaux proprement dits*).

Produits empyreumatiques. — Ils peuvent provenir : de l'impureté du chlorhydrate d'ammoniaque employé à la préparation ; des impuretés renfermées dans les eaux d'égout, eaux de gaz, servant à la préparation de l'ammoniaque du commerce. Pour reconnaître ces matières, on verse dans une capsule quelques gouttes d'ammoniaque, on laisse évaporer le gaz ammoniac, et le résidu dégage l'odeur de l'huile empyreumatique.

Bases pyridiques. — Pour rechercher ces bases on additionne l'ammoniaque d'acide chlorhydrique en excès, puis on la traite par l'iodure double de bismuth et de potassium (Réactif de Dragendorff). Il se forme un précipité rouge vif.

Aniline, ou l'un de ses homologues. — Pour la recherche, on sursature l'ammoniaque par un acide (acide chlorhydrique) : elle devient rose, si elle contient de l'aniline ou l'un de ses homologues.

FALSIFICATIONS.— L'ammoniaque liquide peut contenir un excès d'eau ;

dans ce cas, elle marquera une densité supérieure à la densité exigée et qui doit être de 0,925 au densimètre.

En résumé, l'ammoniaque liquide devra, pour être pure, présenter les caractères suivants :

1° Être incolore et volatile sans résidu et sans odeur empyreumatique (matières organiques, sels fixes, matières empyreumatiques) ;

2° Marquer 0,925 au densimètre (excès d'eau) ;

3° Ne pas se troubler par l'eau de chaux, lorsqu'on la chauffe avec un volume d'eau de chaux égal au sien (acide carbonique) ;

4° Étendue d'eau et saturée par l'acide azotique, elle ne doit pas :

A. Précipiter par l'azotate de baryte (acide sulfurique) ;

B. Précipiter par l'azotate d'argent (acide chlorhydrique) ;

C. Se colorer ou précipiter par l'hydrogène sulfuré (métaux proprement dits).

Conservation. — L'ammoniaque liquide se colore au contact de certaines matières organiques, au contact des fragments de bouchon par exemple ; de plus, exposée à l'air, elle perd de sa force en perdant du gaz ; en outre elle absorbe de l'acide carbonique.

Pour éviter ces altérations, il faut la conserver dans des flacons bouchés à l'émeri et placés eux-mêmes dans des endroits frais.

Action physiologique. — L'ammoniaque est un irritant local produisant : *sur la peau*, suivant la durée de l'application, une rubéfaction ou une vésication ; *sur les muqueuses*, éternuements, larmoiement, oppression, toux par inhalation des vapeurs ; *sur l'estomac*, chaleur, douleur, vomissements.

Après absorption, elle produit : augmentation de la rapidité et de la force du pouls, élévation de la température ; sueurs plus ou moins abondantes. *A faibles doses*, elle produit : action sédative sur le système nerveux ; *à hautes doses*, excitation des centres nerveux, augmentation de l'irritabilité et de la sensibilité, convulsion, attaque d'éclampsie, puis paralysie.

Action thérapeutique. — Elle est employée :

Comme irritant et caustique, dans la médication révulsive.

Comme alcalin, pour saturer les acides. A ce titre, elle peut être utile chez l'homme dans le météorisme dû à l'accumulation de l'acide carbonique ou de l'hydrogène sulfuré. Les vétérinaires l'emploient fréquemment pour absorber l'acide carbonique, qui distend l'estomac des ruminants dans le météorisme, dû à l'ingestion d'une trop grande quantité de luzerne fraîche.

Comme stimulant diffusible, dans le but de provoquer la sudation, de ramener la chaleur, de relever les forces momentanément affaissées ou de calmer certains désordres nerveux.

Comme remède populaire pour dissiper l'ivresse. — Il est difficile, dans ce cas, de se rendre compte de son mode d'action. Cependant, dit Gubler, on peut supposer qu'elle hâte l'élimination de l'alcool et qu'elle en contrarie l'action stupéfiante.

Modes d'administration et doses. — *L'ammoniaque liquide* s'emploie : A L'INTÉRIEUR, à la dose de 1 à 4 grammes dans 250 grammes d'eau ou dans un véhicule approprié(infusion aromatique chaude, potion stimulante). On l'associe très souvent, comme adjuvant, aux spiritueux et aux huiles essentielles volatiles, anis, menthe ; aux essences fétides ; au castoréum, au musc, à la valériane, à l'opium Comme exemples de ces associations, citons : *L'eau de Luce* ou *ammoniaque succinée* :

Huile de succin.	15 grammes.
Savon blanc	2 —
Baume de la Mecque	2 —
Alcool à 90°	375 —

Faire macérer huit jours, filtrer, et à chaque partie de cette teinture ajouter 16 grammes de AzH³.

Elle est employée, comme stimulant et antiseptique à la dose de X à XX gouttes dans un liquide sucré.

A L'EXTÉRIEUR. — Elle est employée comme caustique, rubéfiant et vésicant en nature, s'il s'agit de produire une prompte vésication et dans les cas de morsures d'animaux venimeux et de piqûres d'insectes.

Elle sert comme source *de gaz ammoniac*, qui peut être employé en inhalation sur la conjonctive pour réveiller, par action substitutive, des inflammations chroniques à tendance stationnaire ; sur la muqueuse pituitaire, comme moyen de faire avorter le coryza au début, de modifier les inflammations chroniques de cette membrane et aussi de réveiller la vitalité engourdie du cerveau, dans les états soporeux morbides ou toxiques.

Formules galéniques. — Elle entre dans les préparations suivantes mentionnées au Codex : *Pommade de Gondret* ou pommade ammoniacale. Cette pommade est un moyen commode de faire un vésicatoire ammoniacal ; il suffit d'en étaler une couche sur une région de la peau circonscrite par l'ouverture d'un morceau de diachylon préparé d'avance et mis en place : la vésication est produite au bout de quelques minutes, quand la pommade est bien préparée.

Baume opodeldoch solide et liquide : *liniment ammoniacal* ; *liniment ammoniacal camphré* ; *eau sédative*.

Incompatibles. — Elle est incompatible avec les acides, les aluns, les sels organiques et métalliques.

Empoisonnements. — L'ammoniaque liquide est un poison irritant qui produit les symptômes suivants : ordinairement, aussitôt après l'absorption, chaleur cuisante dans la bouche, la gorge, la poitrine et l'estomac, lèvres et langue tuméfiées, rouges, luisantes et couvertes de morceaux d'épithélium détaché ; toux suffocante, dyspnée violente, vomissements avec sécrétion abondante de salive mêlée de sang ; face pâle et anxieuse, yeux petits, hagards et injectés ; pouls lent, membres froids ; irritation considérable du larynx et des voies respiratoires ; voix faible ou même aphonie ; mort immédiate ou ne survenant que quelques jours après, à la suite d'une affection de la gorge ou des voies respiratoires.

Premiers secours. — 1° Faire prendre au malade du vinaigre, de l'acide acétique ou tout autre acide dilué dans de l'eau ; au besoin, et si on n'avait pas d'autre acide sous la main, on emploierait du vinaigre de toilette.

2° Si la déglutition est impossible, lui faire respirer de l'acide acétique ou du vinaigre sur un mouchoir de poche.

3° Lui donner boissons émollientes, blanc d'œuf dans de l'eau, lait, tisane d'orge, d'arrow-root, etc., huile d'olive.

<h1 style="text-align:center">SECTION III</h1>

ÉTUDE DES COMBINAISONS OXYGÉNÉES DE L'AZOTE.

Sommaire. — § 1. — Protoxyde d'azote. — Synonymes. — Formule. — Préparation. — Purification. — Caractères d'identité, spécifiques, de contrôle. — Conservation. — Action physiologique, thérapeutique. — Modes d'administration. — Doses. — Empoisonnements. — Secours.

§ 2. — Acide azotique. — Hydrates divers. — Acide azotique officinal. — Synonymes. — Formule. — Préparation. — Purification. — Caractères d'identité, spécifiques, de contrôle. — Conservation. — Action physiologique, thérapeutique. — Modes d'administration. — Empoisonnements. — Secours.

Parmi les nombreuses combinaisons oxygénées de l'azote, deux seulement ont reçu une application médicale, ce sont : le protoxyde d'azote et l'acide azotique.

§ 1. — Protoxyde d'azote.

Synonymes. — Le protoxyde d'azote a été découvert par Priestley en 1776 et étudié par Davy et par Faraday. On l'appelle aussi : oxyde azoteux, gaz hilarant, anhydride hypoazoteux.

Formule. — Il a pour formule : Az^2O.

Préparation. — On le prépare en décomposant l'azotate d'ammonium par la chaleur.

L'appareil employé se compose : d'une cornue en verre peu fusible de 125 centimètres cubes environ dont le col porte un tube à dégagement de gaz se rendant sur une cuve à eau ou sur une cuve à mercure. On place la cornue sur un petit fourneau ou sur un brûleur à gaz, en la protégeant de la flamme par une toile métallique. On a soin d'incliner le col de la cornue et les diverses parties du tube à dégagement dans le sens de la cuve à eau ou à mercure. On intro-

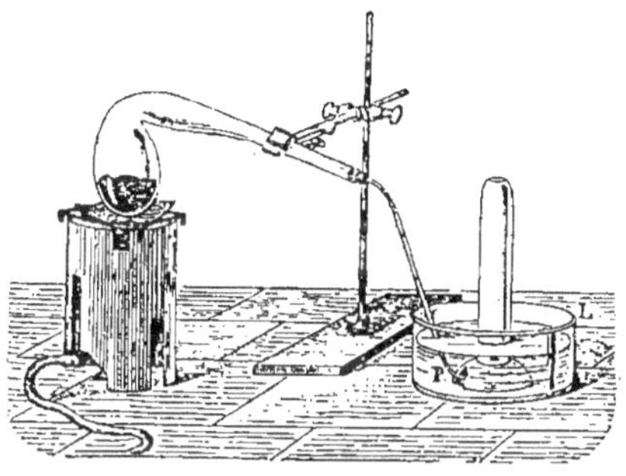

Fig. 96.

duit dans la cornue 40 grammes d'azotate d'ammonium cristallisé, et on chauffe doucement. Quand la température a atteint 190° à 200°, l'azotate d'ammoniaque fond ; puis, vers 210°, il se décompose en donnant de la vapeur d'eau et du protoxyde d'azote d'après la réaction suivante :

$$Az O^3 Az H^4 = 2 H^2 O + Az^2 O$$

La décomposition s'effectue ainsi jusque vers 300°. Mais si la température est supérieure à 300°, la décomposition est plus complexe ; il se forme alors, en même temps que du protoxyde d'azote et de l'eau, du bioxyde d'azote, de l'azote, de l'acide hypoazotique ou hypoazotide, de l'ammoniaque.

Comme on le voit, il est très important, pour obtenir seulement la première décomposition, de chauffer la cornue doucement : à cet effet il est prudent de placer un thermomètre dans le sel en fusion, et de régler sur ses indications la conduite du feu. Lorsque l'opération est terminée, la cornue se trouve complètement vide, et cela parce que tous les produits de la réaction sont volatils.

Purification. — Quel que soit le soin avec lequel on prépare le protoxyde d'azote, il est bien difficile d'éviter complètement les réactions secondaires signalées plus haut, de telle sorte que le protoxyde d'azote obtenu contient presque toujours les produits fournis par ces réactions secondaires (bioxyde d'azote, azote, acide hypoazotique, ammoniaque).

Si on a employé, pour la préparation du protoxyde d'azote, de l'azotate d'ammonium impur, c'est-à-dire de l'azotate d'ammonium, con-

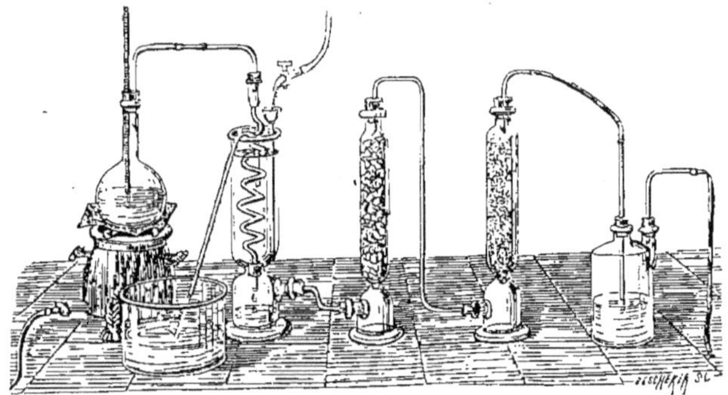

Fig. 97. — Protoxyde d'azote. Purification.

tenant du chlorure d'ammonium, le protoxyde d'azote peut en outre être souillé par du chlore.

Pour éviter la formation des produits secondaires, signalés plus haut; pour en débarrasser le gaz, dans le cas où ils se seraient formés et pour le priver de l'eau qui se forme dans la décomposition de l'azotate d'ammoniaque, on opère de la manière suivante : on met l'azotate d'ammonium dans un ballon contenant un thermomètre plongeant dans le sel en fusion, ce qui permet de régler la conduite du feu. On fait passer le gaz, avant de le recueillir, dans un réfrigérant destiné à condenser la vapeur d'eau ; dans une éprouvette, renfermant de la pierre ponce imprégnée de potasse caustique qui retient le chlore ; dans une deuxième éprouvette, renfermant des cristaux de sulfate ferreux où le gaz se débarrasse du bioxyde d'azote et de l'acide hypoazotique ; dans un flacon laveur contenant de l'eau distillée, qui dissout l'ammoniaque.

Le gaz, ainsi préparé et parfaitement pur, est recueilli soit dans des éprouvettes, soit dans des ballons en caoutchouc, soit dans des gazomètres.

La préparation du protoxyde d'azote a soulevé un certain nombre de questions intéressantes à signaler :

Quelles sont les circonstances qui déterminent parfois des explosions dans la préparation du protoxyde d'azote? Pourquoi le protoxyde d'azote, recemment préparé, a-t-il une odeur irritante et détermine-t-il parfois de la cyanose, des symptômes d'asphyxie ? Comment, après 24 heures de séjour dans le gazomètre, est-il modifié, devient-il plus moelleux à respirer ? Pourquoi, après un long séjour dans le gazomètre, perd-il peu à peu ses propriétés anesthésiques ?

Nous ne croyons pas devoir insister sur ces questions. Ceux qui voudraient les approfondir pourront consulter les ouvrages ou documents indiqués note (1).

Caractères d'identité. — Le protoxyde d'azote est un gaz incolore, inodore, d'une saveur légèrement sucrée. Sa densité, par rapport à l'air, est, à 0° et sous la pression de 760^{mm}, 1,5269 et 22 par rapport à l'hydrogène. Un litre à 0° et sous la pression de 760^{mm} pèse 1 gr. 98.

Il se liquéfie lorsqu'on le soumet à une pression de 30 atmosphères à la température de 0°. Il se présente alors sous la forme d'un liquide bouillant à la température de — 88° et qui produit en s'évaporant un froid considérable.

Il est peu soluble dans l'eau ; 1 volume d'eau à 0° en dissout 1,3 volume. Il est un peu plus soluble dans l'alcool, 1 volume d'alcool à 0° en dissout 4 volumes.

Il est facilement décomposé à chaud par les corps avides d'oxy-

(1) 1° *De l'anesthésie par le protoxyde d'azote avec ou sans tension*, par C. Martin, 1883.

2° *Sur les principaux anesthésiques employés dans la chirurgie dentaire*, thèse de la Faculté de médecine de Lyon, juillet 1884, par le Dr Paillasson.

3° Note sur la préparation du protoxyde d'azote, par Cazeneuve (*J. de Ph. et Ch.*, année 1885, t. XI, p. 67).

gène ; les charbons ardents, le soufre, le phosphore, etc., brûlent facilement dans ce gaz.

Caractères spécifiques. — On le reconnaît aux caractères suivants :

1° Il rallume une allumette présentant un point en ignition.

2° Il ne détermine pas, comme l'oxygène, l'oxydation du bioxyde d'azote. Si on fait passer dans une éprouvette remplie de protoxyde d'azote, quelques bulles de bioxyde d'azote, ce bioxyde ne se transforme pas en vapeurs rutilantes. Si on fait arriver dans une éprouvette remplie d'oxygène quelques bulles de bioxyde d'azote, ce bioxyde se transforme en vapeurs rutilantes. C'est là un caractère qui sert à distinguer le protoxye d'azote de l'oxygène.

Caractères de contrôle. — Mal purifié, il peut contenir les altérations suivantes :

Bioxyde d'azote. — On reconnaît la présence de ce corps, en ajoutant dans le gaz une dissolution de sulfate de protoxyde de fer. Cette dissolution absorbe le bioxyde d'azote et se colore en brun presque noir.

Acide hypoazotique ou *hypoazotide.* — On reconnaît la présence de ce corps, en traitant le gaz par une grande quantité d'eau. Si le protoxyde d'azote contient de l'acide hypoazotique, cet acide hypoazotique sera décomposé par l'eau et changé en acide nitreux et en acide nitrique. Le liquide obtenu, incolore, contenant l'acide nitrique et l'acide nitreux, décolorera la dissolution de permanganate de potasse.

Ammoniaque. — Le protoxyde d'azote, renfermant de l'ammoniaque, possède une odeur caractéristique, bleuit le papier rouge de tournesol, répand des fumées blanches, lorsqu'on approche de lui une baguette imbibée d'acide chlorhydrique, précipite en brun par le réactif de Nessler.

Chlore. — Le protoxyde d'azote, renfermant du chlore, est jaune verdâtre, d'une odeur suffocante, décolore le papier de tournesol, bleuit le papier amidonné imprégné d'iodure de potassium.

Conservation. — Il peut être conservé par les procédés ordinaires employés pour la conservation des gaz : flacons à l'émeri bouchés avec un bouchon enduit de suif ; gazomètres ; sacs en caoutchouc.

Action physiologique. — Il possède l'action physiologique suivante : *inhalé pur, sans oxygène,* il produit : ivresse rapide, gène de la respiration, perte de connaissance, pâleur de la face, cyanose des muqueuses, anesthésie ; *si les inhalations sont prolongées,* convulsions, paralysie croissante de la respiration, asphyxie, arrêt des battements cardiaques.

Inhalé avec l'oxygène (20 volumes d'oxygène et 80 volumes de protoxyde d'azote), il produit : ivresse agréable avec rire, bourdonnement d'oreilles, exagération des mouvements, rougeur du visage, diminution de la sensibilité, sans perte complète de connaissance.

Inhalé avec l'air atmosphérique (parties égales) *sous pression* (2 atmosphères), il produit : ivresse rapide, anesthésie complète qu'on peut entretenir pendant longtemps (1).

Action thérapeutique. — Le protoxyde d'azote est le premier anesthésique connu. H. Davy avait le premier signalé la possibilité d'obtenir l'anesthésie opératoire avec le protoxyde d'azote, et c'est à ce gaz, qu'avant l'éther (Jackson), avant le chloroforme (Simpson), eut recours Horace Wells, pour émousser et faire disparaître la sensibilité dans les opérations chirurgicales.

D'après les expériences entreprises par les dentistes anglais, américains, français, le protoxyde d'azote paraît conduire à l'anesthésie, sans faire passer par la période d'excitation, qui signale l'action de l'éther et du chloroforme ; il agit plus vite et plus régulièrement que les autres insensibilisants, mais on ne peut pas prolonger pendant longtemps son action ; aussi, l'anesthésie protoazotique ne peut guère être utilisée que pour des opérations très courtes.

Modes d'administration et doses. — On emploie les inhalations de protoxyde d'azote dans les opérations de prothèse dentaire. Pour faire ces inhalations on aspire le gaz purifié, renfermé dans un ballon en caoutchouc.

On a proposé d'employer à l'intérieur la *dissolution aqueuse de protoxyde d'azote*, comme moyen de combattre la diathèse urique (Schutzemberger) ; comme succédané de l'eau saturée d'oxygène, dans le traitement de la période asphyxique du choléra (Serullas) ; comme stimulant de la digestion (Limousin) ; mais les essais tentés n'ont pas donné encore de résultats bien précis.

Formules galéniques. — Il n'entre dans aucune formule galénique spéciale.

Incompatibles. — Rien de particulier à dire sur les incompati-

(1) Voir à ce sujet les expériences de M. Paul Bert rapportées aux *Comptes rendus de l'Académie des sciences*, 1883, page 1271.

bilités du protoxyde d'azote qui n'ont point encore été étudiées spécialement.

Empoisonnements. — Il peut provoquer des accidents graves et même occasionner la mort, s'il est respiré en trop grande quantité ; dans ce cas, on doit se préoccuper avant tout de rappeler au plus vite la respiration et la circulation.

Premiers secours. — 1° Débarrasser le malade de tous les vêtements, liens, etc., qui peuvent gêner la respiration.

2° Maintenir libre l'introduction de l'air dans la bouche ; et pour cela, abaisser la langue qui peut obstruer en arrière les voies respiratoires.

3° Pratiquer toutes les manœuvres de la respiration artificielle.

4° Ranimer la circulation, en faisant sur tous les membres avec une flanelle, un linge rude, des frictions sèches ou des frictions avec un liquide aromatique (eau de Cologne, vinaigre, baume de Fioraventi, etc.). On peut également, pour faciliter l'afflux du sang vers la tête, incliner en bas la tête du patient.

§ 2. — Acide azotique.

L'acide azotique a été décrit dès le XIIIe siècle par l'alchimiste Geber. Appelé par Albert Legrand eau prime, eau seconde, par Raymond Lulle eau forte, il fut étudié par Cavendish et par Gay-Lussac qui, en 1816, en a établi la composition.

L'acide azotique a pour formule AzO^3H ; c'est l'acide azotique fumant ou monohydraté (en notation équivalentaire AzO^5,HO). Il fournit divers hydrates parmi lesquels les plus importants sont :

1° $AzO^3H,3/2\ H^2O$ ou mieux $Az^2O(OH)^8$. On l'appelle acide quadrihydraté (parce que en notation équivalentaire on le désignait par $AzO^5, 4HO$).

2° $AzO^3H, 2H^2O$ ou $Az(OH)^5$. C'est l'acide azotique du commerce purifié ou acide azotique officinal du Codex de 1884.

Ce dernier hydrate est le seul qui nous intéresse au point de vue pharmaceutique ; c'est pourquoi nous nous bornons à son étude.

Acide azotique officinal.

Synonymes. — Acide azotique purifié, acide azotique pur $(d = 1,39)$.

Préparation. — Il se prépare par purification de l'acide azotique du commerce ou acide azotique ordinaire de densité 1,39 (40° Baumé = 1,383). Ce dernier contient toujours de l'acide sulfurique, du chlore et des vapeurs nitreuses, très souvent aussi des sulfates de potasse et de soude, du fer, du cuivre, de l'arsenic, de l'iode (à l'état d'acide iodique).

Pour le priver de ces impuretés et faire ainsi l'acide azotique officinal on suit le procédé suivant, inscrit au Codex :

On introduit 2000 grammes d'acide azotique du commerce à 1,39 dans un flacon bouché à l'émeri ; on y verse goutte à goutte de l'azotate d'argent en solution saturée jusqu'à cessation de précipité ; on ajoute 20 grammes d'azotate de baryte en poudre très fine, on brasse fortement le mélange et on prolonge le contact pendant 12 heures en agitant de temps en temps. On laisse déposer. On prélève une petite quantité de l'acide limpide, on l'étend de 10 fois son poids d'eau distillée et on s'assure que ce mélange n'est plus troublé par les azotates d'argent et de baryte. On décante. On introduit dans une cornue en verre, de capacité suffisante, 20 grammes environ de bichromate de potasse pur ou 10 grammes d'urée cristallisée. On y verse ensuite l'acide azotique au moyen d'un tube que l'on introduira par le col de la cornue et qui descendra jusque dans la panse. On retire ce tube avec précaution de manière à ne point répandre de liquide dans l'intérieur du col ; on adapte à la cornue, en évitant l'emploi des bouchons, une allonge et un ballon en verre tubulé que l'on refroidira par un filet d'eau. On chauffe doucement d'abord, puis on augmente progressivement le feu, et on distille presque complètement.

Caractères d'identité. — C'est un liquide incolore, de densité 1,39 à + 15°. Il entre en ébullition à 119°.

Caractères spécifiques. — On le reconnaît aux caractères suivants :

1° Il colore en jaune les tissus organiques (laine, plume d'oie) ;

2° Il décolore l'indigo ;

3° Il colore en rose ou en brun une bouillie formée par de l'acide sulfurique et du sulfure ferreux pulvérisé ;

4° En présence du cuivre ou du mercure, il donne du bioxyde d'azote qui, au contact de l'air, donne des vapeurs rutilantes ;

5° Il colore en rouge la solution de brucine dans l'acide sulfurique concentré ;

6° Neutralisé par l'ammoniaque employée en excès, et traité par le réactif sulfo-phénique (formé par 3 gr. de phénol pur et de 37 d'acide sulfurique pur), il donne une coloration jaune, due à la formation de picrate d'ammoniaque.

7° Il colore le sulfate de diphénylamine en bleu (Pour faire l'opération, on fait dissoudre deux centigrammes de diphénylamine dans 100 centim. cubes d'acide sulfurique). Quelques gouttes de ce sulfate donnent avec l'acide azotique une coloration bleue.

Caractères de contrôle. — Par suite de négligence dans sa préparation, dans sa purification ou dans sa conservation, il peut être altéré, il est de plus quelquefois falsifié.

Altérations. — *Vapeurs nitreuses.* — Dans ce cas, l'acide azotique est coloré en jaune. Si on verse dans cet acide une solution très étennue de bichromate de potasse, on obtient une coloration verte.

Acide chlorhydrique. — Dans ce cas, lorsqu'on le dilue, il donne avec l'azotate d'argent un précipité blanc caillebotté.

Acide sulfurique. — Dans ce cas, lorsqu'on le dilue, il donne, avec le chlorure de baryum, un précipité blanc.

Iode à l'état *d'acide iodique.* — Pour reconnaître cet iode, on sature l'acide par le carbonate de soude ou la potasse. On le verse ensuite dans un tube, on ajoute une solution claire d'amidon, puis quelques gouttes d'acide sulfurique, en ayant soin de n'ajouter une autre goutte de cet acide qu'après s'être assuré que la précédente n'a pas déterminé de coloration. S'il y a de l'iode, le liquide prendra une couleur bleue ou violette.

Falsifications. — Il peut ne pas avoir la concentration voulue ; pour vérifier ce point il suffit de savoir que 100 grammes d'acide officinal saturent 53 gr. 5 de carbonate de soude pur et anhydre. On lui ajoute quelquefois : *du nitrate de potasse ou de soude,* dans le but d'augmenter sa densité ; *du nitrate de zinc,* dans le but de le décolorer. Pour reconnaître ces falsifications, on évapore l'acide à siccité. Les sels ajoutés, étant fixes, restent comme résidu. Repris par l'eau, ce résidu pourra être caractérisé à l'aide des réactifs de la potasse, de la soude ou du zinc.

Conservation. — Il doit être conservé dans des vases bouchés à l'émeri et à l'abri de la lumière.

Action physiologique. — L'acide azotique est un caustique énergique : appliqué sur les tissus, il les désorganise rapidement en les déshydratant et en les oxydant, et devient ainsi un agent de destruction locale, employé principalement contre les productions épidermiques, verrues par exemple. Convenablement étendu d'eau, il agit à l'intérieur comme tempérant, défervescent, hémostatique.

Action thérapeutique. — Il est employé : *comme caustique* ;

moyen de destruction des verrues, ou autres petites tumeurs, situées à la périphérie du corps, ainsi que pour cautériser les aphtes locaux, les plaies envenimées et les ulcères de mauvaise nature.

Comme tempérant, dans les fièvres, les maladies inflammatoires.

Comme hémostatique, dans les hémorrhagies diverses.

Contre la maladie de Bright (Hausen de Trèves, Forget).

Contre la dyspepsie, qui accompagne les maladies chroniques du foie (Scot).

Modes d'administration et doses. — Il s'emploie : A L'IN-TÉRIEUR, sous forme : d'acide azotique officinal dilué au 1/10 (1 p. d'acide, 9 p. d'eau) ; d'acide azotique alcoolisé ou d'esprit de nitre dulcifié (Codex, p. 329). Dose 4 à 10 grammes par jour en potion.

On prépare, avec ces deux médicaments, la *limonade azotique* ou *nitrique* très employée dans les maladies fébriles, les affections bilieuses, la diathèse hémorrhagique.

LIMONADE NITRIQUE OU AZOTIQUE PRÉPARÉE AVEC L'ACIDE AZOTIQUE DILUÉ.	LIMONADE NITRIQUE OU AZOTIQUE PRÉPARÉE AVEC L'ACIDE AZOTIQUE ALCOOLISÉ.
Acide azotique dilué au 1/10 20 gr.	Acide azotique alcoolisé. 4 gr.
Eau distillée. . . . . . . 875 gr.	Eau distillée. . . . . . 875 gr.
Sirop de sucre . . . . . 125 gr.	Sirop de sucre. . . . . 125 gr.

A L'EXTÉRIEUR, sous forme de caustique ; en lotions (15 gr. d'acide pour un litre d'eau) ; en onctions, contre les affections cutanées : on emploie à cet effet la pommade oxygénée, la pommade citrine. En fumigations, sous le nom de *fumigations nitriques* smithiennes (Acide sulfurique et eau : 15 grammes ; nitrate de potasse : 15 grammes). Cette dose peut désinfecter un espace de 120 mètres cubes.

Incompatibles. — Il est incompatible avec les bases salifiables, les sulfures.

Empoisonnements. — Il est toxique et produit les symptômes suivants : douleur cuisante et intense dans la gorge, le pharynx et l'estomac ; vomissements violents, et les matières vomies consistent en aliments mêlés de sang noir et de lambeaux de membranes colorés en jaune ; elles ont une réaction acide et une odeur caractéristique. Muqueuse de la bouche molle et blanche, quelquefois jaune et même noirâtre ; difficulté pour parler et avaler ; douleur intense dans l'abdomen ; respiration difficile ; pouls petit, fréquent et irrégulier ; surface du corps froide.

Premiers secours. — Faire prendre au malade : 1° une quantité abondante d'eau tiède ; 2° de l'hydrate de magnésie, ou de la magnésie calcinée ; à défaut, du carbonate de magnésie, de l'eau de savon ; 3° lait, blanc d'œufs, huile, tisane de graine de lin, gruau épais.

SECTION IV

ÉTUDE DES SELS FORMÉS PAR LES COMBINAISONS OXYGÉNÉES DE L'AZOTE.

Sommaire. — Azotates. — Constitution. — Préparation. — Caractères spécifiques. — Nomenclature.

L'acide azotique est un acide monobasique qui donne des sels, appelés azotates ou nitrates.

On connaît deux sortes d'azotates :

1° *Azotates normaux,* ayant pour formule générale : AzO^3M', si M est un métal monovalent. $(AzO^3)^2M''$, si M est un métal bivalent. $(AzO^3)^3M'''$, si M est un métal trivalent.

2° *Azotates basiques.* — On peut les faire dériver d'un acide inconnu, l'acide orthoazotique AzO^4H^3, correspondant à l'acide orthophosphorique PhO^4H^3. — Tels sont :

Les azotates basiques de plomb : AzO^4HPb'' et $(AzO^4)^2Pb^3$.

Le sous-azotate de bismuth AzO^4Bi'''.

L'azotate mercureux basique $AzO_4H (Hg^2)''$.

L'azotate mercurique basique $(AzO^4)^2(Hg'')^3$.

Préparation. — Les azotates se préparent par l'action de l'acide azotique : soit sur les métaux (azotates d'argent, de mercure, de bismuth, etc.) ; soit sur les oxydes ; soit sur les carbonates. L'azotate d'ammonium, qui sert à préparer le protoxyde d'azote, s'obtient en neutralisant l'ammoniaque par l'acide azotique.

Caractères spécifiques. — L'acide sulfurique déplace l'acide azotique de ces sels ; donc le mélange d'acide sulfurique et d'un azotate acquiert les propriétés de l'acide azotique, ce qui permet de caractériser facilement les azotates.

1° Un azotate, traité par l'acide sulfurique, décolore l'indigo.

2° Un azotate, traité par l'acide sulfurique, brunit le sulfate ferreux.

3° Un azotate, traité par l'acide sulfurique et la tournure de cuivre, dégage du bioxyde d'azote qui, au contact de l'air, se transforme en hypoazotide.

4° Un azotate, traité par l'acide sulfurique, colore en rouge la solution de brucine.

5° Une réaction très sensible est celle fournie par le réactif sulfophénique formé par 3 grammes de phénol pur dissous dans 37 grammes d'acide sulfurique pur. On dissout le sel à reconnaître dans l'eau distillée ; on évapore à sec au bain-marie la solution ; on laisse refroidir et on ajoute au résidu 2 ou 3 gouttes de réactif sulfo-phénique en ayant soin de le promener avec un agitateur sur toute la paroi de la capsule ; on ajoute quelques gouttes d'eau distillée, puis un excès d'ammoniaque. Il y a coloration jaune due à la formation de picrate d'ammoniaque.

6° Dissoudre de la diphénylamine dans un grand excès d'acide sulfurique concentré ; ajouter quelques gouttes de ce réactif dans une solution de nitrate : il se produit une coloration bleu violet intense (Riche).

Verser une solution d'azotate dans une capsule, mouiller les parois avec cette solution et ajouter la diphénylamine dissoute dans l'acide sulfurique. Coloration bleue intense.

Les nitrites donnent la même coloration.

Nomenclature. — Les azotates, employés en pharmacie, sont très nombreux ; nous les étudierons, lorsque nous ferons l'histoire particulière de chaque métal ; quant à présent, nous nous bornerons à donner leur nomenclature.

Azotate d'ammoniaque.	AzO^3AzH^4
Azotate d'argent	AzO^3Ag
Azotate de baryum	$(AzO^3)^2Ba.$
Azotate de bismuth (sous-azotate).	$AzO^4Bi + H^2O$
Azotate mercureux ou azotate de protoxyde de mercure.	$(AzO^3)^2Hg^2 + 2H^2O$
Azotate mercureux (sous-azotate ou azotate mercureux bibasique ou turbith nitreux).	$(AzO^3)^2Hg^2, Hg^2O, H^2O$
Azotate mercurique	$(AzO^3)^2Hg^2 + 2H^2O$
Azotate de plomb	$(AzO^3)^2Pb$
Azotate de potasse.	AzO^3K
Azotate de soude.	AzO^3Na
Azotate de zinc	$(AzO^3)^2Zn$

TITRE II. — ÉTUDE DU GROUPE DU PHOSPHORE.

PRÉLIMINAIRES. — DIVISION.

L'étude de ce groupe comprendra :

1° Étude du phosphore.

2°   —   des combinaisons du phosphore ayant reçu une application médicale.

3°   —   des sels formés par les combinaisons oxygénées du phosphore.

4°   —   des phosphures métalliques.

SECTION I

ÉTUDE DU PHOSPHORE.

SOMMAIRE. — Formule. — Historique. — Etat naturel. — Préparation industrielle. — Modifications allotropiques (Phosphore blanc et rouge). — Tableau résumant les différences entre les propriétés physiques et chimiques du phosphore blanc et rouge. — Phosphore blanc. — Altérations. — Action physiologique et thérapeutique. — Modes d'administration et doses. — Formules galéniques. — Incompatibles. — Empoisonnements et secours.

Symbole. — Le phosphore a pour symbole Ph ou P.

Historique. — Découvert en 1669, par Brandt, alchimiste de Hambourg, étudié ensuite par Kunkel, Homberg, Boyle, il était primitivement retiré des urines. En 1769, Gahn, ayant reconnu que les os renferment du phosphate calcique, Schèele fit connaître, en 1771, un procédé pour extraire le phosphore des os, procédé encore suivi aujourd'hui en principe.

Etat naturel. — Il se rencontre dans la nature à l'état de phosphate calcique. Ce sel est contenu dans les terres arables et joue dans la nutrition des végétaux un rôle considérable. Du règne végétal, qui l'assimile, grâce à sa solubilité dans l'acide carbonique, il passe avec les aliments dans le règne animal, où son rôle est non moins essentiel.

On le rencontre dans le sang, l'urine, la substance cérébrale, les nerfs et surtout dans les os, dont la partie minérale en contient 80 centièmes.

Préparation. — Le phosphore se prépare par des procédés industriels, décrits dans le cours de chimie minérale et sur lesquels nous ne croyons pas devoir insister.

Purification. — Obtenu par les procédés industriels, il est ensuite purifié et coulé en bâtons dans des appareils spéciaux indiqués dans tous les ouvrages de chimie (1). Ajoutons que la fabrication industrielle du phosphore est presque entièrement concentrée dans deux grande usines : celle de MM. Coignet et fils à Lyon, et celle de MM. Albright et Wilson à Oldburg, près de Birmingham. La production totale atteint par an près de deux millions de kilogrammes.

Modifications allotropiques. — Le phosphore se présente sous diverses modifications allotropiques, mais les deux plus importantes sont : le *phosphore blanc* appelé aussi phosphore ordinaire, phosphore normal ; le *phosphore rouge* appelé aussi phosphore amorphe.

Ces deux modifications présentent entre elles, dans leurs propriétés physiques et chimiques, des différences résumées dans le tableau suivant :

Tableau résumant les différences qui existent entre les propriétés physiques et chimiques du phosphore blanc et du phosphore rouge.

PHOSPHORE BLANC appelé aussi Phosphore ordinaire. Phosphore normal	PHOSPHORE ROUGE appelé aussi Phosphore amorphe
Se présente en cylindres ou en baguettes triangulaires de couleur ambrée, mous et flexibles à la température ordinaire, possédant une faible odeur alliacée, lumineux dans l'obscurité : caractère spécifique qui sert à le faire reconnaître.	Se présente en masses ou en fragments rougeâtres ou le plus ordinairement sous forme de poudre d'un rouge violacé, inodore, non lumineux dans l'obscurité.
Il est cristallisé.	Il est amorphe ; cependant Hittorf l'a obtenu cristallisé.
Densité 1.83.	Densité 2.1.

(1) *Dictionnaire* de Wurtz, industrie du phosphore ; *Traité de chimie* de Schutzemberger. — T. 1. *Traité de chimie* de Willm et Hanriot.

PHOSPHORE BLANC appelé aussi PHOSPHORE ORDINAIRE, PHOSPHORE NORMAL	PHOSPHORE ROUGE appelé aussi PHOSPHORE AMORPHE
Fond à 44°2.	Fond à 250° (Schœtter).
Insoluble dans l'eau ; très peu soluble dans l'alcool ; peu soluble dans l'éther ; soluble dans les corps gras, les huiles volatiles et surtout dans le sulfure de carbone, qui est son meilleur dissolvant.	Insoluble dans tous les dissolvants neutres, même dans le sulfure de carbone.
Au contact de l'air et à la température ordinaire, il s'oxyde.	Très lentement altérable à l'air.
Il s'euflamme spontanément vers 60°.	Ne s'enflamme que vers 260° ; à cette température, il fond et distille en passant à l'état de phosphore blanc.
Sous l'action directe de la lumière, il s'altère, perd sa transparence et devient rouge à la surface.	N'est pas altéré par l'action de la lumière.
Il est dissous par les solutions alcalines faibles.	Il n'est pas dissous par les solutions alcalines faibles.
Il est attaqué par l'acide azotique qui le transforme en acide phosphorique.	Il est attaqué par l'acide azotique qui le transforme en acide phosphorique.
Il est très vénéneux et doit être manié avec la plus grande précaution et sous l'eau. La plus faible élévation de température, un léger frottement même suffisent pour qu'il prenne feu ; la combustion est des plus vives et les brûlures produites très profondes à cause de l'acide phosphorique qui se forme.	Non vénéneux.
Il est quelquefois altéré par du soufre ou de l'arsenic.	Il est quelquefois altéré par du phosphore blanc.
Pas falsifié.	Pas falsifié.

PHOSPHORE BLANC appelé aussi PHOSPHORE ORDINAIRE, PHOSPHORE NORMAL	PHOSPHORE ROUGE appelé aussi PHOSPHORE AMORPHE
Doit être conservé dans des vases en fer-blanc remplis d'eau distillée bouillie, bien bouchés et placés, précaution essentielle, dans un endroit à l'abri de la gelée.	Doit être conservé dans des flacons en verre bien bouchés.

Altérations du phosphore blanc. — Ainsi que le montre le tableau précédent, le phosphore blanc peut être altéré par du soufre et de l'arsenic.

Soufre. — La présence du soufre dans le phosphore peut dépendre de l'existence d'un sulfate dans le mélange de phosphate acide de chaux et de charbon qui sert à obtenir le phosphore. Le soufre rend le phosphore cassant ; 1/600 suffit pour produire cet effet.

Pour constater sa présence, on coupe le phosphore en très petits morceaux et on les projette dans de l'acide azotique chauffé presque à l'ébullition. Le phosphore se change en acide phosphorique et le soufre en acide sulfurique. On étend la liqueur d'eau distillée et on la traite par le chlorure de baryum. S'il y a de l'acide sulfurique, par suite de la présence du soufre, on obtient un précipité blanc de sulfate de baryte.

Arsenic. — L'arsenic, que l'on rencontre quelquefois dans le phosphore, provient de l'usage d'un acide sulfurique arsenifère employé dans la préparation du phosphore.

Pour reconnaître sa présence, on coupe le phosphore en petits morceaux, et on les projette dans l'acide azotique chauffé presque à l'ébullition. Le phosphore se change en acide phosphorique et l'arsenic en acide arsénieux. On étend la liqueur d'eau distillée et on fait passer un courant d'hydrogène sulfuré. S'il y a de l'arsenic, on obtiendra un précipité jaune de sulfure d'arsenic.

Action physiologique. — Le *phosphore blanc*, pris à petite dose, cause dans l'estomac une sensation de chaleur, puis lorsque l'absorption est faite, il y a une excitation marquée de la circulation. Le pouls devient plus plein et plus fréquent, l'activité mentale et le pouvoir musculaire s'accroissent, le sens génital s'exalte, il survient de la sueur et de la diurèse. Des doses plus fortes occasionnent des douleurs cuisantes dans la région épigastrique, des vomissements, de la diarrhée, la cautérisation de la muqueuse gastrique avec les phénomènes toxiques des poisons corrosifs (Gubler). Chez les sujets exposés aux émanations phosphoriques, dans les fabriques d'allumettes chimiques, par conséquent chez les ouvriers dans les voies respiratoires desquels le phosphore pénètre par inhalation, il se produit de l'anémie, de la cachexie et une nécrose des maxillaires appelée *nécrose phosphorée.*

Le *phosphore rouge*, non vénéneux, peut être ingéré à hautes doses sans aucun danger (Gubler). Dans son remarquable *Traité de matière médicale*, M. Fonssagrives dit : « J'ai eu souvent la pensée que le phosphore rouge, dépourvu d'action irritante et facilement maniable, pourrait être substitué avec avantage au phosphore blanc pour l'usage interne, mais je ne l'ai pas essayé et je ne saurais dès lors indiquer ni ses effets, ni les doses auxquelles il doit être employé. » C'est là une étude intéressante à entreprendre.

Action thérapeutique. — Le phosphore blanc est employé comme *hypersthénisant*, adynamie, ataxo-dynamie (Krammer, Lobstein), *comme aphrodisiaque* (Alpt, Leroy, Franz-Boultats), *comme modificateur de la nutrition de la moelle* : ataxie locomotrice, hémiplégies, paralysies, paralysie agitante.

Modes d'administration et doses. — Le phosphore blanc s'emploie : A L'INTÉRIEUR, à la dose de 1 à 10 milligrammes. On l'administre en général, en solution dans l'huile, sous forme d'*huile phosphorée.*

L'huile phosphorée du Codex, pour l'usage interne, est au 1000e ; donc 1 gramme de cette huile contient un milligramme de phosphore. On l'introduit : *dans des capsules*, contenant un gramme d'huile ou un milligramme de phosphore ; dans des potions, dans de l'*huile de foie de morue* (huile de foie de morue 900 gr., huile phosphorée 100 gr.) ; dans de l'*huile de foie de morue créosotée* (huile de foie de morue 890 grammes, créosote 10 gr., huile phosphorée 100 gr.).

On emploie quelquefois le phosphore en pilules, d'après la formule de Dannecy :

Phosphore . . . . 1 gramme.
Sulfure de carbone . . . . 10 —
Beurre de cacao. . . . . 100 —
Poudre de réglisse. . . . . Q. S.
F. s. a. 1000 pilules.
Dose 1 à 5 par jour.

Rétinol phosphoré. — Depuis quelques années on emploie le phosphore, sous forme de rétinol phosphoré.

Le rétinol appelé aussi Rosinol, huile de résine, est retiré de la colophane, il représente un mélange complexe de carbures saturés, de térébène, de colophène, de phénol, de crésylol, etc., et a pour formule brute $C^{35}H^{16}$. C'est un liquide oléagineux pouvant dissoudre le phosphore, et comme il est inoxydable, il donne des solutions de phosphore inaltérables, auxquelles M. F. Vigier a donné le nom de rétinol phosphoré .

Pour préparer le rétinol phosphoré, on chauffe tout d'abord et par précaution le rétinol au-dessus de 100° afin de lui enlever toute trace d'humidité. On l'introduit ensuite dans un flacon bien sec et on le laisse refroidir. Après refroidissement, on ajoute du phosphore transparent et desséché dans du papier à filtrer. On bouche le flacon contenant le mélange et on chauffe de façon à faire fondre le phosphore, en agitant de temps en temps jusqu'à dissolution complète et on laisse refroidir. On fait avec ce rétinol phosphoré des capsules gélatineuses, dosées, contenant un demi-milligramme de phosphore et qu'on administre dans le cas où le phosphore est prescrit : Rachitisme, scrofule, anémie, chlorose, hémorrhagies utérines, ataxie locomotrice, etc.

A L'EXTÉRIEUR. — Il s'emploie sous forme d'huile phosphorée au 100°. (Phosphore 1 gramme. Huile d'amandes douces 100 grammes.)

Formules galéniques. — Il entre dans les deux formules galéniques suivantes mentionnées au Codex : huile phosphorée pour l'usage externe au 100° ; huile phosphorée pour l'usage interne au 1000°.

Incompatibles. — Bases alcalines (magnésie, chaux), qui saturent l'acide phosphorique, qui se forme par suite de la transformation du phosphore en acide phosphorique ; la poudre de charbon qui absorbe les vapeurs phosphorées (Eulenberg et Vohl) ; l'essence de térébenthine (Personne).

Empoisonnements. — C'est un toxique irritant qui produit les symptômes suivants : douleur à l'estomac, vomissements, ne durant pas longtemps généralement ; les matières vomies peuvent être lumineuses dans l'obscurité. Haleine à odeur de phosphore ; douleur dans la région du foie ; troubles généraux considérables avec affaiblissement de l'action du cœur ; tendances aux hémorrhagies, saignement de nez, vomissement de sang ; perte de l'intelligence avec coma, et dans quelques cas, délire bruyant et violent ; convulsions fréquentes ; urines diminuées, albumineuses. La mort peut arriver tout d'un coup et d'une manière inattendue. S'il y a guérison, la convalescence est longue.

Premiers secours. — 1° Provoquer les vomissements avec ipéca 2 gr. délayé dans l'eau ou avec sulfate de cuivre proposé par Von Bamberger. Von Bamberger propose d'employer le sulfate de cuivre à la dose de 0 gr. 50. Binz préfère ne donner que 0 gr. 25 de sulfate de cuivre dissous dans quelques cuillerées d'eau tiède, puis provoquer les vomissements en chatouillant le gosier ; répéter les mêmes doses et les mêmes provocations à vomir 3 ou 4 fois en une demi-heure. L'emploi du sulfate de cuivre pour neutraliser le phosphore dans l'estomac a été, en 1879, l'objet de recherches de la part de M. Cazeneuve (1). D'après lui, le sulfate de cuivre recouvre rapide·ment le phosphore d'une couche noire de phosphure de cuivre, puis peu après d'une couche rouge de cuivre métallique. La couche augmente jusqu'à précipitation entière du cuivre. Le phosphore est ainsi complètement emprisonné.

2° Donner de l'essence de térébenthine à la dose de 2 grammes toutes les 1/2 heures (Personne).

3° Donner de l'eau de chaux (pour saturer l'acide phosphorique au moment de sa formation) à laquelle on ajoutera de la poudre de charbon (pour absorber les vapeurs phosphorées) (Gubler).

4° Donner des boissons émollientes, de l'eau albumineuse.

Réglementation de la vente du phosphore. — Avant de terminer l'étude du phosphore, il est nécessaire de donner quelques renseignements sur la nouvelle réglementation de la fabrication, de la vente et de l'emploi du phosphore, établie par le décret du 19 juillet 1895, en exécution de la loi des finances promulguée le 16 avril 1895 et d'indiquer quelle est la situation faite aux pharmaciens par cette nouvelle réglementation.

A. — Comme produit chimique, sa fabrication en gros était libre.

B. — Comme produit toxique, son commerce, c'est-à-dire l'achat et la vente, avait été réglé, jusqu'à présent :

1° Par la loi du 19 juillet 1845 :

2° Par l'ordonnance du roi du 29 octobre 1846 ;

3° Par le décret du 8 juillet 1850 et par la circulaire ministérielle du 9 avril 1862 relatifs aux substances vénéneuses.

(1) Voir Comptes rendus de l'Académie des sciences, 1879.

C. — Comme produit pharmaceutique, la délivrance de cette substance vénéneuse ne peut être faite par les pharmaciens qu'en se conformant au titre II de l'ordonnance du 29 octobre 1846, intitulé : *De la vente des substances vénéneuses par les pharmaciens*, articles 5, 6, 7, 8, 9, 10. La législation actuelle, concernant les substances vénéneuses, présentant, comme nous avons déjà eu l'occasion de le faire remarquer, des lacunes, des obscurités et des incertitudes qui en rendent l'application difficile et souvent impraticable, cette législation n'a jamais été ponctuellement suivie et son exécution n'a pas été toujours surveillée ni par l'autorité administrative, ni par l'autorité policiaire.

En ce qui concerne le phosphore notamment, et tant que la fabrication et le commerce des allumettes phosphorées avaient été libres, on ne s'était jamais préoccupé de la délivrance de ce produit et l'administration ne s'inquiétait guère de savoir si les fabricants, qui employaient le phosphore, et si les négociants qui le vendaient se conformaient aux prescriptions de la loi.

Mais dès que l'on mit un impôt sur les allumettes et que la fabrication fut l'objet d'un monopole, d'abord concédé à une compagnie, puis repris finalement par l'Etat, l'indifférence des pouvoirs publics cessa.

Le prix des allumettes ayant augmenté, un certain nombre d'individus se livrèrent à la fabrication clandestine des allumettes et les intérêts du Trésor se trouvèrent ainsi menacés. Celui-ci chercha tout naturellement à se défendre. Les poursuites se multiplièrent contre les fabricants clandestins d'allumettes, des fraudes nombreuses furent constatées et des amendes, pleuvant comme grêle, furent infligées aux fraudeurs.

Mais on s'aperçut rapidement que cela ne suffisait pas. Les fraudeurs, qui étaient presque tous de pauvres diables, ne possédant aucune ressource sur lesquelles ou pût exercer le recouvrement des amendes et des frais de justice, se souciaient médiocrement des amendes qui leur étaient appliquées.

On fut alors obligé de renforcer la législation, de prononcer la peine d'emprisonnement, et d'exercer la contrainte par corps. Ce procédé diminua la fraude, mais dans de très faibles porportions ; les misérables fabricants d'allumettes n'ayant qu'une peur très relative de la prison, dans laquelle ils avaient été souvent enfermés pour d'autres délits.

On chercha alors un autre moyen, et l'on pensa que pour diminuer la fraude, il fallait mettre des entraves à la facilité trop grande avec laquelle les fraudeurs pouvaient se procurer le phosphore, élément principal qui leur permettait de faire la fraude.

L'arme était toute trouvée, il n'y avait qu'à appliquer l'ordonnance du 29 octobre 1846 relative au commerce des substances vénéneuses et à surveiller en ce qui concerne la vente du phosphore, l'exécution des dispositions de cette ordonnance.

Cependant la fraude continuant, malgré une circulaire du Ministre du commerce, signée Lockroy, en date du 4 mai 1887, prescrivant aux Préfets et aux Maires de veiller à l'application de l'ordonnance du 29 octobre 1846, de nouvelles mesures s'imposaient.

C'est alors, que le Parlement, sur la demande du Gouvernement, a introduit dans la loi de finances, promulguée le 16 avril 1895, un article 21 ainsi conçu :

Art. 21. — La fabrication, la circulation, la vente et l'emploi du phosphore sont soumis à la surveillance de l'administration des contributions indirectes. Un décret déterminera les conditions dans lesquelles s'exercera cette surveillance, ainsi que les formalités à remplir par les industriels, les importateurs et les négociants.

Les contraventions aux dispositions de ce décret seront passibles des mêmes pénalités que les contraventions en matières d'allumettes.

Conformément à cet article 21 de la loi des finances, il a été rendu, le 19 juillet 1795, le décret suivant dont nous ne rapportons que les principaux articles.

Décret du 19 juillet 1895.

Art. 1er. — Dans les dix jours qui suivront la promulgation du présent décret, tous les détenteurs de phosphore seront tenus de faire connaître à la Régie les quantités de cette matière qu'ils auront en leur possession.

Art. 14. — Toute personne qui voudra faire le commerce du phosphore devra, indépendamment des formalités imposées par l'ordonnance des 29 octobre et 6 novembre 1846, faire une déclaration préalable au bureau de la régie.

Il en sera délivré une ampliation qui tiendra lieu de commission.

Les marchands de phosphore ne pourront recevoir cette matière qu'en vertu d'expéditions régulières et ne pourront en vendre à l'intérieur qu'à des négociants commissionnés ou à des acheteurs ayant satisfait aux conditions imposées par l'article ci-après.

Art. 15. — Quiconque, manufacturier, chimiste, ou autre, voudra faire emploi de phosphore devra faire à la mairie une déclaration des quantités qu'il désire employer ainsi que de l'usage auquel le phosphore est destiné.

Copie de cette déclaration certifiée par le maire devra être présentée, en double expédition, au directeur ou sous-directeur des contributions indirectes qui y apposera son avis.

Une ampliation sera conservée par l'acheteur pour être représentée aux agents des contributions indirectes chargés de surveiller l'emploi du phosphore ; l'autre sera envoyée par lui au vendeur qui la mettra à l'appui de son registre de vente.

ART. 16. — Aucune quantité de phosphore ne pourra circuler, soit pour la consommation intérieure, soit pour l'exportation, que dans des caisses ou boîtes numérotées, revêtues du plomb de la Régie ou, selon le cas, de la douane, et accompagnées d'un acquit-à-caution.

Cet acquit énoncera les numéros et les poids de chacune des caisses composant le chargement. La délivrance des acquits-à-caution pour l'intérieur est subordonnée à la représentation d'une copie certifiée de la déclaration visée à l'article 15 ci-dessus. En cas de non-rapport du certificat de décharge dans les délais réglementaires, ou en cas d'excédents, de manquants constatés à l'arrivée, procès-verbal sera dressé pour l'application des pénalités visées à l'article 5 de la loi du 4 septembre 1871.

ART. 17. — Un compte sera ouvert, dans les mêmes conditions qu'aux fabricants, à tous marchands de phosphore et aux acheteurs de ce produit qui ne feraient pas usage immédiatement des quantités qu'ils auront reçues.

Les marchands et acheteurs qui ne recevraient pas dans l'année des quantités supérieures à 100 grammes de phosphore sont affranchis de la tenue d'un compte.

A ce compte seront inscrites les quantités existantes lors de la mise en vigueur du présent décret et celles reçues postérieurement avec acquits-à-caution.

Aux décharges figureront les quantités régulièrement expédiées et celles dont l'emploi sur place sera justifié.

Les dispositions du décret du 19 juillet 1895 sont-elles applicables aux pharmaciens ?

A notre avis, elles ne sont pas applicables au pharmacien si ce dernier se borne à vendre le phosphore pour l'usage de la médecine c'est-à-dire, si conformément à l'article 5 de l'ordonnance du 29 octobre 1846, il ne vend ce phosphore que sur la prescription d'un médecin, d'un chirurgien, d'un officier de santé ou vétérinaire breveté ; cette prescription étant signée, datée et énonçant en toutes lettres la dose du phosphore ainsi que le mode d'administration du médicament.

Nous estimons donc que le pharmacien n'a pas à faire à la régie la déclaration prescrite par l'article 14 du décret du 19 juillet 1895. La régie a du reste pris toutes les précautions nécessaires pour connaître exactement les quantités de phosphore reçues par les pharmaciens, puisque l'article 16 du décret précité porte qu'aucune quantité de phosphore ne pourra être expédiée ou circuler que si elle est renfermée dans une caisse revêtue du plomb de la régie et accompagnée d'un acquit-à-caution. L'administration connaîtra donc très facilement les pharmaciens recevant chaque année plus de 100 grammes de phosphore.

Nous estimons également qu'il n'a pas à tenir le compte prescrit par l'article 17.

Est-il soumis aux visites de la régie venant exercer son contrôle sur le phosphore ? Nous estimons encore, malgré l'avis qui a été donné par quelques commentateurs, que le pharmacien qui ne vend le phosphore que pour l'usage de la médecine dans les conditions inscrites à l'ordonnance du 29 octobre 1845, n'est pas soumis aux visites de la régie et qu'il peut se refuser à les subir.

Envisageons maintenant le cas du pharmacien qui se fait marchand de phosphore, c'est-à-dire qui achète du phosphore pour le revendre sans lui avoir fait subir aucune transformation ou aucune manipulation, et qui le vend pour un tout autre usage que celui de la médecine.

Dans ce cas, c'est un véritable commerçant, faisant d'une part le commerce d'une substance vénéneuse (le phosphore), d'autre part, le commerce d'une substance vénéneuse soumise à un régime spécial.

Il est donc obligé, en vertu de ce commerce, de se soumettre à deux obligations principales :

En tant que vendeur d'une substance vénéneuse soumise à un régime spécial (le phosphore) de se conformer à toutes les dispositions du décret du 19 juillet 1895, relatif à la fabrication, à la circulation, à la vente et à l'emploi du phosphore. Il est exposé, en cette dernière qualité, aux visites de la régie venant exercer son contrôle sur le phosphore et le refus de laisser les agents y procéder constituerait une contravention.

Nous pensons donc que la nouvelle législation relative au phosphore ne doit modifier en rien l'opinion que nous avons émise à propos de la 3e question relative aux substances vénéneuses et que nous avons formulée de la manière suivante (tome I, p. 176) :

Les dispositions concernant le commerce proprement dit des substances vénéneuses sont-elles applicables au pharmacien ?

Nous avons répondu :

Les dispositions contenues dans le titre I (art. 1, 2, 3, 4) et dans le titre III (art. 11 et 12) de l'ordonnance du 29 octobre 1846, auxquelles sont assujettis tous ceux qui veulent faire le commerce des substances vénéneuses comprises dans le tableau annexé au décret du 8 juillet 1850, sont applicables au pharmacien, s'il fait le commerce proprement dit de ces substances ; elles ne lui sont pas applicables s'il se borne à vendre ces substances pour l'usage de la médecine, en se conformant à l'article 5 de cette ordonnance.

Notre opinion n'a pas changé. 1° Le pharmacien, qui ne vend du phosphore que pour l'usage de la médecine, n'a pas à se soumettre aux obligations du commerçant vendant du phosphore pour des usages industriels. 2° Mais le pharmacien, qui vend du phosphore pour d'autres usages que ceux de la médecine, est obligé de se soumettre aux dispositions des articles 1, 2, 3, 4, 11 et 12 de l'ordonnance du 29 octobre 1846 et à toutes les dispositions contenues dans le décret du 19 juillet 1895.

SECTION II

ÉTUDE DES COMBINAISONS OXYGÉNÉES DU PHOSPHORE.

Sommaire.— Acide phosphorique trihydraté.— Synonymes. —Formule.— Préparation.— Caractères d'identité, spécifiques, de contrôle. — Conservation. — De l'acide phosphorique officinal.— Préparation.— Constitution.— Titre. — Caractères d'identité, spécifiques, de contrôle. — Action physiologique, thérapeutique. — Modes d'administration et doses. — Formules galéniques. Incompatibles. — Empoisonnements, secours.

En se combinant avec l'oxygène, le phosphore donne un certain nombre de combinaisons. Nous nous bornerons à étudier les suivantes, qui présentent seules de l'intérêt au point de vue pharmaceutique :

1° Dans les composés oxygénés du phosphore.   { L'acide phosphorique trihydraté ou acide orthophosphorique ou acide phosphorique ordinaire.

2° Dans les sels formés par les combinaisons oxygénées du phosphore.

- Les hypophosphites.
- Les pyrophosphates.
- Les phosphates ou orthophosphates.

§ 1. — Acide phosphorique trihydraté.

Synonymes. — L'acide phosphorique trihydraté s'appelle aussi acide orthophosphorique, acide phosphorique ordinaire, acide phosphorique normal, acide phosphorique.

Formule. — Il a pour formule : $P^2O^5, 3H^2O$ ou PO^4H^3.

Préparation. — On le prépare en oxydant le phosphore par l'acide azotique étendu.

    Phosphore rouge entier . . . . 10 grammes.
    Acide azotique officinal 66   —
    Eau distillée 44   —

On introduit le mélange d'acide azotique et d'eau distillée (mélange marquant 1,240 au densimètre) dans une cornue en verre munie d'une tubulure bouchée à l'émeri. On place la cornue sur un bain de sable,

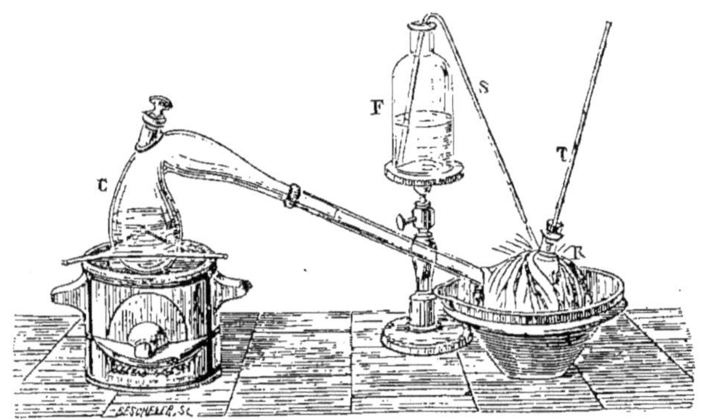

Fig. 98. — Acide phosphorique. — Préparation.

et on y adapte, en évitant l'emploi des bouchons, un ballon tubulé muni d'un tube pour donner issue aux vapeurs non condensées. Ce ballon est plongé dans une terrine et refroidi par un courant d'eau.

D'un autre côté, on divise le phosphore en 6 ou 8 petits fragments et on l'introduit dans le mélange acide par la tubulure de la cornue. On chauffe doucement jusqu'à ce que l'attaque ait lieu, on modère le feu si l'action est trop vive.

Lorsque le phosphore aura été complètement dissous et que, par suite, il aura complètement disparu, on cohobe le liquide qui s'est condensé dans le ballon récipient. Pour cela on verse dans la cornue le liquide qui a passé dans le ballon récipient (liquide formé par de l'acide azotique qui a distillé et qui s'est condensé dans le récipient). On distille de nouveau, de manière à compléter l'action de l'acide azotique et d'assurer la transformation totale du phosphore en acide phosphorique.

On retire alors le liquide de la cornue, et on le concentre dans une capsule de porcelaine ou mieux de platine jusqu'à consistance de sirop épais, afin de chasser la totalité des dernières traces d'acide azotique qui peuvent rester, sans dépasser toutefois la température de 180°.

Quels sont les phénomènes qui se passent dans cette préparation ?

Dans la première partie de l'opération, le phosphore est oxydé et transformé en acide phosphorique et en acide phosphoreux. C'est pour compléter la transformation de l'acide phosphoreux en acide phosphorique qu'on verse l'acide azotique du récipient dans la cornue.

Comme l'oxydation de l'acide phosphoreux produit souvent un dégagement subit de vapeurs nitreuses, capable de déterminer la rupture de l'appareil, il est nécessaire, pour éviter ce danger, de chauffer très doucement dans la deuxième partie de l'opération.

La concentration des liqueurs opérée à la fin de l'opération a pour but, comme nous l'avons dit tout à l'heure, de chasser les dernières traces d'acide azotique qu'elles contiennent.

Il importe de ne pas chauffer au-dessus de 180°, sans cela une partie de l'acide phosphorique se transformerait en acide phosphorique bihydraté ou acide pyrophosphorique, en perdant une molécule d'eau.

Caractères d'identité. — L'acide phosphorique trihydraté est un liquide sirupeux, incolore, inodore, d'une saveur acide, soluble en toutes proportions dans l'eau, pouvant cristalliser en prismes transparents et déliquescents.

Chauffé au-dessus de 200°, il perd une molécule d'eau et se change en acide pyrophosphorique ou acide phosphorique bihydraté. Chauffé au rouge, il perd deux molécules d'eau et se change en acide métaphosphorique monohydraté.

Il attaque le verre et la porcelaine ; aussi à cause de cette propriété, on recommande d'évaporer de préférence dans une capsule de platine, plutôt que dans une capsule de verre ou de porcelaine dont il peut détruire les silicates, l'acide sirupeux qui vient d'être préparé et dont on veut chasser les dernières traces d'acide azotique qu'il pourrait renfermer.

Caractères spécifiques. — Il se reconnaît aux caractères suivants :

1° Il ne coagule pas l'albumine.

2° Il ne précipite pas par l'azotate d'argent ; mais, si *on le neutralise, par une base*, ammoniaque par exemple, il donne avec le nitrate d'argent un précipité jaune.

3° Il ne précipite pas par le chlorure de baryum ; mais si on le *neutralise par une base*, ammoniaque par exemple, il donne avec le chlorure de baryum, un précipité blanc.

4° Il précipite en blanc le sulfate de magnésie additionné d'ammoniaque et contenant du chlorhydrate d'ammoniaque. Il se forme un précipité blanc de phosphate ammoniaco-magnésien. Ce précipité se produit surtout en agitant les liqueurs.

5° Il précipite en jaune, à une douce température, le molybdate d'ammoniaque additionné d'acide azotique.

Caractères de contrôle. — L'acide phosphorique peut contenir les altérations suivantes :

Acide phosphoreux, provenant d'une mauvaise préparation, dans laquelle tout le phosphore n'aurait pas été transformé complètement en acide phosphorique. Pour reconnaître cet acide qui est très toxique, on chauffe l'acide phosphorique suspect :

1° *Avec une solution de bichlorure de mercure* ; s'il y a de l'acide phosphoreux, le bichlorure est réduit par cet acide et ramené à l'état de protochlorure blanc insoluble.

2° *Avec une solution d'acide sulfureux* ; s'il y a de l'acide phosphoreux il réduit SO^2 à l'état d'hydrogène sulfuré, qui décomposé par l'excès d'acide sulfureux, dépose du soufre (Wœlher).

Acide azotique, provenant d'une mauvaise préparation, dans le cas où on n'aurait pas pris soin de chasser les dernières traces d'acide contenu dans la liqueur sirupeuse. Pour le reconnaître, on ajoute à l'acide phosphorique suspect un peu de *sulfate ferreux* ; il prendra une teinte brune, s'il y a de l'acide azotique. On peut encore chauffer l'acide suspect avec du cuivre, il dégagera des vapeurs rutilantes, s'il y a de l'acide azotique.

Acide chlorhydrique, acide sulfurique, arsenic, plomb, provenant de l'acide azotique impur qui aurait pu être employé par la préparation :

L'acide chlorhydrique sera reconnu avec l'azotate d'argent (précipité blanc).

L'acide sulfurique sera reconnu avec le chlorure de baryum (précipité blanc).

L'arsenic sera reconnu avec l'hydrogène sulfuré (précipité jaune).

Le plomb sera reconnu avec l'hydrogène sulfuré (précipité noir).

Conservation. — L'acide phosphorique trihydraté doit être conservé dans des flacons bouchés à l'émeri.

§ 2.— Acide phosphorique officinal.

Préparation. — L'acide phosphorique officinal, c'est-à-dire celui qu'on emploie pour l'usage médical, se prépare en ajoutant de l'eau distillée à l'acide phosphorique trihydraté jusqu'à ce que le mélange marque 1,35 au densimètre.

Composition. — *L'acide phosphorique officinal est donc une solution dans l'eau de l'acide phosphorique trihydraté.*

100 grammes de cet acide renferment 50 grammes d'acide phosphorique trihydraté, correspondant à 36 gr. 4 d'acide phosphorique anhydre, et sont neutralisés par 27 grammes de carbonate de soude pur et anhydre.

Caractères d'identité et spécifiques.— L'acide phosphorique officinal est un liquide sirupeux, incolore et acide d'une densité de 1,35 ayant des propriétés chimiques et des caractères spécifiques analogues à ceux de l'acide trihydraté.

Caractères de contrôle. — Ils sont analogues à ceux de l'acide phosphorique trihydraté, c'est-à-dire :

1° Il ne doit pas produire de coloration brune dans la solution de sulfate ferreux et ne doit pas dégager de vapeurs rutilantes si on le chauffe avec du cuivre ; (Acide azotique.)

2° Il ne doit pas précipiter à l'ébullition le chlorure mercurique ; (Acide phosphoreux.)

3° Il ne doit pas précipiter par le chlorure de baryum ; (Acide sulfurique.)

4° Il ne doit pas précipiter par l'azotate d'argent. (Acide chlorhydrique.)

5° Il ne doit pas précipiter en jaune par l'acide sulfhydrique ; (Arsenic.)

6° Il ne doit pas précipiter en noir par l'acide sulfhydrique. (Plomb.)

Conservation. — Comme l'acide phosphorique trihydraté, il doit être conservé dans des flacons bouchés à l'émeri.

Action physiologique. — L'acide phosphorique officinal est un caustique, mais il a une action moins énergique que ses congénères de la série des acides minéraux : acides sulfurique, chlorhydrique et azotique.

Action thérapeutique. — *Comme acidule*, l'acide phosphorique dilué a été employé pour acidifier les urines et dissoudre la gravelle phosphatique, si commune à la suite du catarrhe purulent de la vessie et des opérations pratiquées sur les organes génito-urinaires (Gubler). Il a été employé en qualité de *tonique stimulant*, dans les catarrhes des muqueuses, la jaunisse, l'hystérie, l'impuissance (Gubler). A ce double titre, acidule et tonique, il a trouvé son utilité dans le diabète, soit *pour apaiser la soif*, soit pour soutenir l'économie (Gubler). Enfin d'après Fonssagrives, l'acide phosphorique dilué peut être employé comme *tempérant*, *diurétique* et *hémostatique*.

Modes d'administration et doses. — A l'intérieur, il s'emploie à la dose de 1 à 5 grammes, par jour, pour un adulte, dilué dans une potion. On l'emploie fréquemment sous forme de *limonade phosphorique* qui, d'après le Codex, se prépare de la manière suivante :

Acide phosphorique officinal dilué au 1/10.   20 grammes.
Eau distillée 875   —
Sirop de sucre 125   —

Il fait partie des pilules aphrodisiaques de Wulzer dont voici la formule :

Acide phosphorique officinal . . . . . . } ââ 0 gr. 04
Ecorce de quinquina pulvérisé. . . . . . }
Camphre en poudre. . . . .   0 gr. 012
Extrait de cascarille. . . . . Q.S.
M.S.A. pour 1 pilule ; à prendre 4 à 15 par jour.

Incompatibles. — Sels de chaux, de bismuth, de fer, alcalis et leurs carbonates.

Empoisonnements. — L'acide phosphorique est toxique et produit, en cas d'empoisonnement, les symptômes généraux qui se manifestent avec les acides minéraux, sulfurique, chlorhydrique, azotique. Cependant, comme il est moins caustique que ces acides, ces symptômes sont moins accentués et moins énergiques.

Premiers secours. — Faire prendre au malade :

1° Une quantité abondante d'eau tiède ;

2° De l'hydrate de magnésie ou de la magnésie calcinée, à défaut
du carbonate de magnésie, délayés dans l'eau ; ou de l'eau de savon ;

3° Lait, blancs d'œuf, huile, tisane de graine de lin, gruau épais.

SECTION III

ÉTUDE DES SELS FORMÉS PAR LES COMBINAISONS OXYGÉNÉES DU PHOSPHORE.

Sommaire. — Nomenclature des sels intéressants au point de vue médico-
pharmaceutique.
§ 1. — Hypophosphites (Constitution. — Préparation. — Caractères spécifiques. — Nomenclature).
§ 2. — Pyrophosphates (Constitution. — Préparation. — Caractères spécifiques. — Nomenclature).
§ 3. — Phosphates ou orthophosphates (Constitution. — Préparation. —
Caractères spécifiques. — Nomenclature).

Nomenclature. — Ainsi que nous l'avons vu, à la section II, les
sels, formés par les combinaisons oxygénées du phosphore, intéressants au point de vue médico-pharmaceutique sont : 1° les hypophosphites ; 2° les pyrophosphates ; 3° les phosphates ou orthophosphates.

§ 1. — Hypophosphites.

Constitution. — L'acide hypophosphoreux a pour formule :
PO^2H^3.

C'est un acide monobasique qui, en se combinant avec les métaux,
donne des sels appelés *hypophosphites* ayant pour formule générale :

$(PO^2H^2)M'$, si M' est un métal monovalent.

$(PO^2H^2)^2M''$, si M'' est un métal bivalent.

$(PO^2H^2)^3M'''$, si M''' est un métal trivalent.

Préparation. — Les hypophosphites se préparent par deux
méthodes : *une méthode spéciale*, applicable à la préparation de deux
hypophosphites ; *une méthode générale*, applicable à la préparation
de tous les hypophosphites.

Méthode spéciale. — En faisant bouillir du phosphore avec une
dissolution de baryte caustique (pour la préparation de l'hypophos-

phite de baryum), ou avec un lait de chaux (préparation de l'hypophosphite de calcium), il se forme : de l'hydrogène phosphoré, qui se dégage ; un phosphate insoluble qu'on sépare par filtration, de l'hypophosphite qui se trouve en solution dans le liquide filtré. On purifie cet hypophosphite par cristallisation.

Méthode générale. — En traitant l'hypophosphite de baryum par des sulfates solubles correspondant aux métaux dont on veut obtenir l'hypophosphite. Cette méthode est usitée pour la préparation de tous les hypophosphites (sauf ceux de calcium et de baryum).

Exemple : $(PO^2H^2)^2Ba + SO^4Na^2 = SO^4Ba + 2(PO^2H^2Na)$

Hypophosphite de baryum	Sulfate de sodium	Sulfate de baryum	Hypophosphite de sodium

Caractères spécifiques. — Les hypophosphites se reconnaissent aux caractères suivants :

1° Chauffés fortement à l'air, ils brûlent et se décomposent en donnant un phosphate et de l'hydrogène phosphoré spontanément inflammable.

2° Traités par l'azotate d'argent, surtout à chaud, ils donnent un précipité blanc qui brunit rapidement.

3° Traités par le sulfate de cuivre en solution acidulée par l'acide sulfurique et à chaud, ils donnent un précipité rouge décomposé à l'ébullition (caractère distinctif avec les phosphites qui, dans ces conditions, ne produisent rien).

4° Ils sont colorés en bleu par le molybdate d'ammoniaque qu'ils réduisent. Cette réaction s'accomplit surtout à chaud, mais elle est fugace.

Nomenclature. — On emploie, en pharmacie, quelques hypophosphites que nous étudierons lorsque nous ferons l'histoire particulière de chaque métal ; pour le moment, nous nous bornerons à donner leur nomenclature :

Hypophosphite de chaux . . . . $(PO^2H^2)^2Ca$
Hypophosphite de fer . . . . $(PO^2H^2)^2Fe$
Hypophosphite de soude . . . . PO^2H^2Na

§ 2. — Pyrophosphates.

Constitution. — L'acide pyrophosphorique, appelé aussi acide phosphorique bihydraté a pour formule :

$$P^2O^5,2H^2O \text{ ou } P^2O^7H^4.$$

C'est un acide tétrabasique : en se combinant avec les métaux il donne deux sortes de sels :

1° *Sels tétramétalliques*. — Ce sont ceux dans lesquels l'hydrogène de l'acide pyrophosphorique est remplacé en totalité par un seul métal ou par plusieurs métaux.

A. Les sels tétramétalliques, *dans lesquels H est remplacé par un seul métal*, ont pour formule générale :

$P^2O^7M'^4$, M' étant un métal monovalent.

$P^2O^7M''^2$, M'' étant un métal bivalent.

B. Les sels tétramétalliques, *dans lesquels H est remplacé par plusieurs métaux*, ont pour formule générale :

$P^2O^7M'^2N'^2$, M' et N' étant deux métaux monovalents.

$P^2O^7M'^2N''$, M' étant un métal monovalent et N'' étant un métal bivalent.

2° *Sels dimétalliques*. — Ce sont ceux dans lesquels l'hydrogène de l'acide pyrophosphorique est remplacé en partie par un seul métal. Ils ont pour formule générale :

$P^2O^7H^2M'^2$, M' étant un métal monovalent.

$P^2O^7H^2M''$, M'' étant un métal bivalent.

Préparation. — Les pyrophosphates se préparent par plusieurs procédés :

1er Procédé. — En calcinant les orthophosphates ou phosphates dimétalliques. C'est en calcinant le phosphate de sodium des laboratoires qu'on obtient le pyrophosphate de sodium.

$$2(PO^4Na^2H) = P^2O^7Na^4 + H^2O$$

Orthophosphate   Pyrophosphate de sodium
disodique   (sel tétramétallique)

2e Procédé. — Par double décomposition, en traitant le pyrophosphate de sodium par un sel d'un métal dont on veut préparer le pyrophosphate. C'est ainsi, par exemple, qu'on prépare le pyrophosphate ferrique en traitant le perchlorure de fer par du pyrophosphate de sodium.

Caractères spécifiques. — Les pyrophosphates alcalins, qui sont seuls solubles, offrent une réaction alcaline et se reconnaissent aux caractères suivants :

1° Ils ne coagulent pas l'albumine.

2° Traités par l'azotate d'argent, ils donnent un précipité blanc, soluble dans les acides, dans l'ammoniaque, mais insoluble dans un excès de pyrophosphate.

3° Traités par le chlorure de baryum, ils donnent un précipité blanc, soluble dans les acides et insoluble dans l'ammoniaque.

4° Traités par le sulfate de magnésie, ils donnent un précipité blanc, soluble dans un excès de pyrophosphate et dans un excès de sulfate de magnésie ; l'ébullition détermine de nouveau le précipité qui ne se redissout plus.

Nomenclature. — On emploie, en pharmacie, quelques pyrophosphates que nous étudierons, lorsque nous ferons l'histoire particulière de chaque métal. Voici la nomenclature de ces sels :

Pyrophosphate de soude . . . . $P^2O^7Na^4 + 5H^2O$
Pyrophosphate de fer . . . . $(P^2O^7)^2(Fe^2)^2$
Pyrophosphate de fer et de sodium. . $(P^2O^7)^3(Fe^2)^2, 2P^2O^7Na^4 + 20H^2O$
Pyrophosphate de fer citro-ammonical, provenant de la dissolution du pyrophosphate de fer dans le citrate d'ammoniaque.

§ 3. — Des phosphates et des orthophosphates.

L'acide phosphorique, appelé aussi orthophosphorique, appelé aussi acide phophorique trihydraté, donne en se combinant avec les métaux, des sels appelés phosphates ou orthophosphates. C'est un acide tribasique ayant pour formule $\dfrac{P^2O^5, 3H^2O}{2} = PO^4H^3$, ou en développant partiellement :

$$PO \begin{cases} OH \\ OH \\ OH \end{cases}$$

L'acide phosphorique, étant tribasique, peut donner 3 espèces de sels :

1° des sels monométalliques ou diacides, résultant de la substitution d'un seul atome d'hydrogène par un atome d'un métal ;

2° des sels dimétalliques ou monoacides résultant de la substitution de 2 atomes d'hydrogène par 2 atomes d'un métal ;

3° des sels trimétalliques ou neutres, résultant de la substitution de trois atomes d'hydrogène, par 3 atomes d'un métal ;

Les formules de ces différents sels sont représentées de la manière suivante :

$$PO^4H^2M', \quad PO^4HM'^2, \quad PO^4M'^3$$

ou en développant partiellement :

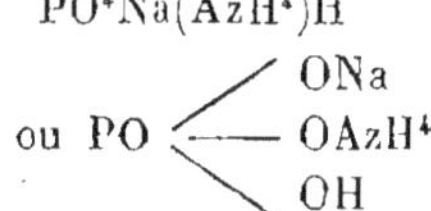

L'acide phosphorique peut aussi donner des sels doubles : Exemple : 1° phosphate de soude et d'ammoniaque. Ce sel représente de l'acide phosphorique dans lequel 2 atomes d'hydrogène sont remplacés par 1 atome de sodium et 1 groupe AzH^4 (ammonium).

Ce sel est un phosphate dimétallique ou monoacide :

$$PO^4Na(AzH^4)H$$

2° Phosphate ammoniaco-magnésien. Ce sel représente de l'acide phosphorique dans lequel 2 atomes d'hydrogène sont remplacés par 1 atome de magnésium, métal bivalent et le troisième atome d'hydrogène, remplacé par 1 radical ammonium monovalent.

Ce sel est un phosphate trimétallique ou neutre dont la formule est :

$$PO^4Mg \, (AzH^4)$$

Préparation. — Les phosphates se préparent par 2 méthodes.

A. — **Phosphates alcalins.** — En faisant bouillir avec un carbonate alcalin :

1° soit une dissolution d'acide phosphorique ;

2° soit une dissolution de phosphate acide de calcium.

C'est par cette méthode que l'on prépare le phosphate de sodium du commerce, qui a pour formule : $PO^4HNa^2 + 12\,H^2O$.

Ce sel est un sel monoacide et dimétallique ; c'est donc un phosphate disodique qu'on appelle à tort phosphate neutre. Ce phosphate disodique sert à préparer les phosphates monosodique et trisodique. Il suffit de traiter le disodique par une quantité suffisante soit d'acide phosphorique, soit d'hydrate de sodium.

B. — **Phosphates insolubles.** —Ils se préparent par double décomposition, en précipitant par les phosphates alcalins une dissolution d'un sel dont on veut obtenir le phosphate.

Caractères spécifiques. — Les phosphates solubles se reconnaissent aux caractères suivants :

1° Ils ne coagulent pas l'albumine.

2° Traités par l'azotate d'argent, ils donnent un précipité jaune soluble dans l'ammoniaque et dans l'acide azotique.

3° Traités par l'azotate de baryte, ils donnent un précipité blanc soluble dans l'acide chlorhydrique, azotique ou acétique.

4° Traités par le sulfate de magnésium additionné de chlorure d'ammonium et d'ammoniaque, ils donnent un précipité blanc grenu de phosphate ammoniaco-magnésium, prenant surtout naissance par agitation.

5° Acidulés par l'acide azotique et traités par du molybdate d'ammoniaque, ils donnent un précipité jaune de phospho-molybdate d'ammoniaque insoluble dans les liqueurs acides, soluble dans l'ammoniaque. Il faut chauffer légèrement le mélange (*La précipitation est empêchée par l'acide tartrique*).

6° Traités par l'acétate d'urane, ils donnent un précipité ocreux, jaune, insoluble dans l'acide acétique, soluble dans les acides minéraux.

7° Traités par le perchlorure de fer en liqueur acétique, ils donnent un précipité blanc sale, gélatineux, soluble dans l'acide chlorhydrique, insoluble dans l'acide acétique.

8° La liqueur de phénol-phtaléine est décolorée par les phosphates monométalliques et passe au violet par les phosphates dimétalliques (1).

Nomenclature. — On emploie, en pharmacie, quelques phosphates que nous étudierons lorsque nous ferons l'histoire de chaque métal. Voici la nomenclature de ces sels :

Phosphates	Phosphate tricalcique.	$(PO^4)^2Ca^3$
de	Phosphate bicalcique.	$(PO^4)^2H^2Ca^2 + 2H^2O$
calcium	Phosphate monocalcique	$(PO^4)^2CaH^4$

Phosphate de sodium . . . . $PO^4HNa^2 + 12H^2O$

Phosphate de soude et d'ammoniaque . . . . $PO^4HNa(AzH^4) + 4H^2O$

(1) Préparation de la liqueur phénol-phtaléine : dissoudre un gramme de phénol-phtaléine dans 100 grammes d'alcool faible, puis y verser lentement de l'eau de baryte jusqu'à ce que l'on obtienne une légère coloration rosée persistante.

SECTION IV

ÉTUDE DES COMBINAISONS DU PHOSPHORE AVEC LES MÉTAUX.

Sommaire. — Phosphures (Formule. — Préparation. — Caractères spécifiques. — Nomenclature).

Phosphures.

Le phosphore forme avec les métaux des combinaisons appelées phosphures.

Formule. — Lorsque leur composition est bien définie, ils ont pour formule : PM'^3, si M' est un métal monovalent; $P^2M''^3$, si M' est un métal bivalent.

Préparation. — On les prépare par trois procédés :

1° Par l'action directe du phosphore sur le métal, sur un oxyde ou sur un sel.

2° En réduisant quelques phosphates par le charbon.

3° Par l'action de l'hydrogène phosphoré sur les solutions métalliques correspondantes.

Caractères spécifiques. — Les phosphures se reconnaissent aux caractères suivants :

1° Traités par l'acide chlorhydrique ou l'acide sulfurique, ils se décomposent en donnant de l'hydrogène phosphoré gazeux à odeur fétide.

2° Calcinés à l'air chaud, ils s'oxydent, en donnant en général un phosphate.

3° Traités par l'acide azotique, ils s'oxydent et donnent un phosphate.

4° Les phosphures alcalins et alcalino-terreux sont décomposés par l'eau et donnent de l'hydrogène phosphoré et un hypophosphite.

Nomenclature. — En pharmacie, on emploie seulement le phosphure de zinc P^2Zn^3, dont nous ferons l'histoire en parlant des sels de zinc (1).

(1) Les phosphures métalliques ont fait l'objet d'une étude très importante par M. Grancher, publiée dans les *Annales de Phys. et de Ch.*, mai 1898, rapportée *J. de Ph. et de Ch.* (1er juin 1898, p. 546).

TITRE III. — ÉTUDE DU GROUPE DE L'ARSENIC

L'étude de ce groupe comprend :

1° Etude de l'arsenic ;
2° — des combinaisons oxygénées de l'arsenic ;
3° — des sels formés par les combinaisons oxygénées de l'arsenic ;
4° — des iodures d'arsenic ;
5° — des sulfures d'arsenic.
6° — des combinaisons organo-métalliques de l'arsenic (acide
cacodylique).

SECTION I

ÉTUDE DE L'ARSENIC.

L'arsenic métalloïdique, étant sans usage en médecine et en pharmacie, nous ne croyons pas devoir insister sur ce corps et nous allons
de suite aborder l'examen des combinaisons qu'il forme avec l'oxygène, en insistant sur celles qui ont reçu des applications médico-
pharmaceutiques.

SECTION II

ÉTUDE DES COMBINAISONS OXYGÉNÉES DE L'ARSENIC.

Sommaire.— Combinaisons intéressantes au point de vue médico-pharmaceutique.
Anhydride arsénieux. — Synonymes. — Préparation industrielle. — Etats
allotropiques. — Formes cristallines. — Etude comparée et différentielle
de l'acide arsénieux vitreux et porcelanique. — Caractères spécifiques, de
contrôle. — Conservation. — Action physiologique. — Action thérapeutique. — Modes d'administration et doses. — Incompatibles. — Empoisonnements et secours.

En se combinant avec l'oxygène, l'arsenic donne un certain nombre
de combinaisons parmi lesquelles nous nous bornerons à étudier

celles qui sont intéressantes au point de vue pharmaceutique. Ce sont les suivantes :

1° Dans les composés oxygénés de l'arsenic. . . . . } L'anhydride arsénieux.

2° Dans les sels formés par les combinaisons oxygénées de l'arsenic . . . . } Les arsénites. Les arséniates.

Anhydride arsénieux.

Synonymes et formule. — L'anhydride arsénieux, appelé aussi acide arsénieux, arsenic blanc, oxyde blanc d'arsenic, a pour formule : As^2O^3.

Préparation. — Il se prépare *industriellement* par le grillage des minerais arsénifères, principalement du mispickel, qui est un arséniosulfure de fer. Sous l'influence du courant d'air, l'arsenic s'oxyde et se transforme en anhydride arsénieux qui se condense, sous forme d'une poudre blanche, dans une chambre divisée en compartiments superposés. L'opération s'effectue dans des appareils spéciaux décrits dans tous les traités de chimie et sur lesquels nous ne croyons pas devoir insister.

Purification. — L'anhydride arsénieux, provenant du grillage, contient ordinairement du *soufre*. Pour le purifier, on le mélange à une petite quantité de potasse qui retient le soufre, et on le sublime dans des cylindres en fonte, sur les parois desquels l'acide arsénieux se dépose en masse vitreuse et transparente qu'on désigne sous le nom d'acide arsénieux vitreux.

Caractères d'identité. — L'acide arsénieux présente : *deux états allotropiques* : l'acide arsénieux vitreux et l'acide arsénieux porcelanique ; *deux formes cristallines* : l'acide arsénieux cristallisé en octaèdres et l'acide arsénieux cristallisé en prismes.

États allotropiques. — L'anhydride arsénieux, récemment préparé, se présente sous forme d'une masse vitreuse (*anhydride arsénieux vitreux*). Cette masse, abandonnée à elle-même, ne tarde pas à devenir opaque et blanche et semblable à de la porcelaine (*anhydride arsénieux porcelané*). Cette transformation de la variété vitreuse en variété porcelanée a lieu de la périphérie au centre, elle est due à la structure cristalline que prend le produit ; l'anhydride porcelané est en effet formé par une multitude de petits cristaux.

On remarque entre les propriétés physiques de ces deux variétés des différences notables consignées dans le tableau suivant :

Tableau indiquant les différences entre les propriétés de l'anhydride arsénieux vitreux et porcelané.

ANHYDRIDE ARSÉNIEUX VITREUX	ANHYDRIDE ARSÉNIEUX PORCELANÉ, OU OPAQUE, OU PORCÉLANIQUE
Se présente en masses vitreuses, translucides, jaunâtres, *absolument amorphes*. L'anhydride arsénieux récemment préparé est de l'anhydride vitreux.	Se présente en masse blanche, opaque, semblable à de la porcelaine, *cristallisée en octaèdres réguliers ou en tétraèdres*. C'est cette variété qui constitue l'acide arsénieux en poudre qu'on rencontre aussi dans le commerce.
Il a pour densité 3.689.	Il a pour densité 3.736.
Il est trois fois plus soluble dans l'eau que l'acide porcelané.	Il est trois fois moins soluble dans l'eau que l'acide vitreux. Il est plus soluble dans l'acide chlorhydrique que dans l'eau.
Il est soluble dans l'alcool et sa solubilité augmente avec la concentration de l'alcool.	Il est peu soluble dans l'alcool et sa solubilité diminue avec la concentration de l'alcool.
Sous l'influence de la chaleur, il se volatilise sans fondre au-dessus du rouge.	Sous l'influence de la chaleur, il se volatilise sans fondre au-dessus du rouge.
On peut facilement opérer, en quelques instants, la transformation de cet acide en anhydride porcelané : 1° En dissolvant l'acide vitreux dans HCl bouillant : il se dépose, par refroidissement, des cristaux octaédriques d'acide porcelané. 2° En sublimant l'acide arsénieux vitreux et en condensant les vapeurs sur un corps froid au-dessous de 200°, on obtient des cristaux octaédriques d'acide porcelané.	On peut aussi opérer facilement la transformation de cet acide en acide vitreux. L'acide porcelané, maintenu pendant longtemps à une température voisine du point de sublimation, ou chauffé en vase clos au-dessus de ce point, se change en acide vitreux.

L'anhydride arsénieux est dimorphe, et il cristallise tantôt en *octaèdres réguliers ou en tétraèdres*. C'est la forme la plus fréquente ; c'est celle sous laquelle cristallise l'anhydride porcelané ; tantôt en *prismes* orthorhombiques.

Il est transformé en acide arsénique par les oxydants (acide azotique, chlore, iode, acide hypochloreux).

Les corps réducteurs lui enlèvent facilement l'oxygène ; l'hydrogène naissant le transforme en hydrogène arsénié ; le charbon le réduit, au rouge, à l'état d'arsenic métalloïdique.

Caractères spécifiques. — Il se reconnaît aux caractères suivants :

1° Chauffé avec du charbon, il est réduit, et il se forme un anneau d'arsenic métallique qui se dépose dans les parties froides du tube.

2° Projeté sur des charbons incandescents, il répand une forte odeur alliacée.

3° Sa solution, neutralisée par l'ammoniaque, donne les réactions des arsénites c'est-à-dire :

Avec azotate d'argent. — Précipité jaune soluble dans l'ammoniaque et l'acide azotique.

Avec sulfate de cuivre. — Précipité vert clair (vert de Schèele) soluble dans la soude. Si l'on chauffe la solution alcaline, il se dépose de l'oxydule de cuivre rouge.

4° Sa solution, acidulée par l'acide chlorhydrique, donne avec l'hydrogène sulfuré un précipité jaune de sulfure d'arsenic. Ce précipité est soluble dans le sulfhydrate d'ammoniaque et dans l'ammoniaque (caractère distinctif avec le sulfure d'antimoine).

5° Introduit dans un appareil de Marsh, il donne des taches et des anneaux d'arsenic métalloïdique, que l'on caractérise par les méthodes indiquées en chimie minérale.

Caractères de contrôle. — Il peut être altéré et falsifié par un certain nombre de corps.

ALTÉRATIONS. — *Oxyde d'antimoine* (Wigers). Pour reconnaître ce corps, on dissout l'acide suspect dans l'acide chlorhydrique. On traite la dissolution par l'hydrogène sulfuré ; on obtient un précipité jaune de sulfure d'arsenic, et s'il y a de l'antimoine, un précipité orangé de sulfure d'antimoine. Pour caractériser ces deux sulfures, on traite les précipités obtenus par l'ammoniaque. Le sulfure d'arsenic seul sera dissous, et il restera le sulfure orangé d'antimoine.

Orpiment ou *sulfure jaune d'arsenic.* Pour reconnaître ce corps, on chauffe l'acide suspect dans une petite capsule de porcelaine recouverte avec une autre capsule d'égale grandeur, jusqu'à ce qu'une partie se soit volatilisée puis condensée sur la capsule supérieure ; si le produit refroidi est jaune rouge ou rouge, c'est l'indice de la présence de sulfure d'arsenic.

Falsifications.— Il peut être falsifié par les corps suivants : *craie, sulfate de chaux, sulfate de baryte*. Pour reconnaître ces substances, on chauffe l'acide suspect dans un tube ouvert aux deux extrémités ou dans une petite capsule ou sur une lame de platine ; *s'il est pur*, il se volatilisera sans résidu ; *s'il est impur*, il laissera un résidu formé par ces matières fixes, matières qu'il sera facile de caractériser à l'aide des réactifs de ces corps.

Lorsqu'on fait cet essai, il importe de se garantir des vapeurs d'acide arsénieux qui sont très vénéneuses.

Conservation. — Il est inaltérable à l'air ; on le conserve simplement dans des flacons bouchés.

Action physiologique. — Il possède les propriétés physiologiques générales des arsénicaux, propriétés qui sont presque analogues pour toutes les préparations arsénicales, et peuvent être ainsi résumées :

Appliqué sur la peau intacte, il est sans action ou du moins, il a une action caustique faible et très lente ; appliqué sur le derme nu, sur la surface d'une plaie, d'un ulcère, d'une muqueuse, il exerce une action caustique très énergique.

Introduit dans les voies digestives, il produit des effets très variables suivant les doses. *A petites doses* : chaleur dans l'œsophage et l'estomac ; augmentation des sécrétions gastriques et de l'appétit ; activité de la digestion, de la circulation, de la respiration, des fonctions cérébrales, de la nutrition ; si ces doses faibles sont continuées un certain temps : teint rosé, accroissement de l'embonpoint et des forces, de la résistance à la fatigue, de l'ampleur de la respiration, de l'énergie des battements cardiaques ; si ces doses faibles sont continuées trop longtemps : soif, douleurs épigastriques, nausées, vomissements, diarrhée, fièvre légère, anémie, affaiblissement, cachexie. *A doses plus fortes* : symptômes d'empoisonnement ; dégénérescence graisseuse du foie, du cœur, des reins ; si la mort ne survient pas, amaigrissement, ulcérations et gangrène de la peau, paralysies dans diverses régions.

Un des effets physiologiques, sur lesquels ont insisté les auteurs, c'est la sensation de légèreté, d'alacrité respiratoire qui se manifeste par une respiration plus facile, plus ample, plus complète et qui a été particulièrement remarquée chez les arsénicophages de la Styrie (Autriche).

On a fait grand bruit de la singulière tolérance de l'organisme pour l'arsenic ; on sait en effet, que l'homme et les animaux peuvent supporter des doses doubles ou triples de celles qui seraient mortelles d'emblée et acquérir une santé florissante.

La grande tolérance pour l'arsenic, que l'organisme humain peut présenter, est un chapitre intéressant de son histoire. Dans la Styrie, où sont exploitées des mines arsénifères, les ouvriers avaient remarqué que leurs chevaux avaient souvent un meilleur aspect et des mouvements plus faciles ; cette observation fut, dit-on, le point de départ de l'habitude prise par les habitants de manger de l'arsenic soit pour augmenter la fraicheur de leur teint, soit pour gravir plus facilement leurs montagnes.

Quelques auteurs, en particulier Nothnagel et Rossbach, ont élevé quelques doutes sur les assertions relatives à l'arsénicophagie, assertions qui avaient été reproduites partout, depuis les mémoires de Tschudi et de Bibra. Mais, des faits rigoureusement observés sont venus confirmer cette opinion, et Knapp a pu, dans un congrès récent, apporter des documents qui mettent l'arsénicophagisme hors de doute ; il a même présenté des arsénicophages mâchant, *coram populo*, jusqu'à 0 gr. 33 d'acide arsénieux à la fois, sans inconvénient apparent. Il est donc impossible, comme le dit très justement M. Soulier, dans son nouveau *Traité de thérapeutique et de pharmacologie*, de pouvoir nier cette tolérance, cette accoutumance de l'organisme pour l'arsenic.

Action thérapeutique. — Les arsénicaux sont employés comme : apéritifs, aliments d'épargne, antidyspnéiques, antinévralgiques, antiherpétiques, antisyphilitiques, fébrifuges, escharotiques.

On les emploie dans l'anorexie, l'anémie, dans la tuberculose pulmonaire (action discutée), dans la fièvre intermittente rebelle et la cachexie palustre, dans le diabète.

Dans les maladies de la peau : psoriasis, eczéma (seulement formes chroniques).

Dans le lupus, les cancroïdes, les cancers.

Disons en terminant que les arsénicaux possèdent un pouvoir antiseptique qui leur permet de retarder la putréfaction des tissus organiques et le développement des ferments

Modes d'administration et doses. — L'acide arsénieux s'emploie pour un adulte : à L'INTÉRIEUR, à la dose maxima de 1 à 5 milligrammes par dose ; à la dose maxima de 0 gr. 01 centigramme par 24 heures. Il se prescrit :

A. Sous forme de *pilules* : *pilules arsénicales* ou *pilules asiatiques* (Codex, p. 482). Chacune de ces pilules contient : 5 milligrammes d'acide arsénieux, 5 centigrammes de poivre noir, 1 centigramme de gomme : on en donne 1 à 2 par jour.

B. Sous forme de *granules* : *granules d'acide arsénieux* ou *granules de Dioscoride* (Codex, p. 490). Chaque granule contient 1 milligramme d'acide arsénieux ; on en donne 1 à 10 par jour.

C. Sous forme de *soluté* : *soluté d'acide arsénieux* ou *liqueur de Boudin* (Codex, p. 570). 1 gramme de cette solution contient 0 gr. 001 d'acide arsénieux ; on en donne de 1 à 10 grammes par jour. Boudin en administrait jusqu'à 50 grammes (0 gr. 05 d'acide arsénieux), dose évidemment exagérée, comme le dit Fonssagrives.

A L'EXTÉRIEUR, il est usité comme escharotique. On employait autrefois diverses formules de poudres escharotiques arsénicales (poudre de Dupuytren, de Cazenave, de Justamont, de Dubois, du frère Côme). Le Codex de 1884 donne seulement la formule de la poudre arsénicale du frère Côme (p. 334). Elle contient le 1/8 de son poids d'acide arsénieux. Pour s'en servir, on lui ajoute, au moment du besoin, suffisante quantité d'eau, de manière à la transformer en une pâte.

On peut se servir comme caustique, d'une solution concentrée d'acide arsénieux dans la glycérine.

Contre les parasites, on emploie quelquefois une pommade parasiticide ainsi composée :

Axonge . . . . 30 grammes.
Poudre du frère Côme 5   —
Essence de bergamotte 1   —

L'anhydride arsénieux est très fréquemment employé en médecine vétérinaire, soit à l'intérieur, soit à l'extérieur.

L'Ecole vétérinaire d'Alfort a établi les différentes préparations arsénicales destinées soit à l'usage interne, soit à l'usage externe et les préparations ont été adoptées par le Codex de 1884 qui les a inscrites aux pages 660-661.

En voici la nomenclature :

<table>
<tr><td>

PRÉPARATIONS DESTINÉES A L'USAGE INTERNE.

</td><td>

PRÉPARATIONS DESTINÉES A L'USAGE EXTERNE.

</td></tr>
</table>

On dénature l'acide arsénieux pour éviter toute confusion.

Elles comprennent :

1° Solution de Fowler (soluté d'arsénite de potasse).

Acide arsénieux. . . .   5 gr.
Carbonate de potasse .   5 »
Eau ordinaire. . . . .   500 »

Faire bouillir dans un vase de verre jusqu'à dissolution complète l'acide arsénieux et le carbonate de potasse. Filtrez et conservez dans un flacon bouché.

Ajouter à cette liqueur au moment de la délivrer le mélange suivant.

Poudre de gentiane. .   4 gr.
Eau ordinaire . . . .   250 ».

2° Poudre.

Acide arsénieux pulvérisé. . . . . .   100 gr.
Sexquioxyde de fer anhydre (colcothar) . . . . . .   1 gr.
Aloès succotrin pulvérisé. . . . .   0 gr. 50

Elles comprennent :

1° La poudre pour bain de Tessier (Codex, p. 660).

2° Le bain de Tessier (Codex, p. 660).

3° Lotion de Tessier (Codex, p. 660).

4° Préparations caustiques.

A) Poudre caustique modifiée sur la formule du frère Côme.

Acide arsénieux . . . .   10 gr.
Sulfure rouge de mercure (cinabre). . . . .   60 »
Sang-dragon. . . . . .   1 »

L'action caustique de cette poudre peut être augmentée en ajoutant une plus forte proportion d'acide arsénieux. Elle peut être diminuée en augmentant la proportion de sulfate de mercure ou de sang-dragon.

Délayée dans l'eau gommée cette poudre sert à faire des caustiques.

B) Pommade cathérétique (Codex, p. 661).

L'anhydride arsénieux peut être encore employé : 1° pour la destruction des animaux nuisibles ; 2° pour la conservation des dépouilles d'animaux sous forme de savon.

Les formules de ces préparations ont été arrêtées par l'École supérieure de pharmacie de Paris et sont inscrites au Codex, pages 659 et 660.

1° Pâte arsenicale pour la destruction des animaux nuisibles.

Suif fondu . . . .   1.000 grammes
Farine de froment . . . .   1.000   »

Acide arsénieux en poudre très fine . .   100   grammes
Noir de fumée   10   »
Huile volatile d'anis.   1   »
    F. S. A.

Cette préparation peut être employée pour la destruction des animaux nuisibles, soit seule, soit mélangée avec une partie égale de pain mietté, ou de toute autre substance recherchée par les animaux que l'on veut détruire.

2° Savon arsenical pour la conservation des dépouilles d'animaux.

Acide arsénieux pulvérisé . . . .   320 grammes
Carbonate de potasse desséché.   120   »
Eau distillée   320   »
Savon marbré de Marseille   320   »
Chaux vive en poudre fine.   40   »
Camphre.   10   »

F. S. A. Voir Codex, p. 630.

La délivrance et la vente des diverses préparations arsenicales, vétérinaires ou autres, dont nous venons de parler, ne peut être faite que dans les conditions indiquées par les articles 8, 9 et 10 du titre II de l'ordonnance du 29 octobre 1846, portant règlement sur la vente des substances vénéneuses par les pharmaciens, articles ainsi conçus :

ART. 8. — L'arsenic et ses préparations ne pourront être vendus pour d'autres usages que la médecine, que combinés avec d'autres substances. Les formules de ces préparations seront arrêtées, sous l'approbation de notre ministre secrétaire d'Etat, de l'agriculture et du commerce, savoir : pour le traitement des animaux domestiques, par le conseil des professeurs de l'Ecole vétérinaire d'Alfort ; pour la destruction des animaux nuisibles, et pour la conservation des peaux et objets d'histoire naturelle, par l'Ecole de pharmacie.

ART. 9. — Les préparations mentionnées dans l'article précédent ne pourront être vendues et délivrées que par les pharmaciens, et seulement à des personnes connues et domiciliées.

Les quantités livrées, ainsi que le nom et le domicile de l'acheteur seront inscrits sur le registre spécial dont la tenue est prescrite par l'article 6 de cette ordonnance.

ART. 10. — La vente et l'emploi de l'arsenic et de ses composés sont interdits pour le chaulage des grains, l'embaumement des corps et la destruction des insectes.

Nous ne saurions trop conseiller, pour la vente des préparations arsenicales destinées à un autre usage que celui de la médecine, l'observation rigoureuse des prescriptions que nous venons de rappeler.

Le législateur a attaché une grande importance à cette vente, et à ce sujet, on peut lire la circulaire ministérielle du 10 novembre 1846 concernant la vente des substances vénéneuses (1), et celle de M. le ministre Grivart en date du 26 février 1875, concernant la vente de l'acide arsénieux destiné à l'usage interne pour le traitement des animaux domestiques (2).

Incompatibles. — Sels de chaux solubles, magnésie et ses sels, oxydes de cuivre et d'argent, décoctés astringents.

Empoisonnements. — L'acide arsénieux est toxique ; dans l'empoisonnement aigu, le seul dont nous ayons à nous occuper ici, il se produit, au bout d'un quart d'heure à une heure, les symptômes suivants : faiblesse, dépression, douleur brûlante à l'estomac, nausées, vomissements de matières, mélangées de mucosités et striées de sang. Ces matières peuvent être vertes, comme de la bile, noires comme de la suie, ou bleues comme de l'indigo. Vomissements pénibles, crampes dans les jambes, sensation de constriction avec sécheresse ou chaleur dans la gorge, souvent soif ardente ; pouls petit, fréquent, irrégulier, devenant parfois imperceptible ; respiration douloureuse, par suie de la grande sensibilité de l'abdomen ; peau froide et visqueuse ; collapsus ; mort. Il peut se produire de petits accès tétaniques, de la salivation, de la rétention d'urine ; en outre, une éruption (eczéma arsénical) peut apparaître sur la peau.

Premiers secours. — 1° Faire vomir le malade abondamment.

2° Administrer une grande quantité d'eau chaude ou salée pour laver l'estomac.

3° Donner à volonté du sesquioxyde de fer hydraté, récemment préparé d'après la formule mentionnée au Codex, page 245 (En précipitant le perchlorure de fer par AzH^3).

4° Donner de la magnésie en abondance.

5° Donner fréquemment et en abondance un mélange d'huile et d'eau de chaux.

6° S'il y a prostration, administrer des stimulants.

7° Donner en abondance des boissons mucilagineuses, blanc d'œufs, tisane d'orge et de graine de lin.

(1) *Cours de Pharmacie*, t. 1, p. 168.
(2) E. Dupuy, *Manuel de l'Inspecteur des pharmacies*, p. 109.

8° Rappeler la chaleur avec des couvertures chaudes, bouteilles chaudes aux extrémités, frictions.

SECTION III

ÉTUDE DES SELS FORMÉS PAR LES COMBINAISONS OXYGÉNÉES DE L'ARSENIC.

SOMMAIRE. — Nomenclature des sels intéressants au point de vue médico-pharmaceutique.

§ 1. — Arsénites. — Formule. — Préparation. — Nomenclature. — Arsénite de potasse, soluté d'arsénite de potasse ou liqueur de Fowler. — Préparation. — Titre. — Doses et modes d'administration.

§ 2. — Arséniates. — Formule. — Constitution. — Préparation. — Nomenclature.

Nomenclature. — Ainsi que nous l'avons vu, les sels, formés par les combinaisons oxygénées de l'arsenic, intéressantes au point de vue médico-pharmaceutique, sont 1° les arsénites, 2° les arséniates.

§ 1. — Arsénites.

L'acide arsénieux, correspondant à l'anhydride arsénieux, connu seulement à l'état de dissolution, a pour formule : AsO^3H^3. En se combinant avec les métaux, il donne des sels appelés *arsénites*, encore incomplètement connus.

Préparation. — Les arsénites se préparent par deux procédés :

1° En faisant bouillir l'anhydride arsénieux avec la solution d'un carbonate alcalin (Préparation des arsénites alcalins).

2° Par double décomposition, en traitant le sel d'un métal dont on veut obtenir l'arsénite par un arsénite alcalin.

Caractères spécifiques. — Ils se reconnaissent aux caractères suivants :

1° Leur solution, acidulée par l'acide chlorhydrique et traitée par *l'hydrogène sulfuré*, donne un précipité jaune de sulfure d'arsenic, soluble dans le sulfure d'ammonium et dans l'ammoniaque.

2° Avec *le sulfate de cuivre*, en liqueur neutre, ils donnent un précipité vert (vert de Schèele) d'arsénite de cuivre, soluble dans la soude ; si l'on chauffe cette dissolution, il se dépose de l'oxydule de cuivre rouge.

3° Avec *l'azotate d'argent*, en liqueur neutre, ils donnent un précipité jaune, d'arsénite d'argent, soluble dans les acides et dans l'ammoniaque ; si l'on chauffe cette dissolution, il se dépose de l'argent métallique.

4° La solution introduite dans un appareil de Marsh donne des taches et des anneaux d'arsenic métalloïdique.

Nomenclature. — On a proposé, comme médicaments, les arsénites de fer, de quinine et de strychnine, mais ils ont été abandonnés. Aujourd'hui, on emploie seulement l'arsénite de potassium ou arsénite de potasse ayant pour formule : AsO^3HK^2. Ce sel déliquescent, presque incristallisable, n'est pas usité à l'état solide. On emploie seulement la solution aqueuse désignée sous le nom de *soluté d'arsénite de potasse* ou *liqueur de Fowler*.

Liqueur de Fowler. — Cette solution se prépare, d'après la formule inscrite au Codex :

Acide arsénieux	1 gramme.
Carbonate de potasse pur	1 »
Eau distillée.	95 »
Alcoolat de mélisse composé	3 »

Introduisez dans un ballon de verre le mélange d'acide arsénieux et de carbonate de potasse avec la quantité d'eau prescrite. Faites bouillir jusqu'à dissolution complète. Ajoutez, après refroidissement, l'alcoolat de mélisse et suffisante quantité d'eau distillée pour obtenir exactement 100 grammes de liqueur.

C'est, comme on le voit, la préparation de l'arsénite de potasse par la première méthode de préparation indiquée précédemment.

Composition. — La liqueur de Fowler contient un centième de son poids d'acide arsénieux à l'état d'arsénite de potasse.

1 gr. de cette liqueur contient donc : 0 gr.01 cent. d'acide arsénieux.

10 »   de cette liqueur. . . . . . 0 gr.1 décig.   —

100 » . . . . 1 gr.   —

On l'emploie à la dose de 2 à 20 gouttes par jour.

Injections arsénicales. — Dans ces dernières années, les injections arsénicales ont pris une certaine vogue ; Eulembourg, Kœbner et Bourneville les ont employées sous forme de liqueur de Fowler, dans diverses maladies et en particulier dans la chorée rebelle.

Formule d'Eulembourg :

Liqueur de Fowler. . . . . 1 partie
Eau distillée. 4 parties

Cette solution s'emploie à la dose de 10 à 20 gouttes soit 10 à 20 centigrammes de liqueur de Fowler, en injections hypodermiques.

Caractères de contrôle. — Dans le Cours de pharmacie galénique, nous avons eu l'occasion de parler des altérations qui se produisent dans la liqueur de Fowler ; nous ne reviendrons pas sur ce point, que nous avons suffisamment développé à propos de l'étude des solutés médicamenteux inscrits au Codex de 1884.

§ 2. — Arséniates.

L'acide arsénique ordinaire appelé aussi acide orthoarsénique, acide arsénique trihydraté, a pour formule :

$$AsO^4H^3 \text{ ou en développant partiellement : } AsO \begin{cases} OH \\ OH \\ OH \end{cases}$$

C'est un acide tribasique ; il donne donc, en se combinant avec les métaux, trois espèces de sels appelés *arséniates*.

Les arséniates ou orthoarséniates sont analogues aux phosphates ou orthophosphates, avec lesquels ils sont isomorphes. On connaît des arséniates mono, bi, trimétalliques correspondant aux phosphates mono, bi, trimétalliques. Ils peuvent être représentés par les formules suivantes lorsque le métal est monovalent :

$$AsO \begin{cases} OM \\ OH \\ OH \end{cases} \qquad AsO \begin{cases} OM \\ OM \\ OH \end{cases} \qquad AsO \begin{cases} OM \\ OM \\ OM \end{cases}$$

Préparation. — Les arséniates se préparent par plusieurs procédés :

1er. — On prépare les arséniates alcalins (de sodium et de potassium) en oxydant l'anhydride arsénieux par les azotates de sodium ou de potassium.

2e. — La plupart des autres arséniates se préparent par double décomposition, en précipitant, à l'aide des arséniates alcalins, une dissolution d'un sel du métal dont on veut obtenir l'arséniate.

Caractères spécifiques. — Les arséniates se reconnaissent aux caractères suivants :

1° Leur solution, acidulée par l'acide chlorhydrique et traitée par *l'hydrogène sulfuré*, donne après un certain temps un précipité de trisulfure d'arsenic. Tout d'abord, il ne se produit aucun précipité, mais au bout d'un certain temps, l'acide arsénique est réduit à l'état d'acide arsénieux ; il se précipite du soufre et du trisulfure d'arsenic. La chaleur accélère la formation du précipité.

2° *Avec l'azotate d'argent*, ils donnent un précipité rouge brique d'arséniate d'argent, soluble dans l'acide azotique et dans l'ammoniaque.

3° Leur solution, acidulée par l'acide azotique, donne avec le *molybdate d'ammoniaque*, et surtout à chaud, un précipité jaune d'arsénio-molybdate d'ammoniaque.

4° On peut caractériser les arséniates par la mise en liberté de l'arsenic. On sait en effet que les acides arsénieux et arsénique sont réduits par l'hydrogène naissant en hydrogène arsénié, lequel au rouge se décompose en hydrogène et en arsenic métalloïdique. Cette réduction s'opère dans l'appareil de Marsh sur lequel nous n'avons pas à insister ici.

Nomenclature. — On emploie, en pharmacie, quelques arséniates, que nous étudierons lorsque nous ferons l'histoire de chaque métal. Voici la nomenclature de ces sels :

Arséniate de fer . . . . AsO^4HFe.
Arséniate de potassium . . . . AsO^4H^2K.
Arséniate de sodium . . . . $AsO^4HNa^2 + 7H^2O$.

SECTION IV

ÉTUDE DE L'IODURE D'ARSENIC.

Sommaire.— Iodure d'arsenic.— Formule. — Constitution.— Préparation. — Caractères d'identité, spécifiques. — Formules dans lesquelles il entre.

L'arsenic, en se combinant avec l'iode, donne un iodure, ayant pour formule AsI^3 ; c'est, comme on le voit, un *triiodure d'arsenic*.

Préparation. — Ce corps se prépare par l'action de l'iode sur l'arsenic et par le procédé indiqué par Serullas. On mélange intimement : arsenic pulvérisé, 1 gramme, iode pulvérisé, 5 grammes. On chauffe doucement le mélange au bain de sable dans une cornue de verre munie d'un récipient. Lorsque la combinaison est achevée, on chauffe un peu plus, pour séparer l'iodure de l'arsenic en excès, en le volatilisant.

Caractères d'identité. — L'iodure d'arsenic cristallise en lames hexagonales rouges et brillantes, ayant une densité de 4,39, fusibles et volatiles sans décomposition. Il est soluble dans l'eau, mais cette solution est peu stable, car elle se décompose en acide iodhydrique et en anhydride arsénieux. Il est soluble dans l'alcool.

Caractères spécifiques. — On le reconnaît aux caractères des iodures et de l'anhydride arsénieux.

Action thérapeutique. — Il est quelquefois employé comme fondant et antiherpétique.

Modes d'administration et doses. — Il entre dans la *liqueur de Donavan-Ferrari* :

Iodure d'arsenic.	0 gr. 20	
Eau distillée	120 »	
Biiodure de mercure.	0 »	40
Iodure de potassium.	4 »	

Doses : 40 à 50 gouttes.

On l'emploie aussi en *pommade* :

Iodure d'arsenic.	0 gr. 15
Axonge.	25 »

En frictions à la dose de 2 à 4 grammes.

SECTION V

ÉTUDE DES SULFURES D'ARSENIC.

SOMMAIRE. — Des sulfures d'arsenic (réalgar, orpiment). — De l'orpiment ou sulfure jaune. — Caractères d'identité, spécifiques. — Action physiologique et thérapeutique. — Modes d'administration et doses. — Empoisonnements et secours.

L'arsenic, en se combinant avec le soufre, donne deux sulfures :

1º Un bisulfure appelé aussi réalgar, sulfure rouge d'arsenic, ayant pour formule As^2S^2, inusité en pharmacie.

2º Un trisulfure appelé aussi orpiment, sulfure jaune d'arsenic ayant pour formule As^2S^3.

Trisulfure d'arsenic.

On connaît deux sortes de trisulfure d'arsenic :

1° *Le trisulfure d'arsenic commercial*, désigné sous le nom d'orpiment du commerce. C'est un sulfure d'arsenic que l'on trouve dans la nature en masses jaunes composées de lamelles brillantes et flexibles, dérivant de prismes clinorhombiques. Il contient de l'acide arsénieux en proportions variables. Il doit être exclu de l'usage pharmaceutique.

2° *Le trisulfure d'arsenic officinal ou sulfure jaune d'arsenic pur.*

Ce corps se prépare d'après le Codex de la manière suivante :

Acide arsénieux	100 grammes.
Eau distillée.	900 »
Acide chlorhydrique officinal	300 »

Dissolvez à chaud dans un matras, l'acide arsénieux dans le mélange d'eau et d'acide ; faites passer jusqu'à refus, dans cette solution, un courant d'hydrogène sulfuré bien lavé. Bouchez le vase, laissez reposer jusqu'au lendemain. Recueillez sur un filtre le précipité jaune qui s'est formé. Lavez-le sur le filtre avec de l'eau froide jusqu'à ce que le liquide de lavage ne laisse plus de résidu sensible par l'évaporation sur une lame de platine ; faites-le sécher dans une étuve modérément chauffée et conservez-le dans un flacon sec.

Caractères d'identité. — Ce corps se trouve dans la nature en masses jaunes composées de lamelles brillantes et flexibles, dérivant du prisme clinorhombique.

Caractères spécifiques. — Projeté sur des charbons ardents, il laisse percevoir l'odeur caractéristique de l'acide sulfureux et celle de l'arsenic en combustion.

Action physiologique et thérapeutique. — Il se comporte dans l'économie, comme l'anhydride arsénieux, et pourrait servir aux mêmes usages ; cependant, on ne l'emploie guère que comme épilatoire et en collyre :

Modes d'administration et doses. — Il entre :

Dans *l'épilatoire de Plenck* :

Chaux vive.	48 grammes.
Amidon	40 »
Sulfure d'arsenic pulvérisé	4 »

Mêlez avec eau QS pour faire une pâte molle.

Dans la *pâte épilatoire des Turcs* ou *Rusma* :

Chaux vive. . . . . 40 grammes.
Orpiment 5   »
Pulvérisez et délayez dans du blanc d'œuf
et lessive des savonniers . . . . ââ QS

Dans le *collyre ou mixture cathérétique de Lanfranc* (Codex, p. 353), employé dans le traitement de l'ophtalmie purulente (Courty) et des ulcères vénériens (Vincent)..

Empoisonnements et secours. — Il est toxique et produit des empoisonnements analogues à ceux de l'acide arsénieux que l'on combattra de la même manière.

SECTION VI

ÉTUDE DE L'ACIDE CACODYLIQUE.

L'acide cacodylique a pour formule :

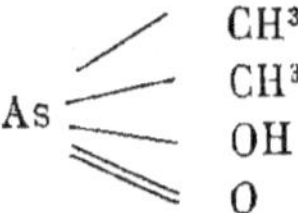

Préparation. — Il se prépare par oxydation du cacodyle et de l'oxyde de cacodyle. Ces deux corps mélangés constituent la liqueur fumante de Cadet obtenue par distillation sèche d'un mélange à parties égales d'anhydride arsénieux et d'acétate de potassium sec. C'est de cette liqueur que l'on part pour la préparation de l'acide cacodylique.

L'oxydation peut être réalisée au moyen de divers agents tels que l'air, l'acide azotique, le permanganate de potasse, l'oxyde de mercure. Dans la pratique c'est toujours à ce dernier corps que l'on s'adresse en raison de ses avantages.

La réaction est la suivante :

$$\underbrace{\begin{array}{l} As = (CH^3)^2 \\ As = (CH^3)^2 \end{array}}_{\text{cacodyle}} + H^2O + 3\,HgO = 3\,Hg + 2\,\underbrace{AsO(CH^3)^2OH}_{\text{acide cacodylique}}$$

$$\underbrace{O \begin{cases} As = (CH^3)^2 \\ As = (CH^3)^2 \end{cases}}_{\text{oxyde de cacodyle}} + H^2O + 2\,HgO = 2\,Hg + 2\,\underbrace{AsO(CH^3)^2OH}_{\text{acide cacodylique}}$$

La liqueur fumante de Cadet, préalablement purifiée par distillation dans un courant d'hydrogène, est introduite dans un ballon que l'on refroidit sous un courant d'eau. On ajoute de l'oxyde de mercure par petites quantités à la fois, dans la proportion de deux parties pour une partie de liqueur de Cadet. Quand la réaction est terminée on ajoute quelques gouttes de cacodyle pour décomposer une petite quantité de cacodylate de mercure qui prend toujours naissance dans la réaction. On sépare le mercure déposé par décantation, on évapore la liqueur à siccité et on reprend le résidu par de l'alcool bouillant. La dissolution alcoolique fournit l'acide cacodylique par évaporation.

Purification. — L'acide cacodylique ainsi obtenu est suffisamment pur pour les usages pharmaceutiques. S'il était nécessaire dans certains cas d'avoir un produit absolument pur, on formerait du cacodylate de baryum que l'on décomposerait ensuite par l'acide sulfurique.

Caractères d'identité. — C'est un corps cristallisé en prismes rhomboïdaux obliques, incolores et inodores. Il est très soluble dans l'eau, moins soluble dans l'alcool, insoluble dans l'éther. Il fond à 200° sans décomposition ; à une température supérieure il se décompose.

Il est acide à la phtaléine, neutre à l'héliantine.

Dans l'air sec, il se conserve indéfiniment ; dans l'air humide, il est légèrement déliquescent et s'altère.

Caractères de contrôle. — 1° 100 parties d'acide cacodylique sec doivent saturer exactement 28,99 parties de soude caustique, avec la phtaléine comme réactif indicateur.

2° Sa solution aqueuse, acidifiée par l'acide azotique, ne doit précipiter ni par le chlorure de baryum, ni par l'azotate d'argent (absence de sulfates et de chlorures).

3° Sa solution aqueuse additionnée d'eau de baryte jusqu'à légère alcalinité ne doit donner aucun précipité (absence d'acide arsénieux et arsénique). Si dans l'essai précédent le chlorure de baryum a fourni un précipité il faudra remplacer l'eau de baryte par l'eau de chaux.

4° Sa solution aqueuse additionnée de chlorure d'ammonium, d'ammoniaque et de sulfate de magnésie ne doit donner aucun précipité, même après une agitation prolongée (absence d'acide arsénique).

5° Le zinc pur ne doit pas produire de réduction à froid.

Action physiologique et thérapeutique. — Le fait le plus saillant de l'action physiologique de l'acide cacodylique, c'est sa faible toxicité, alors que le cacodyle et l'oxyde de cacodyle, composés très voisins au point de vue chimique, sont extrêmement toxiques. La toxicité n'est d'ailleurs pas en rapport avec la proportion d'arsenic qu'il contient (54,3 0/0), et cette circonstance a naturellement conduit à son emploi en thérapeutique. Les premiers essais, tentés en Allemagne par Schmidt et Chomge, Kurschner et Renz, furent si peu encourageants que ce médicament ne tarda pas à être complètement délaissé.

Récemment, M. Danlos a tenté de nouveau son emploi et contrairement à ce qui avait été obtenu en Allemagne, les résultats se sont montrés très satisfaisants. MM. Gautier, Renault, Potain, Burlureaux, Roustan, Letulle, Simon ont à leur tour obtenu d'excellents résultats de la médication cacodylique.

L'acide cacodylique à la dose de 10 milligrammes par jour exalte les phénomènes nutritifs, tandis que les arsenicaux en général à cette dose ralentissent la nutrition. Il augmente le nombre des globules rouges, mais l'hémoglobine n'augmente pas proportionnellement.

La médication cacodylique est plus particulièrement appliquée au traitement des maladies consomptives, la tuberculose, l'anémie grave, l'impaludisme, la cachexie palustre.

D'une manière générale, elle peut remplacer la médication arsenicale habituelle.

Dans l'administration de l'acide cacodylique ou de ses composés la voie hypodermique doit être préférée à toute autre ; on n'observe pas, lorsqu'on utilise ce mode d'administration, les cas d'intolérance fréquents avec les autres modes, pas plus que l'odeur alliacée de l'haleine, indice de réduction de l'acide cacodylique en composés inférieurs d'oxydation, très toxiques.

Usages. — L'acide cacodylique est très rarement employé à l'état de liberté ; on le prescrit presque toujours sous forme de cacodylate. Pour l'usage externe **M.** Danlos a employé des solutions à 50 ou 75 0/0.

Il sert à préparer les cacodylates.

TITRE IV. — ÉTUDE DU GROUPE DE L'ANTIMOINE.

Préliminaires. — Division.

L'étude de ce groupe comprend :

1° Etude de l'antimoine.

2°   —   des combinaisons oxygénées ayant reçu une application médicale.

3°   —   des sels formés par les combinaisons de l'antimoine.

4°   —   des chlorures d'antimoine.

5°   —   des sulfures d'antimoine.

SECTION I

ÉTUDE DE L'ANTIMOINE.

Sommaire. — Antimoine métalloïdique.— Emploi de ce corps au XVIIIe siècle (pilules perpétuelles, coupes émétiques, calices vomitoires). — Emploi de ce corps en pharmacie pour la préparation du kermès, du tartre stibié, etc· — Purification de l'antimoine commercial par le procédé de Liebig, inscrit au Codex.

L'antimoine métalloïdique étant aujourd'hui sans usage en médecine, nous ne croyons pas devoir insister sur ce corps dont l'étude complète est faite dans les cours de minéralogie et de chimie minérale. Nous rappellerons seulement, en passant, qu'au XVIIIe siècle, on administrait l'antimoine comme *purgatif*, sous forme de petites balles, appelées *pilules perpétuelles* et que l'on se transmettait religieusement dans les familles de père en fils. On en façonnait aussi des gobelets, appelés *coupes émétiques* ou *calices vomitoires*. On faisait macérer du vin blanc dans ces gobelets. Ce vin acquérait des propriétés émétiques, par suite d'une dissolution légère d'antimoine, provoquée par la crème de tartre du vin. Ce médicament de composition très variable produisait des effets très inconstants.

Usages en pharmacie. — L'antimoine, inusité en médecine, est employé en pharmacie pour la préparation de nombreux composés : kermès, tartre stibié, etc.

Purification. — L'antimoine du commerce, qui contient du fer, du plomb, du cuivre, de l'arsenic, du soufre, doit être purifié avant de servir aux usages pharmaceutiques. Cette purification s'opère par le procédé suivant dû à Liebig et inséré au Codex de 1884 :

> Antimoine du commerce pulvérisé . . .   1000 grammes.
> Sulfure d'antimoine naturel pulvérisé .   100   —
> Carbonate de soude sec.   200   —

Pulvériser les trois substances, les mélanger, les mettre dans un creuset de Hesse que l'on chauffera fortement.

Voici les réactions qui se produisent : le soufre du sulfure d'antimoine se porte sur le fer, pour donner du sulfure de fer ; sur le cuivre, pour donner du sulfure de cuivre ; sur le sodium du carbonate de soude, pour donner du sulfure de sodium. L'oxygène de la soude s'unit à l'arsenic, pour donner de l'arséniate de soude. Ces diverses substances (sulfure de fer, de cuivre, de sodium, arséniate de soude) s'unissent et forment une scorie qui se réunit à la surface ; et au fond du creuset on a un culot d'antimoine pur.

SECTION II

ÉTUDE DES COMBINAISONS OXYGÉNÉES DE L'ANTIMOINE.

En se combinant avec l'oxygène, l'antimoine donne différentes combinaisons, dont une seule présente de l'intérêt au point de vue pharmaceutique par le sel qu'elle donne avec le potassium ; c'est l'acide antimonique $SbO(OH)^3$. Nous placerons l'étude du sel de potassium, l'antimoniate acide de potassium, ou antimoine diaphorétique lavé ou encore improprement oxyde blanc d'antimoine dans le chapitre du potassium.

SECTION III

ÉTUDE DES CHLORURES D'ANTIMOINE.

SOMMAIRE. — Chlorures d'antimoine (Trichlorure et pentachlorure). — Une seule intéressante, le trichlorure. — Du trichlorure d'antimoine. — Synonymes. — Formule. — Préparation. — Caractères d'identité, spécifiques, de contrôle. — Conservation. — Action physiologique, thérapeutique. — Chlorure d'antimoine liquide. — Formules galéniques. — Incompatibles. — Empoisonnements. — Secours.

L'antimoine forme avec le chlore deux combinaisons :

1° Le trichlorure d'antimoine ayant pour formule : $SbCl^3$.

2° Le pentachlorure d'antimoine, ayant pour formule : $SbCl^5$.

Une seule de ces combinaisons présente de l'intérêt, au point de vue médico-pharmaceutique ; c'est le trichlorure d'antimoine.

Trichlorure d'antimoine.

Synonymes. — Le trichlorure d'antimoine s'appelle aussi proto-chlorure d'antimoine, chlorure antimonieux, beurre d'antimoine.

Formule. — Il a pour formule : $SbCl^3$.

Préparation. — La préparation de ce corps est corrélative de celle de l'hydrogène sulfuré. On extrait le sel des liqueurs qui restent dans le ballon quand le gaz a cessé de se dégager.

On se rappelle que pour préparer l'hydrogène sulfuré, on décompose le sulfure d'antimoine par l'acide chlorhydrique. L'acide chlorhydrique attaque le sulfure d'antimoine en produisant de l'hydrogène sulfuré et du trichlorure d'antimoine d'après la réaction suivante :

$$Sb^2S^3 + 6HCl = 2SbCl^3 + 3H^2S.$$

Pour extraire le sel des liqueurs qui restent dans le ballon, quand le gaz a cessé de se dégager, on prend ces liqueurs (résidu de la préparation de l'acide sulfhydrique), on les décante dans une capsule de porcelaine et on les évapore sous une cheminée à fort tirage, jusqu'à ce qu'une goutte posée sur une lame de verre, se solidifie par refroidissement. On verse alors la liqueur dans une cornue de verre munie d'une allonge et d'un récipient bien secs. On chauffe au bain de sable et on distille presque à siccité.

Le protochlorure d'antimoine, fondant à 73°2, peut cristalliser, soit dans le col de la cornue, soit dans l'allonge, et par suite, peut les obstruer. Pour éviter cet inconvénient, on chauffe avec un charbon ardent ou un bec de gaz, soit le col de la cornue, soit l'allonge, et cela de temps en temps.

La masse cristalline, condensée dans le récipient, est souvent surnagée par une petite quantité de liquide. On sépare ce liquide par décantation ; on fait ensuite fondre le chlorure, et on le coule dans des flacons à large ouverture.

Nous venons de voir qu'après avoir décanté dans une capsule les liqueurs restant dans le ballon, quand tout l'hydrogène sulfuré a été dégagé, on les évapore sous une cheminée à fort tirage jusqu'à ce qu'une goutte posée sur une lame de verre se solidifie par refroidissement. En pratiquant cette évaporation, on a pour but de chasser l'excès d'acide chlorhydrique et d'eau que renferment ces liqueurs. Quand tout l'acide chlorhydrique hydraté a été chassé, il reste dans la capsule du chlorure d'antimoine sous forme d'un liquide huileux, qui se solidifie immédiatement lorsqu'on le pose sur un corps froid, la lame de verre employée.

Caractères d'identité. — Le chlorure d'antimoine se présente en masse cristalline blanche, demi-transparente, onctueuse et déliquescente, fusible à 73°2 et bouillant à 225°. Il est soluble dans l'acide chlorhydrique. Il est très soluble dans une petite quantité d'eau, si celle-ci est trop grande, il se décompose en acide chlorhydrique et en oxychlorure d'antimoine, appelé autrefois *poudre d'Algaroth*, d'après l'équation suivante :

$$SbCl^3 + H^2O = 2\ HCl + SbOCl$$

Chlorure   Eau   Acide   Oxychlorure
d'antimoine   chlorhydrique d'antimoine (Poudre d'Algaroth).

Disons, en passant, que la composition de la poudre d'Algaroth varie avec les conditions de sa formation. On peut obtenir un oxychlorure ayant pour formule soit $SbOCl$ soit $Sb^2O^3, 2SbOCl$. Nous n'insisterons pas sur ces points, qui ont été étudiés en chimie minérale.

Caractères spécifiques. — Le chlorure d'antimoine se reconnaît aux caractères suivants :

1° Avec le nitrate d'argent, il donne un précipité blanc caillebotté de chlorure d'argent insoluble dans l'acide azotique, soluble dans l'ammoniaque (*Caractère des chlorures*).

2° Avec l'hydrogène sulfuré il donne un précipité rouge orangé, soluble dans le sulfure d'ammonium.

3° Avec la potasse ou la soude il donne un précipité blanc volumineux d'hydrate soluble dans un grand excès d'alcali.

4° Le zinc donne un précipité noir d'antimoine.

5° Introduit dans l'appareil de Marsh, il donne des anneaux et des taches d'antimoine métallique.

Caractères de contrôle. — Il peut renfermer les altérations suivantes qui sont, du reste, très rares :

ALTÉRATIONS. — 1° *Une certaine quantité d'eau*, qu'il peut prendre à l'air atmosphérique ; dans ce cas, il est plus ou moins liquide et peut perdre de son poids à 100°.

2° *Acide chlorhydrique, chlorure d'arsenic, chlorure de fer et de plomb ;* s'il avait été mal purifié ou préparé avec de l'acide chlorhydrique impur.

FALSIFICATIONS. — Il n'est pas falsifié.

Conservation. — Il doit être conservé dans des flacons bien bouchés avec des bouchons de liège bouillis dans la paraffine (Codex).

Action physiologique. — Il possède les propriétés physiologiques générales des antimoniaux, propriétés que nous allons résumer :

Toutes les préparations antimoniales exercent une action irritante locale ; cette action est faible, chez les préparations insolubles (antimoine diaphorétique lavé) ; elle s'accentue dans le tartre stibié, et elle arrive à son maximum dans le trichlorure d'antimoine, l'un des caustiques les plus puissants dont nous disposons.

Toutes ces préparations possèdent des propriétés vomitives, faibles et même nulles dans l'antimoine diaphorétique (Trousseau) ; faibles dans le kermès ; énergiques au contraire dans le tartrate double de potasse et d'antimoine (tartre stibié), instrument usuel et type, en quelque sorte, de la médication vomitive.

Toutes ces préparations possèdent, comme tous les vomitifs, des propriétés purgatives et éméto-cathartiques, suivant les conditions dans lesquelles elles sont administrées.

Toutes ces préparations exercent une action excito-motrice sur la contractilité organique ; elles stimulent les sécrétions, notamment celles de la sueur, de la salive et du mucus des bronches ; aussi, sont-elles, à bon droit, considérées comme sudorifiques, expectorantes et accessoirement comme sialagogues.

Enfin, elles exercent une action dépressive sur le système circulatoire sanguin ; action qui, si elle est modérée, s'accuse par la défervescence, une sédation du pouls, et qui, si elle est arrivée à un degré considérable, produit de la réfrigération et un état lipothymique quasi-cholériforme.

Action thérapeutique. — D'après Fonssagrives, on peut employer les préparations antimoniales pour obtenir : *des effets de défervescence*, dans tout le groupe des maladies inflammatoires, dont la pneumonie est le type ; *des effets sudorifiques*, dans toutes les maladies dues à une répercussion sudorale et celles dans lesquelles il est utile de provoquer une crise du côté de la peau ; *des effets excito-moteurs*, pour réveiller la contractilité gastro-intestinale, dans le cas où elle est engourdie, comme dans la dyspepsie atonique ; *des effets béchiques*, dans l'état de sécheresse de la muqueuse des bronches ; *des effets altérants*, c'est la partie la moins connue de l'action des antimoniaux.

Le chlorure d'antimoine n'est jamais employé à l'*intérieur* A l'*extérieur* on l'emploie comme caustique à l'état liquide.

Préparation du chlorure d'antimoine liquide. — Pour obtenir le chlorure d'antimoine liquide, appelé aussi *chlorure d'antimoine en deliquium*, on met le chlorure solide dans un entonnoir en verre que l'on place sous une cloche à côté d'un vase plein d'eau. Le chlorure ne tarde pas à se liquéfier sans se décomposer, car il n'absorbe que la quantité d'eau nécessaire à sa dissolution.

Pour se servir de ce chlorure liquide, on en imprègne un pinceau ou un bourdonnet de charpie, que l'on porte sur les points à cautériser.

Formules galéniques. — Le chlorure d'antimoine entrait autrefois dans le caustique ou *pâte antimoniale dite de Canquoin* dont voici la formule :

Chlorure d'antimoine.	30 grammes.
Chlorure de zinc.	60 —
Farine de froment	60 —

Observons que la formule de la pâte de Canquoin, adoptée par le Codex de 1884, diffère de la précédente et qu'elle se compose de :

Chlorure de zinc.	32 grammes.
Oxyde de zinc	8 —
Farine de froment séchée à 100°	24 —
Eau distillée.	4 —

Incompatibles. — L'eau, décomposant le chlorure d'antimoine, est une substance incompatible avec ce corps.

Empoisonnements. — C'est un toxique violent ; en cas d'empoisonnement, on donnera les secours suivants :

1° S'il n'y a pas de vomissements (ce qui est rare), les faciliter en donnant ipéca en poudre et eau tiède en grande abondance.

2° Administrer du tannin 2 grammes dans l'eau, répétés aussi souvent qu'ils sont rejetés. Décoction d'écorce de chêne.

3° Donner du thé et du café fort en grande quantité.

4° Administrer des boissons émollientes en abondance. Tisane d'orge, lait, eau albumineuse, etc.

5° S'il y a prostration, donner des stimulants.

6° Rappeler la chaleur avec couvertures chaudes, bouteilles d'eau chaude aux extrémités ; frictions.

SECTION IV

ÉTUDE DES SULFURES D'ANTIMOINE.

SOMMAIRE. — Des sulfures d'antimoine. (Trisulfure et pentasulfure). — Des sulfures d'antimoine complexes (Kermès, oxysulfures d'antimoine). — Plan d'étude.

§ 1. — Du trisulfure d'antimoine (impur, pur, précipité). — Préparation. — Usages.

§ 2. — Du kermès. — Composition. — Historique. — Procédés de préparation (voie humide, voie sèche). — Différences entre le kermès officinal et le kermès vétérinaire. — Caractères d'identité, spécifiques, de contrôle. — Conservation. — Action physiologique, thérapeutique. — Modes d'administration et doses. — Incompatibles. — Empoisonnements. — Secours.

§ 3. — Du pentasulfure d'antimoine. — Préparation à l'état pur, à l'état impur. — Soufre doré d'antimoine à composition constante et à composition inconstante. — Caractères d'identité, spécifiques, de contrôle. — Conservation. — Action physiologique, thérapeutique. — Modes d'administration et doses. — Formules galéniques. — Incompatibles. — Empoisonnements. — Secours.

§ 4. — Des oxysulfures d'antimoine. — Inusités aujourd'hui.

L'antimoine donne avec le soufre deux combinaisons définies :

1° *Un trisulfure d'antimoine* ayant pour formule : Sb^2S^3.

2° *Un pentasulfure d'antimoine* ayant pour formule : Sb^2S^5.

A côté de ces combinaisons sulfurées définies, il peut également

donner des corps complexes sulfurés, parmi lesquels nous signale
rons :

1° *Le kermès*, très employé en pharmacie ;

2° *Les oxysulfures d'antimoine*, très employés autrefois.

Plan d'étude. — Pour faire l'étude des différentes combinaisons
sulfurées de l'antimoine nous adopterons l'ordre suivant :

1° Étude du trisulfure d'antimoine.

2° — du kermès.

3° — du pentasulfure d'antimoine.

4° — des oxysulfures d'antimoine.

§ 1. — Trisulfure d'antimoine.

Formule. — Le trisulfure d'antimoine a pour formule : $Sb S^3$.

Divers états. — Il existe dans le commerce sous trois états : 1° A
l'état impur ; 2° A l'état pur ; 3° A l'état précipité.

Trisulfure d'antimoine impur.

Le trisulfure d'antimoine, à l'état impur, s'appelle aussi *sulfure
d'antimoine du commerce, antimoine sulfuré, antimoine cru.*

Préparation. — Pour le préparer, on prend du sulfure d'antimoine naturel appelé *stibine*. On le chauffe dans des cylindres en
terre réfractaire placés dans des fours. Le sulfure fond et s'écoule
dans des creusets où il se solidifie, tandis que la gangue infusible
reste dans les cylindres en terre.

Caractères d'identité. — Le sulfure d'antimoine du commerce
se présente en masses formées de longues aiguilles d'une couleur
grise d'un grand éclat métallique, facilement fusible, d'une densité
de 4,6 environ.

Grillé à l'air, il donne de l'anhydride sulfureux. Traité à chaud
par l'acide chlorhydrique, il donne de l'hydrogène sulfuré.

Caractères de contrôle. — Ce sulfure est souvent altéré ou
falsifié.

Altérations. — *Sulfure d'arsenic.* — Pour le déceler, on porphyrise
le sulfure d'antimoine suspect, on le fait digérer pendant quelque temps
en agitant souvent, avec le double de son poids d'ammoniaque, et on

filtre. La liqueur filtrée renferme le sulfure d'arsenic, qui est soluble dans AzH^3.

Sulfures de plomb et de fer. — Pour les déceler, on fait dissoudre le sulfure d'antimoine suspect dans HCl. Lorsque la réaction a cessé, on chasse l'excès d'acide, on verse de l'eau dans le liquide pour précipiter Sb à l'état d'oxychlorure d'antimoine ; on filtre et dans la liqueur claire divisée en plusieurs parties, on recherche le plomb et le fer par les réactifs de ces métaux.

FALSIFICATIONS. — *Schiste ou ardoise.* — Pour déceler ces corps, on fait dissoudre le sulfure suspect dans HCl. Le schiste et l'ardoise, étant insolubles dans HCl, restent comme résidus.

Trisulfure d'antimoine pur.

Le sulfure d'antimoine, à l'état pur, s'appelle *sulfure d'antimoine pur.*

Préparation. — Il se prépare par le procédé indiqué au Codex :

Antimoine purifié . . . .   1250 grammes.
Soufre sublimé   500   —

Pulvérisez l'antimoine dans un mortier en fer, de manière à obtenir une poudre fine, mélangez-le au soufre ; introduisez le mélange dans un creuset en terre et chauffez. Lorsque la matière sera en pleine fusion, donnez un coup de feu vif, pour chasser l'excès de soufre. Retirez le creuset du feu et brisez-le lorsqu'il sera refroidi. Divisez ensuite le sulfure en fragments et conservez dans un vase bouché.

Trisulfure d'antimoine à l'état précipité.

Préparation. — On obtient le trisulfure d'antimoine à l'état précipité, en faisant passer un courant d'hydrogène sulfuré dans une solution acide d'une combinaison antimonieuse quelconque, par exemple le trichlorure d'antimoine. Ce sulfure se présente sous la forme d'un précipité jaune orangé.

Usage des trisulfures d'antimoine. — *Le sulfure d'antimoine du commerce* entre dans la préparation de la tisane de Feltz, dans les tisanes de Pollini, de Lisbonne etc., employées dans les syphilis invétérées et qui doivent leur action à l'arsenic contenu dans ce sulfure. Nous avons déjà insisté sur ce point, à propos de la préparation de la tisane de Feltz.

Le sulfure d'antimoine pur s'emploie en poudre à la dose de 0 gr. 50 à 2 grammes et même 4 grammes, en suspension dans une potion ou en pilules. Il entre dans les tablettes antimoniales de

Kunkel, dans le sirop, la tisane sudorifique, les pilules de Lalouet, préparations aujourd'hui à peu près inusitées. Il sert à préparer le kermès, et le soufre doré d'antimoine.

Le sulfure d'antimoine précipité est sans usage.

§ 2. — Kermès.

Composition. — Le kermès est un mélange, riche en trisulfure d'antimoine, contenant en même temps de l'eau, ainsi que de petites quantités d'antimonite alcalin et de sulfure alcalin (*Jungfleisch*).

Le kermès, est un mélange de sulfure d'antimoine et d'antimonite de sodium renfermant un peu de sulfure de sodium (*Fonssagrives, Engel, Andouard*).

Le kermès est un oxysulfure d'antimoine hydraté (*Codex*).

Historique. — Il est peu de médicaments qui aient été l'objet de travaux plus nombreux que le kermès. Découvert par Glauber vers 1700, il a été étudié par un grand nombre de chimistes, et en particulier par Gay-Lussac, Berzélius, Liebig, Robiquet, Thierry, Ossian Henry, Cluzel, Piderit, Terreil, Mehu, etc., etc.

Préparation. — On peut le préparer par plusieurs procédés divisés en deux classes : procédés par voie humide ; procédés par voie sèche.

Procédés par voie humide.

Procédé Cluzel . . . . Faire bouillir le sulfure d'antimoine avec une solution aqueuse de carbonate de soude, filtrer, laisser refroidir et recueillir le précipité.

Procédé Piderit . . . . Faire bouillir le sulfure avec une dissolution aqueuse de soude, filtrer, laisser refroidir et recueillir le précipité.

Procédés par voie sèche.

Procédé Berzélius . . . Calciner un mélange de sulfure d'antimoine et de carbonate alcalin et traiter par l'eau bouillante le produit de la calcination.

Procédé Baumé . . . . Calciner un mélange de sulfure d'antimoine, de carbonate alcalin et de soufre et traiter par l'eau bouillante le produit de la calcination.

PRÉPARATION DU KERMÈS OFFICINAL. — Le kermès des pharmacies appelé *kermès officinal*, employé en médecine, doit être exclusivement préparé par le procédé de Cluzel. C'est, en effet, de tous les procédés connus celui qui fournit le plus beau kermès ; malheureusement, il en fournit fort peu. Voici en quoi il consiste :

Sulfure d'antimoine pur (Trisulfure d'antimoine). . .   60 gr.
Carbonate de soude cristallisé. . . . .   1280 —
Eau distillée. . . . .   12800 —

On dissout le carbonate de soude dans l'eau et on porte à l'ébullition dans une chaudière en fonte. On ajoute le sulfure d'antimoine finement pulvérisé et on agite avec une spatule en bois. Lorsque le mélange aura bouilli pendant une heure environ, on filtre la solution bouillante, et on reçoit le liquide dans des terrines en grès préalablement chauffées et plongeant dans de l'eau chaude. On laisse refroidir la liqueur aussi lentement que possible. Quand elle est complètement froide, on recueille sur un filtre la poudre qui s'est déposée. On la lave sur le filtre même avec de l'eau froide, jusqu'à ce que l'eau de lavage s'écoule insipide. On fait ensuite sécher le kermès dans une étuve modérément chauffée. Quand il est sec, on le passe au tamis de soie n° 100, et on le conserve dans un flacon très sec, à l'abri de l'air et de la lumière.

Les eaux-mères, qui ont servi à la préparation du kermès, replacées dans la chaudière, peuvent fournir, après une ou deux heures d'ébullition, du nouveau kermès. Elles en fourniront même, tant qu'il restera du sulfure indissous, pourvu que, de temps en temps, on leur ajoute un peu de carbonate de soude ; mais, les derniers produits seront d'une couleur moins belle que les précédents, et pour ce motif devront être mis à part.

REMARQUES. — Plus le refroidissement sera lent, plus on aura prévenu le contact de l'air, et plus, toutes circonstances égales d'ailleurs, le kermès obtenu sera beau, dit Lecanu dans son *Cours complet de pharmacie.*

M. Méhu a publié sur la préparation du kermès, une étude remarquable, de laquelle il semble résulter que l'ébullition prolongée des liqueurs et la lenteur tant recommandée pour leur refroidissement n'ont aucune influence sur la beauté du kermès, dont la couleur dépend uniquement de la température à laquelle il se dépose. En conséquence M. Méhu conseille : de réduire à 15 minutes la durée de l'ébullition ; de ne rien faire pour ralentir le refroidissement du liquide ; d'opérer la filtration de ce liquide, dès que sa température est descendue à 35° ou 32° au plus ; d'abandonner les eaux-mères à elles-mêmes pendant deux jours, avant de les faire servir à une nouvelle opération.

Il importe de faire remarquer que la filtration des liqueurs doit être faite au papier blanc, ce papier ne pouvant pas les colorer ; que le velouté, tant recherché dans le kermès, est dû à la tamisation à travers un tissu serré, il n'a donc pas toute la valeur qu'on lui a attribuée.

Théorie de la préparation. — Cette théorie longtemps obscure, a été établie par Berzélius et Soubeiran d'abord, et complétée par Terreil.

Une partie du carbonate de soude réagit sur le sulfure d'antimoine et par l'échange de leurs éléments, le soufre se portant sur le sodium, et l'oxygène sur l'antimoine, il se produit : de l'anhydride carbonique, qui se dégage ; du sulfure de sodium ; de l'oxyde d'antimoine. Cette réaction est exprimée par l'équation suivante :

$$Sb^2S^3 + 3CO^3Na^2 = 3CO^2 + 3Na^2S + Sb^2O^3$$

Sulfure	Carbonate	Anhydride	Sulfure	Oxyde
d'antimoine	de soude	carbonique	de sodium	d'antimoine

On trouve donc dans la liqueur quatre corps binaires :

1° Du sulfure de sodium : Na^2S

2° Du sulfure d'antimoine : Sb^2S^3

3° De l'oxyde de sodium : Na^2O

4° De l'oxyde d'antimoine : Sb^2O^3

Ces corps réagissent alors les uns sur les autres et voici ce qui se produit :

A. Le sulfure d'antimoine se dissout dans le sulfure de sodium et donne un sulfosel ayant pour formule : Na^2S, Sb^2S^3. — Ce sulfosel dissout à chaud un excès de sulfure d'antimoine.

B. L'oxyde d'antimoine s'unit à l'oxyde de sodium, pour donner un antimonite de sodium ayant pour formule : Na^2O, Sb^2O^3.

C. Enfin une partie de l'oxyde d'antimoine se combine avec du sulfure d'antimoine, et donne un oxysulfure d'antimoine, entièrement insoluble, qui ne prend aucune part à la formation du kermès.

Le sulfosel et l'antimonite de sodium sont solubles dans des liqueurs très chaudes, mais peu solubles dans les liqueurs froides ; par conséquent, à mesure que celles-ci se refroidissent, l'excès de sulfure d'antimoine dissous à chaud dans le sulfosel se dépose, accompagné d'une trace d'antimonite de sodium et d'une trace de sulfure de sodium.

Préparation du kermès vétérinaire. — Le kermès destiné à l'usage vétérinaire, appelé kermès des vétérinaires, se prépare par voie sèche, par le procédé de Baumé. Ce procédé consiste à faire fondre dans un creuset un mélange de sulfure d'antimoine, de soufre et de carbonate de potasse et à traiter par l'eau bouillante le produit de la calcination.

Différences entre le kermès officinal et le kermès vétérinaire. — Le kermès vétérinaire diffère du kermès officinal par son aspect et par sa composition. Il est plus terne et plus rouge, moins fin et moins velouté que le kermès officinal. Le *sulfure d'antimoine* s'y trouve, du moins en partie, à l'*état de quintisulfure* Sb^2S^5, retenant un peu de potasse en combinaison. Comme il est préparé avec du sulfure d'antimoine du commerce qui renferme du sulfure d'arsenic, il est toujours arsenical ; il colore plus ou moins l'ammoniaque en jaune. *Ce kermès préparé par voie sèche, doit être exclusivement réservé pour la médecine vétérinaire.*

Caractères d'identité. — Le kermès officinal est une poudre amorphe d'un brun velouté, inodore, insipide, insoluble dans l'eau, soluble complètement dans 6 ou 8 fois son poids d'acide chlorhydrique, en donnant une solution incolore.

Caractères spécifiques. — En se dissolvant dans l'acide chlorhydrique, il se fait un dégagement d'hydrogène sulfuré, du protochlorure d'antimoine qui reste en solution. Cette solution donne tous les caractères du chlorure d'antimoine rapportés article précédent).

Caractères de contrôle. — Le kermès peut être altéré ou falsifié.

Altérations. — S'il a été préparé avec du sulfure d'antimoine pur, il ne contient aucun corps qui l'altère ; mais si, comme cela arrive quelquefois dans le kermès commercial, il a été préparé avec du sulfure d'antimoine du commerce, il est presque toujours *arsenical*. Il renferme quelquefois jusqu'à 4 ou 5 0/0 d'orpiment (Baudrimont). Pour reconnaître cette altération, on met le kermès suspect en digestion avec de l'ammoniaque, on agite le flacon plusieurs fois. Après quelques heures d'attente, on filtre le liquide et on le sursature par l'acide chlorhydrique. La liqueur se trouble et abandonne un dépôt de flocons jaune orangé, si le kermès examiné contenait du sulfure d'arsenic.

La recherche de l'arsenic dans le kermès peut aussi être faite par le procédé suivant, indiqué dans la Pharmacopée helvétique.

Faire bouillir un mélange de 1 gramme de kermès avec 100 grammes d'eau distillée, jusqu'à réduction de 10 centimètres cubes. Filtrer et concentrer le liquide à 1 centimètre cube. Si l'on ajoute à ce liquide concentré 3 centimètres cubes de chlorure d'étain, il ne doit pas dans l'espace d'une heure, se produire de coloration ; s'il s'en produisait, cela démontrerait la présence de l'arsenic.

Le kermès, mal lavé, peut renfermer du *carbonate de soude et du sulfure de sodium*. Pour les déceler, on traite le kermès par l'eau distillée. On filtre, on essaie la dissolution : *par le papier rouge de tournesol* ; ce papier sera bleui, s'il y a du carbonate de soude (réaction alcaline) ; *par l'acétate de plomb*, précipité ou coloration, s'il y a un sulfure alcalin.

Falsifications. — Il peut être falsifié par les corps suivants :

1° *Par le soufre doré d'antimoine*. Pour reconnaître ce corps, on traite le kermès à froid par l'ammoniaque ; si le kermès est pur, l'ammoniaque ne se colore pas ; s'il contient du soufre doré d'antimoine, l'ammoniaque se colore en jaune foncé, par suite de la dissolution du soufre doré dans l'ammoniaque.

2° *Par l'ocre ou la brique*. Pour reconnaître ces corps, on traite le kermès par l'acide chlorhydrique concentré et bouillant. Si le kermès est pur, il se dissoudra complètement dans HCl en donnant une liqueur incolore ; s'il contient de l'ocre ou de la brique, il se dissoudra incomplètement dans HCl et laissera ces corps comme résidu.

3° *Par le peroxyde de fer*. Pour reconnaître ce corps, on traite le kermès par l'acide chlorhydrique concentré et bouillant. Si le kermès est pur, on obtiendra une dissolution complète incolore ; s'il renferme du peroxyde de fer, on obtiendra une dissolution complète jaune. Cette dissolution, traitée par le ferrocyanure de potassium, donnera un précipité bleu de Prusse.

4° *Par du santal*. Pour reconnaître ce corps, on projette une pincée de kermès dans un verre d'eau. Le kermès se précipite au fond du vase, s'il est pur ; dans le cas où il contient du santal, le kermès se précipite et le santal surnage sous la forme de poudre rouge.

Conservation. — Il doit être conservé dans des flacons très secs à l'abri de l'air et de la lumière. Sous l'influence de la lumière, il se décolore et laisse dégager une odeur sensible d'acide sulfhydrique ; cela tient à ce que l'eau d'hydratation du kermès se décompose, elle oxyde le sulfure d'antimoine et l'hydrogène sulfuré se dégage.

Action physiologique. — Il possède les propriétés physiologiques générales des antimoniaux.

Action thérapeutique. — On l'emploie, d'après Fonssagrives : *comme vomitif*, dans les bronchites et dans le croup ; *comme sudorifique*, dans les bronchites et les pneumonies ; *comme hyposthénisant*, dans les maladies aiguës de l'appareil respiratoire ; *comme expectorant*.

Modes d'administration et doses. — Il s'emploie, suivant les effets que l'on veut obtenir : à la dose de 0 gr. 10 à 2 grammes par jour, pour les adultes ; à la dose de 0 gr. 10 à 0 gr. 50 pour les enfants.

Etant insoluble et lourd, on doit l'administrer suspendu soit dans un looch blanc, soit dans une potion gommeuse.

On l'administre souvent sous forme de tablettes qui contiennent chacune 0 gr. 01 (un centigr.) de kermès (Codex).

Incompatibles. — Acides et sels acides, crême de tartre, sulfates, chlorures solubles.

Empoisonnement. — Employé à haute dose ou rendu soluble, il peut devenir toxique. En cas d'empoisonnement on donnera les secours indiqués, article chlorure d'antimoine.

§ 3. — Pentasulfure d'antimoine.

Formule. — Le pentasulfure d'antimoine a pour formule : Sb^2S^5.

Préparation. — On le prépare par différents procédés :

A l'état pur. — Par le procédé indiqué au Codex :

Sulfure d'antimoine pur.	40 grammes
Soufre sublimé.	140 —
Carbonate de soude sec	240 —
Charbon végétal	3 —

Mélanger ces substances, finement pulvérisées, les fondre dans un creuset et couler le produit de la réaction sur un carreau en faïence pour le refroidir. Le produit refroidi est divisé grossièrement, puis épuisé à chaud par de l'eau employée en aussi faible quantité que possible. La solution filtrée et au besoin évaporée, abandonne des cristaux volumineux et presque incolores que l'on fait égoutter sur un entonnoir.

Ces cristaux sont formés par du *sulfo-antimoniate de sodium* appelé aussi *sel de Schlipp* ayant pour formule :

$$SbS^4Na^3, 9H^2O.$$

On dissout les cristaux de sulfo-antimoniate de sodium dans environ 8 fois leur poids d'eau froide et on décompose la solution en y versant, goutte à goutte, de l'acide sulfurique dilué (étendu de 9 fois son volume d'eau), jusqu'à ce qu'il ne forme plus de précipité. On recueille le précipité sur un filtre, on le lave et on le sèche ensuite comme le kermès.

Que se passe-t-il dans cette réaction ? L'acide sulfurique décompose le sulfo-antimoniate de sodium en donnant du pentasulfure d'antimoine, du sulfate de soude et de l'hydrogène sulfuré qui se dégage :

$$2SbS^4Na^3 + 3SO^4H^2 = Sb^2S^5 + 3SO^4Na^2 + 3H^2S$$

| Sulfo-antimoniate | Acide | Pentasulfure | Sulfate de | Hydrogène |
| de sodium | sulfurique | d'antimoine | soude | sulfuré |

En résumé, *pour préparer le pentasulfure d'antimoine pur*, on décompose le sulfo-antimoniate de sodium, ou sel de Schlipp, par l'acide sulfurique dilué.

A l'état impur. — On le prépare, à l'état impur, en précipitant les eaux-mères, provenant de la préparation du kermès, par un excès d'acide acétique. Dans ce cas, on obtient, non pas du pentasulfure d'antimoine, mais un mélange de trisulfure et de pentasulfure.

En effet, il reste dans les eaux-mères de la préparation du kermès, du trisulfure d'antimoine en dissolution dans le sulfure de sodium, ou autrement dit, du sulfo-antimonite de sodium. A l'air, ce sulfo-antimonite passe partiellement à l'état de sulfo-antimoniate. Par l'action des acides, on obtiendra :

1° *La décomposition du sulfo-antimonite*, qui donnera du trisulfure d'antimoine, du sulfate de soude et de l'hydrogène sulfuré ;

2° *La décomposition du sulfo-antimoniate*, qui donnera du pentasulfure d'antimoine, du sulfate de soude et de l'hydrogène sulfuré.

On aura donc un mélange de trisulfure et de pentasulfure d'antimoine.

On désigne sous le nom de **soufre doré d'antimoine** les produits obtenus par les deux procédés de préparation que nous venons d'indiquer.

Le soufre doré d'antimoine, *préparé par le procédé du Codex*, est un corps ayant une composition constante ; c'est du pentasulfure d'antimoine ayant pour formule : Sb^2S^5.

Le soufre doré d'antimoine, *obtenu en précipitant les eaux-mères provenant de la préparation du kermès par un excès d'acide acétique,* est un corps ayant une composition complexe, et qui est formé par un mélange, à doses variables, de trisulfure Sb^2S^3 et de pentasulfure d'antimoine Sb^2S^5.

Caractères d'identité. — Le soufre doré d'antimoine est une poudre fine, de couleur orangé, insipide, inodore, insoluble dans l'eau et dans l'alcool.

Caractères spécifiques. — Il se reconnaît aux caractères suivants :

1° Chauffé dans un tube, il dégage du soufre et laisse un résidu noir de sulfure d'antimoine.

2° Traité par l'acide chlorhydrique, il dégage de l'acide sulfhydrique, il donne un dépôt de soufre, avec formation de protochlorure d'antimoine, que l'on peut reconnaître par les réactifs des sels d'antimoine et des chlorures.

3° Traité par l'ammoniaque, il se dissout et colore la liqueur en jaune.

4° Traité par la potasse caustique, il se dissout.

Caractères de contrôle. — Il peut être falsifié par *du peroxyde de fer*, de la *brique*, etc. Pour reconnaître ces substances, on traite le soufre doré par une solution de potasse. Il se dissout sans résidu s'il est pur ; il se dissout en partie en laissant un résidu, s'il contient des substances étrangères.

Conservation. — Il doit être conservé comme le kermès, dans des flacons très secs à l'abri de l'air et de la lumière.

Actions physiologique et thérapeutique. — Il possède une action physiologique et thérapeutique analogues à celle de kermès.

On l'emploie comme expectorant, contro-stimulant, diaphorétique, émétique, à la dose de 0,05 à 1 gramme par jour. Il est plus employé en Allemagne qu'en France. Il entre dans la composition de la poudre et des pilules de Plummer.

Incompatibles. — Il a les mêmes incompatibles que le kermès, c'est-à-dire les acides et sels acides, la crème de tartre, les sulfates et chlorures solubles.

Empoisonnements. — Employé à hautes doses ou rendu soluble, il peut devenir toxique. En cas d'empoisonnement, on donnera les soins indiqués article chlorure d'antimoine.

§ 4. — Oxysulfures d'antimoine.

On employait autrefois en pharmacie, pour préparer des vermifuges, des purgatifs et des vomitifs, des oxysulfures d'antimoine appelés *verre d'antimoine*, *crocus metallorum*, *rubine d'antimoine*. Ils s'obtenaient par une calcination incomplète du sulfure d'antimoine.

Nous n'insisterons pas sur ces composés qui n'ont plus qu'un intérêt historique, car ils ne sont plus employés aujourd'hui.

TITRE V. — ÉTUDE DU GROUPE DU BORE

PRÉLIMINAIRES. — DIVISION.

L'étude de ce groupe comprend :

1° Etude des combinaisons que le bore forme avec l'oxygène ;

2° — des sels formés par les combinaisons oxygénées du bore ayant reçu une application médicale.

SECTION I

ÉTUDE DES COMBINAISONS OXYGÉNÉES DU BORE.

SOMMAIRE. — Anhydride borique. — Acide borique. — Synonymes. — Formule. — Etat naturel. — Préparation. — Purification. — Préparation de l'acide borique pur. — Formes commerciales. — Caractères d'identité. — Solubilité. — Moyens employés pour l'augmenter. — Pulvérisation de l'acide borique. — Caractères spécifiques, de contrôle. — Conservation. — Action physiologique, thérapeutique. — Modes d'administration et doses. — Boroborax. — Boroglycérine. — Boral. — Cutal. — Incompatibles.

En se combinant avec l'oxygène, le bore donne une seule combinaison, l'anhydride borique ayant pour formule : B^2O^3. — Cet anhydride, en se combinant avec trois molécules d'eau donne l'acide borique.

Acide borique.

Synonymes et formule. — L'acide borique, appelé autrefois sel sédatif de Homberg, a pour formule :

$$BO^3H^3 \text{ ou } B(OH)^3.$$

État naturel. — Il existe dans la nature : *à l'état libre*, en masses nacrées (sassoline des minéralogistes), dans les cratères des volcans ; *à l'état de dissolution*, et en abondance, dans de petits lacs de Toscane, appelés *lagoni*, lacs naturels ou artificiels, où il est amené par les jets de vapeur d'eau sortant du sol, par de nombreuses fissures, appelées *suffioni ; à l'état de combinaison*, dans le tinkal ou borax (biborate de soude), dans la boracite (borate de magnésie), dans l'hydroboracite (borate hydraté à base de magnésie.)

Préparation. — L'acide borique, fourni par le commerce, est extrait : soit des lagoni ; soit des borates naturels très abondants au Chili, au Pérou et en Californie.

A. *Extraction de l'acide borique des lagoni*. — Ainsi que nous venons de le dire, les lagoni sont des lacs naturels ou artificiels contenant de l'eau, tenant en dissolution de l'acide borique. Pour obtenir l'acide borique, il suffit d'évaporer l'eau de ces lacs. L'opération se fait à l'aide de procédés établis en 1827, par M. de Larderel, ingénieur français, procédés sur lesquels nous ne croyons pas devoir insister (1).

Pour purifier l'acide borique ainsi obtenu, on le traite à chaud par le carbonate de soude ; il se forme du borate de soude, et il y a dégagement d'anhydride carbonique.

On purifie par cristallisation le borate de soude ainsi obtenu ; on le dissout ensuite dans l'eau bouillante, et on le décompose soit par l'acide sulfurique, soit par l'acide chlorhydrique.

Si on décompose le borate de soude par l'acide sulfurique, il se forme : de l'acide borique et du sulfate de sodium et on obtient du premier jet des cristaux d'acide borique nacré. Mais il est très difficile de séparer des eaux-mères l'acide borique dissous, parce que cet acide cristallise en même temps que le sulfate de sodium.

Le plus généralement, on décompose la solution de borate de soude par l'acide chlorhydrique.

Il se forme : 1° du chlorure de sodium qui reste en dissolution dans les eaux-mères : 2° de l'acide borique, qui, peu soluble dans l'eau froide, cristallise par refroidissement.

On obtient par ce procédé de l'acide borique prismatique qu'une nouvelle cristallisation amènerait à l'état nacré.

B. *Extraction de l'acide borique des borates naturels*. — Pour obtenir l'acide borique à l'aide des borates naturels, très abondants au Pérou, au Chili et en Californie, on dissout les borates dans l'eau bouillante, et on les précipite par l'acide chlorhydrique.

(1) Voir à ce sujet : *Dictionnaire* de Wurtz, p. 854 ; *Traité de chimie* de Schutzemberger, p. 438, t. 2, *Traité de chimie* de Willm et Hanriot, p. 854, t. 1.

Il se fait du chlorure de sodium, et l'acide borique se dépose par refroidissement. On purifie cet acide en le dissolvant dans l'eau chaude et en le laissant cristalliser.

Dans les laboratoires, *pour avoir de l'acide borique pur*, on traite une dissolution concentrée et chaude de borate de soude cristallisé par de l'acide chlorhydrique. Il se forme : du chlorure de sodium, qui reste en solution dans les eaux-mères ; de l'acide borique qui, peu soluble dans l'eau froide, cristallise par le refroidissement.

Mode opératoire. — On dissout 100 grammes de borax cristallisé du commerce à chaud dans 300 grammes d'eau. A la liqueur chaude, on ajoute HCl par petites quantités jusqu'à réaction franchement acide au tournesol (rouge pelure d'oignon dû à HCl, et non rouge vineux donné par l'acide borique). On filtre ; par le refroidissement, l'acide borique cristallise. On lave à l'eau froide, puis on fait recristalliser.

Formes commerciales. — L'acide borique existe dans le commerce sous deux formes que l'on désigne sous les noms suivants :

1° L'acide borique en paillettes ; 2° l'acide borique cristallisé.

L'acide borique en paillettes se présente sous forme de lamelles, ou paillettes, ou écailles nacrées, blanches, légères, onctueuses au toucher, sans odeur, et presque sans saveur. C'est l'acide qui présente les caractères classiques inscrits dans tous les traités de chimie, et dans le Codex.

L'acide borique cristallisé, acide qui se trouve dans la majeure partie des pharmacies, ne possède pas les caractères chimiques que nous venons de décrire ; il est cristallisé, prismatique, lourd sans être onctueux au toucher.

Beaucoup de médecins et de pharmaciens pensent que l'acide en paillettes, étant plus cher que l'acide cristallisé, doit être plus pur, et qu'il doit avoir par conséquent une activité thérapeutique plus considérable.

Il résulte des expériences de M. le professeur Carles de Bordeaux, qu'il n'y a aucune raison sérieuse pour justifier la préférence accordée généralement à l'acide borique en paillettes. L'analyse démontre en effet que les deux formes d'acide borique commercial, dites en paillettes ou cristallisée, sont également pures, et que la forme réclamée pour l'acide classique en paillettes n'est pas thérapeutiquement justifiée.

M. Carles a fait une étude comparée de ces deux acides, que nous résumons dans le tableau suivant :

ACIDE BORIQUE EN PAILLETTES. | ACIDE BORIQUE CRISTALLISÉ.

Solubilité dans l'eau.

Un peu plus soluble dans l'eau froide que l'acide cristallisé, mais donnant des solutions moins limpides que l'acide cristallisé. | Un peu moins soluble dans l'eau froide, que l'acide en paillettes, mais donnant des solutions plus limpides que l'acide en paillettes.

Solubilité dans l'alcool.

Solubilité dans l'alcool, sensiblement égale à celle de l'acide borique cristallisé. | Solubilité dans l'alcool, sensiblement égale à celle de l'acide borique en paillettes.

Action de la chaleur.

Chauffé à 100°, il perd 29.75 0/0 d'eau, et se dessèche plus lentement que l'acide cristallisé. | Chauffé à 100°, il perd 30 0/0 d'eau, et se dessèche plus promptement que l'acide en paillettes.

Calcination.

A la calcination, il dégage une odeur empyreumatique, brunit, et perd 43.75 pour 100 de son poids. | A la calcination, il conserve sa blancheur, et perd 41.50 pour 100 de son poids.

Matières bitumineuses.

Il renferme un peu de matière organique de nature bitumineuse. | Il ne renferme pas de matière organique de nature bitumineuse.

Pulvérisation.

Il se pulvérise très difficilement. | Sa pulvérisation est facile.

Dosage acidimétrique.

Le dosage acidimétrique, pratiqué au moyen de l'eau de baryte, donne un titre égal à celui de l'acide cristallisé. | Le dosage acidimétrique, pratiqué au moyen de l'eau de baryte, donne un titre égal à celui de l'acide en paillettes.

De l'étude comparée à laquelle il s'est livré, M. Carles tire la conclusion suivante : A moins que des expériences bactériologiques ne viennent prouver que la matière bitumineuse, combinée à l'acide en paillettes, est un des facteurs de son action antiseptique, nous persistons à dire que la préférence accordée à cet acide, au détriment de l'acide cristallisé, n'est pas justifiée.

Cette matière organique de nature bitumineuse, retrouvée par M. Carles dans un très grand nombre d'acides boriques commerciaux, permettait-elle d'expliquer les différences de vertu antiseptique, relevées par M. Duclaux dans divers acides boriques (1) ?

Cela ne semble pas probable, et les expériences nouvelles de M. Oliviero, pharmacien supérieur, paraissent au contraire prouver que cette matière organique est plutôt nuisible qu'utile, à l'action antiseptique de l'acide borique.

Dans une étude très intéressante, intitulée : l'Antisepsie à l'acide borique, M. Oliviero critique l'emploi de l'acide borique en paillettes.

Ce corps, dit-il, est la panacée universelle, le grand remède contre toute fermentation ; tout le monde croit à ses vertus, tout le monde prône et vulgarise cet étonnant produit qui n'a pas encore son égal.

Or il importe de savoir que ces paillettes si brillantes, délivrées par l'usage médical, sont obtenues en agglutinant les petits cristaux tabliformes de l'acide borique, à l'aide d'une solution d'albumine ou de gélatine.

Pour démontrer ce fait, il suffit de calciner dans une capsule quelques grammes de ces belles paillettes ; on ne tarde pas à percevoir manifestement l'odeur de la corne brûlée, indiquant la présence de matières organiques.

On peut encore constater la présence de l'albumine de la manière suivante :

Si on fait bouillir une solution boriquée avec un peu de réactif de Millon (nitrate nitreux de mercure) il se produit, lorsque cette solution contient de l'albumine, des flocons caractéristiques teintés en rose.

C'est à l'albumine que les solutions boriquées doivent leur légère opalescence, et la formation plus ou moins rapide de flocons retenus en suspension dans la liqueur.

Ces matières organiques chondrineuses constituent pour les microbes un excellent milieu de culture ; par conséquent elles diminuent dans une grande mesure l'action antiseptique de l'acide borique.

Comme on le voit, il résulte des expériences de M. Oliviero, que l'acide borique en paillettes, qui présente un aspect brillant, doit être

(1) Voir Duclaux, *Chimie biologique*, pages 832 et 835.

considéré comme un antiseptique douteux, et qu'il pourrait être avantageusement remplacé par de vulgaires cristaux de premier jet.

C'est la conclusion qui a été adoptée par le supplément du Codex de 1895. Nous trouvons en effet à la page 23 de ce supplément, la phrase suivante : « L'acide borique normal, cristallisé par refroidissement de son soluté aqueux, est l'acide officinal ».

Caractères d'identité. — L'acide borique officinal se présente sous forme de cristaux prismatiques. Il est lourd sans être onctueux au toucher, et contient 43.6 pour 100 d'eau.

Chauffé rouge, il se boursoufle, fond, et donne par refroidissement une masse vitreuse transparente.

Une partie de cet acide est soluble : dans 34 parties d'eau à 12° ; dans 30 parties d'eau à 15° ; dans 25 parties d'eau à 20° ; dans 14 parties d'eau à 40° ; dans 3,5 parties d'eau à 100° ; dans 16 parties d'alcool à 90°, et à la température de 20° dans 5 parties de glycérine.

Comme on le voit, l'acide borique est très peu soluble dans l'eau ; sa solution aqueuse saturée ne renferme pas plus de 4 pour 100 d'acide borique, proportion beaucoup trop faible dans beaucoup de cas. On peut augmenter la solubilité de l'acide borique dans l'eau au moyen de magnésie calcinée, de borax, de gélatine, de glycérine. Nous reviendrons plus loin sur ce point.

Chauffé au rouge dans un creuset de platine, l'acide borique perd 3 équivalents d'eau, subit la fusion ignée et se prend, par le refroidissement, en un verre transparent.

Caractères spécifiques. — Il se reconnaît aux caractères suivants :

1° Dissous dans l'alcool, il donne une solution alcoolique qui, enflammée, brûle avec une flamme verte.

2° Dissous dans l'eau, il donne une solution aqueuse qui colore en brun le papier de curcuma. Cette coloration s'accentue par la dessiccation, et elle passe au bleu par l'action de l'ammoniaque.

Caractères de contrôle. — L'acide borique commercial peut contenir les altérations suivantes :

1° *Sulfates.* — On les reconnaît à l'aide du chlorure de baryum qui donne un précipité blanc de sulfate de baryte insoluble dans l'acide nitrique.

2° *Chlorures.* — On les reconnaît à l'aide de l'azotate d'argent qui donne un précipité blanc de chlorure d'argent caillebotté noircissant à la lumière, insoluble dans l'acide azotique, soluble dans l'ammoniaque.

<table>
<tr><td>3° Sels de soude. .</td><td rowspan="4">} Se reconnaissent à l'aide des réactifs spéciaux et caractéristiques de chacun de ces corps.</td></tr>
<tr><td>4° — de chaux. .</td></tr>
<tr><td>5° — de plomb. .</td></tr>
<tr><td>6° — de cuivre. .</td></tr>
</table>

Il n'est jamais falsifié.

Conservation. — Il se conserve dans des flacons bouchés ; il est du reste inaltérable à l'air et à la lumière.

Actions physiologique et thérapeutique. — D'après Homberg, l'acide borique est un calmant très efficace et c'est précisément à cause de cette propriété qu'Homberg lui avait donné le nom de sel sédatif. La thérapeutique moderne lui conteste cette propriété.

L'acide borique est considéré comme un excellent antiseptique, et pour montrer son importance à ce point de vue, nous citerons les chiffres suivants qui indiquent la consommation annuelle de ce produit dans les hôpitaux de Paris.

En 1876	10	kilogrammes.
1877	2	—
1878	17	—
1879	43	—
1880	101	—
1881	192	—
1882	237	—
1883	502	—
1884	1057	—
1885	1909	—
1886	2431	—
1887	3320	—
1888	4646	—
1889	6738	—
1890	8085	—

Il est moins antiseptique que l'acide phénique, mais il est moins irritant ; d'où son emploi dans le pansement des plaies, des ulcères, dans les maladies des yeux, des oreilles, de la vessie, de l'urèthre, du vagin, de l'anus, dans la diphtérie.

Modes d'administration et doses. — 1° A l'intérieur, à la dose de 0, 25 à 5 grammes par 24 heures, contre la tuberculose, et les maladies des organes génito-urinaires, en cachets ou en potion. Rarement prescrit à l'intérieur.

2° A l'extérieur, à doses variables, en poudre, lotions, injections, gargarismes, pommades, incorporé aux objets de pansement.

Il entre dans la *vaseline boriquée* indiquée par le supplément du Codex de 1895 :

Vaseline . . . . 9 grammes.
Acide borique. 1   —

Dans *l'eau boriquée* qui se prépare à saturation (40 grammes par litre).

La solubilité de l'acide borique dans l'eau est relativement faible et la proportion contenue dans l'eau boriquée à saturation est jugée insuffisante dans bien des cas. Aussi a-t-on cherché à augmenter la solubilité de l'acide borique et voici quelques moyens qui ont été proposés :

1° *Addition de magnésie.* Ce moyen a été indiqué par Scholtz :

On fait bouillir l'acide borique et la magnésie avec l'eau ; la quantité de magnésie à ajouter est de 1 gr. 25 pour toute fraction de 10 grammes d'acide borique dépassant sa limite de solubilité normale de 40 grammes par litre. Exemple : si l'on veut dissoudre 50 gr. d'acide borique dans 1000 grammes d'eau, c'est-à-dire 10 grammes de plus que la quantité normale, on ajoutera 1 gr. 25 de magnésie. Si on veut dissoudre 60 grammes d'acide borique dans 1000 grammes d'eau c'est-à-dire 20 grammes de plus que la quantité normale, on ajoutera $1,25 \times 2 = 2$ gr. 50 de magnésie.

On peut, par cet artifice, obtenir des solutions contenant 12 parties d'acide borique pour 100 grammes d'eau et ne cristallisant pas par le refroidissement. On pourrait préparer des solutions encore plus concentrées, mais elles cristallisent par le froid. Cette solution rend les plus grands services en pharmacie.

Comment peut-on expliquer cette solubilité anormale de l'acide borique en présence de la magnésie? Voici l'explication donnée par M. Puaux (1) ; à l'ébullition, la magnésie forme d'abord un borate à réaction alcaline, un tétraborate, dans la solution duquel l'acide borique est plus soluble que dans l'eau ; l'excès d'acide borique produit ensuite un hexaborate ou un hexaborate avec excès d'acide, selon les proportions de magnésie et d'acide borique en présence.

D'après M. Puaux, on peut diminuer la proportion de magnésie fixée à 1 gr. 25 par fraction de 10 grammes d'acide borique dépassant la solubilité de 10 grammes par litre ; de plus on peut substituer

(1) Voir l'*Union pharmaceutique* du 2 février 1892, page 86.

avantageusement le carbonate de magnésie à la magnésie pour la préparation de ces solutions.

M. Puaux recommande l'emploi de solutions obtenues de la manière suivante :

Solution au 1/10, très stable :

Acide borique	10 gr.
Carbonate de magnésie	1 gr. 40
Eau Q. S. pour.	100 cc.

Solution au 1/5, assez stable :

Acide borique	20 gr.
Carbonate de magnésie	3 gr. 50
Eau Q. S. pour.	100 cc.

2º *Addition de gélatine*. — Chauffer à 48º de l'acide borique avec de la gélatine concentrée : on obtient une masse gélatineuse contenant 68 pour cent d'acide borique. Cette émulsion se dissout dans l'eau avec une grande facilité et permet d'obtenir de l'eau boriquée à un très grand degré de concentration.

Nous estimons que ce procédé doit être rejeté, car on ajoute à l'acide borique de la gélatine qui constitue un excellent bouillon de culture pour les microbes, et par conséquent diminue l'action antiseptique de cet acide.

L'acide borique se pulvérise très difficilement. Cette pulvérisation peut être facilitée en ajoutant quelques gouttes d'alcool à l'acide borique. Ce moyen est très efficace. dans le cas où l'on n'a qu'une faible quantité d'acide à pulvériser.

Pour la pulvérisation d'une quantité notable de cet acide, on peut mettre à profit le procédé indiqué par M. Yernaux, fondé sur la plus grande solubilité de l'acide borique à chaud, qu'à froid. On opère de la manière suivante : On met dans une capsule de porcelaine 50 grammes d'acide borique avec la quantité d'eau nécessaire pour les dissoudre à l'ébullition, lorsque la solution est opérée, on transvase le liquide dans un récipient plus haut que large, et avec une baguette on agite le liquide jusqu'à son complet refroidissement. Dans ces conditions, l'acide borique se dépose au fond du vase en petits cristaux microscopiques. On dessèche ces cristaux entre des feuilles de papier à filtrer, et avant qu'ils ne soient complètement secs, on les place dans un mortier. En quelques tours de pilon, ils sont réduits en poudre impalpable (1).

Usages. — L'acide borique a été employé pour la conservation des matières alimentaires ; mais son usage est interdit.

Il a été préconisé dans ces derniers temps par MM. Lermoyez et Helme, pour la *stérilisation extemporanée de l'ouate hydrophile*.

On sait en effet que les médecins font souvent usage de plumasseaux d'ouate hydrophile pour nettoyer et dessécher les cavités naturelles : nez, bouche, gorge, oreilles, vagin, etc. ; or, comme il importe que cette ouate soit stérilisée ou exempte de germes, on est obligé de la chauffer à l'autoclave, et d'enfermer les plumasseaux stérilisés dans un tube bien bouché.

Cette stérilisation de l'ouate à l'autoclave est parfaite, mais elle est difficile à pratiquer surtout pour les médecins qui exercent à la campagne et qui n'ont pas sous la main l'autoclave destiné à cette stérilisation.

Il est facile d'obtenir la stérilisation extemporanée de l'ouate hydrophile par le procédé très simple suivant : Prendre, sans aucune précaution antiseptique, un flocon de ouate hydrophile et l'enrouler à l'extrémité d'une tige quelconque (une baguette de verre, par exemple ; plonger ce flocon dans une solution alcoolique saturée d'acide borique et enflammer le tout.

Que va-t-il se passer ? La chaleur, développée par la combustion de l'alcool, stérilise le coton, tandis que l'acide borique, substance ignifuge l'empêche de se carboniser.

Cinq secondes suffisent, on éteint la flamme lorsqu'elle prend une coloration verte assez vive.

L'ouate ainsi flambée reste blanche ; elle est sèche, à peine chaude, conserve ses propriétés hydrophiles. De plus, elle est absolument aseptique, ainsi que le démontrent une série d'expériences bactériologiques.

Comme on le voit, ce procédé de stérilisation est précieux pour les médecins, puisqu'il réclame simplement l'emploi d'un flacon contenant une solution alcoolique saturée d'acide borique.

Combinaisons de l'acide borique employées comme succédanés. — Boroborax. — Ce composé, proposé par Jaenicke (2),

---

(1) Voir *Journal de pharmacie d'Anvers*, rapporté *Union pharmaceutique* de février 1887, page 53.

(2) Voir *Répertoire de pharmacie* du 10 décembre 1891.

se prépare en faisant bouillir dans l'eau distillée un mélange à parties égales de borax et d'acide borique.

Le boroborax ne diffère pas sensiblement de l'acide borique par ses propriétés pharmacologiques et thérapeutiques, mais il se distingue de ce dernier par ses caractères physiques : il présente une réaction neutre et forme des cristaux résistants ; à la température ordinaire, l'eau en dissout 16 0/0. Comme on le voit, la solution, saturée à froid, contenant quatre fois plus de substance active, peut être considérée comme quatre fois plus énergique, au point de vue pharmacologique et thérapeutique.

Le boroborax commence à être très employé en oculistique et en otologie.

M. le Professeur Barthe de Bordeaux a publié sur la préparation et la composition de ce nouveau produit une étude intéressante dont nous croyons utile de faire connaître les conclusions (1).

1° Si l'on prépare du boroborax, à l'aide d'un mélange d'eau, de borate neutre de soude, et d'acide borique, à parties égales, on obtient des cristaux de composition très variable, répondant aux formules suivantes : $NaO,2BO^3$, — $2NaO,5BO^3$.

2° Si l'on prépare du boroborax, à l'aide d'un mélange d'eau, de biborate de soude, et d'acide borique à parties égales, on obtient des cristaux ayant une composition constante répondant à la formule $2NaO,5BO^3$.

Il résulte de ces expériences, que seul le biborate de soude permet dans les conditions indiquées par Jaenicke, d'obtenir un biborate de composition constante $2NaO,5BO^3$, soluble dans l'eau distillée à la température ordinaire, dans les proportions de 3 pour 100 environ.

D'après M. Barthe, le boroborax utilisé jusqu'ici en thérapeutique ne mérite pas son application et n'a pas une composition constante, ce qui est fort regrettable, quand il s'agit d'un médicament.

De plus, il résulte des expériences faites par M. Barthe, en collaboration avec M. Rivière, dans le but de déterminer la valeur antiseptique du boroborax, que ce sel doit être rangé dans la catégorie des antiseptiques les moins efficaces ; son activité microbicide n'est pas supérieure à celle du borax officinal.

Boroglycérine. — Nous avons vu plus haut qu'une partie d'acide borique se dissout dans 5 parties de glycérine. On s'est demandé

____

(1) *Journal de Pharmacie et de Chimie* du 15 mars 1895, page 305.

s'il ne serait pas possible d'augmenter la solubilité de l'acide borique dans l'eau, à l'aide de la glycérine, et on a proposé, à cet égard, une préparation désignée sous le nom de boroglycérine.

La boroglycérine se prépare en chauffant de la glycérine avec de l'acide borique, de manière à faire évaporer une certaine quantité d'eau, et on coule ensuite sur des plaques huilées.

Ce produit, qui est très soluble dans l'eau, est un éther de la glycérine et de l'acide borique ; il renferme 62 grammes d'acide borique pour 92 grammes de glycérine.

La solution d'acide borique dans la glycérine est plus acide que la solution aqueuse.

Boral. — L'acide borique, combiné à l'alumine et additionné d'acide tartrique a été proposé comme médicament sous les noms de boral, de cutal, de cutal soluble (*Pharm. Zeitung*, XXXIX, 10 octobre 1894-906).

Le boral est du borotartrate d'alumine. C'est un sel cristallisé ; complètement soluble dans l'eau et donnant une solution qui présente une saveur douceâtre, légèrement astringente, se conservant longtemps claire et stable. Il possède des propriétés antiseptiques manifestes, non irritantes et a été employé contre les affections inflammatoires de la bouche et du nez sous forme de poudre ou de solution avec addition de glycérine.

Cutal. — Le cutal est du boro-tannate d'alumine. C'est une poudre jaune brune, insoluble dans l'eau présentant la composition suivante :

```
Alumine . . . . . . . . . . . . . . .   12.23
Acide borique . . . . . . . . . . . .   10.77
Tannin . . . . . . . . . . . . . . . .  76      pour 100
```

Cutal soluble. — Le cutal soluble, qui n'est qu'une variété du cutal, est du boro-tanno-tartrate d'alumine. Il est obtenu par addition d'acide tartrique au cutal.

Le cutal et le cutal soluble ont été employés avec succès dans le traitement de diverses dermatoses, à l'état pur ou en pommades, poudres à poudrer, emplâtres. Ils n'ont pas d'action irritante.

Incompatibles et empoisonnements. — Il n'y a rien d'intéressant à dire sur les substances incompatibles avec l'acide borique, ni sur les empoisonnements qui pourraient être produits par ce corps.

L'acide borique, considéré comme non toxique a cependant produit des empoisonnements signalés par Johnston, Welchs, Lemoine et tout dernièrement par Branthomme (1).

Recherche et dosage. — Avant de terminer l'histoire de l'acide borique, nous croyons devoir signaler, sans insister sur ce point qui sera développé dans les cours de chimie minérale, les divers procédés de recherche et de dosage de l'acide borique proposé depuis quelque temps par les nombreux chimistes qui se sont préoccupés de cette intéressante question du dosage difficile de l'acide borique.

A ce sujet, on pourra consulter les documents suivants :

1° *Journal de pharmacie et de chimie*, numéro du 15 février 1894, p. 163 : Dosage de l'acide borique dans les borates. Applications aux pansements boriqués, par M. Barthe.

2° *Journal de pharmacie et de chimie*, numéro du 15 septembre 1895, page 241 : Recherche de l'acide borique, par Villiers et Fayolle.

3° *Journal de pharmacie et de chimie*, numéro du 15 septembre 1895, page 244 : Sur le dosage de l'acide borique, par Jay et Duspasquier.

4° *Journal de pharmacie et de chimie*, numéro du 15 octobre 1895, page 345 : Sur le dosage de l'acide borique, par M. L. Barthe.

SECTION II

ÉTUDE DES SELS FORMÉS PAR LES COMBINAISONS OXYGÉNÉES DU BORE.

Sommaire. — Borates ou orthoborates. — Formule. — Caractères spécifiques. — Nomenclature. — Borates d'alcaloïdes.

L'acide borique BO^3H^3, appelé aussi acide orthoborique, est *tribasique* ; par suite, il donne naissance à des sels appelés orthoborates, ayant pour formule générale BO^3M^3.

Il existe un acide métaborique ayant pour formule BO^2H qui donne des sels appelés métaborates, ayant pour formule générale BO^2M.

Il existe enfin un acide polyborique ayant pour formule $B^4O^7H^2$, appelé acide tétraborique. Cet acide résulte de la condensation de

(1) Voir *Journal de Ph. et Ch.*, 1er mai 1896, p. 451, d'après la *France médicale* du 14 février 1896.

4 molécules d'acide borique BO^3H^3 avec élimination de 5 molécules d'eau :

$$4\ BO^3H^3 - 5H^2O = B^4O^7H^2$$

L'acide tétraborique donne des sels appelés tétraborates ayant pour formule générale $B^4O^7M^2$. Un de ces sels est le borate de sodium anhydre qui a pour formule $B^4O^7Na^2$ et qui, combiné avec l'eau, donne le borax ou borate de soude employé en pharmacie.

Caractères spécifiques. — Les borates se reconnaissent aux caractères suivants :

1° Traités par de l'alcool, puis par un petit excès d'acide sulfurique, si l'on allume l'alcool, celui-ci brûle avec une flamme verte caractéristique de l'acide borique.

2° Mélangés d'acide chlorhydrique, les borates donnent une liqueur qui brunit fortement le papier de curcuma. Par l'action de l'ammoniaque, la tache brune passe au noir bleuâtre.

Nomenclature. — A différentes époques, on a cherché à introduire en médecine les borates d'ammonium, de potassium et de mercure ; ces sels sont inusités. Les seuls borates, employés en pharmacie, sont : le borate de sodium et les borates d'alcaloïdes.

Le borate de sodium se prépare en saturant l'acide borique par le carbonate de sodium ; c'est par ce procédé que s'obtient le borax artificiel, qui constitue presque tout le borax du commerce. .

Les *borates d'alcaloïdes* se préparent par le procédé indiqué par M. Petit : dissoudre l'alcaloïde (ésérine, pilocarpine, atropine, hyoscyamine, cocaïne) dans l'alcool et mêler cette solution à une solution alcoolique d'acide borique contenant un poids d'acide double de celui de l'alcaloïde employé. On évapore à siccité. On obtient ainsi des sels très solubles, *des biborates d'alcaloïdes*, renfermant un tiers d'alcaloïdes, ayant une réaction alcaline suffisante pour que les collyres, dont ils forment la base, ne deviennent jamais irritants ; ce qui est très important au point de vue de leurs applications à l'oculistique.

CHAPITRE VII

ÉTUDE DES MÉTALLOÏDES DE LA CINQUIÈME FAMILLE

SOMMAIRE. — Nomenclature des corps de cette famille (carbone, silicium). — Généralités sur les corps de cette famille. — Plan suivi pour faire l'étude.

La cinquième famille des métalloïdes comprend : le carbone et le silicium.

Généralités. — Le carbone et le silicium sont des métalloïdes tétratomiques ou tétravalents, qui présentent entre eux les plus grandes analogies indiquées dans les cours de chimie minérale.

En se combinant avec l'hydrogène, l'oxygène, le soufre, le chlore, le brome, l'iode, l'azote, le fluor, ils donnent de nombreuses combinaisons, dont quelques-unes sont très intéressantes au point de vue médico-pharmaceutique.

Quelques-unes de ces combinaisons, dont l'histoire est intimement liée à celle des composés minéraux, seront étudiées plus loin ; quant aux autres, leur étude sera faite, lorsque nous examinerons les combinaisons appartenant à la chimie organique.

Plan d'étude. — Pour faire l'étude des métalloïdes de la cinquième famille, nous adopterons l'ordre suivant :

Dans un premier groupe nous ferons :

1º L'étude des variétés de carbone ;

2º — des composés oxygénés du carbone ;

3º — des sels formés par les composés oxygénés du carbone ;

4º — des combinaisons sulfurées du carbone ayant reçu une application médico-pharmaceutique.

Le 2º groupe comprendra :

1º L'étude des combinaisons oxygénées du silicium ;

2º — des sels formés par les composés oxygénés du silicium ayant reçu une application médico-pharmaceutique.

TITRE I. — ÉTUDE DU GROUPE DU CARBONE

PRÉLIMINAIRES. — DIVISION.

L'étude de ce groupe comprend :
1° L'étude du carbone ;
2°   —   des composés oxygénés du carbone ;
3°   —   des sels formés par les composés oxygénés du carbone ;
4°   —   des combinaisons sulfurées du carbone.

SECTION I

ÉTUDE DU CARBONE.

SOMMAIRE. — Différentes formes sous lesquelles se présente le carbone (cristallisé, graphitoïde, amorphe). — Du carbone amorphe ou charbon. — Préparation. — Variétés : espèces artificielles, espèces naturelles. — Charbons intéressants au point de vue médico-pharmaceutique : charbon végétal. — Charbon animal. — Charbon d'éponges. — Charbon de fucus. — Préparation, caractères d'identité, spécifiques, de contrôle. — Conservation. — Action physiologique, thérapeutique. — Modes d'administration et doses. — Formules galéniques. — Tableau résumant la composition et les usages de ces divers charbons.

Symbole. — Le carbone a pour symbole C.
État naturel. — Il se présente, dans la nature sous trois formes distinctes :
1° *A l'état de carbone cristallisé*, ou de diamant ;
2° *A l'état de carbone graphitoïde*, appelé graphite ou plombagine.
3° *A l'état de carbone amorphe*, appelé aussi charbon.
Les deux premières formes, carbone cristallisé et carbone graphitoïde, sont sans intérêt au point de vue médical : la troisième forme, carbone amorphe, présente au contraire, le plus grand intérêt à cause des applications nombreuses qu'elle a reçues en pharmacie.

Carbone amorphe ou charbon.

Préparation. — Le carbone amorphe ou charbon s'obtient, d'une manière générale, toutes les fois que l'on soumet à la calcination, à l'abri de l'air, des matières carbonées animales ou végétales.

Variétés. — Il existe une très grande variété de charbons, parmi lesquels nous distinguerons les espèces artificielles et les espèces naturelles :

A. *Espèces artificielles.* — Elles comprennent : charbon végétal ; charbon animal ; charbon d'éponges ; charbon de fucus ; noir de fumée ; suie ; charbon de sucre ; charbon de gaz ou de cornue, appelé aussi charbon métallique ; coke.

B. *Espèces naturelles.* — Elles comprennent : tourbe, lignite, anthracites, les diverses variétés de houille. Elles proviennent de la destruction lente des végétaux.

Variétés intéressantes. — Les variétés de charbon, intéressantes au point de vue médico-pharmaceutique, sont les suivantes : 1° charbon végétal ; 2° charbon animal ; 3° charbon d'éponges ; 4° charbon de fucus ; 5° suie.

§ 1. — Charbon végétal.

Préparation. — Le charbon végétal ou charbon de bois se prépare par deux procédés : procédés industriels, procédés de laboratoire.

Les procédés industriels comprennent : la *carbonisation en meules* et la *carbonisation en cornues*. Nous n'insisterons pas sur ces procédés étudiés dans les cours de chimie.

Le charbon végétal, destiné à servir de médicament, se prépare dans les laboratoires par le procédé indiqué au Codex : Prenez des fragments de bois non résineux (*chêne, châtaignier, peuplier, bouleau*). Introduisez-les dans un creuset en terre de capacité suffisante : comblez les intervalles qu'ils laissent entre eux avec de la poudre de charbon ordinaire et ajoutez même assez de cette substance pour former une couche de deux ou trois centimètres au-dessus du bois ; lutez le couvercle du creuset, chauffez graduellement jusqu'au rouge, et maintenez cette température une heure environ ; laissez alors refroidir le creuset. Retirez les fragments de bois carbonisés ; débarrassez-les, à l'aide d'une brosse légère, de la poussière charbonneuse qui les recouvre, et enfermez-les dans un flacon bouché.

D'après M. Belloc, le peuplier est le seul bois convenable pour la préparation du charbon médicinal ; les autres bois donnant tous des produits irritants pour l'estomac. Aussi prépare-t-il son charbon, dit de Belloc, avec de jeunes branches de peuplier.

L'opinion de Belloc n'est plus admise aujourd'hui. Aussi, contrairement à son opinion, on peut dire qu'on peut employer pour la préparation du charbon végétal, tous les bois blancs, légers et dépourvus de résine. Ces bois fournissent un charbon identique, au point de vue thérapeutique, au charbon de Belloc obtenu avec le bois de peuplier.

Caractères d'identité. — Le charbon de bois est dur, noir, brillant, sonore, et brûle sans flamme ni fumée ; il a une densité de 1.57 environ. Exposé à l'air libre, il attire rapidement 10 à 12 0/0 d'eau.

Il contient en outre 1 à 5 0/0 de sels minéraux, riches en carbonate de potassium et de calcium ; plus un peu d'hydrogène qu'on ne peut lui enlever que par une calcination prolongée au rouge vif.

Il a la propriété d'absorber les gaz. Son pouvoir absorbant est d'autant plus considérable qu'il aura été préparé avec un bois d'une essence plus dure, que le gaz, avec lequel il est mis en contact, est plus soluble dans l'eau ; il est en raison inverse de la température et en raison directe de la pression.

Il absorbe aussi les solutions métalliques, les alcaloïdes, les matières colorantes, les gaz dissous dans l'eau, les miasmes d'une atmosphère viciée.

Caractères de contrôle. — S'il a été imparfaitement calciné, il peut contenir des produits empyreumatiques.

Pour s'assurer de la présence de ces matières, on le chauffe fortement dans un tube à essai ; si le charbon végétal est bien préparé, il ne doit dégager aucune odeur empyreumatique.

Action physiologique. — Ingéré dans l'estomac, il produit une sensation de picotement et de chaleur, diminue, le cas échéant, la tension gastrique et la flatulence, ainsi que la fétidité de l'haleine, des éructations et des matières fécales, qu'il colore en noirâtre. Il fait cesser le mauvais goût dans la bouche, augmente l'appétit et améliore la digestion (Gubler).

A part cette légère stimulation locale, toutes les autres propriétés physiologiques du charbon dérivent de son action absorbante. En diminuant la tension gazeuse, en s'imprégnant des acides de l'estomac il calme la dyspepsie flatulente et la gastralgie acescente. En faisant disparaître, dans ses porosités, l'hydrogène sulfuré et les substances odorantes, il diminue l'odeur repoussante des matières fécales dans la diarrhée, due à l'entéro-colite ulcéreuse et gangréneuse, et prévient encore l'absorption des produits putrides et l'empoisonnement de l'économie (Gubler). Déposé à la surface d'une plaie suppurante, il la désinfecte, l'avive et semble en stimuler la granulation (Fonssagrives).

Action thérapeutique. — Le charbon végétal, absorbant de grandes quantités de gaz et fixant les substances de putréfaction, est employé comme absorbant et désinfectant :

1° dans la tympanite ;

2° dans les dyspepsies avec fermentation anormale ;

3° dans les diarrhées fétides ;

4° à l'extérieur dans le pansement des ulcères sanieux.

Absorbant les solutions métalliques et les alcaloïdes, il peut être employé comme antidote dans les empoisonnements par le cuivre, le plomb, les alcaloïdes etc.

Enfin il entre dans la préparation de poudres et d'opiats dentifrices ; on utilise dans ce cas son action mécanique.

Modes d'administration et doses. — Il s'emploie : A l'INTÉRIEUR, sous forme de poudre, de 1 à 3 cuillerées à bouche par jour, dans un verre d'eau froide ou dans du pain azyme. On l'administre quelquefois sous forme de tablettes, celles du Codex.

La poudre de charbon, *destinée à l'intérieur*, se prépare en pulvérisant le charbon végétal dans un mortier couvert et en passant au tamis de soie n° 80. On sépare les matières solubles, contenues dans le charbon, en lavant la poudre à l'eau distillée. La poudre destinée à l'intérieur est moins fine que celle destinée à l'extérieur.

Il s'emploie pur ou mélangé à de la poudre de quinquina, à du camphre, etc. Il entre dans la composition de la poudre dentifrice de charbon et de quinquina, dont la formule est rapportée au Codex, dans la composition de certains opiats dentifrices.

La poudre de charbon, *destinée à l'extérieur*, se prépare en pulvérisant le charbon végétal dans un mortier couvert et passant au tamis de soie n° 120. Cette poudre est plus fine que celle destinée à l'intérieur.

§ 2. — Charbon animal.

Synonymes. — Ce charbon est aussi appelé charbon d'os, noir animal, noir d'os.

Préparation. — On le prépare, dans l'industrie, en calcinant, en vase clos, des os d'animaux, préalablement dégraissés. La matière noire obtenue, qui n'est autre chose que du charbon animal, est réduite en poudre.

Caractères d'identité. — Le charbon animal est amorphe comme le charbon de bois, mais à l'inverse de ce dernier, il renferme peu de carbone, et beaucoup d'éléments minéraux, quand il n'a pas été purifié. De plus, il retient toujours un peu d'azote, tandis que le premier renferme de l'hydrogène.

Composition. — Sa composition moyenne, d'après Bobierre, serait la suivante :

Charbon et matière organique	10.8
Sels solubles dans l'eau	0.8
Résidu siliceux	0.8
Albumine et oxyde de fer	0.7
Phosphates de calcium et de magnésium	81.7
Carbonate de calcium	3.00
Perte	0.2
Total	100.00

Il est doué de propriétés absorbantes et de propriétés décolorantes.

Il absorbe les sels de cuivre, de plomb, de mercure, les alcaloïdes ; c'est là une propriété à noter dans les analyses légales.

Il absorbe aussi les matières colorantes et décolore, en absorbant ces matières, les liquides avec lesquels on le met en contact. Si on filtre du vin rouge, de la teinture de tournesol etc.. sur du noir animal, le liquide passe incolore. Cette propriété fait employer le noir animal dans une foule d'opérations de laboratoire et industrielles. (Décoloration des vins, vinaigres, sirops, jus des raffineurs etc.). La matière colorante, qui disparaît ainsi par l'action du noir animal, n'est pas détruite, et on peut presque toujours la retirer du charbon par un dissolvant convenable, l'alcool par exemple.

Le pouvoir décolorant du charbon animal est plus considérable à chaud qu'à froid, et il s'exerce mieux dans des liqueurs neutres que dans des liqueurs alcalines. Ce pouvoir décolorant est limité, c'est-à-dire que le charbon perd peu à peu ses propriétés décolorantes. Pour lui rendre ses propriétés, il faut le *revivifier*, et pour cela, il faut le débarrasser, par lavage, des matières solubles, puis le calciner dans des fours spéciaux, de manière à détruire les matières organiques restantes.

Purification. — Le noir animal ou charbon animal, fourni par l'industrie, ne peut pas être employé pour décolorer les liqueurs acides, car il renferme toujours, outre les phosphates tricalciques, du carbonate de chaux, de la chaux, du sulfure et du cyanure de calcium ; or, ces sels calcaires sont dissous par les liquides acides. Il est donc nécessaire, lorsqu'on veut l'employer à la décoloration des liqueurs acides, de lui faire subir une purification qui a pour but de lui enlever les sels calcaires qu'il renferme.

Pour cela, on suit le procédé indiqué par le Codex :

Noir animal pulvérisé. . . . .   1000 grammes
Eau distillée.   4000   »
Acide chlorhydrique officinal   1000   »

Délayez le noir animal avec l'eau distillée dans une terrine ; ajoutez peu à peu l'acide chlorhydrique en agitant constamment ; laissez en contact pendant 12 heures, en agitant de temps en temps ; laissez déposer, décantez et lavez à l'eau distillée jusqu'à ce que l'eau de lavage ne rougisse plus le papier de tournesol (*HCl*), ne précipite plus par le nitrate d'argent (*chlorures*), ne précipite plus par l'oxalate d'ammoniaque (*chaux*). Jetez alors sur un filtre sans plis, faites égoutter et sécher. Chauffer à l'étuve à 150° environ ; passez au tamis de soie n° 100 et conservez dans un flacon bouché.

Usages. — En pharmacie, le charbon animal purifié est uniquement employé pour décolorer les solutions médicamenteuses et les sirops.

Falsifications. — Le charbon animal ordinaire, fourni par l'industrie, est souvent falsifié par du charbon de schiste, par du charbon de tourbe, par du charbon de bois, par des cendres pyriteuses, par des charbons azotés divers, par du noir de raffineries. Pour reconnaître ces falsifications, on consultera les ouvrages indiqués note (1).

(1) *Dictionnaire des falsifications* de Baudrimont (article Charbon). — *Manuel d'essais et de recherches chimiques* de Bolley et Kopp (article Charbon animal).

§ 3. — Charbon d'éponges.

Éponges torréfiées. — Le charbon d'éponges ou éponges torréfiées est obtenu en torréfiant les éponges par le procédé décrit au Codex, page 404, et sur lequel nous avons déjà insisté (t. I, p. 305).

Les éponges contiennent de l'iode. Leur torréfaction a pour but de mettre en liberté ou plus exactement, comme le dit M. Bourgoin, d'engager dans une combinaison soluble l'iode qui est en combinaison intime avec le tissu de l'éponge.

Les éponges torréfiées sont employées contre le goître, en poudre, en pilules à la dose de 1 à 2 grammes.

§ 4. — Charbon de fucus.

On a cherché à introduire, dans la matière médicale, les charbons de fucus. Ces charbons, dont la composition est assez analogue à celle des éponges torréfiées, et qui contiennent plus ou moins d'iode, suivant le végétal qui les a fournis, sont à peu près inusités aujourd'hui.

§ 5. — Suie.

Composition. — La composition de la suie est très complexe et varie suivant son altitude dans la cheminée et la nature du bois qui a été consommé dans le foyer.

Cependant on y retrouve presque toujours à côté du carbone les principes suivants :

1° Carbures polymérisés, très riches en carbone.

2° Phénols et en particulier les monophénols et les éthers monométhyliques des diphénols, dont le mélange constitue la créosote.

3° Acide acétique libre, ou combiné à l'ammoniaque ou à des ammoniaques composées.

4° Produits empyreumatiques.

5° Matières extractives.

Action physiologique. — La suie, dit Fonssagrives, est un agent parasiticide et un topique capable de modifier certaines dermatoses chroniques et diverses ulcérations. Elle possède, d'après Trousseau, des propriétés vermifuges très précieuses contre les lombrics.

Modes d'administration et doses. — Elle s'emploie à l'INTÉ-RIEUR comme vermifuge.

Café vermifuge :

Café torréfié en poudre . . . . 10 grammes.
Suie tamisée . . . . 4 à 10   —
Eau bouillante 60   —

Lavement vermifuge. Suie 30 grammes ; faire bouillir 1/4 d'heure dans 150 grammes d'eau, passer (Trousseau).

Elle s'emploie à l'EXTÉRIEUR sous forme : de *lotions*, contre les affections chroniques du cuir chevelu (2 poignées de suie, tamisées, bouillies pendant 1/2 heure dans un litre d'eau) ; d'*injections vaginales*, dans le cancer ulcéré de l'utérus ; de *pommade*, à parties égales, à moitié ou au quart, suivant la susceptibilité de la peau.

Formules galéniques.— Elle fait partie des gouttes amères de Baumé, dont la formule est inscrite au Codex.

En terminant l'histoire des charbons employés en pharmacie, nous croyons utile, pour faciliter l'étude de ces corps, de résumer dans un tableau la composition et les usages de ces divers charbons.

	CHARBON VÉGÉTAL	CHARBON ANIMAL	CHARBON D'ÉPONGES	CHARBON de FUCUS	SUIE
COMPOSITION	Carbone 90 à 95 0/0.	Carbone 10 0/0.	Carbone.	Carbone.	Carbone souillé par des matières empyreumatiques, sels ammoniacaux, matières minérales, carbures polymérisés, phénols, éthers phénoliques, etc.
	Humidité.		Iode en proportions plus ou moins variables.	Iode en proportions plus ou moins variables.	
	Sels minéraux 1 à 5 0/0	Sels minéraux 85 0/0			
	Carbonate de potassium et de sodium.	Phosphate de calcium et de magnésium 81 0/0. Carbonate de calcium 3 0/0. Alumine et silice, fer 2 0/0.			
	Hydrogène.	Azote.			
USAGES	Absorbant. Désodorant. Désinfectant. Antidotique. Dentifrice.	Absorbant. Décolorant.	Antigoîtreux.	Antigoîtreux.	Parasiticide. Topique. Vermifuge.

SECTION II

ÉTUDE DES COMPOSÉS OXYGÉNÉS DU CARBONE.

SOMMAIRE. — Deux combinaisons (oxyde de carbone, anhydride carbonique). — Oxyde de carbone sans intérêt au point de vue médico-pharmaceutique. — Anhydride carbonique : Synonymes. — Formule. — Préparation (appareils à fonctionnement continu ou à fonctionnement intermittent). — Purification. — Caractères d'identité. spécifiques, de contrôle. — Conservation. — Action physiologique et thérapeutique. — Modes d'administration et doses. — Incompatibles. — Empoisonnements. — Secours.

Nomenclature. — Le carbone forme, en se combinant avec l'oxygène, deux composés gazeux :

1° L'oxyde de carbone CO.

2° Anhydride carbonique CO^2.

L'oxyde de carbone ne présente aucun intérêt au point de vue médical et pharmaceutique : on l'a bien conseillé comme anesthésique local (Tourdes, Ozanam, Witz, Coze) ; mais en raison de son excessive nocivité sur le sang et partant sur la nutrition, l'emploi de ce corps a été complètement abandonné. Nous laisserons donc de côté l'histoire de l'oxyde de carbone, et nous passerons de suite à l'étude de l'anhydride carbonique.

Anhydride carbonique.

Synonymes. — L'anhydride carbonique, appelé aussi acide carbonique, gaz carbonique, a pour formule : CO^2.

Préparation. — On le prépare, dans les laboratoires, en décomposant le carbonate de chaux par un acide.

Parmi les nombreuses variétés de carbonate de chaux fournies par la nature, le *marbre* est celle qui se prête le mieux à cette préparation et voici pourquoi : il est compact et n'emprisonne pas de gaz susceptibles de souiller l'anhydride carbonique ; il est régulièrement attaqué par l'acide. Les variétés les plus poreuses de carbonate de chaux ne présentent pas ces derniers avantages. Toutefois, à défaut de marbre, on peut employer la *craie*.

L'acide chlorhydrique est l'acide employé habituellement pour la préparation de l'anhydride carbonique. On le préfère à l'acide sulfurique parce que ce dernier, en agissant sur le carbonate de chaux, produit du sulfate de chaux peu soluble, qui se dépose sur les fragments de marbre et les soustrait au contact de l'acide.

L'opération se fait à froid, et les appareils dont on se sert sont identiques à ceux employés pour la préparation de l'hydrogène : *appareil à fonctionnement continu*, consistant en un flacon bitubulé, muni d'un tube à entonnoir et d'un tube à dégagement ; *appareil à fonctionnement intermittent* et en particulier celui de H. Ste-Claire Deville.

Toutes les indications générales, que nous avons données à propos de la préparation de l'hydrogène, sont applicables à la préparation de l'anhydride carbonique.

Le gaz peut être recueilli sur la cuve à eau. On, peut encore, le gaz étant très dense, le recueillir par déplacement comme le chlore, c'est-à-dire en le dirigeant par un tube vertical au fond des vases qu'il s'agit de remplir, l'orifice de ces derniers étant tourné vers le haut.

Purification. — L'anhydride carbonique, en se dégageant, peut entraîner mécaniquement de l'acide chlorhydrique, des sels, de la vapeur d'eau. Pour le débarrasser de ces impuretés, en d'autres termes, *pour le purifier*, on fait passer le gaz à travers un flacon laveur contenant une dissolution de bicarbonate de potasse, qui arrête l'acide chlorhydrique et les sels entraînés ; à travers un tube contenant de la ponce sulfurique, qui arrête la vapeur d'eau. Le gaz, ainsi lavé et desséché, est recueilli sur la cuve à mercure.

Réaction. — L'acide chlorhydrique, en agissant sur le carbonate de chaux, le décompose, en donnant de l'eau, du chlorure de calcium et de l'anhydride carbonique :

$$CO^3Ca + 2HCl = H^2O + CaCl^2 + CO^2$$

Caractères d'identité. — L'anhydride carbonique est un gaz incolore, à odeur piquante, à saveur aigrelette.

Sa densité à 0° et sous la pression de 760^{mm}, est de 1.529 par rapport à l'air, 22 par rapport à l'hydrogène. Un litre pèse 1 gr. 9774.

Il peut être liquéfié et même solidifié.

Il est assez soluble dans l'eau qui, à la température ordinaire et à la pression de 760^{mm}, en dissout environ son volume. A la température ordinaire, cette solubilité croît d'une manière sensible, proportionnellement à la pression, et elle peut être facilement quintuplée et même décuplée.

Voici les solubilités de l'anhydride carbonique dans un volume d'eau et d'alcool.

Un volume d'eau dissout	Un volume d'alcool dissout
à 0° 1 v. 7977 de CO^2	4 v. 3295 de CO^2
à 5° 1 v. 3497 —	3 v. 8908 —
à 10° 1 v. 1847 —	3 v. 5140 —
à 12° 1 v. 1018 —	3 v. 2807 —
à 15° 1 v. 0020 —	3 v. 1993 —
à 20° 0 v. 9014 —	2 v. 9465 —

Comme on le voit, la solubilité de CO^2 dans l'eau et l'alcool diminue à mesure que la température s'élève.

Il est incombustible, irrespirable et éteint les corps en combustion.

L'acide carbonique, qui résulterait de la fixation des éléments de l'eau sur l'anhydride carbonique, et qui aurait pour formule $CO^2 + H^2O = CO^3H^2$ ou $CO(OH)^2$, n'a pas été isolé ; il se décompose immédiatement en eau et en anhydride carbonique ; mais, on peut admettre son existence dans la solution aqueuse de ce gaz. Cette solution colore en rouge vineux le tournesol, mais la couleur bleue reparaît par l'exposition à l'air, ou lorsqu'on chauffe, et qu'on chasse ainsi le gaz dissous.

Caractères spécifiques.— L'anhydride carbonique se reconnaît aux caractères suivants :

1° Il éteint les corps en combustion.

2° Il trouble l'eau de chaux.

3° Il est absorbé par la potasse humide.

4° Il n'est pas absorbé par le borax.

Caractères de contrôle.— Mal purifié, il peut contenir de l'*acide chlorhydrique*. On reconnaîtra la présence de ce corps, à l'aide de l'azotate d'argent. Si CO^2 renferme HCl, on obtiendra un précipité blanc de chlorure d'argent, insoluble dans l'acide azotique, soluble dans l'ammoniaque.

Conservation. — Il peut être conservé dans des ballons en caoutchouc, comme les autres gaz.

Action physiologique. — Il produit une action physiologique que l'on peut diviser en locale et générale.

Action locale. — Irritation, puis anesthésie de la peau et des muqueuses.

Action générale. APPAREIL RESPIRATOIRE : à doses médiocres, rien ; à fortes doses, excitation générale, puis anesthésie.

Appareil digestif. — Exagération des sécrétions, excitation de l'appétit, calme la convulsibilité de l'estomac dans les cas de vomissements opiniâtres.

Action thérapeutique. — Les applications thérapeutiques de l'anhydride carbonique sont nombreuses, il est employé :

1° pour combattre les vomissements ;

2° pour stimuler la sécrétion gastrique dans les dyspepsies ;

3° pour activer la diurèse ;

4° pour le pansement des plaies.

Modes d'administration et doses. — Il s'emploie : A l'intérieur, sous forme d'eau de Seltz artificielle ou d'eau gazeuse naturelle.

L'eau de Seltz est de l'eau chargée d'acide carbonique sous une pression de plusieurs atmosphères. Elle se prépare, *dans l'industrie,* à l'aide des appareils variés que nous avons indiqués à propos des eaux gazeuses ; *dans les ménages,* à l'aide des appareils gazogènes et des poudres gazogènes dont nous avons donné la composition et la nomenclature.

Il se prescrit souvent sous forme de *potion de Rivière* dont nous avons indiqué la formule et le mode d'emploi à propos de l'étude des potions.

A l'extérieur, il se prend en douches, en injections et en lavements que l'on administre à l'aide d'appareils variés : appareil gazo-injecteur de Fordos ; appareil Bardet ; appareil Faucher.

On l'administre aussi en *bains locaux.* On se sert de manchons en caoutchouc, enveloppant les membres, et que l'on gonfle d'acide carbonique.

Incompatibles. — Bases alcalines ou terreuses, capables de l'absorber, et spécialement avec ces dernières, en raison de l'insolubilité des carbonates formés.

Empoisonnements. — Il n'est pas vénéneux, mais il produit l'asphyxie en entravant l'acte respiratoire. Aussi, doit-on, dans le cas où on l'emploie en inhalations, le mélanger à une grande quantité d'air.

SECTION III

ÉTUDE DES SELS FORMÉS PAR LES COMBINAISONS OXYGÉNÉES DU CARBONE.

SOMMAIRE. — Carbonates (sels neutres, sels acides). — Sesquicarbonates. — Carbonates basiques ou hydrocarbonates. — Formules. — Préparation. — Caractères spécifiques. — Nomenclature.

L'acide carbonique, qui résulterait de la fixation des éléments de l'eau sur l'anhydride carbonique, n'a pas été isolé ; il se décompose immédiatement en eau et en anhydride carbonique. Mais, on peut admettre son existence dans la solution aqueuse de ce gaz ; car cette solution rougit le papier de tournesol.

Cet acide carbonique, appelé aussi hydrate de carbonyle, aurait pour formule :

$$CO^3H^2 \text{ ou en développant partiellement } CO < {OH \atop OH}$$

Il est bibasique et peut par conséquent donner naissance à deux classes de sels :

1º Des sels neutres, résultant de la substitution de tout l'hydrogène basique de l'acide par un métal. On les appelle carbonates neutres.

$$\text{Leur formule générale est } CO^3M'M' \text{ ou } CO < {OM' \atop OM'}$$

2º Des sels acides résultant de la substitution d'un seul atome d'hydrogène basique de l'acide par un métal. On les appelle bicarbonates ou carbonates acides. Leur formule générale est

$$CO^3M'H \text{ ou } CO < {OM' \atop OH}$$

A côté des carbonates neutres et des carbonates acides, on connaît aussi des sesquicarbonates, sels formés par la combinaison de une molécule de carbonate neutre et de 2 molécules de carbonate acide. Nous citerons le sesquicarbonate d'ammoniaque qui sera étudié plus tard.

Enfin certains métaux forment des carbonates basiques, par exemple le cuivre.

Préparation. — Les carbonates se préparent par les procédés suivants :

1er Procédé. — En décomposant, sous l'influence de la chaleur, par un mélange de charbon et de carbonate de chaux, les sulfates de soude et de potasse (Préparation des carbonates de sodium et de potassium. Procédé Leblanc).

2e Procédé. — En précipitant, par du carbonate de soude, une dissolution d'un sel soluble des métaux alcalino-terreux ou des métaux proprement dits (Préparation des carbonates alcalino-terreux et des carbonates des métaux proprement dits).

Les **carbonates acides** ou **bicarbonates** se préparent en faisant passer un courant d'anhydride carbonique : soit dans la dissolution d'un carbonate neutre ; soit sur les cristaux humides d'un carbonate neutre ; soit dans de l'eau tenant en suspension le carbonate neutre, si le carbonate est insoluble.

Caractères spécifiques. — Les carbonates neutres ou acides se reconnaissent aux caractères suivants :

1° Traités par un acide fort (acide chlorhydrique ou acide sulfurique) ils dégagent de l'anhydride carbonique, facile à reconnaître.

2° Leur solution précipite en blanc le chlorure de calcium, le chlorure de baryum. Ces précipités sont solubles avec effervescence dans les acides.

3° Les carbonates neutres précipitent la solution de sulfate de magnésie, à froid ; les bicarbonates ou carbonates acides ne précipitent pas la solution de sulfate de magnésie à froid. Si l'on porte à l'ébullition, il se produit un précipité, par suite de la transformation du bicarbonate en carbonate neutre. *C'est là un caractère qui permet de distinguer un carbonate d'un bicarbonate* puisque les carbonates neutres et les bicarbonates présentent les mêmes caractères généraux.

4° La phénolphtaléine est sans action sur les bicarbonates ; elle colore en rouge les solutions de carbonate (Kuhlmann).

Nomenclature. — Les carbonates, intéressants au point de vue médico-pharmaceutique, sont assez nombreux ; nous les étudierons lorsque nous ferons l'histoire particulière de chaque métal ; nous nous bornerons, quant à présent, à donner leur nomenclature.

Nomenclature des Carbonates employés en médecine et en pharmacie.

NOMS DES CARBONATES	GENRES DE CARBONATES	FORMULE
Carbonate d'ammoniaque.	Sesqui carbonate.	$(CO^3)^3 (AzH^4)^4 H^2$
Carbonate de chaux.	Carbonate neutre.	CO^3Ca
Carbonate ferreux.	Carbonate neutre.	CO^3Fe
Carbonate de lithine ou de lithium.	Carbonate neutre.	CO^3Li^2
Carbonate de magnésie ou de magnésium.	Hydro-carbonate ou carbonate basique.	$4MgO, 3CO^2 + 4H^2O$
Carbonate de manganèse.	Carbonate neutre.	CO^3Mn
Carbonate de plomb.	Carbonate neutre.	CO^3Pb
Carbonate de potasse ou de potassium.	Carbonate neutre.	CO^3K^2
Carbonate de potasse (bi) ou de potassium.	Carbonate acide ou bicarbonate.	CO^3KH
Carbonate de soude ou de sodium.	Carbonate neutre.	$CO^3Na^2 + 10H^2O$
Carbonate de soude (bi) ou de sodium.	Carbonate acide ou bicarbonate.	CO^3NaH
Carbonate de zinc.	Hydro-carbonate ou carbonate basique.	$(CO^3Zn)^3[Zn(OH)^2]^5 + HO$

SECTION IV

ÉTUDE DES COMBINAISONS SULFURÉES DU CARBONE.

SOMMAIRE. — Sulfure de carbone. — Synonymes. — Formule. — Préparation. — Purification. — Caractères d'identité. — Conservation. — Action physiologique et thérapeutique. — Modes d'administration et doses. — Empoisonnements.

Synonymes. — Le carbone donne, en se combinant avec le soufre, une combinaison appelée : bisulfure de carbone, sulfure de carbone, anhydride sulfocarbonique.

Formule. — Il a pour formule CS^2, formule qui correspond comme on le voit, à celle de l'anhydride carbonique CO^2.

Préparation. — Il se prépare en faisant passer des vapeurs de soufre sur du charbon chauffé au rouge. Les appareils varient dans leurs dispositions, selon qu'on opère dans les laboratoires, ou en grand dans l'industrie. Nous n'insisterons pas sur cette préparation qui se fait surtout industriellement.

Purification. — Le sulfure de carbone industriel renferme souvent, malgré tous les soins pris pour la préparation, de petites quantités de composés sulfurés, qui lui communiquent une odeur fétide. On peut retenir ces substances en distillant le sulfure de carbone sur une graisse ou de l'huile, ou mieux, en le distillant après l'avoir fait digérer avec la tournure de cuivre ou avec du mercure, puis avec du chlorure mercurique.

Caractères d'identité. — Le sulfure de carbone pur est un liquide limpide, incolore, à odeur spéciale, neutre aux réactifs colorés, ayant une densité de 1.271 à 15°. Il bout à 47°.

Il est insoluble ou très peu soluble dans l'eau ; il est soluble dans l'alcool, dans l'éther ; c'est le meilleur dissolvant du phosphore ordinaire, des corps gras et des huiles volatiles. Il est très inflammable et brûle avec une flamme bleue ; les produits de sa combustion sont de l'anhydride carbonique et de l'anhydride sulfureux.

C'est un corps très dangereux à manier à cause de ses vapeurs délétères très inflammables.

En se combinant avec les sulfures alcalins, il donne des sels appelés *sulfocarbonates* CS^3M^2 de même que l'anhydride carbonique, en agissant sur les oxydes, donne des carbonates ($CO^3M'^2$).

Conservation. — Il doit être conservé dans des flacons bien bouchés.

Action physiologique. — Rayé, pendant longtemps, de la thérapeutique, le sulfure de carbone y est rentré récemment sous le patronage de M. Dujardin-Beaumetz. Pris à l'intérieur, il produit des effets de stimulation diffuse ; il accélère la circulation, augmente la chaleur et stimule les diverses sécrétions. Appliqué à l'extérieur, il produit une action analgésique locale.

Action thérapeutique. — Il est employé comme stimulant, analgésique, emménagogue, antiseptique, désinfectant et révulsif.

Modes d'administration et doses. — On l'emploie : A l'intérieur à la dose de II à VI gouttes dans une tasse de lait (Fonssagrives), à la dose de 1 à 3 grammes en potion, lavement (Dujardin-Beaumetz et Yvon).

On peut l'employer sous forme de solution éthérée, ou sous forme de teinture de sulfure de carbone dont voici la formule :

> Alcoolat de menthe . . . .   90 grammes.
> Sulfure de carbone.   10   —

A prendre 5 à 10 gouttes dans du lait 3 fois par jour.

On l'emploie aussi sous forme d'*eau sulfo-carbonée* (Dujardin-Beaumetz) :

> Sulfure de carbone. . . . .   10 grammes.
> Eau distillée 500   —
> Essence de menthe. . . . .   IV gouttes.

Agiter et laisser déposer.

A prendre 5 à 15 cuillerées à bouche, dans un peu de lait.

Il faut avoir soin de renouveler l'eau à mesure que l'on en puise dans la bouteille.

L'eau sulfo-carbonée est usitée dans l'antisepsie gastro-intestinale.

Elle est employée pour lavages de l'estomac et de l'intestin : dans la dilatation de l'estomac avec fermentations putrides et dans les diarrhées fétides.

A l'extérieur, on l'emploie en liniment, à base d'huile simple ou d'huile camphrée, dans les proportions du 8ᵉ au 10ᵉ, contre les affections rhumatismales et arthritiques, contre la gale.

Il a été préconisé, depuis quelque temps, dans le traitement des névralgies. D'après le *Journal de médecine de Paris*, on emploie pour ce traitement, la formule suivante :

> Sulfure de carbone rectifié . . . . 20 grammes
> Essence de menthe . . . . 10 —

Cette solution s'emploie *loco dolenti*, à l'aide d'un pinceau de blaireau. Le badigeon doit durer de une à deux minutes, suivant la sensibilité du malade ; il produit d'abord une sensation de froid intense, suivie bientôt d'une vive sensation de brûlure, quelquefois accompagnée d'une rougeur passagère de la peau. Ce badigeon, pratiqué *loco dolenti*, dans toutes les névralgies, superficielles, faciales, dentaires, intercostales, dans les douleurs rhumatismales superficielles, amène en général un soulagement instantané en produisant une action révulsive nerveuse énergique et une véritable anesthésie locale.

Empoisonnements. — Il est toxique ; mais pratiquement on peut dire que l'empoisonnement chronique est le seul connu. Cet empoisonnement, qui se manifeste chez les ouvriers exposés à l'absorption des vapeurs de carbone (ouvriers employés à la vulcanisation du caoutchouc, etc.), a été étudié par M. Delpech, Bonnet, Pierre Marie, etc.). Nous n'insisterons pas sur cet empoisonnement qui intéresse surtout l'hygiène (1).

TITRE II. — ÉTUDE DU GROUPE DU SILICIUM

Le silicium, métalloïde qui présente les plus grandes analogies avec le carbone, forme, en se combinant avec l'oxygène, l'anhydride silicique SiO^2 analogue à l'anhydride carbonique CO^2.

Cet anhydride silicique, appelé aussi *silice*, donne, en se combinant avec les métaux, des sels, dont quelques-uns sont très abondants dans la nature. Ces sels, appelés *silicates*, sont peu usités en médecine ; cependant on emploie le silicate de potassium, le silicate de sodium. Nous ferons l'histoire de ces composés, quand nous étudierons les sels de potassium et de sodium.

(1) 1° Napias, *Manuel d'hygiène industrielle*, page 338.
2° Layet, *Hygiène des professions*, page 187.
3° Huguin, Thèse de Paris, 1874.

2ᵉ Groupe. — Médicaments chimiques fournis par les métaux et leurs combinaisons définies.

Sommaire. — Classifications des métaux proposées par les divers auteurs. — Classification adoptée. — Plan d'étude suivi pour faire l'étude des médicaments chimiques fournis par les métaux et leurs combinaisons définies.

Classifications proposées. — On sait que la classification rationnelle des métaux offre de grandes difficultés ; chaque métal possède, en effet, des allures qui lui sont propres ; aussi les différentes classifications proposées, à diverses époques, par Thénard, Berzélius, Regnault, Dumas, Debray, Deville, Schutzenberger, Meyer, Mendeléef présentent-elles des imperfections signalées dans les traités de chimie et sur lesquels nous n'insisterons pas.

D'ailleurs la question de classification est de faible importance pour notre genre d'étude. Nous adopterons la suivante :

Classification des métaux ayant reçu ou dont les combinaisons ont reçu des applications médicales et pharmaceutiques.

1ʳᵉ *Famille*. Métaux monovalents. — 1ʳᵉ Section. — Potassium. Sodium. Ammonium (Radical faisant fonction de métal). Lithium. Thallium. — 2ᵉ Section. — Argent.

2ᵉ *Famille*. Métaux bivalents. — 1ʳᵉ Section. — Baryum. Strontium. Calcium. — 2ᵉ Section. — Magnésium. Zinc. Cadmium. — 3ᵉ Section. — Cuivre. Mercure. Plomb. — 4ᵉ Section. — Fer. Chrome. Manganèse. Aluminium.

3ᵉ *Famille*. Métaux trivalents. — 1ʳᵉ Section. — Bismuth. — 2ᵉ Section. — Or.

4ᵉ *Famille*. Métaux tétravalents. — Etain. Platine.

Plan d'étude. — Pour faire l'étude de ces différents métaux et de leurs combinaisons, nous adopterons l'ordre suivant :

1° Etude du métal, si ce métal a reçu une application médicale.

2° Etude des *combinaisons* de ce métal *avec les métalloïdes* ayant reçu une application médicale ou pharmaceutique.

- Avec le fluor
- » le chlore
- » le brome
- » l'iode
- » l'oxygène
- » le soufre
- » l'azote
- » le phosphore
- » l'arsenic
- » l'antimoine
- » le bore

3° Etude des *sels formés par ce métal avec les acides minéraux* ayant reçu une application médicale ou pharmaceutique.

- Avec les acides du chlore
- » » » du brome
- » » » de l'iode
- » » » du soufre
- » » » de l'azote
- » » » du phosphore
- » » » de l'arsenic
- » » » de l'antimoine
- » » » du bore
- » » » du carbone
- » » » du silicium
- » » » du manganèse
- » » » du chrome

4° Etude *des sels formés par ce métal avec les acides organiques* ayant reçu une application médicale ou pharmaceutique.

- » » » acétique
- » » » benzoïque
- » » » citrique
- » » » glycérophosphorique
- » » » lactique
- » » » oxalique
- » » » phénique
- » » » salicylique
- » » » sulfovinique
- » » » tannique
- » » » tartrique
- » » » valérianique

Bien qu'un très grand nombre de sels, formés par les combinaisons des métaux avec les acides organiques, doivent leur action aux métaux qui en forment la base, nous n'avons pas cru, pour diverses raisons, faire leur histoire dans la partie de la pharmacie chimique qui s'occupe des médicaments chimiques appartenant à la chimie minérale. L'étude de ces différents sels sera faite lorsque nous examinerons les médicaments appartenant à la chimie organique, et sera placée à la suite de celle des acides correspondants. Pour le moment, nous nous bornerons à donner leur nomenclature.

Ajoutons, pour être complet, que l'étude des métaux et de leurs combinaisons, faite exclusivement au point de vue médico-pharmaceutique, comprendra, comme pour les métalloïdes, l'examen des points suivants :

1° Synonymes et formule.

2° Etude des procédés de fabrication employés dans l'industrie et surtout dans les laboratoires.

3° Etude des procédés de purification.

4° Etude des caractères d'identité c'est-à-dire les caractères organoleptiques, physiques, chimiques et spécifiques qui servent à le caractériser et à le distinguer.

5° Etude des caractères de contrôle, c'est-à-dire les méthodes à l'aide desquelles on peut constater les altérations qui peuvent provenir soit d'un mode défectueux de préparation, soit d'un mode défectueux de conservation et les falsifications dont il peut être l'objet.

6° Etude des précautions à prendre pour sa conservation.

7° Notions sommaires sur son action physiologique et thérapeutique.

8° Modes d'administration et doses sous lesquelles on l'emploie.

9° Formules galéniques dans lesquelles il entre.

10° Etude des incompatibilités diverses (physiques, pharmaceutiques, physiologiques.)

11° Etude des premiers secours à donner dans le cas d'empoisonnement causé par ce médicament.

CHAPITRE PREMIER

ÉTUDE DU GROUPE DU POTASSIUM

SECTION I

POTASSIUM.

Sommaire. — Caractères des sels de potassium.

Le potassium est un métal *monovalent*, appartenant à la première famille, première section de notre classification, ayant pour symbole K.

Il est sans emplois en médecine et en pharmacie, mais il forme avec les différents métalloïdes, avec les acides minéraux et avec les acides organiques, de nombreuses combinaisons intéressantes au point de vue médico-pharmaceutique. .

Caractères des sels. — Avant de faire l'étude de ces combinaisons, il importe de rappeler les réactions caractéristiques des sels de potassium, parce que c'est à l'aide de ces caractères que l'on peut reconnaître ces sels.

1° Les sels de potassium sont incolores (quand leur acide n'est pas coloré), à saveur salée.

2° Ils ne précipitent ni par l'hydrogène sulfuré ni par le sulfhydrate d'ammoniaque, ni par les carbonates alcalins.

3° Le chlorure de platine produit dans les dissolutions un peu concentrées, un précipité jaune orangé et cristallin de chlorure double de platine et de potassium. Dans les dissolutions plus diluées, la précipitation de ce chlorure double ne se produit qu'après addition d'un peu d'alcool ou d'un mélange d'alcool et d'éther.

N. B. Lorsqu'on veut faire cet essai, il faut avoir soin de ne pas agir sur des liqueurs alcalines, car on obtiendrait un précipité jaune d'oxyde de platine. Dans le cas où la liqueur dans laquelle on veut constater la présence du potassium est alcaline, on la neutralise par un peu de HCl dont un léger excès ne nuit pas.

4° L'acide tartrique donne un précipité blanc de tartrate acide de potassium (crême de tartre), lorsque les solutions ne sont pas trop étendues. L'agitation accélère la formation du précipité (La présence de l'acide chlorhydrique ou azotique empêche la formation du précipité) (Sylva).

5° L'acide picrique donne un précipité jaune en solution concentrée.

6° Les sels de potasse colorent la flamme en violet pourpre. De petites quantités de sodium suffisent pour masquer la coloration ; on doit, dans ce cas, pour constater la coloration violette, regarder la flamme à travers un verre coloré en bleu par l'oxyde de cobalt. On arrête ainsi les rayons jaunes tandis que les rayons violets passent un peu affaiblis.

SECTION II

ÉTUDE DES COMBINAISONS DU POTASSIUM AVEC LES MÉTALLOÏDES.

Sommaire. — Avec le chlore (*chlorure*). — Avec le brome (*bromure*). — Avec l'iode (*iodure*). — Avec l'oxygène (*hydrate de potassium, potasse*). — Avec le soufre (*trisulfure*).
Synonymes. — Formule. — Préparation. — Purification. — Caractères d'identité, spécifiques, de contrôle. — Conservation. — Action physiologique et thérapeutique. — Modes d'administration et doses. — Formules galéniques. — Incompatibles. — Empoisonnements. — Secours.

A. — Combinaison du potassium avec le chlore.

Le potassium donne avec le chlore une combinaison, le chlorure de potassium.

§ 1. — Chlorure de potassium.

Synonymes. — On l'appelle aussi : sel digestif, sel de Sylvius, sel polychreste de Sylvius.

Formule. — Il a pour formule KCl.

Préparation. — Ce sel se prépare uniquement dans l'*industrie* et on l'extrait, par des procédés particuliers, sur lesquels nous n'avons pas à insister : 1° des mines de Stassfurt près de Magdebourg où il existe à l'état de chlorure double de potassium et de magnésium, appelé carnallite ; 2° des eaux-mères des marais salants (Procédés Balard) ; 3° des cendres de varechs ; 4° des salins de betteraves.

Purification. — Le chlorure de potassium, fourni par le commerce, doit, avant d'être employé en pharmacie, être purifié par des cristallisations répétées.

Pour cela, on dissout le sel dans l'eau chaude, on filtre, on évapore dans une capsule en porcelaine jusqu'à ce que la liqueur bouillante marque 1.26 au densimètre, puis on fait cristalliser par refroidissement. Les cristaux égouttés, essorés et lavés avec un peu d'eau froide, sont desséchés à l'air entre deux feuilles de papier blanc.

Caractères d'identité. — Le chlorure de potassium est un sel blanc, cristallisé en cubes, ayant une saveur salée, légèrement amère, soluble dans 5 p. d'eau froide, dans 1 p. d'eau bouillante, très peu soluble dans l'alcool.

Caractères spécifiques. — On le reconnaît aux caractères suivants :

1° Il donne les réactions générales des chlorures indiquées à l'article chlorures.

2° Il donne les réactions des sels de potassium.

Caractères de contrôle. — Il est quelquefois altéré par du chlorure de sodium ; dans ce cas, il colore en jaune la flamme de l'alcool.

Conservation. — Inaltérable à l'air, il est conservé simplement dans des flacons bouchés.

Action physiologique. — Elle est analogue à celle du chlorure de sodium, c'est-à-dire qu'il détermine dans la bouche et l'estomac une irritation des nerfs sensitifs qui produit une salivation et stimule les fonctions de l'estomac.

Action thérapeutique. — On l'emploie comme fondant, purgatif, fébrifuge.

Modes d'administration et doses. — Il s'administre à l'intérieur à la dose de 1 à 4 grammes en solution dans l'eau ou dans un sirop.

Incompatibles. — Acides minéraux, acétate de plomb, azotate d'argent, protosels de mercure.

Empoisonnement. — Il n'est pas toxique.

B. — Combinaison du potassium avec le brome.

Le potassium donne avec le brome une combinaison, le bromure de potassium.

§ 2. — Bromure de potassium.

Formule. — Il a pour formule KBr.

Préparation. — Il se prépare en faisant agir du brome sur de la potasse. On obtient ainsi un mélange de bromure et de bromate, que l'on calcine pour tranformer le bromate en bromure.

Pour faire l'opération on suit la méthode suivante indiquée au Codex : On fait dissoudre une partie de potasse caustique pure dans 15 fois son poids d'eau, et l'on place la solution dans un vase étroit et allongé, un vase à précipiter, par exemple. On fait arriver du brome peu à peu, à l'aide d'un entonnoir effilé, dans les couches inférieures de la solution alcaline et on mélange les deux liquides en agitant la masse. La liqueur, colorée en rouge au point d'arrivée du brome, se décolore par l'agitation. On continue à ajouter du brome, tant que la décoloration se produit, ou, comme le dit le Codex, jusqu'à ce que la liqueur reste nettement colorée en jaune.

Réactions. — (1er *temps*). — En se combinant avec la potasse, le brome forme du bromure de potassium et du bromate de potassium d'après la réaction suivante :

$$6KOH + 6Br = 5KBr + BrO^3K + 3H_2O$$

La liqueur, colorée en jaune par un léger excès de brome, est alors évaporée à siccité dans une capsule de porcelaine. Le résidu de l'évaporation est mis dans une capsule de porcelaine de petites dimensions, ou, comme le conseille le Codex, dans une bassine en fonte ; on le fait fondre et on le maintient en fusion pendant quelques minutes, à la température du rouge obscur.

(2° *temps*). — Lorsqu'on maintient en fusion au rouge obscur, ou en d'autres termes, lorsqu'on calcine ce résidu, qui est formé de bromate et de bromure, le bromate dégageant de l'oxygène se transforme en bromure d'après la réaction suivante :

$$BrO^3K = KBr + O^2$$

Après avoir maintenu le résidu en fusion, pendant quelques minutes, on laisse refroidir. On redissout ensuite dans l'eau distillée la masse saline refroidie, on évapore jusqu'à pellicule et on laisse cristalliser. Par refroidissement, on obtient des cristaux de bromure de potassium, qu'on égoutte et qu'on sèche à l'air à une douce température.

Préparé avec du brome pur et de la potasse pure, le bromure de potassium, obtenu par le procédé que nous venons de décrire, est absolument pur.

Mais le bromure de potassium du commerce, étant souvent préparé avec du brome et de la potasse impurs et par des procédés imparfaits, peut contenir de nombreuses altérations : iodure et chlorure de potassium, de la potasse libre ou carbonatée, du sulfate et du bromate de potassium et quelquefois de l'azotate de sodium. A part l'iode qu'on peut déplacer par le procédé de Baudrimont procédé très simple et très sûr recommandé par MM. Bobierre, Herbelin et Fallières, il est très difficile d'enlever au bromure de potassium les autres sels qui peuvent lui être mélangés. Aussi, vaut-il mieux, au lieu de purifier le sel du commerce d'une manière incomplète, le préparer par une excellente méthode donnée par M. Fallières.

Procédé Fallières. — Ce procédé permet d'utiliser les produits commerciaux en les purifiant au moment de leur préparation. Il consiste à traiter le bicarbonate de potassium par le brome purifié.

On commence d'abord par débarrasser le brome du chlore qu'il peut contenir. Pour cela, on l'agite à plusieurs reprises avec le cinquième de son poids d'une solution aqueuse contenant 10 pour 100 de bromure de potassium qui n'a pas besoin d'être pur.

Que se passe-t-il dans ce traitement ? Au contact du bromure de potassium, le chlore que peut renfermer le brome décompose ce bromure, met le brome en liberté et forme du chlorure de potassium qui reste en dissolution dans l'eau.

Pour savoir si le brome est complètement débarrassé du chlore qu'il peut contenir, on prend un peu de la liqueur aqueuse surnageante, on la chauffe jusqu'à décoloration et on y ajoute un peu d'azotate d'argent.

A.— S'il se dépose un précipité jaune de bromure d'argent, *incomplètement soluble dans l'ammoniaque*, on en conclut que le brome est privé de chlorure.

B. —S'il se dépose un précipité *entièrement soluble dans l'ammoniaque*, il est formé de chlorure d'argent, ce qui indique que la proportion de bromure de potassium employée pour absorber le chlore n'était pas suffisante et par conséquent que le brome n'est pas entièrement purifié. On introduit alors de nouveaux cristaux de bromure, puis on recommence l'opération indiquée.

Lorsqu'on s'est assuré que le brome ne contient plus de chlore, on n'a plus qu'à éliminer l'iode que le brome peut retenir et l'on opérera par le procédé Baudrimont que nous indiquerons plus loin.

On prend alors

Brome purifié (débarrassé de chlore) . .	80 grammes
Carbonate acide de potassium pur	100 »
Eau distillée	500 »
Ammoniaque liquide à 0. 875	30 »

On introduit le bicarbonate de potassium et l'eau distillée dans un flacon fermé par un bouchon de liège muni d'un tube à entonnoir et qui ne pénètre pas dans le liquide.

On ajoute le brome et quand le dégagement d'acide carbonique a cessé, on verse peu à peu la solution bromurée dans l'ammoniaque étendue de 3 fois son poids d'eau distillée. On évapore à siccité dans une capsule de porcelaine, on maintient le résidu à une température peu élevée jusqu'à ce qu'il ne se dégage plus de vapeurs blanches (dues au carbonate d'ammoniaque). Puis on le fait fondre à la chaleur rouge.

Si le produit contient de l'iode, on l'en prive par le procédé de Baudrimont : Dissoudre le bromure dans l'eau distillée, porter à l'ébullition, y verser de l'eau bromée, jusqu'à ce que la liqueur agitée avec du sulfure de carbone et quelques gouttes d'eau bromée ne colore plus en violet le sulfure de carbone.

Le brome déplace l'iode, et comme on a dû en employer en excès, on évapore à siccité, pour volatiliser le brome libre.

Le bromure privé d'iode est dissous dans l'eau et fournit par cristallisation du bromure parfaitement pur.

Quelle est la théorie de cette préparation ?

Lorsqu'on verse le brome dans la solution de bicarbonate de potassium, il se dégage des torrents d'acide carbonique et il se forme du bromure et du bromate de potassium. Toutefois, la décomposition n'est pas complète ; il reste dans la liqueur un peu de carbonate alcalin que le brome n'attaque pas même à chaud.

C'est pour le décomposer qu'on ajoute de l'ammoniaque. Il se produit du bromure d'ammonium qui donne, par double échange, du bromure de potassium et un carbonate d'ammoniaque.

Le carbonate d'ammoniaque se volatilise lorsqu'on chauffe, et par la fusion à la chaleur rouge ou calcination, on transforme le bromate de potassium en bromure de potassium.

Caractères d'identité. — Le bromure de potassium est un sel cristallisé en cubes incolores, anhydres, d'une saveur à la fois salée et piquante. Il a une densité de 2.69 ; chauffé, il décrépite, puis fond au rouge sombre.

Il est très soluble dans l'eau, plus à chaud qu'à froid (1 p. dans 1,6 d'eau froide) ; il est peu soluble dans l'alcool (1 p. pour 160 p. d'alcool à 90°). Il est soluble dans la glycérine (1 p. pour 4 p. de glycérine).

Caractères spécifiques. — On le reconnaît aux caractères suivants :

1° Il donne les réactions générales des bromures indiqués à l'article bromures.

2° Il donne les réactions générales des sels de potassium.

Caractères de contrôle. — Le bromure de potassium du commerce, souvent préparé avec du brome et de la potasse impurs, et par des procédés imparfaits, peut contenir les ALTÉRATIONS suivantes :

Iodure de potassium. — On reconnaît ce corps de la manière suivante (Procédé Bouis) : Dissoudre le bromure à essayer dans de l'eau distillée, faire bouillir cette dissolution avec quelques gouttes de perchlorure de fer, et y plonger une petite bande de papier amidonné. Le papier bleuit, s'il y a de l'iodure.

Chlorure de potassium. — On reconnaît ce corps de la manière suivante (Procédé Rose) : Dans une cornue, munie de son récipient, on distille un mélange de bromure de potassium 2 p., bichromate de potasse, 3 p., acide sulfurique, 6 p. On verse le liquide, qui a passé à la distillation, dans un tube et on le traite par AzH^3 en excès. L'eau ammoniacale n'est pas colorée, si KBr est pur ; l'eau ammoniacale est colorée en jaune par l'acide chloro-chromique, si KBr contient des chlorures.

La recherche du chlorure de potassium peut se faire aussi par le procédé de Villiers et Fayolle au moyen de l'aniline.

On prépare le réactif suivant :

Solution aqueuse saturée d'aniline incolore . . . . 100 cc.
Solution aqueuse saturée d'orthotoluidine . . . . . 20 cc.
Acide acétique cristallisable. . . . . 30 cc.

Dissoudre 1 gramme du bromure à essayer dans 10 cc. d'eau distillée ; placer cette solution dans un petit ballon avec 5 cc. d'acide sulfurique au 1/2 et 10 cc. de solution saturée de permanganate de potassium.

Chauffer doucement et recevoir le gaz dans 5 cc. du réactif précédent placé dans un tube à essai plongeant dans l'eau froide.

S'il y a du chlore, il se produit une coloration bleue ou un précipité bleu qui devient rose.

Potasse ou carbonate de potassium. — On reconnaît ces corps de la manière suivante : On dissout le bromure à essayer dans l'eau distillée, et dans la solution, on jette un petit fragment d'iode : la liqueur devient jaune, si le bromure est pur ; la liqueur reste incolore, si le bromure contient de la potasse libre ou carbonatée.

On peut encore reconnaître ces corps de la manière suivante :

Dissoudre le bromure à essayer et verser dans la liqueur un peu de phtaléine. S'il y a un alcali, la liqueur sera colorée ou rouge.

Bromate de potassium. — Ce sel, qui provient d'un mode défectueux de préparation (calcination imparfaite de bromure) se reconnaît aux caractères suivants : Dissoudre le bromure dans l'eau et traiter la solution par quelques gouttes d'acide chlorhydrique concentré : la liqueur reste incolore, si le bromure est pur ; la liqueur prend une coloration jaune verdâtre due à du brome devenu libre, si le bromure contient un bromate. Si la teinte jaune était peu sensible, on agite le liquide avec de l'éther dans un tube à essai. Ce dissolvant s'empare du brome, en se colorant en jaune, et se rassemble, sous un petit volume, à la partie supérieure du liquide aqueux.

Sulfate de potassium. — On reconnaît ce corps de la manière suivante : Dissoudre le bromure dans l'eau distillée et traiter la solution par le chlorure de baryum qui donnera un précipité blanc de sulfate de baryte, dans le cas où il y aurait un sulfate.

Azotate de potassium. — On reconnaît ce corps de la manière suivante : Dissoudre le bromure dans l'eau distillée, ajouter quelques gouttes d'acide sulfurique et de la tournure de cuivre ; il se produira des vapeurs d'hypoazotide (Caractère des azotates).

Cette réaction n'est pas très sensible ; il est plus sûr de se servir de la diphénylamine ou de la brucine (caractère des azotates).

M. le professeur Prunier, dans une étude très intéressante, fait à propos du bromure de potassium les remarques suivantes (1) :

L'essai du bromure de potassium doit viser la présence du chlore, de l'iode, du bromate, des carbonates, sulfate, azotate, en même temps que de la soude, de la chaux, de l'ammoniaque, de la magnésie et de la lithine.

Le Codex exige du bromure officinal les deux caractères suivants :

1º En premier lieu, la solution ne doit pas se colorer en jaune en présence de l'acide acétique. Il s'agit du bromate ; l'essai est concluant.

2º En second lieu, 1 gramme de bromure de potassium pur et sec est complètement précipité par 1 gr. 427 d'azotate d'argent et donne 1 gr. 578 de bromure d'argent.

Ce dernier essai, disent MM. Crolas et Moreau, n'a de valeur

(1) *Journal de pharmacie et de chimie* du 15 avril 1896, page 396, Essai des bromures officinaux.

qu'autant qu'on s'est assuré de l'absence de toute autre base que le potassium. Car on peut additionner le bromure de certaines substances sans que le résultat soit changé. On peut même l'obtenir avec des mélanges ne contenant pas trace de bromure de potassium.

C'est ainsi, par exemple, que certains mélanges que nous indiquerons plus loin, dans lesquels les proportions de brome sont calculées pour correspondre à la quantité normale de brome du bromure de potassium, peuvent être ajoutés en quantités quelconques au bromure de potassium et même lui être complètement substitués, et cependant le titrage par le nitrate d'argent restera le même que pour un bromure pur.

Voici ces mélanges :

Bromure d'ammonium	98
Azotates ou sulfates alcalins	21.10
Bromure de sodium.	103
Sels solubles alcalins	16.10

Dans sa note M. Prunier fait observer qu'un mélange de chlorure et d'iodure de potassium, à molécules égales, donnera le même poids de précipité argentique que le bromure pur. Il faut donc s'assurer que ce précipité est du bromure d'argent exempt d'iodure et de chlorure. Il faut aussi rechercher la présence du sodium dont le faible poids atomique permet de dissimuler 14 pour 100 d'un sel étranger bien choisi.

C'est donc à une analyse complète que l'on doit procéder lorsqu'on veut reconnaître la pureté d'un bromure de potassium.

Action physiologique. — Le bromure de potassium appartient à la classe des médicaments désignés sous le nom de modificateurs neuro-musculaires.

Les effets physiologiques qu'il produit peuvent être divisés en 2 classes : 1° Effets locaux. 2° Effets généraux.

Effets locaux. — Il ne produit rien sur la peau intacte. Mais sur la peau dénudée, sur les muqueuses, il produit une irritation, une douleur et une inflammation d'autant plus vives que la solution est plus concentrée.

Effets généraux. — Il agit sur le système neuro-musculaire et produit des effets différents suivant les doses :

1° A la dose de 5 grammes, il produit de la céphalalgie frontale, des troubles de la mémoire et des idées, de la prostration, le besoin de repos, le sommeil, par anémie cérébrale et diminution de l'excitabilité réflexe du cerveau.

Il diminue la sensibilité de la langue, de l'isthme du gosier, du pharynx, du larynx et abolit la contractilité des muscles sous-muqueux.

2º A la dose de 8 à 10 grammes, il produit l'anesthésie des muqueuses uréthrale, vaginale, oculaire et même l'anesthésie de la peau et diminue l'action génésique. Il ralentit la circulation et la respiration, abaisse la température du corps, diminue le chiffre de l'urée.

3º Enfin, à doses élevées et prolongées, il détermine une véritable intoxication, que l'on désigne sous le nom de bromisme, se manifestant par : éruptions cutanées (acné, urticaire, eczéma) ; catarrhe des muqueuses oculaire, nasale, pharyngienne ; troubles de la nutrition (perte d'appétit, diarrhée, amaigrissement) ; dépression motrice et psychique ;

L'absorption du bromure de potassium est rapide, mais la durée de son élimination est longue.

Il s'élimine par l'urine, la salive et la sueur.

Action thérapeutique. — Le bromure de potassium est employé :

1º Comme hypnotique et sédatif mental, dans l'insomnie nerveuse, le délire alcoolique : dans la migraine congestive ; dans les hallucinations, le somnambulisme.

2º Comme modérateur de l'excitabilité, dans le tic douloureux de la face ; dans les convulsions, l'éclampsie, le nervosisme, l'hystérie, la coqueluche, l'asthme, le spasme de la glotte, l'œsophagisme, le spasme rectal ou vésical ; les érections de la blennorrhagie, l'incontinence d'urine, les pertes séminales, la chorée, le tétanos.

3º Comme anesthésique local (muqueuse pharyngo-laryngée).

4º Enfin, il est très utile surtout dans l'épilepsie, dont il diminue la fréquence des accès. On débute en général par 2 grammes par jour ; on augmente de 0. 50 centigr. par quinzaine ou par mois pour arriver à la dose de 6 à 10 gr. par jour.

Modes d'administration et doses. — On l'administre à l'intérieur en solution, potion, sirop, pilules, prises, cachets à la dose de 1 à 4 grammes par jour et jusqu'à 10 et 12 grammes. A l'extérieur, en pommades ou en glycérés à la dose de **2** à **8** grammes pour 30 grammes d'axonge, de glycérine ou vaseline.

On l'emploie aussi en solution aqueuse à parties égales pour badigeonner le pharynx.

Formules galéniques. — Il entre dans le sirop de bromure de potassium ; 20 grammes de ce sirop contiennent **1** gramme de bromure.

Incompatibles. — Acides, sels acides, chlore, brome, iode, iodures métalliques, sels de plomb, de mercure et d'argent ; sels de morphine (Kunz) ; dans ce dernier cas, il précipiterait du bromhydrate de morphine peu soluble.

Empoisonnement. — Il n'est pas toxique.

C. — Combinaison du potassium avec l'iode.

Le potassium donne avec l'iode une combinaison, l'iodure de potassium.

§ 3. — Iodure de potassium.

Formule. — Il a pour formule KI.

Préparation. — L'iodure de potassium peut se préparer par différents procédés :

1er Procédé. — En faisant agir de l'iode sur de la potasse, jusqu'à ce que la décoloration n'ait plus lieu. On obtient ainsi un mélange d'iodure de potassium et d'iodate de potassium. Ce mélange est amené à siccité, puis calciné. La calcination décompose l'iodate en iodure et en oxygène. On reprend la masse d'iodure par l'eau et on fait cristalliser.

La marche de l'opération, décrite au Codex, est analogue à celle employée pour la préparation du bromure de potassium ; nous n'insisterons pas sur ce point. Les réactions, qui se produisent dans cette opération, sont analogues à celles qui se manifestent dans la préparation du bromure de potassium.

Réaction. — (1er *Temps*). — En se combinant avec la potasse, l'iode forme de l'iodure de potassium et de l'iodate de potasse, d'après la réaction suivante :

$$6KOH + 6I = 5KI + IO^3K + 3H^2O$$

2e *Temps.* — Lorsqu'on calcine le mélange d'iodure et d'iodate, l'iodate dégage de l'oxygène, se transforme en iodure, d'après la réaction suivante :

$$IO^3K = KI + O^3$$

2e Procédé. — On peut aussi le préparer par le procédé suivant : traiter de la limaille de fer par trois fois son poids d'iode en présence de l'eau, on obtient ainsi de l'iodure de fer. On décompose cet iodure ferreux par du carbonate de potassium ; on obtient de l'iodure de potassium, qui reste en solution ; du carbonate de fer qui se précipite. On sépare par filtration et on fait cristalliser l'iodure de potassium.

Il existe encore un grand nombre de procédés de préparation de l'iodure de potassium, mais les deux procédés que nous venons d'indiquer sont ceux qui sont le plus généralement suivis.

Caractères d'identité. — L'iodure de potassium est un sel cristallisé en trémies cubiques, incolores, inaltérables dans l'air sec, transparentes, lorsqu'il est pur ; opaques lorsqu'il renferme un carbonate alcalin, d'une saveur salée, piquante et désagréable.

Il a une densité de 2, 85.

Il est soluble dans l'eau, mais non déliquescent ; 1 p. se dissout dans 0 gr. 8 d'eau froide ; dans 18 p. d'alcool froid à 90° ; dans 6 p. d'alcool bouillant ; dans 2 p. 5 de glycérine. Il est insoluble dans l'éther.

Il fond vers 639° et se volatilise à une température plus élevée.

Le chlore, le brome agissent sur lui en mettant l'iode en liberté.

Les acides, même très dilués, le décomposent au contact de l'air ; hors de la présence de l'oxygène, ils sont sans action.

La solution aqueuse d'iodure de potassium dissout facilement l'iode en donnant des produits bruns (Iodure de potassium ioduré).

Caractères spécifiques. — On le reconnaît aux caractères suivants :

1° Il donne les réactions générales des iodures indiquées à l'article iodures.

2° Il donne les réactions générales des sels de potassium.

Caractères de contrôle. — L'iodure de potassium du commerce souvent préparé avec de l'iode et de la potasse impurs, et par des procédés imparfaits, peut être ALTÉRÉ et contenir : du chlorure et du bromure de potassium, de l'iodate, du carbonate et du sulfate de potasse. En raison de son prix élevé, il est souvent FALSIFIÉ par le chlorure de potassium ou le chlorure de sodium.

Pour reconnaître ces diverses altérations ou falsifications on suit les procédés suivants :

Chlorure de potassium ou de sodium. — Dissoudre l'iode suspect dans de l'eau distillée et traiter la solution par une dissolution d'azotate d'argent. Si l'iodure renferme du chlorure de potassium, il se précipite de l'iodure et du chlorure d'argent. On traite le précipité par l'ammoniaque, qui dissout le chlorure d'argent et est sans action sur l'iodure d'argent ; on filtre. Le chlorure d'argent, dissous dans l'ammoniaque, passe à travers le filtre. Il suffit de neutraliser la liqueur filtrée, par l'acide azotique, pour obtenir un précipité blanc de chlorure d'argent.

On peut aussi rechercher les chlorures dans l'iodure par les deux procédés employés pour rechercher ces chlorures dans le bromure de potassium : 1° par formation d'acide chloro-chromique ; 2° par l'aniline (Voir l'Essai du bromure de potassium).

Bromure de potassium. — (Procédé Personne). Dissoudre l'iodure suspect dans l'eau distillée ; ajouter à la solution un excès de sulfate de cuivre et y faire passer un courant d'anhydride sulfureux. L'iode se précipite à l'état d'iodure cuivreux insoluble. On filtre pour séparer l'iodure cuivreux, et dans la liqueur filtrée, portée à l'ébullition pour chasser l'acide sulfureux, on verse un peu d'eau chlorée. Si l'iodure essayé contient un bromure, le brome est mis en liberté et il colore la liqueur en jaune. Pour rendre la présence du brome plus sensible, on agite la liqueur avec un peu d'éther, de sulfure de carbone ou de chloroforme. Ces dissolvants s'emparent du brome et se colorent en jaune.

Iodate de potasse. — Traiter l'iodure de potassium suspect par quantité suffisante d'alcool à 90°. L'iodure se dissout totalement, tandis que l'iodate de potasse, qu'il peut renfermer, ne se dissout pas. On reconnaîtra que le sel insoluble recueilli est bien de l'iodate de potasse aux caractères suivants : 1° chauffé au rouge dans un tube à essai, il dégage de l'oxygène ; 2° traité par de l'acide sulfurique, il est décomposé en produisant un dépôt d'iode qui bleuit l'empois d'amidon.

L'iodate de potasse peut encore être reconnu par le procédé de Leroy de Bruxelles : dissoudre l'iodure suspect dans l'eau distillée et verser dans la solution quelques gouttes d'un acide très étendu (acide acétique, sulfurique, chlorhydrique). Si l'iodure renferme de l'iodate, il y a formation d'acide iodhydrique et d'acide iodique ; ces deux acides réagissent l'un sur l'autre, se détruisent réciproquement, en donnant naissance à de l'iode, qui donne au liquide une couleur variant du rouge vineux au noir d'autant plus intense que l'iodate est plus abondant dans ce dernier cas il peut se former un précipité d'iode. (*Ce procédé est celui indiqué par le Codex* ; on lit en effet page 229, article : iodure de potassium : La dissolution aqueuse de KI ne doit pas se colorer en présence de l'acide acétique pur.)

Pour faire cette recherche d'une manière pratique et concluante, il faut opérer de la manière suivante indiquée par MM. Robineau et Rollin : Dissoudre 2 gr. d'iodure de potassium dans 25 cc. d'eau bouillie, en se mettant à l'abri d'une lumière trop vive, ajouter quelques gouttes d'empois d'amidon, puis 10 cc. d'acide tartrique au $1/10^e$ ou d'acide sulfurique au $1/1000^e$. Si l'iodure contient de l'iodate l'amidon sera immédiatement coloré en bleu.

La présence de l'iodate dans l'iodure de potassium est très importante à constater, car non seulement l'iodate de potasse ne possède pas les propriétés médicales de l'iodure de potassium, mais encore il paraît certain que ce dernier, ainsi altéré, peut constituer un médicament dangereux. On peut expliquer cette action de la façon suivante : Nous venons de voir, que si on verse dans un iodure de potassium renfermant un iodate, un acide très faible, il y a formation d'acide iodhydrique et d'acide iodique. Ces deux acides réagissent l'un sur l'autre, se détruisent réciproquement, en donnant naissance à de l'iode. Or, on sait que le suc gastrique contient un acide libre ; cet acide peut donc agir sur l'iodure renfermant un iodate et donner de l'iode libre qui possède une action très irritante.

Carbonate de potasse. — Dissoudre l'iodure suspect dans l'eau distillée et faire les essais suivants : 1° la solution, traitée par un acide, fait effervescence ; 2° la solution possède une réaction alcaline ; 3° si l'on jette dans cette solution un fragment d'iode, il se dissout sans colorer la liqueur.

La présence du carbonate de potasse dans l'iodure de potassium n'est pas toujours une preuve de falsification, car les iodures du commerce, sous l'influence de ce carbonate, cristallisent mieux et leurs cristaux prennent alors une opacité, qui est quelquefois recherchée par les consommateurs. Il n'y a fraude que lorsque ce sel est en proportions un peu fortes, proportion qui peut être déterminée par un dosage alcalimétrique.

Sulfate de potasse. — Dissoudre l'iodure suspect dans l'eau distillée, et traiter la solution par le chlorure de baryum, qui donnera un précipité blanc de sulfate de baryte, dans le cas où il y aurait un sulfate.

Titrage. — Lorsque, par les essais qualificatifs que nous venons d'indiquer, on a reconnu dans l'iodure de potassium la présence d'un ou plusieurs sels étrangers, il faut, pour s'assurer de la valeur réelle de cet iodure, procéder à son titrage. Ce titrage peut être opéré par les méthodes indiquées en analyse chimique et sur lesquelles nous ne croyons pas devoir insister ; nous nous bornerons simplement à les rappeler : 1º *Procédé de Personne* (par le bichlorure de mercure). 2º *Procédé de Duflos* (par le perchlorure de fer). 3º *Procédé de Péan de St-Gilles.*

Ajoutons que l'iode des iodures peut être dosé à l'état d'iodure d'argent, et que 1 gramme d'iodure de potassium pur et sec exige, pour être précipité complètement, 1,025 d'azotate d'argent, et donne 1 gr. 414 d'iodure d'argent.

D'après **M.** Prunier (1) le dosage par le nitrate d'argent est inexact, si le sel contient un sel de sodium, de la chaux, de la magnésie ou toute autre base. Il faut donc, avant de procéder à ce titrage, s'assurer que l'iodure ne contient pas de sel de sodium, de calcium ou de magnésium.

C'est donc, comme pour le bromure de potassium, à une analyse complète qu'il faut procéder lorsqu'on veut s'assurer de la pureté d'un iodure de potassium.

Conservation. — Il doit être conservé dans des flacons secs et bien bouchés.

Action physiologique. — Appliqué sur la peau et les muqueuses, il ne produit aucune irritation. Si les pommades iodurées irritent quelquefois la peau, cela tient à la rancidité de ces pommades et à la mise en liberté de l'iode sous l'action des acides gras volatils fournis par l'axonge.

Il est facilement supporté par l'estomac ; il ne trouble pas la digestion, souvent même il augmente l'appétit ; mais, s'il renferme de l'iode ou un iodate, il produit de la douleur et même des vomissements, dus à l'irritation de la muqueuse stomacale par l'iode.

Il a peu d'influence sur la sécrétion urinaire, il diminue la sécrétion lactée, augmente la sécrétion salivaire et produit souvent un gonflement de la glande parotide. Il s'élimine par les urines, la salive, les muqueuses oculaire, nasale et pharyngienne, en produisant des accidents d'iodisme, analogues à ceux du bromisme, caractérisés par

____

(1) *Journal de pharmacie et de chimie*, 1ᵉʳ avril 1896, p. 337. Essai des iodures officinaux.

des éruptions cutanées, par des conjonctivites, du coryza, de la chaleur de l'arrière-gorge, de la laryngite.

Action thérapeutique. — Il a reçu des applications en quelque sorte innombrables. Il n'est pas de médicament dont on ait autant abusé ; c'est ce qui a fait dire à Nothnagel et Rossbach : « dans tous les cas où on ne sait que faire, on prescrit l'iodure de potassium ».

On l'emploie surtout comme antiscrofuleux, antisyphilitique, anti-rhumatismal, résolutif et fondant, antidyspnéique, éliminateur.

Modes d'administration et doses. — Il s'administre en solution, sirop, potion, à la dose de 0 gr. 50 à 3 grammes à l'INTÉRIEUR par jour. Mais, très rapidement, ces doses peuvent être élevées à 6 et même 10 grammes par jour ; les Américains atteignent facilement les doses colossales de 20, 30, 50 grammes par jour. Hus disait que l'iodure de potassium devait être donné non par grammes mais par tonneaux (Soulier).

Pour administrer l'iodure de potassium et éviter les accidents d'iodisme qui suivent souvent l'emploi de ce médicament le National Druggist recommande la formule suivante :

Iodure de potassium.	30 grammes
Citrate de fer ammoniacal	4 —
Teinture de noix vomique.	4 —
Eau distillée	30 —
Teinture de quinquina Q.S. pour compléter	120 —

Prendre après chaque repas une cuillerée à thé de cette mixture dans un verre d'eau.

L'iodure de potassium est rarement prescrit à l'état solide. Toutefois lorsque le malade éprouve pour les préparations liquides une répugnance trop invincible on peut l'administrer sous forme de dragées ou de pilules de 0 gr. 25 chaque.

La préparation des pilules d'iodure de potassium inaltérables est très difficile. M. Duyk (1) a proposé pour cette préparation un procédé dans lequel il évite l'emploi de tout excipient aqueux qui favorise la déliquescence de la masse.

Iodure de potassium finement pulvérisé . .	10 grammes
Poudre de benjoin ou d'oliban	3 —

(1) *Bulletin de la Société royale de Bruxelles*, juin 1896, d'après le *Répertoire de pharmacie* du 10 septembre 1896, page 394.

Réduire ce mélange en masse pilulaire à l'aide de quelques gouttes d'alcool et diviser la masse obtenue en pilules.

Ces pilules ne tardent pas à durcir, tout en conservant la propriété de se dissoudre facilement et rapidement dans l'estomac. Elles sont inaltérables pendant plusieurs mois même quand elles sont exposées à l'air humide. Généralement, au bout de quelques semaines, elles se recouvrent d'une sorte de pellicule brunâtre très mince, qui ne possède pas les réactions de l'iode libre.

A l'EXTÉRIEUR, en pommade à la dose de 4 grammes pour 30 grammes de vaseline ou d'axonge.

Formules galéniques. — Il entre dans les formules galéniques suivantes inscrites au Codex : *sirop d'iodure de potassium*, 20 grammes de ce sirop contiennent 0 gr. 50 d'iodure de potassium ; *glycéré d'iodure de potassium* ; *pommade d'iodure de potassium* ; *pommade d'iodure de potassium iodurée.*

Incompatibles. — Acides, sels acides, sels de plomb, de mercure, d'argent, chlore, brome, iodures métalliques (à cause de l'alcalinité de l'iodure de potassium), graisse rance.

D'après M. Sohet, pharmacien de Bruxelles, il est incompatible avec le chlorate de potasse : l'association de ces deux sels donne lieu à de l'iodate de potasse, sel très toxique. M. Sohet rappelle, à cette occasion, que Melsens avait établi qu'il était possible de tuer un chien en lui administrant un mélange d'iodure de potassium et de chlorate de potasse contenant 0 gr. 40 et 0 gr. 60 de chacun de ces deux sels.

Empoisonnement. — Il n'est pas toxique.

Altérabilité des solutions des iodures alcalins. — Avant de terminer l'étude de l'iodure de potassium, nous croyons devoir signaler une étude importante relative à l'instabilité des solutions des iodures alcalins (iodure de potassium et de sodium), publiée par M. le professeur Carles (1).

On sait que les solutions d'iodures alcalins (celles d'iodure de potassium et surtout celles d'iodure de sodium) jaunissent plus ou moins avec le temps. Or il arrive souvent que ces solutions, devenues jaunes, sont fort désagréables à prendre, irritent la muqueuse pharyngo-gastrique et laissent dans la bouche une saveur de marée tellement tenace et nauséeuse, que beaucoup de personnes sont obligées pour ce motif, de cesser l'usage de ces médicaments.

Quelle est l'origine de cette teinte jaune, communiquée à ces solu-

(1) *Bulletin de la Société de pharmacie de Bordeaux*, numéro de décembre 1895, page 357.

tions ? Elle peut être expliquée de la manière suivante : sous l'influence combinée de l'acide carbonique et de l'oxygène de l'air, et aussi sous l'influence de la chaleur et de la lumière, une partie de l'iode est mise en liberté, et colore la solution en jaune.

Cette petite quantité d'iode, quoique très faible, forme de l'iodure de potassium ioduré, qui communique à la solution une odeur et une action irritante.

On remarque que cette coloration, que cette odeur et cette saveur irritante, se produisent d'une manière d'autant plus sensible, que les solutions sont plus concentrées.

M. Carles a observé que le jaunissement des solutions n'était pas toujours le même, et qu'il variait avec les diverses marques commerciales des iodures de potassium. Avant d'expliquer ces variations, il importe de rappeler la composition de certaines variétés commerciales de l'iodure de potassium.

Nous avons dit en parlant des falsifications de l'iodure de potassium que certains iodures commerciaux contenaient souvent du carbonate de potasse, qu'on laisse à dessein en excès dans les eaux de cristallisation des iodures ; car, sous l'influence de ce carbonate de potasse, l'iodure de potassium cristallise mieux, et les cristaux prennent une grosseur et une opacité d'autant plus grandes qu'ils contiennent une plus forte proportion de carbonate de potasse.

Beaucoup de pharmaciens donnent encore, soit dit en passant, une préférence aveugle aux marques commerciales, qui présentent l'iodure de potassium en cristaux gros et opaques. C'est là une erreur car cet iodure carbonaté présente de nombreux inconvénients :

1° Lorsqu'on fait dissoudre cet iodure dans l'eau potable, il la trouble, et précipite du carbonate de chaux.

2° Lorsqu'on l'associe à un sirop de fruits, à un sirop tannifère, ou à des sirops contenant du sucre interverti, il les brunit.

3° Lorsqu'on l'associe à la solution de certains sels métalliques tels que le bichlorure de mercure, il sépare une partie de l'oxyde métallique.

Il importe donc de rejeter l'iodure alcalinisé industriellement, par le carbonate de potasse, et de lui préférer l'iodure pur ou à 98.5 à 99 pour 100, tel qu'il est facile de s'en procurer aujourd'hui.

Nous avons vu, il y a un instant, que le jaunissement des solutions iodurées n'était pas toujours le même, et qu'il variait avec les diverses marques commerciales des iodures de potassium employées pour obtenir la solution. Or, chose qui semble bizarre *a priori*, on constate que les solutions, qui sont faites avec de petits cristaux translucides d'iodure de potassium, c'est-à-dire avec de l'iodure de potassium pur et neutre sont celles qui jaunissent le plus rapidement.

Les solutions qui sont faites avec de gros cristaux opaques et alcalins d'iodure de potassium, jaunissent au contraire beaucoup moins rapidement.

Il est facile de comprendre les raisons de ces différences. En effet, dans les solutions faites avec de l'iodure de potassium rendu alcalin par le carbonate de potasse, l'iode mis en liberté est saturé, au fur et à mesure de sa mise en liberté, par ce carbonate de potasse, et par conséquent, il ne peut manifester sa présence que tardivement ; au contraire dans les solutions faites avec l'iodure de potassium pur, l'iode mis en liberté jaunit de suite la solution.

On s'est demandé s'il ne serait pas possible d'assurer la stabilité des solutions faites avec de l'iodure pur, afin d'empêcher le jaunissement de ces solutions dont la saveur devient insupportable pour certains malades.

M. Carles a proposé d'employer l'hyposulfite de soude et d'ajouter 2 à 5 centigrammes de ce sel, à une solution ordinaire contenant 10 grammes d'iodure de potassium et d'iodure de sodium. Avec cette dose d'hyposulfite, on peut maintenir les solutions longtemps incolores, et sans saveur spéciale.

L'hyposulfite de soude, indiqué par M. Carles, est un sel neutre, sans action sur les divers médicaments auxquels on associe généralement les iodures.

A la dose à laquelle on l'emploie dans ce cas, il n'a aucune action nuisible, et on peut considérer comme négligeable l'action physiologique qui pourrait être produite par les traces de sulfate qui se forment par l'action de l'iode sur l'hyposulfite.

Nous pensons que le procédé indiqué par M. Carles, peut présenter des avantages, et nous ne pouvons qu'en conseiller l'emploi.

D. — Combinaisons du potassium avec l'oxygène.

Le potassium forme avec l'oxygène plusieurs combinaisons :

1° Un protoxyde ayant pour formule K^2O.
2° Un peroxyde   — KO^2.

Ces combinaisons n'offrent aucun intérêt au point de vue pharmaceutique ; mais l'une d'elles, le protoxyde, forme avec l'eau, un hydrate très important, appelé *hydrate de potassium*.

Hydrate de potassium.

Synonymes. — L'hydrate de potassium, appelé aussi hydrate de potasse, potasse caustique, pierre à cautère, a pour formule : KOH.

Préparation. — La potasse se prépare en traitant une solution de carbonate de potassium par de la chaux éteinte.

Pour faire l'opération, on suit la méthode indiquée au Codex :

Carbonate de potasse purifié	1000 grammes
Chaux vive	500 —
Eau distillée	12.000 —

On éteint la chaux, on la délaie dans 5 à 6 fois son poids d'eau, de manière à obtenir un lait de chaux homogène. D'autre part, on dissout le carbonate de potasse dans le reste de l'eau prescrite, et on porte cette liqueur à l'ébullition dans une marmite en fonte. Dans la solution bouillante, on ajoute le lait de chaux, par petites portions, de manière à ne pas interrompre l'ébullition. On agite le mélange avec une spatule de fer, et on maintient la liqueur bouillante pendant une demi-heure, en ayant soin de remplacer l'eau qui s'évapore, de manière à maintenir constant le niveau du liquide dans la marmite.

Réaction. — Pendant l'ébullition, la chaux hydratée réagit sur le carbonate de potassium, donne du carbonate de chaux insoluble, qui se précipite, et de l'hydrate de potasse, qui reste dans la liqueur. La réaction produite est exprimée par la formule suivante :

$$CO^3K^2 + CaO^2H^2 = CO^3Ca + 2KOH.$$

Lorsqu'on a ajouté le lait de chaux en quantité que l'on croit suffisante pour décomposer tout le carbonate de potasse, il faut s'assurer si véritablement cette décomposition est complète.

Pour reconnaître le terme de la réaction, on enlève la marmite du feu et on laisse reposer quelques instants. Le carbonate de chaux se dépose très rapidement. On prend avec une pipette un peu de la liqueur qui surnage, on la filtre, on l'étend d'eau et on la traite : 1º *Par l'acide chlorhydrique*. Il y aura un dégagement d'anhydride carbonique, s'il reste du carbonate de potasse non décomposé, car ce carbonate de potasse sera resté en dissolution dans la liqueur essayée. 2º *Par l'eau de chaux*. Il y aura un précipité de carbonate de chaux, s'il reste du carbonate de potasse non décomposé, car ce carbonate de potasse sera resté en dissolution dans la liqueur essayée.

Si, par les essais précédents, la réaction a été démontrée incomplète, on porte de nouveau à l'ébullition et on ajoute de nouveau du lait de chaux.

Quand la réaction est complètement terminée, c'est-à-dire quand tout le carbonate de potasse a été décomposé, on jette la masse sur un carré de toile tendu dans un cadre de bois au-dessus d'une terrine, pour séparer le carbonate de chaux du liquide. On lave avec soin le carbonate de chaux ainsi déposé pour lui enlever les traces de potasse qu'il pourrait retenir. On réunit les liqueurs claires, on les évapore rapidement dans une bassine en argent, et on chauffe fortement le produit jusqu'à ce qu'il éprouve la fusion ignée.

La matière en fusion peut être : A. Versée par petites portions et par gouttes, à l'aide d'une cuillère en argent et à bec, sur un marbre légèrement huilé, de manière à obtenir de petites masses ayant la forme de pastilles dites à la goutte. On a alors la **potasse à la goutte**. — B. Coulée en couches minces sur un plateau d'argent ou sur un marbre légèrement huilé, dont elle se détache facilement en se refroidissant ; on la casse en fragments plus ou moins réguliers ; on a alors la **potasse en morceaux**. — C. Coulée dans une lingottière et abandonnée au refroidissement ; on a alors la **potasse en cylindres**.

Précautions. — Dans la préparation, que nous venons de décrire, il importe de prendre les précautions suivantes :

1° Faire toute l'opération à l'ébullition. De cette manière, le carbonate de chaux se précipite sous forme grenue ; ce qui facilite sa séparation.

2° Pendant toute la durée de l'opération, maintenir constant le niveau du liquide dans la marmite, en remplaçant par de l'eau chaude celle qui a été volatilisée. La décomposition du carbonate de potasse par la chaux ne se produit, en effet, que dans des liqueurs suffisamment diluées ; si les liqueurs sont concentrées au contraire, à la température de l'ébullition, la réaction inverse se produit, c'est-à-dire que la potasse attaque le carbonate de chaux et régénère de la chaux et du carbonate de potasse. De plus, dit M. Jungfleisch, la vapeur qui se dégage pendant l'ébullition, éloigne l'air du liquide et empêche ainsi la fixation de l'anhydride carbonique de l'atmosphère sur la potasse.

3° Évaporer rapidement les liqueurs claires contenant la potasse après séparation du carbonate de chaux : car la vapeur, qui se dégage en abondance, empêche le contact de l'air et la carbonatation de la potasse.

4° A défaut d'un vase d'argent, on peut se servir, pour évaporer les liqueurs, d'une bassine de cuivre ou même d'une marmite de fonte bien décapée : mais, dans ce cas, la potasse obtenue contient toujours un peu de cuivre ou de fer et prend alors une teinte bleue ou ocreuse. On ne peut pas employer les vases de verre ou de porcelaine, car ils sont rapidement attaqués par la potasse.

Potasse à la chaux. — La potasse caustique, obtenue par ce procédé, est appelée potasse à la chaux.

Cette potasse est toujours impure ; elle contient, à l'état de mélange, toutes les impuretés du carbonate de potasse et de la chaux (chlorure de potassium, sulfate, azotate, silicate de potassium) ; de la chaux et du carbonate de potasse, qui s'est reformé pendant l'évaporation au contact de l'acide carbonique de l'air ; des traces des métaux (fer, cuivre, etc.) empruntés aux vases qui ont servi à la préparation.

Pour la purifier, on la traite par l'alcool à 95° ; ainsi purifiée, on l'appelle potasse à l'alcool.

Potasse à l'alcool. — La potasse à l'alcool appelée aussi *potasse caustique à l'alcool, hydrate de potasse pur, potasse pure,* est de la potasse à la chaux purifiée par l'alcool à l'aide du procédé suivant : diviser grossièrement de la potasse et la mettre en macération avec son poids d'alcool à 95° dans un vase bien bouché ; agiter fréquemment pour favoriser la dissolution de l'alcali. Après 48 heures, on décante la portion liquide pour la séparer du liquide sirupeux qui se trouve au fond du flacon.

La portion liquide est constituée par la potasse dissoute dans l'alcool ; le *liquide sirupeux,* rassemblé au fond du flacon, est formé par une solution de carbonate de potasse tenant en suspension ou en dissolution du sulfate de potasse, du chlorure de potassium, etc., etc.

On verse sur le résidu la même quantité d'alcool. On décante après le même temps et on fait un troisième traitement semblable. On réunit ensuite toutes les liqueurs alcooliques dans un vase étroit et bien bouché, on les laisse déposer ; on décante le liquide clair et on le distille dans une cornue de verre jusqu'à moitié environ de son volume. On recueille l'alcool que l'on conserve pour servir à des opérations nouvelles et semblables. Le résidu, contenu dans la cornue, est versé dans une bassine d'argent et évaporé rapidement.

Sur la fin de l'opération, la liqueur prend une teinte rougeâtre foncée, et quelques instants après, on voit apparaître une matière noire charbonneuse, qu'il faut enlever avec soin pour qu'elle ne colore pas le produit. Cette matière est due à de l'alcool non volatilisé qui se détruit au contact de l'hydrate alcalin. Le liquide, débarrassé de cette matière brune, est limpide et incolore. Lorsqu'il sera en fusion tranquille on le coule sur une plaque d'argent ou de marbre légèrement huilé.

La potasse à l'alcool, plus pure que la potasse à la chaux, n'est pas encore chimiquement pure. Elle contient encore *un peu d'eau* en excès, quelques traces de *chlorure de potassium*, que l'alcool n'a pas complètement éliminé, et enfin une petite quantité de *carbonate de potasse*, qui s'est formée au contact de l'air pendant l'opération. Mais telle qu'elle est, elle est suffisamment pure pour servir à tous les usages pharmaceutiques.

Caractères d'identité. — L'hydrate de potasse ou potasse est solide, blanc, onctueux au toucher. Il a une densité de 2,1. Il est soluble dans l'eau et déliquescent, soluble dans l'alcool ; sa dissolution se fait avec dégagement de chaleur.

Exposée à l'air, elle se transforme en un liquide sirupeux qui attire l'acide carbonique en donnant du carbonate de potasse qui lui-même est déliquescent.

C'est un alcali puissant.

La potasse en fusion est sans action sur le fer, le cuivre, l'argent ; mais elle attaque le zinc, l'étain, le platine et, en général, tous les métaux donnant un oxyde ayant un caractère acide plus ou moins prononcé. Elle attaque le verre, la porcelaine, en s'emparant de la silice et de l'alumine.

Caractères spécifiques. — On la reconnaît aux caractères suivants :

1° Elle ramène au bleu le papier de tournesol rougi.

2° Elle verdit le sirop de violette.

3° Elle brunit le curcuma.

> Caractères généraux des alcalis

4° Elle donne les réactions générales de sels de potassium. Pour les mettre en évidence, il faut saturer la potasse par HCl.

Caractères de contrôle. — La potasse à la chaux, qui n'a pas été purifiée à l'alcool, celle qui a été faite dans des vases métalliques ou celle qui a été imparfaitement conservée, peuvent renfermer diverses ALTÉRATIONS que l'on peut reconnaître de la manière suivante :

1° Traitée par l'eau, elle doit se dissoudre sans résidu. — Si non, elle renferme sels de chaux.

2° Sa dissolution ne se trouble pas et ne brunit pas par le sulfhydrate d'ammoniaque. — Si non, elle renferme sels métalliques.

3° Sa dissolution ne fait pas effervescence par les acides. — Si non, elle renferme des carbonates.

4° Sa dissolution diluée et sursaturée par l'acide azotique.

A. Ne précipite pas par l'azotate d'argent. — Si non, elle renferme des chlorures.

B. Ne précipite pas par le chlorure de baryum. — Si non, elle renferme des sulfates.

C. Ne précipite pas par le molybdate d'ammoniaque à chaud. — Si non, elle renferme des phosphates.

D. Ne précipite pas par l'ammoniaque en excès, même après contact prolongé et à chaud. — Si non, elle renferme de l'alumine.

FALSIFICATIONS. — Elle est quelquefois falsifiée avec de l'eau. On la décèle, en calcinant, dans un creuset d'argent, un poids donné de potasse ; elle ne doit pas perdre de son poids.

Conservation. — Attirant puissamment l'eau et l'acide carbonique de l'air, elle doit être conservée dans des flacons très secs et bouchés avec des bouchons de liège bouillis dans la paraffine.

Action physiologique. — La potasse caustique détruit rapidement les tissus animaux, en leur enlevant l'eau qu'ils contiennent et en saponifiant les graisses.

Sur la peau, elle produit une escarre, d'abord molle puis dure, qui devient noire, et s'étend facilement aux tissus voisins. En effet, en raison de sa déliquescence, la potasse fuse et porte son action au delà du point de contact. C'est là un fait dont il faut tenir compte, pour n'avoir pas une escarre trop profonde.

Action thérapeutique. — La potasse caustique n'est jamais employée à l'intérieur. A l'extérieur, elle est très usitée comme caustique.

1° Cautérisation des plaies venimeuses.

2° Destruction des tissus morbides, lupus, tumeurs superficielles et limitées, etc.

3° Evacuation d'un abcès du foie d'un kyste à échinocoque.

4° Ouverture d'un cautère ou fonticule pour empêcher que les humeurs se portent vers un autre point : d'après Hayem, les cautères passagèrement entretenus sont utiles et méritent d'être conservés.

Modes d'administration. — A. Pour la cautérisation des plaies venimeuses, on emploie la potasse en cylindres.

B. Pour les autres usages, la potasse caustique fusant est rarement employée seule ; on l'associe à la chaux, et on prépare avec le mélange deux caustiques :

1° Le caustique de Vienne ou poudre de Vienne, ainsi composé :

> Potasse à la chaux . . . . 5 grammes
> Chaux vive pulvérisée. . . . . 6　—

Pour cautériser avec la poudre de Vienne, on applique sur le point à cautériser un morceau de diachylon, percé d'un trou, au niveau duquel on place de la poudre de Vienne préalablement délayée dans l'alcool pour en faire une pâte. On obtient ainsi une escarre limitée.

2° Le caustique de Filhos, ainsi composé :

> Potasse à la chaux. . . . . 10 grammes
> Chaux vive pulvérisée . . . . 2　—

Faire fondre la potasse dans une cuiller en fer ; lorsqu'elle sera en fusion tranquille, ajouter la chaux, et couler le mélange dans des tubes en plomb de différents calibres, ou dans une lingotière. Dans ce dernier cas, il faut que ces cylindres soient immédiatement recouverts de gutta-percha. On conserve ces cylindres dans des tubes en verre, contenant de la chaux vive et fermés.

Les crayons de Filhos servent à cautériser les parties profondément situées, comme le col de l'utérus.

Empoisonnements. — C'est un poison violent qui, ingéré, produit les symptômes suivants : Saveur âcre et caustique ; destruction partielle de la muqueuse buccale ; chaleur et douleur dans la gorge s'étendant jusqu'à l'estomac : peau froide et visqueuse ; quelquefois vomissements ; diarrhée avec grande douleur dans le ventre. Il peut survenir du rétrécissement de l'œsophage comme accident secondaire.

Premiers secours. — 1° Administrer eau vinaigrée en abondance ;

2° Boissons émollientes, eau albumineuse, lait, gruau ;

3° Huile d'olive en abondance.

E. — Combinaisons du potassium avec le soufre.

Le potassium forme avec le soufre plusieurs combinaisons :

Un monosulfure de potassium ayant pour formule. K^2S
Un bisulfure. . . . . K^2S^2
Un trisulfure . . . . K^2S^3
Un quadrisulfure . . . . K^2S^4
Un quintisulfure. K^2S^5

Parmi ces combinaisons, une seule est intéressante au point de vue médico-pharmaceutique, c'est le trisulfure de potassium.

Trisulfure de potassium.

Synonymes. — Le trisulfure de potassium est appelé aussi : trisulfure de potassium solide impur, sulfure de potasse, polysulfure de potassium, foie de soufre.

Préparation. — On le prépare en chauffant un mélange de 2 p. de carbonate de potasse avec 1 p. de soufre sublimé. On mélange exactement dans un mortier :

Carbonate de potasse pur. . . . . 2000 grammes
Soufre sublimé. 1000   —

On fait fondre le mélange dans une marmite en fonte munie de son couvercle, ou dans un vase à fond plat, ou dans un vase de terre cuite, muni de son couvercle. On maintient la même température tant qu'il y aura tuméfaction. Quand la matière commence à s'affaisser, on augmente le feu pour la liquéfier complètement. On retire ensuite le vase du feu et on le brise, quand il sera refroidi. Enfin on divise le produit en fragments que l'on conserve dans des pots en grès, vernissés et bien bouchés (Codex).

Réaction. — Le soufre s'unit au potassium, en chassant l'oxygène de l'acide carbonique du carbonate de potassium, dont le dégagement produit le boursouflement de la matière..

$$CO^3K^2 + S^3 = K^2S^3 + CO^2 + O$$

Le trisulfure préparé par le procédé du Codex, n'est jamais pur. Il est mélangé d'hyposulfite de potasse (*si l'on n'a pas chauffé au delà de 250°*), de sulfate de potasse, *si la température s'est élevée au rouge* ; quelquefois de carbonate de potassium non décomposé ou reconstitué au contact de l'air.

III   19

Caractères d'identité. — Récemment préparé, le foie de soufre se présente en plaques rouges, de couleur hépatique, répandant à l'air humide l'odeur d'hydrogène sulfuré, d'une saveur caustique et sulfureuse. Il est entièrement soluble dans l'eau ; il est soluble dans l'alcool.

Il n'est pas décomposé par la chaleur.

L'air humide le convertit en hyposulfite et en carbonate et met du soufre en liberté.

Il est décomposé par les acides, en donnant un dépôt de soufre et un dégagement d'hydrogène sulfuré.

Caractères spécifiques. — On le reconnaît aux caractères suivants :

1° Il donne les réactions générales des polysulfures, réactions déjà indiquées.

2° Il donne les réactions générales des sels de potassium. Pour les mettre en évidence, il faut dissoudre le sulfure dans l'eau distillée, traiter la solution aqueuse par l'acide chlorhydrique en léger excès, chauffer jusqu'à disparition d'odeur sulfurée, filtrer et traiter la solution filtrée par les réactifs du potassium.

Caractères de contrôle. — Il peut subir les altérations et les falsifications suivantes :

Altérations. — Il s'altère rapidement à l'air humide et se convertit en un mélange d'hyposulfite et de carbonate de potassium. Il devient alors jaune-verdâtre, et cette teinte, indice de décomposition, finit par pénétrer jusqu'au centre des fragments. Il est ainsi incomplètement soluble dans l'eau, et le résidu, riche en soufre libre, brûle en produisant de l'anhydride sulfureux.

Le sulfure de potassium, préparé dans des vases de fer, a une couleur verdâtre particulière due au sulfure de fer qui le salit. Cette altération est sans inconvénients, si on emploie le sulfure de potassium en bain. Pour reconnaître cette altération, on dissout le sulfure de potassium dans l'eau distillée ; le sulfure de fer insoluble reste comme résidu. On traite ce résidu par l'acide chlorhydrique qui forme du chlorure ferrique ; on évapore la dissolution pour chasser l'excès d'acide ; on reprend par l'eau et on recherche le fer par les réactifs du fer (cyanure jaune, etc., etc.).

Falsifications. — On remplace quelquefois le sulfure de potassium par le sulfure de sodium. Pour reconnaître cette falsification, on dissout le sulfure suspect dans l'eau distillée, on traite par l'acide chlorhydrique en excès ; on chauffe jusqu'à disparition d'odeur sulfurée ; on filtre, et on essaie la solution filtrée par les réactifs du potassium. Si on obtient les réactions caractéristiques du potassium (avec acide tartrique, chlorure de platine) on a du sulfure de potassium ; dans le cas contraire, on aurait du sulfure de sodium que l'on caractérise à l'aide des réactifs de ce corps.

Conservation. — Ce sel, altérable à l'air, doit être conservé, comme le conseille le Codex, dans des pots en grès, vernissés et bien bouchés.

Action physiologique. — Appliqué sur la peau et les muqueuses, il agit comme irritant et caustique faible. Ingéré, il peut devenir un poison fort énergique et rapidement mortel.

Action thérapeutique. — Employé surtout en bains dans les paralysies, les rhumatismes chroniques, la chlorose, l'anémie et les diverses cachexies apyrétiques.

Modes d'administration et doses. — On l'emploie en bains à la dose de 40 à 125 grammes pour un bain et en lotions.

Formules galéniques. — Il entre dans les préparations suivantes inscrites au Codex : *bain sulfuré ou bain sulfureux* ; *bain sulfuré ou bain sulfureux liquide* ; *lotion sulfurée ou sulfureuse*.

Les bains sulfureux préparés avec le trisulfure de potassium, présentent un grand inconvénient : c'est le dégagement d'hydrogène sulfuré qui se produit, quand on dissout dans l'eau le sulfure alcalin. Or ce qui agit dans ces bains, c'est surtout le dépôt de soufre qui se forme sur la peau du malade, comme cela se produit dans le bain de Barèges naturel.

Observons aussi que les eaux les plus actives contre le rhumatisme et les affections de la peau, celles d'Aix en Savoie, par exemple, ne renferment que de petites quantités d'acide sulfhydrique et sont relativement peu odorantes.

L'acide sulfhydrique, utile dans les affections pulmonaires, devient une gêne dans le traitement des maladies cutanées pour deux raisons :

1° A cause de son odeur désagréable ;

2° A cause de son action sur les baignoires et tous les objets métalliques qu'il noircit et détériore rapidement.

Pour remédier à ces inconvénients, M. Langlebert, ancien interne de l'hôpital St-Louis, a cherché une composition permettant d'utiliser les propriétés du soufre, tout en supprimant les inconvénients des sulfures.

Il a donné à cette préparation le nom de *sulfurine*, et on l'emploie sous le nom de sulfurine Langlebert.

La sulfurine est un foie de soufre cristallisé préparé avec du soufre et du carbonate de potasse, ayant une composition analogue à la composition sulfureuse d'Helmérich.

Elle présente l'avantage d'être complètement inodore et d'être sans action sur les baignoires et autres objets métalliques avec lesquels elle est mise en contact.

Employée en bains, elle produit des effets thérapeutiques identiques à ceux du bain sulfureux ; elle semble même en produire de plus accentués, car la quantité de soufre précipité est plus considérable.

L'eau du bain de sulfurine est glissante et très douce. Elle n'a aucune odeur fétide et peut être placée dans toute espèce de baignoire. Elle peut être additionnée à volonté de son, d'amidon, de gélatine, d'un parfum quelconque.

Pour toutes ces raisons, elle semble avoir une supériorité incontestable sur le bain sulfureux ordinaire.

Chaque boîte de sulfurine contient la quantité nécessaire pour un grand bain.

Incompatibles. — Eau chlorée, chlorures de soude et de potasse, peroxyde de fer hydraté, sulfate de fer, et généralement toutes les substances susceptibles de décomposer les sulfures alcalins et de donner naissance à des combinaisons insolubles.

Empoisonnements. — Il est toxique et produit en cas d'empoisonnement les symptômes suivants : Goût âcre dans la bouche, constriction du gosier, brûlure à l'estomac, vomissements, diarrhée, prostration, faiblesse du pouls, convulsion et coma.

Premiers secours. — 1° Donner en abondance du peroxyde de fer hydraté, qui changera le sulfure de potassium en sulfure de fer insoluble ;

2° Administrer en abondance de l'eau albumineuse, du lait et des boissons émollientes.

F. — Combinaisons avec les autres métalloïdes.

Pas de combinaisons intéressantes.

SECTION III

ÉTUDE DES SELS QUE LE POTASSIUM FORME AVEC LES ACIDES MINÉRAUX.

Sommaire. — Avec les acides du chlore (*hypochlorites* et *chlorates*). — Avec les acides du soufre (*sulfates*). — Avec les acides de l'azote (*azotates*). —Avec les acides de l'arsenic (*arsénites* et *arséniates*).— Avec les acides de l'antimoine (*antimoniate*). — Avec les acides du carbone (*carbonate neutre et bicarbonate*). — Avec les acides du manganèse (*permanganate*). — Avec les acides du chrome (*bichromates*). — Synonymes. — Formule. — Préparation. — Purification. — Caractères d'identité, spécifiques, de contrôle. — Conservation. — Action physiologique, thérapeutique. — Modes d'administration et doses. — Formules galéniques. — Empoisonnement. — Secours.

A. — Combinaisons du potassium avec les acides oxygénés du chlore.

Le potassium donne, avec les acides oxygénés du chlore, les combinaisons suivantes, intéressantes au point de vue médico-pharmaceutique :

1º Avec l'acide hypochloreux, l'hypochlorite de potassium.

2º Avec l'acide chloreux, sels sans intérêt.

3º Avec l'acide chlorique, le chlorate de potassium.

4º Avec l'acide perchlorique, sels sans intérêt.

§ 1. — Hypochlorite de potassium.

L'hypochlorite de potassium ClOK n'est jamais employé à l'état de pureté. On se sert du produit brut obtenu dans la préparation, constituée par un mélange de ce sel avec le chlorure de potassium. Ce mélange est ce que l'on appelle un chlorure décolorant.

Préparation. — Il se prépare par la méthode générale de préparation des chlorures décolorants : *en faisant passer un courant de chlore dans une solution froide et étendue de potasse caustique.*

$$2KOH + Cl^2 = ClOK + KCl + H^2O$$

On le prépare encore en mettant en présence le chlorure de chaux et le carbonate de potasse.

Caractères d'identité. — L'hypochlorite de potasse est un corps peu stable qui se décompose sous l'influence de la lumière et des acides les plus faibles.

Sa solution, appelée *Eau de javel*, est surtout employée.

Caractères spécifiques. — On le reconnaît aux caractères suivants :

1° Il donne les réactions caractéristiques des chlorures décolorants déjà indiquées.

2° Il donne les réactions des sels de potassium.

Usages. — La solution de ce sel, quoique désinfectante et antiseptique, est peu employée ; on lui préfère ordinairement les hypochlorites de sodium ou de calcium dont nous parlerons plus loin.

Empoisonnements. — Il est toxique et produit, en cas d'empoisonnement, des symptômes que nous décrirons en parlant de l'hypochlorite de soude (liqueur de Labarraque). (Voir étude du groupe du sodium.)

§ 2. — Chlorate de potassium.

Synonymes. — Le chlorate de potassium, appelé aussi chlorate de potasse, sel de Berthollet, a pour formule : ClO^3K.

Préparation. — Ce corps peut se préparer dans les *laboratoires* :

En faisant passer un courant de chlore dans une dissolution chaude et concentrée de potasse :

$$6KOH + 3Cl^2 = ClO^3K + 5KCl + 3H^2O$$

Comme on le voit, on obtient un mélange de chlorure et de chlorate de potassium. Ce dernier sel, moins soluble que le premier, cristallise par le refroidissement, tandis que le chlorure de potassium reste en dissolution dans les eaux-mères.

Pour faire l'opération on prend des précautions spéciales (1) sur lesquelles nous ne croyons pas devoir insister, parce que ce procédé de préparation est rarement employé.

Le chlorate de potasse se prépare surtout dans l'*industrie* :

1re MÉTHODE. — On fait bouillir une dissolution de chlorure de potassium avec de l'hypochlorite de chaux. Par l'ébullition, l'hypochlorite de chaux est transformé en un mélange de chlorure et de chlorate de calcium :

$$3(ClO)^2Ca = 2CaCl^2 + (ClO^3)^2Ca$$

(1) Jungfleisch, *Manipulations de chimie*, page 562.

Le chlorure de potassium réagissant sur le chlorate de calcium donne, par double décomposition, du chlorure de calcium, qui reste en dissolution, et du chlorate de potasse qui, peu soluble à froid, se dépose en cristallisant :

$$(ClO^3)^2Ca + 2KCl = CaCl^2 + 2ClO^3K$$

M. Baeyer a perfectionné cette méthode en se servant de l'hypochlorite de zinc à la place de l'hypochlorite de chaux (1).

2e MÉTHODE. — On fabrique, depuis quelques années, le chlorate de potasse par électrolyse, en transformant par l'électricité le chlorure de potassium en chlorate de potasse. Cette fabrication se pratique dans l'usine de Vallorbes (Suisse), dans l'usine de St-Jean-de-Maurienne (Savoie) (2).

Caractères d'identité. — Le chlorate de potasse est un sel cristallisé en lames blanches hexagonales, inaltérables à l'air, d'une saveur fraîche et légèrement acerbe, fusant sur les charbons ardents dont il active fortement la combustion. Il a une densité de 2,3.

Il fond à 370° ; à une température plus élevée, il se décompose en oxygène et en chlorure de potassium.

Il est soluble dans 17 p. d'eau froide et dans 1 p. 7 d'eau bouillante ; il est peu soluble dans l'alcool ; il est soluble dans 30 p. de glycérine.

Mêlé avec des corps combustibles (soufre, phosphore, métaux en poudre, sulfures métalliques, sciure de bois, résines, etc.), il donne des mélanges qui, à l'approche d'une allumette en ignition, ou par l'addition d'une goutte d'acide sulfurique, prennent feu et brûlent avec une grande rapidité. Soumis à un choc brusque, ces mélanges détonent avec une extrême violence. Ce sont là des faits intéressants à retenir au point de vue pratique, et qui serviront à comprendre les incompatibilités du chlorate de potasse.

Caractères spécifiques. — Il se reconnaît aux caractères suivants :

1° Il donne les réactions caractéristiques des chlorates.

2° Il donne les réactions caractéristiques des sels de potassium.

Caractères de contrôle. — ALTÉRATIONS. — *Chlorure de potassium ou de calcium,* provenant d'un défaut de purification. Dans ce cas,

(1) *Moniteur scientifique de Quesneville,* 1896, p. 48 ; *J. de Ph. et de Ch.,* 1896 (6), III, 362.

(2) *Moniteur scientifique de Quesneville,* numéro de juillet 1894, page 502, par M. Désiré Korda.

il donnera avec le nitrate d'argent, un précipité blanc de chlorure d'argent, insoluble dans l'acide azotique, soluble dans l'ammoniaque ; s'il était pur, il ne donnerait aucun précipité avec l'azotate d'argent.

FALSIFICATIONS. — Il est très rarement falsifié. On lui a quelquefois mélangé du nitrate de potassium ou du bicarbonate de potassium.

Nitrate de potassium. — Pour déceler ce corps, on dissout le chlorate suspect dans l'eau ; on ajoute des fragments de cuivre puis quelques gouttes d'acide sulfurique ; on aura un dégagement de vapeurs rutilantes s'il y a un nitrate.

Bicarbonate de potassium. — Traiter par un acide le sel suspect ; il y aura effervescence, s'il y a un bicarbonate.

Conservation. — Étant inaltérable à l'air il est conservé simplement dans des flacons bouchés.

Action physiologique. — Le chlorate de potasse, en solution étendue n'a pas d'action sur la peau et les muqueuses. En solution concentrée, il est irritant pour les muqueuses et en particulier pour le tube digestif.

Il est vite absorbé et éliminé rapidement par l'urine et la salive. Il augmente la sécrétion urinaire.

Ingéré à haute dose (au-dessus de 10 gr.) il peut déterminer de la gastro-entérite, transformer l'oxyhémoglobine en méthémoglobine et provoquer de l'hémoglobinurie, de l'hématurie, de l'anurie, de l'ictère, de la cyanose.

Il a, comme tous les sels de potasse, une action paralysante sur le cœur.

Action thérapeutique. — Le chlorate de potasse est employé dans une série d'affections ayant généralement pour siège les muqueuses et se caractérisant par des ramollissements, des ulcérations, de la gangrène, de la diphtérie.

Il a été vanté dans différentes stomatites, dans les affections aphteuses, le muguet, le scorbut, dans les angines inflammatoires, dans la syphilis, dans la fétidité de la bouche, dans les douleurs de la dentition.

Aujourd'hui, il est admis que ce corps, rend d'incontestables services dans la stomatite ulcéro-membraneuse, dans la gingivite et surtout dans la stomatite mercurielle. Non seulement il peut guérir cette affection, mais il peut même la prévenir, quand il est donné au début du traitement mercuriel. L'action prophylactique de ce sel est tellement certaine qu'on peut prolonger deux mois l'action simultanée du préservatif et du protoiodure, sans qu'il se manifeste le moindre accident du côté de la bouche (Ricord, Fournier, Laborde).

Employé *intus et extra* il peut faire disparaître les cancroïdes superficiels (Millon, Leblanc).

Modes d'administration et doses. — On l'emploie : A l'intérieur, à la dose de 1 à 8 grammes, en solution, en potion, en tablettes. A l'extérieur, en solutions, gargarismes, collutoires à la dose de 1 à 10 grammes.

Formules galéniques. — Il entre dans les formules suivantes : tablettes (Codex, p.592) ; gargarismes (Chlorate de potasse, 5 grammes. Eau distillée, 250 grammes. Sirop de mûres, 50 grammes).

Incompatibles. — Le chlorate de potasse est incompatible avec les corps suivants :

1° Acides minéraux concentrés.

Ils donnent en effet avec le chlorate de potasse solide une réaction très vive. Il se dégage un gaz jaune verdâtre (peroxyde de chlore) détonant sous l'influence de la chaleur.

2° Avec le soufre, sulfure d'antimoine, les métaux en poudre, les hypophosphites, les nitrites, les sels ferreux, l'iodure de potassium.

3° Avec toutes les matières organiques (amidon, sucre, sciure de bois, charbon, résines, saccharine), etc.

Les incompatibilités du chlorate de potasse sont très importantes au point de vue pharmaceutique. Ce corps ne doit être mélangé avec d'autres substances qu'avec une extrême prudence, car il donne souvent lieu à des accidents.

Voici quelques exemples :

1° Masse pilulaire :

Hypophosphite de chaux	2 gr. 50
Chlorate de potasse	4 grammes
Lactate de fer.	0 gr. 30

Le praticien qui exécuta cette prescription fut blessé au point de devoir garder le lit pendant deux semaines.

2° Poudre.

Chlorate de potasse	10 grammes	
Salicylate de potasse.	5	—
Poudre de quinquina	30	—
Charbon de bois	50	—

Pour saupoudrer des plaies.

Ce mélange est susceptible de se décomposer facilement avec explosion ; non seulement le pharmacien doit prendre les plus grandes précautions pour la préparation de ce mélange, mais il doit préserver le malade et son entourage de tout accident.

Mélanger d'abord dans un mortier le salicylate, la poudre d'écorce de quinquina et le charbon. Pulvériser séparément le chlorate de potasse, opérer le mélange du sel pulvérisé avec les autres substances au moyen d'une plume, en plaçant le tout sur une feuille de papier.

Il serait imprudent de délivrer ce mélange dans une boîte en carton, car le moindre frottement peut déterminer une explosion. Il faut mettre ce mélange dans un corps en verre et recommander aux intéressés de mettre le tout à l'abri des chocs et de l'échauffement.

Il importe de prendre des précautions toutes les fois qu'il s'agit de faire des poudres chloratées quelconques. Comme exemple, je citerai une poudre dentifrice au chlorate de potasse, au charbon, à laquelle on avait ajouté de la saccharine pour la rendre aseptique. Ce mélange détermina une violente explosion.

On prescrit quelquefois des gargarismes au chlorate de potasse associé à l'acide salicylique, au thymol, au benzoate de soude.

Ces gargarismes ne doivent être faits qu'à la condition de diluer convenablement le mélange, et en évitant surtout d'y ajouter de la glycérine et de l'alcool. On cite en effet des cas où des mélanges de solutions aqueuses de ces sels avec des liquides inflammables ont provoqué des réactions très vives par suite d'une élévation de température peu considérable (la fiole contenant le liquide, ayant été mise dans la poche).

Par ces quelques exemples, on peut voir avec quelle prudence, il faut mélanger le chlorate de potasse avec d'autres substances. Aussi, d'une manière générale, si l'on a à mélanger du chlorate de potasse avec des substances qui ne lui sont pas associées d'habitude, il est prudent de s'assurer tout d'abord, si le mélange est susceptible de donner lieu à une réaction violente.

Pour faire cet essai sans danger, il suffit de placer sur une lame de platine quelques parcelles de chlorate de potasse avec les corps qu'on veut lui mélanger et de chauffer : on voit s'il se produit une déflagration avec détonation plus ou moins violente.

Il est également incompatible avec l'iodure de fer. Si on le mélange avec ce corps, il se précipite du sesquioxyde de fer et de l'iode est mis en liberté : $2FeI^2 + KClO^3 = Fe^2O^3 + KCl + 2I$. L'administration à un malade d'un semblable mélange a produit un accident mortel (1).

Empoisonnements. — Il n'est pas toxique ; cependant, à doses élevées, au-dessus de 30 grammes, il a donné lieu à des empoisonnements signalés par Marchand, de Hall et Jacobi de New-York.

B. — Combinaisons du potassium avec les acides oxygénés du brome et de l'iode.

Les combinaisons que le potassium forme avec les acides oxygénés du brome et de l'iode, étant sans intérêt au point de vue médical et pharmaceutique, ne seront pas étudiées.

C. — Combinaisons du potassium avec les acides oxygénés du soufre.

Avec les acides oxygénés du soufre, le potassium ne donne qu'une seule combinaison intéressante, c'est celle qu'il forme avec l'acide sulfurique, appelée sulfate de potassium.

Sulfate de potassium.

Synonymes. — Le sulfate de potassium, appelé aussi sulfate de potasse, sulfate neutre de potassium, sel duobus, tartre vitriolé, arcanum duplicatum, sel polychreste de Glaser, est un sel neutre ayant pour formule : SO^4K^2.

Préparation. — Il se prépare *industriellement* à Stassfurt, en traitant la kiéserite (sulfate naturel de magnésie) par la carnallite (chlorure double de potassium et de magnésium). Il se forme du sulfate de magnésie et du sulfate de potasse qu'on sépare par de simples lavages.

On l'extrait encore des cendres de varechs et des eaux-mères de diverses provenances.

Dans les laboratoires. — On le prépare en saturant du carbonate de potasse pur, par l'acide sulfurique étendu.

$$CO^3K^2 + SO^4H^2 = SO^4K^2 + H^2O + CO^2.$$

On filtre la liqueur, on la concentre, et on la laisse cristalliser.

(1) Voir : *Union pharmaceutique*, juillet 1888, p. 550.

Caractères d'identité. — Le sulfate de potasse cristallise en prismes à 6 pans ou en doubles pyramides à six faces ; les cristaux sont incolores, durs, anhydres, inaltérables à l'air, d'une saveur amère. Il a une densité de 2.66.

Il est soluble dans 10 p. d'eau froide et dans 3 p.8 d'eau bouillante ; il est insoluble dans l'alcool. Ses cristaux décrépitent lorsqu'on les chauffe, et à une très haute température, ils subissent la fusion ignée ; il n'est pas altéré par l'air et la chaleur.

Les acides chlorhydrique et azotique lui enlèvent une partie de sa base. L'acide sulfurique s'y combine à chaud, en formant un sulfate acide de potassium.

Caractères spécifiques. — On le reconnaît aux caractères suivants :

1° La solution est neutre aux papiers réactifs.

2° Il donne les réactions caractéristiques des sulfates.

3°   —   —   sels de potassium.

Caractères de contrôle. — Il contient quelquefois certaines altérations que l'on reconnaît de la manière suivante :

Métaux étrangers. — Faire passer dans la solution un courant d'hydrogène sulfuré ; il y aura un précipité, s'il y a un métal étranger ; dans le cas contraire il n'y aura pas de précipité.

Chlorure de sodium. — Traiter la solution par l'azotate d'argent ; il y aura un précipité, soluble dans l'ammoniaque, insoluble dans l'acide azotique s'il y a un chlorure ; dans le cas contraire, pas de précipité.

Sulfate de sodium. — Traiter la solution par le bimétaantimoniate de potasse, en solution récente. S'il y a du sodium, on aura un précipité blanc cristallin de bimétaantimoniate de soude dont la formation est accélérée par l'agitation.

Conservation. — Etant inaltérable à l'air, il est conservé simplement dans des flacons bouchés.

Usages. — Ce sel, très usité jadis, à titre de purgatif, principalement à la suite des couches, s'emploie à la dose de 4 à 8 grammes.

Empoisonnements. — A la dose de 30 grammes, il est véneneux. On a cité, depuis 40 ans, des faits nombreux d'empoisonnement par cette substance ; aussi, comme le sulfate de potasse ne présente aucune supériorité d'action sur le sulfate de soude, on lui substitue toujours et avec raison ce dernier sel, de telle sorte qu'aujoud'hui le sulfate de potasse est à peu près inusité en pharmacie.

D. — Combinaisons du potassium avec les acides oxygénés de l'azote.

Le potassium donne avec l'acide azoteux une combinaison sans intérêt ; avec l'acide azotique une combinaison intéressante, l'azotate de potassium.

Azotate de potassium.

Synonymes. — L'azotate de potassium appelé aussi : azotate de potasse, nitrate de potasse, sel de nitre, nitre, salpêtre, a pour formule : AzO^3K.

Préparation. — Il se prépare *industriellement* par différents procédés : autrefois, on l'extrayait en lessivant les terres salpêtrées de certains pays chauds (Egypte, Perse, Bengale, Hongrie, Espagne) où il forme, à la surface du sol, des efflorescences d'une vaste étendue.

Dans les pays où le nitrate de potasse n'existait pas à l'état naturel, on l'extrayait des vieux plâtras, c'est-à-dire des matériaux salpêtrés, recueillis sur les murs des étables ou autres constructions, exposées à l'humidité et aux émanations ammoniacales.

On l'extrayait également des nitrières artificielles. Les nitrières artificielles sont des lieux où l'on provoque la formation du nitre, en abandonnant au contact de l'air, des amas de matériaux divers (terre, mortier, débris de démolitions, cendres de bois) qu'on arrose de temps en temps avec des urines ou du purin.

Aujourd'hui le nitrate de potasse est presque exclusivement fabriqué en traitant l'azotate de soude naturel, ou nitre du Pérou par le chlorure de potassium. Il se forme, par double décomposition, de l'azotate de potassium et du chlorure de sodium :

$$AzO^3Na + KCl = AzO^3K + NaCl$$

En concentrant la solution de ces deux sels à l'ébullition, il se dépose du chlorure de sodium qui n'est guère plus soluble à chaud qu'à froid et qu'on enlève avec une écumoire, tandis que le nitrate de potasse, très soluble à chaud, se concentre dans la solution et cristallise par le refroidissement.

Caractères d'identité. — Le nitrate de potassium est un sel incolore cristallisé en prismes à 6 pans, le plus souvent cannelés, terminés par des sommités dièdres, anhydres, d'une saveur fraîche et piquante. Il a une densité de 2,1.

Il est très soluble dans l'eau (1 p. dans 4 p. d'eau froide) ; sa solubilité augmente rapidement avec la température et sa dissolution a lieu avec un abaissement considérable de chaleur. Il est très soluble dans l'alcool faible et insoluble dans l'alcool absolu.

Il fond à 350°, et si on le coule, il forme l'azotate de potasse fondu, appelé *cristal minéral*. Chauffé au rouge, il se change en azotite de potassium que la chaleur blanche décompose à son tour, en potasse, en oxygène et en azote. Projeté sur des charbons ardents, il produit une vive déflagration.

Il est inaltérable à l'air ; c'est un oxydant énergique qui cède facilement son oxygène aux substances combustibles et en détermine la combustion.

Caractères spécifiques. — On le reconnaît aux caractères suivants :

1° Il donne les réactions caractéristiques des azotates.

2°   —   —   sels de potassium.

Caractères de contrôle. — L'azotate de potasse du commerce contient très souvent les altérations suivantes, provenant d'un mode imparfait de préparation ou de purification :

Azotate de sodium. — On constate sa présence par le bimétaantimoniate de potasse (Pr. blanc).

Sulfates alcalins. — On constate sa présence par le chlorure de baryum (Pr. blanc, insoluble dans les acides et alcalis).

Chlorures alcalins. — On constate sa présence par l'azotate d'argent (Pr. blanc, noircissant à la lumière, soluble dans AzH^3, insoluble dans AzO^3H).

Chaux. — On constate sa présence par l'oxalate d'ammoniaque (Pr. blanc, insoluble dans l'acide acétique, soluble dans l'acide azotique ou chlorhydrique).

Magnésie. — On constate sa présence par le phosphate d'ammoniaque (Pr. blanc).

Conservation. — Étant inaltérable à l'air, il se conserve simplement dans des flacons bouchés.

Action thérapeutique. — On l'emploie comme diurétique : dans les hydropisies, les néphrites.

Comme tempérant et antiphlogistique : dans les fièvres inflammatoires, le rhumatisme articulaire aigu, dans les hémorrhagies actives.

Dans une thèse inaugurale parue en 1896, M. le Dr A. Poggi a recommandé l'emploi du nitrate de potasse dans le traitement de toutes les brûlures, quel qu'en fût le degré, sous forme de bains ou d'applications de compresses imbibées d'une solution saturée de ce sel.

L'azotate de potasse agit surtout dans les brûlures comme réfrigérant. En effet en se dissolvant dans l'eau, il produit un abaissement notable de température du liquide (jusqu'à 3°5). Si une main ou un pied brûlés sont plongés dans une cuvette d'eau où on a versé quelques cuillerées d'azotate de potasse, la douleur éprouvée par le malade cesse rapidement. Lorsqu'au bout d'un certain temps, l'eau s'est un peu réchauffée, la douleur ne tarde pas à se reproduire, mais elle se calme dès qu'on ajoute une nouvelle quantité d'azotate de potasse. Ce bain, prolongé pendant 2 ou 3 heures, peut amener la disparition définitive de la douleur, et même empêcher la production des phlyctènes. L'application de compresses imbibées d'une solution saturée de sel de nitre exerce, d'après M. Poggi, le même effet refrigérant et antiphlogistique. Grâce à ce moyen, les douleurs s'amendent et la cicatrisation des plaies se fait sans encombre.

Modes d'administration et doses. — On l'administre en solution dans de l'eau, du sirop d'orgeat, du vin blanc, des tisanes diurétiques, quelquefois en pilules et en poudre aux doses suivantes : *dose diurétique* 2 à 6 grammes ; *dose tempérante* 4 à 10 grammes ; *dose antiphlogistique* 10 à 20 grammes (*Fonssagrives*). Observons qu'à doses élevées (30 gr.), prises en une seule fois, il peut occasionner la mort. Il est donc toxique à hautes doses.

Formules galéniques. — Il entre dans les formules suivantes mentionnées au Codex : poudre diurétique ; poudre d'ipécacuanha opiacée ou poudre de Dower ; carton fumigatoire ; papier nitré. Ces deux dernières préparations donnent en brûlant de l'oxygène qui agit souvent d'une manière favorable pour la respiration chez les asthmatiques.

Incompatibles. — Acide sulfurique, sulfates solubles.

Empoisonnements. — Il n'est toxique qu'à haute dose et encore si cette dose est prise en une seule fois ; la même quantité 30 grammes et même 60 grammes, prise à doses fractionnées, en un seul jour, est généralement tolérée.

E. — Combinaisons du potassium avec les acides oxygénés du phosphore.

Combinaisons sans intérêt au point de vue pharmaceutique et médical ; ne seront pas étudiées.

F. — Combinaisons du potassium avec les acides oxygénés de l'arsenic.

Le potassium donne avec les acides oxygénés de l'arsenic deux combinaisons :

1° Avec l'acide arsénieux, l'*arsénite de potasse* ou de potassium ayant pour formule AsO^3HK^2. Nous avons déjà dit, en parlant des arsénites, que ce corps déliquescent, presque incristallisable, n'était pas usité à l'état solide. On emploie seulement la solution désignée sous le nom de *liqueur de Fowler* ou *soluté d'arsénite de potasse*, liqueur dont nous avons donné le mode de préparation, les propriétés, l'action physiologique, la posologie (1).

2° Avec l'acide arsénique, l'*arséniate de potassium*.

Arséniate de potassium.

Synonymes. — L'arséniate de potassium, appelé aussi arséniate de potasse, sel arsénical de Macquer, a pour formule : AsO^4H^2K.

C'est, comme on le voit, un sel monométallique ou diacide.

Préparation. — Il se prépare en oxydant l'acide arsénieux au moyen du nitrate de potassium.

On chauffe au rouge dans un creuset en grès un mélange finement pulvérisé de :

Acide arsénieux. . . . . 500 grammes
Nitrate de potasse. 500   —

Lorsqu'il ne se dégage plus de vapeurs, on laisse refroidir, on traite le produit par l'eau bouillante, on filtre, on évapore et on fait cristalliser.

Caractères d'identité. — L'arséniate de potasse cristallise en

____

(1) Voir Dupuy, *Cours de pharmacie*, I, p. 440 et 445.

octaèdres à base carrée. Il est très soluble dans l'eau et sa solution rougit le papier de tournesol.

Caractères spécifiques. — On le reconnaît aux caractères suivants :

1° Il donne les réactions caractéristiques des arséniates.
2°   —   —   —   des sels de potassium.

Caractères de contrôle. — Préparé avec de l'acide arsénieux et du nitrate de potasse purs, l'arséniate de potassium est pur ; s'il avait été préparé avec des sels impurs, il pourrait contenir les ALTÉRATIONS suivantes :

Azotate de soude, dont la présence serait décelée par les caractères des azotates et des sels de soude.

Sulfates, dont la présence serait constatée avec le chlorure de baryum qui donne un précipité blanc, insoluble dans les acides et les alcalis, tandis que l'arséniate de baryte est soluble dans l'acide azotique.

Chlorures, dont la présence serait constatée avec l'azotate d'argent qui donnerait un précipité blanc, noircissant à la lumière, insoluble dans l'acide azotique même bouillant, très soluble dans l'ammoniaque, tandis que l'arséniate d'argent rouge brique est soluble dans l'acide azotique et l'ammoniaque.

Conservation. — Etant inaltérable à l'air, il est conservé simplement dans des flacons bouchés.

Action physiologique. — Il possède les propriétés générales des arsénicaux décrites à l'article anhydride arsénieux.

Action thérapeutique. — Il est peu usité aujourd'hui, mais il peut, comme l'arséniate de soude, être employé contre les affections cutanées et contre les affections des voies respiratoires.

Modes d'administration et doses. — Il peut être administré à l'intérieur, en solutions, pilules ou granules à la dose de un à six milligrammes (0 gr. 001 à 0 gr. 006).

A ce sujet, il importe de faire remarquer, que *l'arséniate de potassium ne peut pas être substitué, à poids égal, à l'arséniate de sodium*, parce qu'il contient beaucoup plus d'arsenic que ce dernier.

Formule galénique. — Il n'entre dans aucune formule galénique mentionnée au Codex.

Incompatibles. — Sels de chaux solubles, eaux calcaires, kermès ; magnésie et ses sels, oxydes de fer et leurs sels, sels d'argent, de cuivre.

Empoisonnements. — Il est très toxique ; en cas d'empoisonnement, administrer les secours indiqués à propos de l'acide arsénieux.

G. — Combinaisons du potassium avec l'acide cacodylique.

Cacodylate de potassium.

Ce composé a pour formule : $AsO(CH^3)^2OK + H^2O$.

Il se prépare par saturation de l'acide cacodylique avec de la lessive de potasse pure en présence de phtaléine comme indicateur de
la saturation.

Il cristallise en prismes allongés, très solubles dans l'eau, déliquescents.

Il possède l'action physiologique de l'acide cacodylique ; il est rarement employé ; on lui préfère le cacodylate de sodium.

H. — Combinaisons du potassium avec les acides oxygénés de l'antimoine.

Le potassium donne avec les acides oxygénés de l'antimoine, une
seule combinaison intéressante, c'est celle formée avec l'acide antimonique : l'antimoniate acide de potassium.

Antimoniate acide de potassium.

Ce corps mélangé, à poids moléculaires égaux, avec l'acide antimonique constitue ce que l'on désigne habituellement sous le nom
d'antimoine diaphorétique lavé ou oxyde blanc d'antimoine :

$$SbO^4KH^2, SbO^4H^3$$

Ce mélange est quelquefois désigné sous le nom de biméta-antimoniate de potasse (1).

Préparation. — On le prépare en oxydant au rouge par le ni-

____

(1) On le considérait, en effet, autrefois comme le sel d'un polymère de
l'acide méta-antimonique SbO^3H, l'acide biméta-antimonique $(SbO^3H)^2$.
Il est important de remarquer qu'il ne faut pas le confondre avec le bimétaantimoniate de potasse de Frémy (le réactif des sels de sodium). Ce dernier
est le pyro-antimoniate $Sb^2O_7K^2H^2$.

trate de potassium, l'antimoine métallique, d'après le procédé suivant, indiqué au Codex, p. 124 :

Antimoine purifié. . . . .   1000 grammes.
Azotate de potasse.   2000   —

Réduire en poudre fine, chacun de ces corps et en faire un mélange exact que l'on projettera, par petites portions, dans un creuset préalablement chauffé au rouge. Lorsque le creuset sera presque entièrement rempli du mélange, on le recouvre avec un couvercle et on le maintient au rouge pendant une demi-heure environ. On enlève ensuite la matière pâteuse, contenue dans le creuset et on la laisse refroidir. On la porphyrise, puis on la lave, par décantation, avec 10 fois son poids d'eau employé en trois reprises. Lorsque les dernières gouttes d'eau de lavage ne renferment plus d'azotate, on jette le dépôt sur un carré de toile serré, puis on le fait sécher.

Réaction. — Que se passe-t-il dans cette opération ?

L'azotate de potassium se décompose et transforme l'antimoine en acide antimonique qui s'unit à la potasse. Il se forme en même temps un peu d'azotite de potassium, de telle sorte que la masse pâteuse contenue dans le creuset est formée par un mélange : *d'antimoniate de potasse, d'azotate de potasse, d'azotite de potasse.* Ce mélange constituait ce que les anciennes pharmacopées appelaient l'**Antimoine diaphorétique non lavé.**

Lorsqu'on traite cette masse pâteuse porphyrisée par l'eau froide, voici ce qui se produit : l'azotate et l'azotite de potassium sont entraînés par les eaux de lavage ; quant à l'antimoniate de potasse, il est dédoublé en antimoniate neutre, qui se dissout ; en antimoniate acide et acide antimonique insolubles, qui restent. C'est ce mélange d'antimoniate acide de potassium et d'acide antimonique qui constitue l'**antimoine diaphorétique lavé** ou *oxyde blanc d'antimoine des pharmacies.*

Caractères d'identité. — L'antimoine diaphorétique lavé est une substance blanche, pulvérulente, friable, inodore, peu sapide. à réaction alcaline, insoluble dans l'eau et l'acide azotique, soluble dans l'acide chlorhydrique concentré, indécomposable par la chaleur,

Caractères spécifiques. — La solution de ce corps dans l'acide chlorhydrique donne :

1º *Avec l'hydrogène sulfuré*, un précipité rouge orangé de sulfure d'antimoine, soluble dans le sulfhydrate d'ammoniaque, dans la potasse, insoluble dans l'ammoniaque.

2° *Avec la potasse* ou *la soude*, précipité blanc, soluble dans un excès d'alcali.

3° *Avec le zinc*, précipité d'antimoine, sous forme d'une poudre noire.

4° *Avec une grande quantité d'eau*, précipité soluble dans les acides tartrique et citrique. La présence de ces acides empêche la formation d'un nouveau précipité sous l'influence d'une grande quantité d'eau.

5° Si on introduit un peu d'antimoine diaphorétique lavé dans un appareil de Marsh, on peut obtenir des anneaux et des taches d'antimoine métallique, que l'on caractérise par les moyens indiqués en chimie minérale et analytique.

6° Si on chauffe un peu d'antimoine diaphorétique lavé, avec du charbon et du carbonate de sodium, il est réduit. Il se forme un globule d'antimoine qui, projeté sur le sol, se divise en une multitude de globules plus petits qui brûlent, et laisse derrière eux une traînée blanche d'oxyde d'antimoine.

Caractères de contrôle. — Il peut être altéré ou falsifié par un certain nombre de corps.

ALTÉRATIONS. — S'il n'a pas été convenablement lavé, il peut renfermer de l'azotite ou de l'azotate de potasse.

Azotite de potasse. — Pour reconnaître la présence de ce corps, traiter l'antimoine diaphorétique par l'acide sulfurique ; on obtiendra un dégagement immédiat de vapeurs rutilantes (caractères des azotites).

Azotate de potasse. — Pour reconnaître la présence de ce corps, traiter l'antimoine diaphorétique par l'acide sulfurique ; l'acide azotique sera mis en liberté et donnera une coloration brune avec le sulfate ferreux, colorera en rouge la brucine (caractères des azotates).

FALSIFICATIONS. — L'antimoine diaphorétique est souvent falsifié par les corps suivants :

1° *Carbonate de chaux* et quelquefois *Carbonate de plomb*. — Pour reconnaître ces corps, traiter l'antimoine diaphorétique suspect par l'acide chlorhydrique ; s'il y a un carbonate, il se produit une effervescence. La liqueur acide traitée :

α. — Par l'oxalate d'ammoniaque, donnera un précipité blanc, s'il y a de la *chaux*.

β. — Par l'hydrogène sulfuré, donnera un précipité noir, s'il y a du *plomb*.

2° *Phosphate de chaux*. — 3° *Sulfate de chaux*. — Pour reconnaître ces corps, dissoudre un peu d'antimoine diaphorétique suspect dans l'acide chlorhydrique. La liqueur acide traitée :

α. — Par l'oxalate d'ammoniaque, donnera un précipité blanc, s'il y a de la *chaux*.

β. — Par l'azotate d'argent, donnera un précipité jaune soluble dans l'acide azotique, s'il y a de l'*acide phosphorique*.

γ. — Par le sulfate de magnésie et le chlorhydrate d'ammoniaque, donnera un précipité blanc grenu de phosphate ammoniaco-magnésien, prenant naissance après agitation, s'il y a de l'*acide phosphorique*.

δ. — Par le chlorure de baryum, donnera un précipité blanc, de sulfate de baryte, insoluble dans les acides et les alcalis, s'il y a de l'*acide sulfurique*.

Conservation. — Il est inaltérable à l'air, on le conserve simplement dans des flacons bouchés.

L'antimoine diaphorétique lavé, dit Foussagrives, est un de nos meilleurs sudorifiques qu'on emploie avec succès dans les bronchites, les pneumonies, et en particulier les pneumonies des enfants, dans les rhumatismes, la grippe, etc.

Il est souvent prescrit sous le nom impropre *d'oxyde blanc d'antimoine*; on ne devra pas le confondre avec cet oxyde (oxyde d'antimoine, protoxyde d'antimoine, anhydride antimonieux, fleurs argentines d'antimoine, ayant pour formule Sb^2O^3) qui est beaucoup plus actif.

Modes d'administration et doses. — A cause de son insolubilité, l'antimoine diaphorétique est le moins toxique de tous les composés antimoniaux usités en médecine. L'insipidité de ce médicament rend son administration très facile; on peut l'administrer en suspension dans un looch blanc, qui est son véhicule le plus commode. On le donne à la dose de 1 à 6 grammes pour un adulte; 0 gr. 50 à 2 grammes pour un enfant.

Formules galéniques. — Il entrait dans une préparation, très employée autrefois comme sudorifique, inusitée aujourd'hui, et qu'on appelait *la poudre de Tribus*, ou *cornachine*. Cette poudre se composait de parties égales d'oxyde blanc d'antimoine, de scammonée et de crème de tartre. Conservée pendant longtemps, elle devenait quelquefois vomitive, par suite de la formation de petites quantités de tartre stibié. On la prescrivait à la dose de 0 gr. 50 à 2 grammes.

Incompatibles. — Acides, sels acides, sulfures et chlorures solubles, crème de tartre. Ce dernier sel, ainsi que l'acide tartrique rendent l'antimoine diaphorétique soluble et peuvent déterminer des accidents. Cette remarque, soit dit en passant, s'applique à toutes les préparations antimoniales insolubles.

Empoisonnements. — A doses élevées, ou rendu soluble par des substances incompatibles, l'antimoine diaphorétique peut devenir toxique ; il cause alors des empoisonnements, caractérisés par des symptômes analogues à ceux produits par le tartre stibié : saveur métallique dans la bouche, nausées, vomissements ; chaleur ardente et constriction de la gorge, difficulté de déglutition ; douleur dans la bouche, le pharynx et l'estomac ; diarrhée violente ; crampes dans les bras et les jambes, avec transpiration visqueuse ; congestion de la tête et de la face ; faiblesse considérable, pouls faible ; respiration courte et douloureuse ; collapsus et mort. Quelquefois absence de vomissements ; parfois aussi convulsions tétaniques et éruption pustuleuse de la peau semblable à celle de la variole.

Premiers secours. — 1° S'il n'y a pas de vomissements (ce qui est rare), les faciliter en donnant de l'ipéca en poudre et de l'eau tiède en grande abondance.

2° Administrer du tannin ; 2 grammes dans l'eau, répétés aussi souvent qu'ils sont rejetés. Décoction d'écorce de chêne.

3° Donner du thé et du café fort en grande quantité.

4° Administrer des boissons émollientes en abondance. Tisane d'orge, lait, eau albumineuse, etc.

5° S'il y a prostration, donner des stimulants.

6° Rappeler la chaleur avec couvertures chaudes, bouteilles d'eau chaude aux extrémités ; frictions.

I. — Combinaisons du potassium avec les acides oxygénés du bore.

Ces combinaisons sont sans intérêt.

J. — Combinaisons du potassium avec les acides oxygénés du carbone.

Le potassium donne avec l'acide carbonique deux combinaisons intéressantes : le carbonate neutre de potassium ; le carbonate acide ou bicarbonate de potassium.

§ 1. — Carbonate neutre de potassium.

Synonymes. — Le carbonate neutre de potassium, appelé aussi sel de tartre, alcali végétal fixe, carbonate neutre de potasse, a pour formule : CO^3K^2.

Préparation. — On le prépare à l'*état pur* par plusieurs procédés :

1er Procédé. — En calcinant le bicarbonate de potasse dans un creuset ; il se dégage de l'acide carbonique et de l'eau et il reste du carbonate neutre dans le creuset :

$$2CO^3HK = CO^3K^2 + CO^2 + H^2O.$$

2e Procédé. — En décomposant par la chaleur le bioxalate de potasse (sel d'oseille) ; il se forme du carbonate de potassium, de l'oxyde de carbone, de l'eau et de l'oxygène :

$$2(C^2O^4HK) = CO^3K^2 + 3CO + H^2O + O$$

3e Procédé. — En calcinant du bitartrate de potasse ou crême de tartre. Quand le résidu ne dégage plus de vapeurs, on le dissout dans l'eau, on le filtre et on évapore à siccité. Le produit porte le nom de *sel de tartre*.

On le prépare à l'*état impur* par divers procédés industriels, à l'aide desquels on obtient les produits commerciaux désignés sous le nom générique de *potasses*.

Potasses commerciales. — Les potasses du commerce sont constituées par du carbonate de potassium plus ou moins pur ; elles renferment en effet du carbonate de potassium, des sulfates, des chlorures, de la chaux, de l'alumine, des oxydes de fer et de manganèse, de la silice. On les obtient aujourd'hui :

A L'AIDE DES CENDRES DE BOIS. — *Potasses naturelles* désignées, d'après leur origine, sous les noms de *potasses d'Amérique* ou *perlasses, potasses de Trèves, d'Allemagne, du Rhin*.

A L'AIDE DES CENDRES GRAVELÉES. — *Potasses de gravelles.*

A L'AIDE DES MÉLASSES DE BETTERAVES. — *Potasses de mélasse.*

A L'AIDE DES FELDSPATHS ET AUTRES SILICATES. — *Potasses des silicates.*

A L'AIDE DES LAINES EN SUINT. — *Potasses de suint.*

Nous n'insisterons pas sur les procédés de fabrication de ces diverses potasses, décrits dans les cours de Chimie minérale.

Caractères d'identité. — Le carbonate de potasse pur est un sel blanc pulvérulent, d'une saveur alcaline très âcre, très déliquescent au contact de l'air humide, soluble dans son poids d'eau froide, insoluble dans l'alcool.

Sa solution est très alcaline ; dans son plus grand état de concentration, elle renferme 48.80 pour 100 de sel anhydre, possède une densité de 1.54 à + 15° et bout à 143°.

Caractères spécifiques. — On le reconnaît aux caractères suivants :

1° Il donne les réactions caractéristiques des carbonates.
2°   —   —   des sels de potassium.

Caractères de contrôle. — Il contient souvent les ALTÉRATIONS suivantes provenant d'un mode imparfait de préparation ou de purification :

Chlorures. — On constate leur présence à l'aide de l'azotate d'argent (Pr. blanc, noircissant à la lumière, insoluble dans l'acide azotique, soluble dans l'ammoniaque).

Sulfates. — On constate leur présence à l'aide du chlorure de baryum (Pr. blanc, insoluble dans les acides et les alcalis).

Chaux. — On constate sa présence à l'aide de l'oxalate d'ammoniaque (Pr. blanc).

Métal étranger. — On constate sa présence à l'aide de l'hydrogène sulfuré (Pr. de couleur variée).

Conservation. — Étant déliquescent, il doit être conservé dans des flacons très secs et bien bouchés et à l'abri de l'humidité.

Action physiologique. — Ce sel fortement alcalin, caustique, lorsqu'il est employé solide ou en solution concentrée, peut devenir un poison corrosif ; quand il est dilué, il jouit des propriétés générales des alcalins tant comme antiacide que comme modificateur de la crase sanguine et de la nutrition, propriétés sur lesquelles nous insisterons à propos du bicarbonate de soude.

Action thérapeutique. — Il est employé comme résolutif, antidartreux et quelquefois comme lithontriptique.

Modes d'administration et doses. — Peu employé à l'intérieur à cause de l'énergie de ses effets locaux. Il est surtout usité pour la confection des pédiluves ou des bains alcalins, mais on lui préfère le carbonate de soude. On peut l'employer en bains à la dose de 250 grammes pour trois cents litres d'eau.

Incompatibles. — Acides, sels acides, tous les sels dont la base peut donner un carbonate insoluble (mercure, fer, magnésie, chaux, etc.),chlorhydrate d'ammoniaque, eau de chaux, infusés végétaux.

Empoisonnements. — Employé à doses un peu élevées, il est toxique ; il produit des empoisonnements analogues à ceux de la potasse et qui seront combattus de la même manière.

§ 2. — Bicarbonate de potassium.

Synonymes. — Le bicarbonate de potassium, appelé bicarbonate de potasse, carbonate acide de potassium, a pour formule : CO_3HK.

Préparation. — On le prépare en dirigeant un courant d'acide carbonique pur dans une solution de carbonate neutre de potassium marquant 1,21 et placée dans des flacons de Woolf. Le tube, qui amène l'acide carbonique, doit être large pour pouvoir être débouché facilement, dans le cas où les cristaux de bicarbonate viendraient à l'engorger. Lorsque le gaz n'est plus absorbé, on enlève les cristaux qui se sont déposés, on les égoutte, on les lave avec une dissolution froide et saturée de bicarbonate de potassium et on les fait sécher.

Caractères d'identité. — Le bicarbonate de potassium est un sel blanc cristallisé en prismes rhomboïdaux obliques d'une saveur alcaline dépourvue d'âcreté, non déliquescent, soluble dans 4 p. d'eau froide, insoluble dans l'alcool.

Il est inaltérable à l'air.

Il bleuit le papier de tournesol, verdit le sirop de violette.

Caractères spécifiques. — On le reconnaît aux caractères suivants :

1° Il donne les réactions générales des carbonates et la réaction particulière qui permet de distinguer les carbonates des bicarbonates (*voir ces réactions à l'article Acide carbonique et carbonates*).

2° Il donne les réactions générales des sels de potassium.

Caractères de contrôle. — Il peut contenir les ALTÉRATIONS suivantes, provenant d'un mode imparfait de préparation ou des impuretés des matières employées pour sa préparation :

Carbonate neutre de potassium. — Sera reconnu au moyen du sulfate de magnésie (Pr. blanc).

Chlorures. — Seront reconnus à l'aide de l'azotate d'argent.

Sulfates. — Seront reconnus à l'aide du chlorure de baryum.

Chaux. — Sera reconnue à l'aide de l'oxalate d'ammoniaque.

Conservation. — Etant inaltérable à l'air, il est conservé simplement dans des flacons bouchés.

Action physiologique. — Il jouit des propriétés générales des alcalins sur lesquelles nous insisterons à l'article Bicarbonate de soude.

Action thérapeutique. — Il est employé comme *lithontriptique, antigoutteux, antiacide*, quelquefois contre la stomatite mercurielle, le scorbut, la gangrène ; préconisé contre le croup.

Modes d'administration et doses.— On l'emploie à l'intérieur à la dose de 1 à 5 grammes.

Formules galéniques. — Il entre dans la potion gazeuse ou antivomitive de Rivière. Potion alcaline, n° 1 (Codex).

Incompatibles. — Avec toutes les substances incompatibles avec le carbonate neutre de potasse et que nous avons déjà indiquées.

Empoisonnements. — Il n'est pas toxique.

K. — Combinaisons du potassium avec les acides oxygénés du silicium.

Le potassium forme avec l'acide silicique une combinaison, le silicate de potassium.

Silicate de potassium.

Synonymes. — Le silicate de potassium appelé aussi silicate de potasse a pour formule : SiO^3K^2.

Préparation. — On le prépare *industriellement* en chauffant au rouge blanc, pendant 4 heures, dans un four à réverbère, de forme elliptique, le mélange suivant :

> Carbonate de potasse purifié titrant 78° alcalimétriques   36 p.
> Sable de Fontainebleau blanc, fin et sec. . . . .   63 p.

Le silicate de potassium, obtenu par ce procédé, est un corps vitreux, transparent, incolore ou légèrement ambré, très soluble dans l'eau. On l'appelle *verre soluble*. Il n'est pas employé à l'état sec en pharmacie, mais on l'emploie à l'état dissous : il porte alors le nom de *silicate de potasse dissous* ou *liqueur des cailloux, solution de silicate de potasse.*

Silicate de potasse dissous.

Préparation. — La solution de silicate de potasse se prépare en dissolvant du silicate de potassium sec, grossièrement broyé, avec la quantité d'eau nécessaire pour obtenir une dissolution d'une densité de 1,282. L'opération se fait dans un digesteur en fer à très haute pression. On emploie aussi, pour cette solution, de l'eau pure, débarrassée de sels calcaires, qui donneraient naissance à du silicate de chaux insoluble, dont la présence rendrait la solution opalescente.

Caractères d'identité. — La solution de silicate de potassium est un liquide incolore, d'une densité de 1,282 à réaction alcaline.

Caractères spécifiques. — On la reconnaît de la manière suivante :

1° A sa réaction alcaline ;

2° Traitée par l'acide chlorhydrique, elle donne un précipité blanc gélatineux d'acide silicique, soluble dans un excès d'acide chlorhydrique. La liqueur débarrassée de l'acide silicique par filtration, donne les réactions des sels de potassium.

Caractères de contrôle. — On remplace souvent le silicate de potassium par le silicate de soude. Il importe de rechercher cette falsification, car le silicate de soude, se desséchant plus lentement que le silicate de potasse, donne des appareils inamovibles défectueux.

Pour opérer cette recherche, on traite le silicate suspect par l'acide chlorhydrique pour précipiter l'acide silicique à l'état gélatineux ; on filtre pour séparer l'acide silicique et on traite la solution filtrée par le bimétaantimoniate de potasse qui donne, s'il y a de la soude, un précipité blanc de bimétaantimoniate de soude dont la formation est accélérée par l'agitation.

Le silicate de potasse peut contenir un excès de potasse libre. On en constatera facilement la présence à l'aide des réactifs. Il est très important de faire cette recherche, car la présence d'un alcali libre rend le silicate de potasse très caustique, et son application pourrait occasionner des cautérisations redoutables.

Usages. — M. le Dr Michel (de Cavaillon) et non, comme on l'a dit, le Dr Shun de Vienne (1) a proposé de substituer au plâtre et à la dextrine la solution de silicate de potassium pour la confection des bandages inamovibles.

On badigeonne avec cette solution des bandes de toile qui durcis-

(1) Voir la réclamation de priorité formulée à ce propos dans le *Bulletin de thérapeutique*, 1866, t. LXX, p. 417.

sent en 5 ou 6 heures et qui forment un appareil rigide présentant les avantages suivants : il est imperméable, léger, solide et s'enlève facilement à l'aide de l'eau bouillante.

L. — Combinaisons que le potassium forme avec les acides oxygénés du manganèse.

Le potassium donne avec les acides du manganèse un seul sel intéressant, le *permanganate de potassium*, que nous étudierons, lorsque nous parlerons du manganèse et de ses combinaisons.

M. — Combinaisons que le potassium forme avec les acides oxygénés du chrome.

Le potassium donne avec l'acide chromique un seul sel intéressant, le *bichromate de potassium*, que nous étudierons lorsque nous parlerons du chrome et de ses combinaisons.

SECTION IV

NOMENCLATURE DES COMBINAISONS FORMÉES PAR LE POTASSIUM AVEC LES ACIDES ORGANIQUES OU COMPOSÉS ORGANIQUES AYANT REÇU UNE APPLICATION MÉDICALE.

Avec l'*acide acétique*. . . . .   Acétate de potasse.

— l'*acide benzoïque*   0

— l'*acide citrique*   0

— l'*acide lactique*   0

— l'*acide oxalique*. . . . .   Oxalate acide, ou bioxalate de potasse.

— l'*acide phénique*.   0

— l'*acide salycilique*. . . .   0

— l'*acide sulfovinique* . . .   0

— l'*acide tannique*.   0

— l'*acide tartrique*. . . . .

Tartrate neutre de potasse.
   — acide ou bitartrate de potasse.
Tartrate d'antimoine et de potasse.
Tartrate borico-potassique.
   — ferrico-potassique.
   — de potasse et de soude.

— l'*acide valérianique* . . .   0

— le *cyanogène* . . . . . .   Cyanure de potassium.

CHAPITRE II

ÉTUDE DU GROUPE DU SODIUM.

SECTION I

SODIUM.

Sommaire. — Caractères des sels de sodium.

Le sodium est un métal monovalent, appartenant à la première famille de la première section de notre classification, ayant pour symbole Na.

Il est sans emploi en médecine et en pharmacie, mais il forme avec les métalloïdes, avec les acides minéraux et avec les acides organiques, de nombreuses et intéressantes combinaisons.

Caractères des sels. — Avant de commencer l'étude de ces combinaisons, il importe de rappeler les réactions caractéristiques des sels de sodium, parce que, c'est à l'aide de ces caractères, que l'on peut reconnaître ces sels.

1° Les sels de sodium sont presque tous solubles dans l'eau.

2° Leurs solutions ne sont précipitées par aucun des réactifs généraux, utilisés pour caractériser les métaux (hydrogène sulfuré, sulfhydrate d'ammoniaque, carbonates alcalins).

3° Ils ne sont pas précipités par le chlorure de platine, l'acide tarrique, l'acide picriq ue (caractères distinctifs d'avec les sels de potassium).

4° Le pyroantimoniate acide de potassium, appelé aussi bimétaantimoniate de potasse, précipite les solutions des sels de sodium en blanc. Ce précipité blanc cristallin de pyroantimoniate de sodium ou bimétaantimoniate de soude se forme surtout lorsqu'on agite les liqueurs. D'après Willm et Hanriot, il faut, avant d'employer le réactif, rendre d'abord la liqueur alcaline par un excès de potasse.

5° Ils communiquent une coloration jaune à la flamme d'un bec Bunsen.

SECTION II

ÉTUDE DES COMBINAISONS DU SODIUM
AVEC LES MÉTALLOÏDES.

Sommaire. — Avec le chlore (*chlorure*). — Avec le brome (*bromure*). — Avec l'iode (*iodure*). — Avec l'oxygène (*hydrate de sodium,* soude). — Avec le soufre (*monosulfure et trisulfure*). — Synonymes. — Formule. — Préparation. — Caractères d'identité, spécifiques, de contrôle. — Conservation. — Action physiologique, thérapeutique. — Modes d'administration et doses. — Formules galéniques. — Incompatibles. — Empoisonnements. — Secours.

A. — Combinaison du sodium avec le chlore.

Le sodium donne avec le chlore une combinaison : le chlorure de sodium.

Chlorure de sodium.

Synonymes. — On l'appelle aussi sel marin, sel gemme, sel commun, sel de cuisine, muriate de soude.

Formule. — Il a pour formule NaCl.

Préparation. — Il se prépare *industriellement.* On l'extrait soit par galeries, soit par dissolution, des bancs de sel gemme exploités principalement dans les mines de Cordona en Espagne, Wieliczka, en Pologne, Stassfurt, près de Magdebourg, Vic et Dieuze, en Alsace-Lorraine, Bex en Suisse. En Allemagne et en Suisse, on le retire de certaines sources salées.

Enfin, on le retire des eaux de la mer. Cette extraction se fait dans les marais salants, sous l'influence de la chaleur solaire et des vents ; c'est là la source la plus abondante du chlorure de sodium. Nous n'insisterons pas sur ces procédés de préparation, décrits en chimie minérale.

Le sel marin (*sel extrait des eaux de la mer*) ou le sel gemme (*sel extrait des bancs de sel gemme*) livré par le commerce, soit à l'état brut, soit raffiné, est toujours impur ; il renferme ordinairement, des *sulfates*, du *chlorure de magnésium,* quelquefois des *iodures alcalins.* Pour le purifier, on suit le procédé suivant :

        Sel marin du commerce. . . . .   1.000 grammes
        Eau distillée . . . .   3.000   —

Dissoudre le sel dans l'eau ; ajouter à la liqueur une dissolution de carbonate de soude que l'on verse goutte à goutte jusqu'à ce que tous les sels terreux soient précipités. Filtrer, évaporer la solution dans une capsule de porcelaine, et enlever avec une écumoire les cristaux qui se forment pendant l'évaporation. Recueillir ces cristaux sur un entonnoir, les laisser égoutter, les laver avec un peu d'eau distillée, puis les faire sécher. On obtient de cette manière le *chlorure de sodium purifié*.

Quelquefois le sel marin du commerce contient des *matières organiques* et de *l'eau d'interposition*. Pour détruire ces matières organiques et dessécher le sel, on le chauffe fortement dans une chaudière en fonte. Le produit ainsi obtenu porte le nom de sel *marin décrépité*.

Caractères d'identité. — Le chlorure de sodium est un sel blanc cristallisé en cubes, quelquefois en octaèdres. Les cristaux sont généralement groupés en trémies ; ils sont anhydres, mais ils renferment ordinairement de l'eau d'interposition, qui le fait décrépiter vivement quand on le chauffe. Il possède une saveur salée pure.

Il a une densité à 0° de 2,16.

Il est très soluble dans l'eau et sa solubilité n'augmente pas beaucoup avec la température. Il se dissout en effet dans 2 p. 8 d'eau froide et dans 2 p. 5 d'eau bouillante. Il est insoluble dans l'alcool absolu et soluble dans l'alcool faible.

Il est soluble dans 5 p. de glycérine.

Il fond au rouge, et se volatilise au rouge blanc.

Caractères spécifiques.— On le reconnaît aux caractères suivants :

1° Il donne les réactions caractéristiques des chlorures ;

2°   —   —   des sels de sodium.

Caractères de contrôle. — Non purifié, il peut contenir les ALTÉRATIONS suivantes :

Eau. — Il a dans ce cas un aspect humide. On peut doser cette eau en desséchant un poids donné de sel et en pesant après dessiccation.

Chlorure de calcium. — Sera reconnu à l'aide de l'oxalate d'ammoniaque (pr. blanc).

Chlorure de magnésium. — Sera reconnu à l'aide du phosphate d'ammoniaque (pr. blanc).

Sulfate de magnésie et de chaux. — Seront reconnus à l'aide du chlorure de baryum (pr. blanc).

Fer, cuivre, plomb. — Seront reconnus à l'aide du sulfhydrate d'ammoniaque (précipité de couleur variée).

Conservation. — Étant inaltérable à l'air, mais légèrement hygrométrique, il doit être conservé dans des flacons secs, bouchés et à l'abri de l'humidité.

Action physiologique. — Le chlorure de sodium présente, au point de vue physiologique, une importance considérable. Il est très répandu dans les liquides de l'organisme et en particulier dans le sang, qui en contient quatre à cinq dix-millièmes de son poids ; cette proportion ne peut s'abaisser sans qu'il en résulte des troubles graves pour la santé.

Le chlorure de sodium n'est pas absorbé par la peau intacte, mais il est facilement absorbé par le tissu cellulaire sous-cutané, par les muqueuses et même par les séreuses.

Ingéré à petites doses, il excite la sécrétion gastrique sans augmenter la quantité d'acide chlorhydrique.

Il favorise l'assimilation et l'absorption des matières albuminoïdes ; il détermine l'augmentation de l'urée excrétée, une élévation de la température animale, un engraissement plus rapide des animaux.

Il fournit l'acide chlorhydrique du suc gastrique, domine tous les actes de la diffusion, règle les échanges entre le sang et les tissus (Bouchard). A hautes doses (15 à 30 gr.), il détermine des vomissements et de la diarrhée.

Action thérapeutique. — On l'emploie :

Comme *condiment* dans l'anorexie ; comme *eupeptique* dans la dyspepsie ; comme *purgatif*, c'est surtout sous la forme d'eau de mer qu'il est employé dans ce but. L'eau de mer ordinaire ou filtrée, chargée ou non d'acide carbonique, purge à la dose de 1 à 2 verres ; comme *antiscrofuleux* ; comme *stimulant nutritif* ; comme *modificateur substitutif*, plaies atoniques, ophtalmies scrofuleuses ; dans toutes les maladies, que M. le professeur Bouchard a appelées *maladies par ralentissement de la nutrition*, c'est-à-dire celles dans lesquelles il y a une surcharge de produits non utilisés. Ainsi par exemple : goutte et gravelle urique (surcharge d'acide urique) ; obésité (surcharge de matières grasses) ; lithiase biliaire (surcharge de cholestérine) ; diabète (surcharge de sucre) ; rhumatisme (surcharge de produits azotés).

Il est très employé depuis quelques années pour la préparation des sérums artificiels, employés dans le lavage du sang (voir sérothérapie à ce sujet).

Modes d'administration et doses. — On l'emploie : A l'intérieur, à la dose de 20 à 60 grammes comme *purgatif*, dissous dans du bouillon de veau ou de l'eau gazeuse. En *lavements salés*, qui irritent assez fortement la muqueuse à la dose de 30 grammes pour 500 grammes d'eau ou une cuillerée à bouche pour 500 grammes d'eau.

A l'extérieur, en *collyre*, 1 à 3 grammes pour 30 grammes d'eau ; en *lotion*, 10 grammes pour 100 ; en *bain*, 5 kilos pour un bain.

Eaux minérales. — Associé ou non à d'autres principes, le chlorure de sodium minéralise un certain nombre d'eaux minérales :

Aix-la-Chapelle	2,63	par litre
Baden	1,09	—
Balaruc	7,04	—
Bourbon-Lancy	1,30	—
Bourbon l'Archambault	2,24	—
Bourbonne-les-Bains	5,8	—
Bride-les-Bains	1,22	—
Châtel-Guyon	1,75	—
St-Nectaire	2,60	—
Kreuznac	9,49	—
Nauheim	14	—
Pyrmont	9	—
Uriage	7,2	—

Incompatibles. — Acides minéraux, calomel, acétate de plomb, azotate d'argent, protosels de mercure.

Empoisonnements. — Il n'est pas toxique.

B. — Combinaison du sodium avec le brome.

Le sodium, en se combinant avec le brome, donne une combinaison, le bromure de sodium.

Bromure de sodium.

Formule. — Il a pour formule NaBr.

Préparation. — On le prépare en faisant agir du brome sur de la soude. On obtient ainsi un mélange de bromure et de bromate que l'on calcine pour transformer le bromate en bromure. Le mode opératoire à suivre est identique à celui décrit pour la préparation du bromure de potassium.

Caractères d'identité. — Le bromure de sodium est un sel cristallisé en cubes anhydres, blancs, d'une saveur piquante et salée, très soluble dans l'eau, soluble dans l'alcool.

Caractères spécifiques. — Il se reconnaît aux caractères suivants :

1° Il donne les réactions caractéristiques des bromures.

2°   —   —   des sels de sodium.

Caractères de contrôle. — Le bromure de sodium du commerce, souvent préparé avec du brome et de la soude impurs et par des procédés imparfaits, peut contenir les mêmes altérations que le bromure de potassium. Ces altérations, indiquées à l'article bromure de potassium, et sur lesquelles nous ne revenons pas ici, seront décelées par les procédés déjà mentionnés à cet article.

Il contient 77,67 0/0 de brome.

Conservation. — Étant hygrométrique, il doit être conservé dans des flacons bouchés, secs et à l'abri de l'humidité.

Action physiologique. — Son action physiologique est analogue à celle du bromure de potassium. Cependant, d'après les expériences des Drs Jules Chéron et Raoul Fougues, il semble résulter qu'il agit sur le système nerveux, mais n'a aucune action sur le système musculaire ; *il est simplement modérateur réflexe.*

Action thérapeutique. — Son action thérapeutique est analogue à celle du bromure de potassium ; on l'emploie surtout lorsqu'on veut agir particulièrement sur le système nerveux.

Modes d'administration et doses. — On l'administre de la même manière et aux mêmes doses que le bromure de potassium ; d'après certains auteurs, Fonssagrives, Dujardin-Beaumetz, il est mieux toléré que le bromure de potassium. D'après Bouchard, il est aussi actif que le bromure de potassium ; il est 40 fois moins toxique que lui, et doit lui être préféré comme nuisant moins à l'activité du cœur et de la nutrition, surtout chez les cardiaques et les urémiques : le potassium est un poison musculaire, le sodium est inoffensif.

Formules galéniques. — Il n'entre dans aucune formule galénique spéciale mentionnée au Codex.

Incompatibles. — Il est incompatible avec les mêmes corps que le bromure de potassium.

Empoisonnements. — Il n'est pas toxique.

C. — Combinaison du sodium avec l'iode.

Le sodium donne avec l'iode une combinaison, l'iodure de sodium.

Iodure de sodium.

Formule. — Il a pour formule NaI.

Préparation. — Sa préparation est analogue à celle de l'iodure de potassium ; on le prépare en effet par l'action de l'iode sur la soude.

Caractères d'identité. — D'après le supplément du Codex, l'iodure de sodium, suivant la température à laquelle il cristallise, peut être anhydre ou hydraté, et cristalliser sous deux formes différentes :

1° Cristallisé dans l'eau au-dessus de 40°, il forme des cristaux cubiques, anhydres, qui constituent l'iodure de sodium officinal.

On peut obtenir ce même sel anhydre, mais non cristallisé, en le faisant dissoudre dans l'eau et en évaporant à siccité son soluté.

2° Cristallisé dans l'eau au-dessous de 40°, à la température ordinaire par exemple, il cristallise en longs prismes clinorhombiques, contenant 2 molécules d'eau, soit 17,58 d'eau pour 100 de sel. Cet iodure hydraté fond à une douce chaleur, s'effleurit à l'air sec, mais il est déliquescent dans l'air humide.

L'iodure de sodium, anhydre, cristallisé en cubes, est l'iodure de sodium officinal. C'est là un point très important à retenir. Il arrive en effet que dans le commerce on donne le plus souvent, à la place de sodium anhydre cristallisé en cubes, l'iodure de sodium hydraté, cristallisé en prismes clinorhombiques. Si le pharmacien emploie ce dernier iodure, il doit d'après le Codex (Supplément) multiplier la dose à employer dans les préparations par 1,213. Si le médecin ordonne par exemple 5 gr. de NaI officinal, le pharmacien qui emploie NaI hydraté, devra mettre dans la préparation $5 \times 1,213$, c'est-à-dire 6,065 de ce sel hydraté.

Caractères spécifiques. — On le reconnaît aux caractères suivants :

1° Il donne les réactions caractéristiques des iodures ;

2° Il donne les réactions caractéristiques des sels de sodium.

Caractères de contrôle. — L'iodure du commerce, souvent préparé par des procédés imparfaits, peut être altéré par de l'iodate de soude. Il peut être falsifié par du chlorure et du bromure de sodium.

La recherche de ces altérations ou falsifications se fait par des procédés absolument identiques à ceux indiqués à l'article iodure de potassium pour la recherche des iodates, des chlorures et des bromures.

D'après le supplément du Codex, l'iodure de sodium officinal, qu'il soit amorphe ou cristallisé, ne doit pas perdre de son poids quand on le maintient dans une étuve à 100°.

Conservation. — Etant altérable à l'air et déliquescent, il doit être conservé dans des flacons très secs et bien bouchés.

Actions physiologique et thérapeutique. — Il a une action physiologique et thérapeutique analogues à celles de l'iodure de potassium.

Modes d'administration et doses. — Il s'emploie de la même manière et aux mêmes doses que l'iodure de potassium ; cependant, dit Foussagrives, on pourrait l'employer à doses plus élevées, car les sels de sodium sont inoffensifs tandis que les sels de potassium sont toxiques.

On l'emploie de préférence à l'iodure de potassium quand le traitement doit être prolongé, parce qu'il ne produit pas d'iodisme.

Formules galéniques. — Il n'entre dans aucune formule galénique mentionnée au Codex.

Incompatibles. — Il a les mêmes incompatibles que l'iodure de potassium.

Empoisonnements. — Il n'est pas toxique.

D. — Combinaison du sodium avec le fluor.

Le fluor forme avec le sodium une combinaison appelée : *Fluorure de sodium*, introduite depuis peu de temps en thérapeutique ; on l'appelle aussi *fluorol*. C'est un corps blanc, très soluble dans l'eau, peu soluble dans l'alcool.

Il a été préconisé par le Dr Tuffier comme antiseptique, et il l'emploie en solution à 0,25 à 1 0/0, pour le lavage de la vessie dans le traitement de certaines cystites.

Le Dr Bourgeois l'a recommandé pour le traitement de la tuberculose pulmonaire, à la dose de 0 gr. 10 par jour, dose qui est portée progressivement à 40 ou 50 centigrammes.

E. — Combinaisons du sodium avec l'oxygène.

Le sodium donne, en se combinant avec l'oxygène, plusieurs combinaisons analogues à celles que le potassium forme avec ce métalloïde :

1° Le protoxyde de sodium Na^2O.

2° Le peroxyde de sodium Na^2O^4.

Ces combinaisons sont sans intérêt ; mais l'une d'elles, le protoxyde, forme avec l'eau un hydrate intéressant, appelé hydrate de sodium.

Hydrate de sodium.

Synonymes. — L'hydrate de sodium, appelé aussi hydrate de soude, soude caustique a pour formule : NaOH.

Préparation. — La soude se prépare en traitant une solution de carbonate de soude par de la chaux éteinte et en faisant bouillir le mélange dans une chaudière en fonte. L'opération se fait d'après la méthode indiquée pour la préparation de la potasse et en prenant les mêmes précautions. La réaction produite est analogue à celle qui se passe dans la préparation de la potasse :

$$CO^3Na^2 + CaO^2H^2 = CO^3Ca + 2NaOH$$

La soude, obtenue par ce procédé, est appelée *soude à la chaux*. Cette soude est toujours impure ; elle renferme les mêmes impuretés que la potasse à la chaux et, comme elle, elle peut être purifiée au moyen de l'alcool à 95°. On obtient ainsi de la *soude à l'alcool*.

Caractères d'identité. — La soude présente les mêmes propriétés physiques, organoleptiques et chimiques que la potasse ; elle en diffère cependant par un point : exposée à l'air, elle forme du carbonate de soude qui devient sec et pulvérulent à la longue, tandis que la potasse donne du carbonate de potasse qui est déliquescent.

Caractères spécifiques. — On la reconnaît aux caractères suivants :

1° Elle donne les réactions générales des alcalis (avec le papier de tournesol rougi, le sirop de violette et le papier de curcuma).

2° Elle donne les réactions générales des sels de sodium.

Caractères de contrôle. — La soude à la chaux, qui n'a pas été purifiée à l'alcool, celle qui a été faite dans des vases métalliques ou celle qui a été imparfaitement conservée, contient les mêmes altérations que la potasse ; on les reconnaît de la même manière.

Conservation. — Doit être conservée comme la potasse.

Actions physiologique et thérapeutique. — Modes d'administration et doses. — Empoisonnements. — Elle a une action physiologique et une action thérapeutique analogues à celles de la potasse ; elle s'emploie dans les mêmes cas ; elle est toxique comme elle, et en cas d'empoisonnement, on administre les mêmes secours que pour la potasse.

En résumé, on le voit, l'hydrate de sodium ou soude a des propriétés absolument identiques à celles de l'hydrate de potassium ou potasse.

La soude caustique solide, bien que jouissant des propriétés eschatoriques de la potasse solide, n'est guère usitée ; mais on emploie quelquefois en pharmacie, dans diverses opérations, la soude caustique liquide, appelée aussi lessive des savonniers.

Soude caustique liquide ou lessive des savonniers.

Préparation. — Elle se prépare de la manière suivante :

Carbonate de soude sec du commerce. .	500 grammes	
Chaux vive.	400	—
Eau distillée	6000	—

Opérez, comme il a été dit, pour la préparation de la potasse. Quand la soude sera complètement décarbonatée, on jette le tout sur une toile : on lave le résidu, on réunit les liqueurs, on évapore rapidement dans une bassine d'argent jusqu'à ce que le liquide bouillant marque 1,28 au densimètre.

Caractères d'identité. — La lessive des savonniers est une liqueur ayant une densité de 1,332 à + 15° ; elle renferme en centièmes environ 23 grammes d'oxyde de sodium anhydre correspondant à 29 grammes de soude hydratée.

Caractères spécifiques. — Elle présente les mêmes caractères spécifiques que la soude.

Conservation. — Elle doit être conservée dans des flacons fermés par de bons bouchons de liège bouillis dans la paraffine.

Empoisonnements. — Elle est toxique, produit les mêmes symptômes que la soude solide et l'empoisonnement sera traité comme il a été dit pour la soude solide.

F. — Combinaisons du sodium avec le soufre.

Le sodium forme avec le soufre plusieurs combinaisons qui sont analogues à celles formées par le potassium :

1° Un monosulfure de sodium ayant pour formule Na^2S
2° Un bisulfure   —   — Na^2S^2
3° Un trisulfure   —   — Na^2S^3
4° Un quadrisulfure   —   — Na^2S^4
5° Un quintisulfure   —   — Na^2S^5

Parmi ces combinaisons deux seulement sont intéressantes : le monosulfure de sodium, le trisulfure de sodium.

§ 1. — Monosulfure de sodium.

Synonymes. —Le monosulfure de sodium, appelé aussi proto-sulfure de sodium, sulfhydrate de soude, a pour formule : $Na^2S + 9H^2O$.

Préparation. — Il se prépare par le procédé du Codex, qui consiste à faire passer un courant d'hydrogène sulfuré lavé dans de la soude caustique liquide à 1.332 (lessive des savonniers).

Soude caustique liquide à 1.332. Q. V. Faire passer dans ce liquide un courant d'acide sulfhydrique lavé jusqu'à ce qu'il cesse d'en absorber. Maintenir la dissolution à l'abri du contact de l'air ; elle laissera déposer des cristaux transparents et incolores de monosulfure de sodium. Lorsque leur masse cessera d'augmenter, on décante le liquide et on les enferme dans des flacons bien bouchés.

Réaction. — L'hydrogène sulfuré agit sur la soude en donnant du monosulfure de sodium et de l'eau :

$$2NaOH + H^2S = Na^2S + 2H^2O$$

Caractères d'identité. — Le monosulfure de sodium est un sel cristallisé en prismes rectangulaires incolores, terminés par des pyramides à 4 faces et renfermant ordinairement 9 molécules d'eau. Il est déliquescent, très soluble dans l'eau et dans l'alcool.

Caractères spécifiques. — On le reconnaît aux caractères suivants :

1° Il donne les réactions caractéristiques des monosulfures, réactions indiquées à l'article sulfures.

2° Il donne les réactions caractéristiques des sels de sodium. Pour les mettre en évidence, il faut dissoudre le monosulfure dans l'eau distillée ; traiter la solution aqueuse par l'acide chlorhydrique en léger excès, chauffer jusqu'à disparition d'odeur sulfurée et traiter la solution filtrée par les réactifs du sodium.

Caractères de contrôle. — Il peut être altéré par du sulfhydrate de sodium qui se forme toujours pendant la préparation. On en reconnaîtra la présence en dissolvant le monosulfure suspect dans de l'eau distillée et en traitant la dissolution par une dissolution de sulfate de manganèse. On obtiendra : un précipité chamois, sans dégagement d'hydrogène sulfuré, si le monosulfure ne renferme pas du sulfhydrate de sulfure ; un précipité chamois, avec dégagement d'hydrogène sulfuré, si le monosulfure renferme du sulfhydrate de sulfure. Ce sont là, on se le rappelle, les caratères distinctifs des monosulfures et des sulfhydrates de sulfures.

Conservation. — Etant déliquescent, il doit être enfermé dans des flacons bien secs et à l'abri de l'humidité.

Actions physiologique et thérapeutique. — Il a une action physiologique et thérapeutique analogues à celles du soufre et de l'hydrogène sulfuré, actions déjà indiquées et sur lesquelles nous ne reviendrons pas. Il est légèrement irritant pour la peau et les muqueuses et donne naissance dans l'organisme à de l'hydrogène sulfuré.

Il sert à la préparation des eaux sulfureuses et des bains sulfureux.

Modes d'administration et doses. — On l'emploie à l'INTÉRIEUR à la dose de 0 gr.02 à 0 gr.06 ; à l'EXTÉRIEUR à la dose de 60 à 100 grammes.

D'après MM. Brissemoret et Joanin, le monosulfure de sodium mériterait d'être prescrit à l'extérieur à la dose : 40 à 100 grammes pour la préparation des bains sulfureux, à la place du foie de soufre.

Il a en effet sur le sulfure de potassium l'avantage d'exercer sur la peau une action plus douce tout en développant peut-être une force éléctro-motrice plus intense au contact de l'épiderme ; son altérabilité est en outre moins grande que celle du sel de potassium.

Formules galéniques. — Il entre dans les formules galéniques suivantes mentionnées au Codex : *Eau sulfureuse* ou *eau sulfurée* ; *bain* dit *de Barèges* ; *sirop de monosulfure de sodium*. Ce sirop ne doit être préparé qu'au moment du besoin ; 20 grammes contiennent 0 gr. 02 de monosulfure cristallisé.

Incompatibles. — **Empoisonnements.** — Mêmes incompatibles, même action toxique que ceux indiqués au trisulfure de potassium.

§ 2. — Trisulfure de sodium.

Synonymes. — Le trisulfure de sodium appelé aussi trisulfure de sodium solide, trisulfure de sodium impur, sulfure de soude, polysulfure de sodium a pour formule : Na^2S^3.

Préparation. — Il se prépare en prenant :

Carbonate de soude sec du commerce . . . . . 1400 gr.
Soufre sublimé . . . . 1000 gr.

On suit pour cette préparation la marche indiquée pour la préparation du trisulfure de potassium.

Caractères d'identité. — Analogues à ceux du trisulfure de potassium.

Caractères spécifiques. — On le reconnaît aux caractères suivants :

Il donne les réactions générales des sels de sodium. Pour les mettre en évidence, il faut suivre la marche indiquée à propos du trisulfure de potassium : faire dissoudre le sulfure dans l'eau distillée, traiter la solution aqueuse par l'acide chlorhydrique en léger excès, chauffer jusqu'à disparition d'odeur sulfurée, filtrer et traiter la solution filtrée par les réactifs du sodium.

Caractères de contrôle. — Analogues à ceux du trisulfure de potassium.

Conservation. — **Actions physiologique et thérapeutique.** — **Incompatibles.** — **Empoisonnements et secours.** — Analogues à ceux du trisulfure de potassium.

G. — Combinaisons avec les autres métalloïdes.

Pas de combinaisons intéressantes.

SECTION III

ÉTUDE DES SELS QUE LE SODIUM FORME AVEC LES ACIDES MINÉRAUX.

SOMMAIRE. — Avec les acides du chlore (*hypochlorite* et *chlorate*). — Avec les acides du soufre (*hyposulfite, bisulfite, sulfate*). — Avec les acides de l'azote (*azotate*). — Avec les acides du phosphore (*hypophosphite, pyrophosphate, phosphate disodique, phosphate double de sodium et d'ammonium*). — Avec les acides de l'arsenic (*arséniate, cacodylate*). — Avec les acides du bore (*borate*). — Avec les acides du carbone (*carbonate neutre et bicarbonate*).

Synonymes. — Formule. — Préparation. — Purification. — Caractères d'identité, spécifiques, de contrôle. — Conservation. — Action physiologique, thérapeutique. — Modes d'administration et doses. — Formules galéniques. — Incompatibles. — Empoisonnements. — Secours.

A. — Combinaisons du sodium avec les acides oxygénés du chlore.

Le sodium donne avec les acides oxygénés du chlore les combinaisons suivantes :

1° Avec l'*acide hypochloreux*, l'hypochlorite de sodium ;

2° — l'*acide chloreux*, sels sans intérêt ;

3° — l'*acide chlorique*, le chlorate de sodium ;

4° — l'*acide perchlorique*, sels sans intérêt.

§ 1. — Hypochlorite de sodium.

Synonymes. — L'hypochlorite de sodium est aussi appelé hypochlorite de soude, chlorure d'oxyde de sodium.

L'hypochlorite de sodium n'est jamais employé à l'état de pureté en pharmacie. On utilise toujours l'hypochlorite de sodium impur, appelé chlorure de soude, et faisant partie du groupe des chlorures décolorants.

C'est un mélange d'hypochlorite de sodium et de chlorure de sodium : $ClONa + NaCl$.

Préparation. — Il peut se préparer par deux procédés :

1er Procédé. — Par la méthode générale de préparation des chlorures décolorants : en faisant passer un courant de chlore dans une solution froide et étendue de soude caustique :

$$2NaOH + Cl^2 = ClONa + NaCl + H^2O$$

2e Procédé. — En décomposant l'hypochlorite de chaux par le carbonate de sodium :

> Chlorure de chaux sec à 90°. . . 100 grammes
> Carbonate de soude cristallisé. . 200 —
> Eau distillée . . . . 4500 —

On délaie le chlorure de chaux, peu à peu, et en décantant souvent dans les deux tiers de l'eau. On dissout le carbonate de sodium dans le reste du liquide ; on mélange les dissolutions, on laisse déposer et on filtre.

Réaction. — Il se fait du carbonate de calcium qui se dépose ; de l'hypochlorite et du chlorure de sodium qui restent en dissolution.

$$\underbrace{ClO^2Ca}_{\text{Hypochlorite de chaux}} + CaCl^2 + 2CO^3Na^2 = 2CO^3Ca + 2ClONa + 2NaCl$$

La dissolution filtrée contient donc de l'hypochlorite et du chlorure de sodium. Pour obtenir le mélange des sels à l'état solide, on évaporerait rapidement la dissolution.

L'hypochlorite de sodium est toujours employé à *l'état de dissolution*, et cette dissolution porte, en pharmacie, les noms suivants : chlorure de soude liquide, hypochlorite de soude, chlorure d'oxyde de sodium, liqueur de Labarraque. Elle se prépare par la deuxième méthode de préparation de l'hypochlorite de sodium, indiquée plus haut et rapportée au Codex.

Caractères d'identité. — Le chlorure de soude liquide ou liqueur de Labarraque est un liquide incolore d'une saveur de chlore prononcée contenant : *de l'hypochlorite de sodium ; du chlorure de sodium ; un peu de carbonate de sodium*, qu'on y laisse toujours pour rendre la conservation plus certaine.

Caractères spécifiques. — On le reconnaît aux caractères suivants :

1° Il donne les réactions caractéristiques des chlorures décolorants.

2°   —   —   —   des sels de sodium.

Caractères de contrôle. — Il doit contenir deux fois son volume de chlore actif, ce qu'il sera facile de vérifier à l'aide des *méthodes chlorométriques* indiquées dans les cours de chimie minérale et d'analyse chimique.

Conservation. — Il doit être conservé dans des flacons bien bouchés, en verre ou en grès et dans un lieu frais. Un petit excès de carbonate de soude assure sa conservation.

Action physiologique. — Il a une action physiologique analogue à celle du chlore ; il ne produit cependant pas d'action irritante locale ; il agit et comme source de chlore et comme base alcaline ; c'est à la fois et un désodorant et un antiseptique.

Action thérapeutique. — On l'emploie : comme *désinfectant* des locaux et des objets infectés ; comme *antiseptique* dans la fièvre typhoïde (Chomel, Bouillaud), dans la gangrène pulmonaire (Aran) ; comme *traitement des brûlures* (Lisfranc, Pidduck) ; comme *modificateur des ulcères* : ulcères atoniques (Lisfranc), ulcères vénériens (Mène).

Modes d'administration et doses. — La liqueur de Labarraque s'administre : à l'INTÉRIEUR à la dose de XX à XXX gouttes et même, dit Fonssagrives, à la dose de 1 à 2 cuillerées à café (4 à 8 grammes) dans de l'eau non acide et peu sucrée ; en lavements, à la dose de 1 à 4 cuillerées à café (4 à 20 grammes). A l'EXTÉRIEUR, pure ou étendue, en lotions, compresses, injections, gargarismes, pulvérisations.

Incompatibles. — Acides, qui en dégagent du chlore. Il faut aussi éviter de l'employer avec des substances organiques et des sels métalliques ; car par l'oxygène ou le chlore qu'elle dégage, elle altère la plupart des substances organiques et suroxyde un grand nombre de composés métalliques.

Empoisonnements. — Elle est toxique à haute dose. Elle produit des empoisonnements dus et au chlore (dégagé sous l'influence du suc gastrique de l'estomac) et à la soude qu'elle renferme ; les symptômes sont les suivants : sensation de chaleur et de brûlure, depuis la bouche jusqu'à l'estomac ; salivation abondante ; vomissements, diarrhée, quelquefois convulsions ; l'haleine a une odeur de chlore ; l'intérieur de la bouche est blanc, décoloré. Un affaiblissement graduel s'empare du malade, et si la dose ingérée est très forte, cet affaiblissement peut aller en s'aggravant jusqu'à la mort.

Comme antidotes de l'hypochlorite de soude et des hypochlorites en général, M. le professeur Carles conseille d'employer les corps suivants : 1° le sulfite neutre de soude ; 2° l'hyposulfite de soude ; 3° le chlorhydrate d'ammoniaque ; 4° le sulfate d'ammoniaque.

Dans le cas où un pharmacien se trouverait en présence d'un empoisonnement par un hypochlorite, et n'aurait à sa disposition aucun des sels ci-dessus mentionnés, M. Carles conseille de faire boire au malade de l'urine.

L'urine contient de l'urée ; cette urée est décomposée par les hypochlorites et il y a formation d'azote et de chlorures. Bien que cet antidote soit répugnant, il faut insister auprès du malade pour le lui faire prendre.

Premiers secours. — Malgré la présence d'un alcali dans les hypochlorites, il ne faut pas songer à employer comme contre-poisons les liqueurs acides usitées pour combattre les empoisonnements, causés par la soude et par la potasse ; on éviterait un mal pour tomber dans un plus grand, en dégageant dans l'estomac même une grande quantité de chlore. On administrera donc les secours suivants :

1° Provoquer les vomissements.

2° Administrer de l'eau albumineuse en grande abondance.

3° Administrer ensuite de la magnésie délayée dans de l'eau.

4° Administrer des soins généraux : cataplasmes sur les parties douloureuses ; frictions avec flanelle imbibée d'un liquide aromatique, eau de Cologne, vinaigre de toilette, etc.

§ 2. — Chlorate de sodium.

Synonymes. — Le chlorate de sodium appelé aussi chlorate de soude a pour formule ClO^3Na.

Il a les plus grandes analogies avec le chlorate de potassium. Mêmes procédés de préparation, mêmes caractères d'identité, mêmes caractères spécifiques (sauf qu'il donne les caractères des sels de sodium et non ceux des sels de potassium) ; mêmes caractères de contrôle, mêmes actions physiologiques et thérapeutiques, mêmes modes d'administration, mêmes doses, mêmes incompatibles ; comme lui, non toxique. Nous n'insisterons donc pas sur l'histoire de ce corps.

B. — Combinaisons du sodium avec les acides oxygénés du brome et de l'iode.

Combinaisons sans intérêt.

C. — Combinaisons du sodium avec les acides oxygénés du soufre.

Le sodium donne, avec les acides oxygénés du soufre les combinaisons suivantes :

1° Avec *l'acide hyposulfureux,*   L'hyposulfite de sodium.

2° Avec *l'acide sulfureux,*   { Le sulfite neutre de sodium (*inusité*). Le sulfite acide de sodium ou bisulfite.

3° Avec *l'acide sulfurique,*   { Le sulfate neutre de soude. Le sulfate acide de soude (*inusité*).

§ 1. — Hyposulfite de sodium.

Synonymes. — L'hyposulfite de sodium, appelé aussi hyposulfite de soude, thiosulfate de sodium, thiosulfate de soude, sulfite sulfuré de soude, a pour formule : $S^2O^3Na^2 + 5H^2O$.

Préparation. — On le prépare en faisant bouillir du sulfite neutre de sodium avec du soufre :

$$SO^3Na^2 + S = S^2O^3Na^2.$$

Caractères d'identité. — L'hyposulfite de soude cristallise en gros prismes transparents et incolores, d'une saveur amère ; ces cristaux renferment cinq molécules d'eau. A 45°, il fond dans son eau de cristallisation ; à 215°, il perd cette eau de cristallisation ; à 220°, il se décompose en abandonnant du soufre. Il est très soluble dans l'eau, et produit, en se dissolvant dans son poids d'eau, un abaissement de température de 18°. Il est insoluble dans l'alcool.

Il est inaltérable à l'air ; les acides minéraux le détruisent.

Caractères spécifiques. — On le reconnaît aux caractères suivants :

1° Il donne les réactions caractéristiques des hyposulfites ;

2°   —   —   des sels de sodium.

Caractères de contrôle. — Mal préparé, il peut contenir du sulfate de soude ; dans ce cas, la solution traitée par le chlorure de baryum, donnera un précipité blanc de sulfate de baryte

Conservation. — Il est inaltérable à l'air, mais étant très soluble dans l'eau, il doit être conservé dans des flacons bien secs et bien bouchés.

Action physiologique. — C'est un antizymotique, c'est-à-dire un corps ayant la propriété de conserver les matières organiques en voie de décomposition putride, et d'arrêter les fermentations des corps qui se décomposent sous l'action des ferments.

Action thérapeutique. — Il a été employé comme antiputride et antifermentescible par Polli, Semmola, Constantin Paul, Rabuteau etc., contre l'infection purulente, les sarcines de l'estomac, les diverses maladies zymotiques, etc. D'après Goll (1), ce serait un très bon désinfectant pour l'estomac et l'intestin, supérieur de beaucoup à la résorcine et autres corps employés dans le même but.

Modes d'administration et doses. — On l'emploie à la dose de 1 à 5 grammes sous forme de solution ou potion ; à la dose de 30 grammes, il est purgatif.

Lorsqu'on administre l'hyposulfite de soude sous forme de potion, on peut masquer sa saveur désagréable en employant la forme suivante recommandée par Brissemoret et Joanin :

> Hyposufilte de soude . . . .   2 grammes
> Sirop d'Eucalyptus . . . .   50 grammes
> Eau distillée. . . . .   100 grammes

On l'administre en *gargarisme*, 20 grammes pour 300 grammes de véhicule ; en *collutoire*, 4 grammes pour 30 grammes de miel rosat ; en *pommade* au 1/8e ; en *lotions et injections*, 5 grammes pour 100 grammes.

Formule galénique. — Il n'entre dans aucune formule galénique inscrite au Codex.

Incompatibles. — Acides, sels acides, iode.

Empoisonnements. — Il n'est pas vénéneux.

§ 2. — Sulfite acide de sodium.

Synonymes. — Le sulfite acide de sodium, appelé aussi sulfite de soude, bisulfite de soude, sulfite acide de soude, a pour formule : SO^3NaH.

(1) Voir *Ph. Centralhalle*, XXXII, 1891, 358.

Préparation. — On le prépare en dirigeant un courant d'acide sulfureux dans une solution concentrée de carbonate de sodium (1 p. carbonate, 2 p. d'eau). Quand la liqueur est sursaturée, on y ajoute aussitôt une quantité de carbonate de sodium égale à celle qu'elle contient déjà, et on laisse cristalliser.

Caractères d'identité. — Le sulfite acide de soude se présente sous la forme de cristaux irréguliers et opaques, à réaction acide, d'une saveur sulfureuse désagréable, solubles dans l'eau, insolubles dans l'alcool. Il est très oxydable à l'air.

Caractères spécifiques. — On le reconnaît aux caractères suivants :

1° Il donne les réactions générales des sulfites ;

2° Il donne les réactions générales des sels de sodium ;

3° Sa solution est acide, tandis que celle du sulfite neutre est alcaline.

Caractères de contrôle. — Mal préparé, ou mal conservé, il peut contenir les ALTÉRATIONS suivantes :

Chlorures. — Seront reconnus à l'aide de l'azotate d'argent qui donnera un précipité blanc.

Sulfates. — Seront reconnus à l'aide du chlorure de baryum (pr. blanc).

Hyposulfites. — On décèle leur présence en traitant la solution par un acide ; il y aura dégagement d'acide sulfureux et dépôt de soufre, dans le cas où le bisulfite renferme un hyposulfite.

Conservation. — Etant extrêmement oxydable à l'air, il doit être conservé dans des flacons bien fermés avec un bouchon de liège ou mieux de caoutchouc.

Action physiologique. — Il a une action physiologique analogue à celle de l'hyposulfite de soude ; c'est un antizymotique.

Action thérapeutique. — Il est antiputride et antifermentescible comme l'hyposulfite de soude.

Modes d'administration et doses. — Il s'emploie de la même manière et aux mêmes doses que l'hyposulfite de soude. On lui préfère cependant l'hyposulfite parce qu'il a une saveur moins désagréable. On l'emploie surtout en lotions et injections au $1/10^e$.

Formules galéniques. — Il n'entre dans aucune formule galénique spéciale inscrite au Codex.

Incompatibles. — Comme l'hyposulfite de soude, il est incompatible avec les acides, les sels acides, l'iode.

Empoisonnements. — Il n'est pas vénéneux.

§ 3. — Sulfate neutre de sodium.

Synonymes. — Le sulfate neutre de sodium, appelé aussi sulfate de soude, sel de Glauber, sel d'Epsom, sel cathartique, a pour formule : $SO^4Na^2 + 10H^2O$.

Préparation. — On le prépare *industriellement* et on le retire : soit *des gisements naturels* qui existent principalement en Espagne, et où le sulfate de soude se trouve à l'état anhydre et constitue le minéral appelé Thénardite ; soit *des eaux de la mer* ; soit *des eaux de plusieurs lacs de la Basse-Autriche* ; soit *de certaines eaux minérales*, Carlsbad, Pullna etc., où le sulfate de soude se trouve à l'état de dissolution.

On le retire aussi des *résidus de la fabrication de l'acide chlorhydrique*. On sait, en effet, que pour préparer l'acide chlorhydrique, on décompose le chlorure de sodium par l'acide sulfurique ; il se forme de l'acide chlorhydrique et du sulfate de soude d'après la réaction suivante :

$$SO^4H^2 + 2NaCl = SO^4Na^2 + 2HCl.$$

C'est là, soit dit en passant, le principal mode de fabrication du sulfate de sodium.

Purification. — Le sulfate de soude du commerce est souvent impur ; il peut contenir des sels métalliques, des chlorures, des sulfates, des sels ammoniacaux, calcaires, magnésiens ; on le purifie par cristallisation, en suivant la méthode indiquée au Codex :

Sulfate de soude du commerce. . . . . 1000 grammes.
Sulfate distillé . . . . 1000 grammes.

Dissolvez le sel dans l'eau à l'aide de la chaleur, filtrez la solution, et laissez-la cristalliser par refroidissement. Après décantation des eaux-mères, on égoutte les cristaux, on les essuie rapidement dans du papier sans colle, et aussitôt qu'ils commencent à s'effleurir, on les enferme dans des flacons bien bouchés.

Caractères d'identité. — Le sulfate de sodium est un sel cristallisé en prismes à 4 pans, terminés par des sommets dièdres, à saveur amère et désagréable, renfermant 56 0/0 d'eau de cristallisation. Les cristaux, transparents au moment de leur préparation, s'effleurissent rapidement à l'air en perdant toute leur eau de cristallisation ; le sulfate de sodium est alors anhydre. Si on les chauffe, ils se dissolvent dans leur eau de cristallisation, c'est-à-dire qu'ils subissent la *fusion aqueuse* ; puis, l'eau s'évaporant, le sel redevient solide, et ce n'est qu'à une haute température qu'il éprouve la *fusion ignée*.

Caractères spécifiques. — On le reconnaît aux caractères suivants :

1° Il donne les réactions générales des sulfates ;

2°   —   —   —   des sels de sodium.

Caractères de contrôle. — Le sulfate de sodium non purifié peut contenir certaines ALTÉRATIONS que l'on reconnaît de la manière suivante :

Sels métalliques. — Faire passer dans la solution un courant d'hydrogène sulfuré ; s'il y a un sel métallique, précipité ; sinon, pas de précipité.

Chlorures. — Traiter la solution par l'azotate d'argent ; il y aura un précipité blanc s'il y a un chlorure ; sinon, pas de précipité.

Sels calcaires. — Traiter la solution par l'oxalate d'ammoniaque, il y aura un précipité blanc s'il y a un sel calcaire ; sinon, pas de précipité.

Sels ammoniacaux. — La solution, chauffée avec un peu de potasse caustique, dégage de l'ammoniaque.

Sels magnésiens. — La solution, traitée par le phosphate d'ammoniaque, donnera un précipité blanc.

Conservation. — S'effleurissant rapidement à l'air, il doit être conservé dans des flacons bouchés.

Actions physiologique et thérapeutique. — Le sulfate de soude est un des agents les plus usuels de la médication purgative. On l'emploie surtout comme purgatif.

Modes d'administration et doses. — On l'emploie à la dose de 15 à 60 grammes et on l'administre en dissolution dans l'eau, édulcorée ou non, gazeuse ou non.

Formules galéniques. — Il entre dans le lavement purgatif du Codex et dans certaines préparations non mentionnées au Codex ; sel de Guindre, tisane royale, médecine noire. — Avec le sel effleuri, on prépare des collyres employés pour pratiquer des insufflations sur la cornée.

Incompatibles. — Alcalis, carbonates, phosphates solubles.

Empoisonnements. — Il n'est pas toxique.

D. — Combinaisons du sodium avec les acides oxygénés de l'azote.

Le sodium donne, avec les acides oxygénés de l'azote, les combinaisons suivantes :

1° Avec l'*acide azoteux*, l'azotite de sodium (sans intérêt).

2° Avec l'*acide azotique*, l'azotate de sodium (intéressant).

Azotate de sodium.

Synonymes. — L'azotate de sodium, appelé ausi azotate de soude, nitrate de soude, nitre du Chili a pour formule : AzO^3Na.

Préparation. — Il est préparé industriellement et on l'extrait des mines du Chili et du Pérou où il forme des gisements considérables.

Purification. — On le purifie en le soumettant à un raffinage très simple, qui consiste à lessiver le sel brut avec une solution saturée d'azotate de sodium, qui dissout les sels étrangers (sulfate, chlorure, iodure et iodate de sodium).

Caractères d'identité. — Le nitrate de sodium est un sel blanc, cristallisé en rhomboèdres, anhydres et transparents, d'une saveur âcre et fraîche, déliquescent, très soluble dans l'eau, insoluble dans l'alcool.

Caractères spécifiques. — On le reconnaît aux caractères suivants :

1° Il donne les réactions caractéristiques des azotates.

2°   —   —   des sels de sodium.

Caractères de contrôle. — Imparfaitement purifié, il peut contenir les ALTÉRATIONS suivantes :

Sulfate de sodium. — On reconnaît sa présence avec le chlorure de baryum (pr. blanc).

Chlorure de sodium. — On reconnaît sa présence avec l'azotate d'argent (pr. blanc.)

Iodure de sodium. — On reconnaît sa présence par le procédé Bouis, déjà indiqué à l'essai du bromure de potassium, et qui consiste à dissoudre l'azotate à essayer dans de l'eau distillée, faire bouillir cette solution avec quelques gouttes de perchlorure de fer et y plonger une petite bande de papier amidonné ; le papier bleuit, s'il y a un iodure.

Iodate de sodium. — On reconnaît sa présence en calcinant un peu .

d'azotate suspect ; s'il y a de l'iodate, il se transformera par la calcination en iodure que l'on décèlera par le procédé de Bouis.

Conservation. — Etant hygrométrique, il doit être conservé dans des vases bouchés et à l'abri de l'humidité.

Actions physiologique et thérapeutique, etc. — Il a une action physiologique et une action thérapeutique analogues à celles de l'azotate de potassium.Il s'emploie aux mêmes doses ; il a les mêmes incompatibles ; en un mot, il possède toutes les propriétés diurétiques, tempérantes et antiphlogistiques de l'azotate de potassium ; mais, dit Fonssagrives, il l'emporte sur ce dernier sel, quand il est employé à hautes doses, par son innocuité absolue, supériorité ou avantage que tous les sels de soude possèdent sur les sels de potasse.

E. — Combinaisons du sodium avec les acides oxygénés du phosphore.

Le sodium donne, avec les acides oxygénés du phosphore, les composés suivants intéressants au point de vue médico-pharmaceutique.

1° Avec l'*acide hypophosphoreux* : l'hypophosphite de sodium.

2° Avec l'*acide pyrophosphorique* : le pyrophosphate de sodium et le pyrophosphate de sodium et de fer, sel double.

3° Avec l'*acide phosphorique*, acide orthophosphorique, acide phosphorique trihydraté : le phosphate de sodium, le phosphate double de sodium et d'ammoniaque.

§ 1. — Hypophosphite de sodium.

Synonymes. — L'hypophosphite de sodium, appelé aussi hypophosphite de soude, a pour formule : PO^2H^2Na.

Préparation. — 1ᵉʳ Procédé : On le prépare en traitant l'hypophosphite de baryum par du sulfate de sodium. — Il se forme du sulfate de baryte insoluble et de l'hypophosphite de sodium, qui reste dans la dissolution. On filtre pour séparer le sulfate de baryte insoluble, et on évapore la dissolution filtrée avec précaution à une température de 50° au plus. Par le refroidissement, l'hypophosphite cristallise :

$$(PO^2H^2)^2Ba + SO^4Na^2 = SO^4Ba + 2(PO^2H^2Na)$$

<table>
<tr><td>Hypophosphite de baryum</td><td>Sulfate de sodium</td><td>Sulfate de baryte</td><td>Hypophosphite de sodium</td></tr>
</table>

2ᵉ Procédé. — On peut aussi le préparer en décomposant une

solution d'hypophosphite de calcium par une solution de carbonate de sodium.

Caractères d'identité. — L'hypophosphite de sodium est un sel blanc, cristallisé ou amorphe, déliquescent, complètement soluble dans 2 p. d'eau et dans 15 p. d'alcool à 90°, à réaction alcaline.

Caractères spécifiques. — On le reconnaît aux caractères suivants :

1° Il donne les réactions caractéristiques des hypophosphites ;
2°   —   —   des sels de sodium.

Caractères de contrôle. — Il peut, suivant son mode de préparation, renfermer les ALTÉRATIONS suivantes :

Sulfates, décelés à l'aide du chlorure de baryum (précipité blanc) ;
Chaux, décelée à l'aide de l'oxalate d'ammoniaque (précipité blanc) ;
Baryte, décelée à l'aide du sulfate de soude (précipité blanc) ;
Carbonates, décelés avec l'acide chlorhydrique (effervescence).

Conservation. — Etant déliquescent, il doit être conservé dans un flacon sec et bien bouché.

Action physiologique. — On attribue à l'hypophosphite de sodium des propriétés de stimulation nutritive et de rénovation sanguine qui l'ont fait employer dans toutes les maladies consomptives et en particulier dans la phtisie (Churchill). G. Sée et Hayem le considèrent comme un utile modificateur de la nutrition. Il favorise, en effet, la nutrition, en augmentant l'appétit, améliorant les digestions, diminuant la diarrhée et l'expectoration.

D'après M. le Professeur Hanot, on l'emploie utilement, à titre d'adjuvant, surtout dans la phtisie à forme scrofuleuse, avec sécrétions muco-purulentes abondantes.

Action thérapeutique. — On l'emploie comme antiphtisique ; mais ce n'est pas, comme le disait Churchill, un spécifique de la phtisie.

Modes d'administration et doses. — On l'administre à L'INTÉRIEUR à la dose de 0 gr. 10 à 0 gr. 50 et de 3 gr. par jour, en solution sucrée ou non.

Formules galéniques. — Il entre dans le sirop d'hypophosphite de soude. 20 gr. de ce sirop contiennent 0 gr. 20 d'hypophosphite de sodium.

Incompatibles. — Acides, sels d'argent, de cuivre.

Empoisonnement. — Il n'est pas vénéneux.

§ 2. — Pyrophosphate de sodium.

Synonymes. — Le pyrophosphate de sodium, appelé aussi pyrophosphate de soude, a pour formule : $P^2O^7Na^4 + 5H^2O$.

Préparation. — On le prépare en calcinant le posphate de sodium cristallisé qui est, comme nous le verrons, un phosphate ou orthophosphate disodique. Il se forme de l'eau et du pyrophosphate de sodium d'après la réaction suivante :

$$2 (PO^4Na^2H) = P^2O^7Na^4 + H^2O.$$

Orthophosphate   Pyrophosphate de
disodique   sodium

Caractères d'identité. — Le pyrophosphate de sodium est un sel blanc, cristallisé en petits cristaux non efflorescents. Il contient 40,36 pour 100 d'eau de cristallisation. Il est soluble dans l'eau et sa solution est alcaline.

Caractères spécifiques. — On le reconnaît aux caractères suivants :

1° Il donne les réactions caractéristiques des pyrophosphates ;

2°   —   —   des sels de sodium.

Usages. — Le pyrophosphate de soude n'a pas reçu d'applications médicales ; il sert surtout à préparer des sels doubles avec les pyrophosphates insolubles. Il donne, notamment avec le pyrophosphate de fer, un sel double, le pyrophosphate de fer et de sodium, que nous étudierons avec les sels de fer.

Phosphates de sodium.

Le sodium, en se combinant avec l'acide phosphorique trihydraté ou orthophosphorique, donne trois sels :

1° Le *phosphate monosodique* PO^4H^2Na (sel diacide, à réaction acide);

2° Le *phosphate disodique* PO^4HNa^2 (sel monacide, à réaction alcaline);

3° Le *phosphate trisodique* PO^4Na^3 (sel neutre, à réaction alcaline).

Un seul de ces sels est intéressant au point de vue pharmaceutique et médical, c'est le phosphate disodique.

§ 3. — Phosphate de soude.

Synonymes. — Le phosphate de soude, appelé phosphate disodique, orthophosphate disodique, désigné aussi *improprement* sous le nom de *phosphate neutre de soude*, a pour formule :

$$PO^4HNa^2 + 12H^2O$$

Préparation. — On le prépare en décomposant le phosphate acide de calcium (cendres d'os traitées par l'acide sulfurique) par le carbonate de sodium. Il se fait du phosphate disodique et du carbonate de chaux :

$$(PO^4H^2)^2Ca + 2(CO^3Na^2) = 2(PO^4HNa^2) + CO^3Ca + CO^2 + H^2O$$

En filtrant la liqueur, on sépare le carbonate de chaux insoluble, et par la concentration de la liqueur filtrée, qui renferme le phosphate disodique, ce sel cristallise après refroidissement.

Caractères d'identité. — Le phosphate de soude est un sel cristallisé en prismes rhomboïdaux obliques, incolores, transparents, efflorescents, contenant 60,33 pour 100 d'eau de cristallisation, et 2,51 pour 100 d'eau de constitution, très solubles dans l'eau, insolubles dans l'alcool.

Caractères spécifiques. — On le reconnaît aux caractères suivants :

1° Il donne les réactions générales des phosphates ;
2°   —   des sels de sodium. .

Caractères de contrôle. — Mal préparé ou fait avec du carbonate de sodium impur, il peut contenir les ALTÉRATIONS suivantes que l'on reconnaîtra ainsi :

Chlorures. — Aciduler la solution par l'acide azotique et traiter par l'azotate d'argent (pr. blanc).

Sulfates. — Aciduler la solution par l'acide azotique et traiter par le chorure de baryum (pr. blanc).

Carbonates. — Traiter la solution par un acide (effervescence).

Magnésie. — Traiter la solution par un mélange de chlorure d'ammonium et d'ammoniaque. On obtiendra un précipité cristallin de phosphate ammoniaco-magnésien.

Conservation. — Étant efflorescent, il doit être conservé dans des flacons bien bouchés.

Actions physiologique et thérapeutique. — Préconisé comme purgatif et antidiabétique.

Modes d'administration et doses. — Comme *antidiabétique*, on l'emploie en solution à la dose de 1 à 5 grammes ; comme *purgatif*, on l'emploie à la dose de 30 à 60 grammes, dans du bouillon d'herbes, une limonade de groseilles ou de citron. Son goût peu prononcé, son action douce sur l'estomac en font un agent commode de la médication évacuante chez les enfants (Gubler, Fonssagrives).

Le phosphate de soude a été préconisé comme purgatif par M. Constantin Paul, pour remplacer le sulfate de soude, sel qui occasionne souvent des coliques. On l'emploie à la dose de 25 gr. sous forme de limonades purgatives que l'on prépare comme les limonades de citrate de magnésie.

Le phosphate de soude a été préconisé en injections hypodermiques pour remplacer les injections d'extraits organiques (Croq fils de Bruxelles) (1).

Formules galéniques. — Il n'entre dans aucune formule galénique spéciale inscrite au Codex.

Incompatibles. — Acides, sels de chaux, de plomb, chlorures et tous les sels qui peuvent donner des phosphates insolubles.

Empoisonnement. — Il n'est pas vénéneux.

§ 4. — Phosphate double de soude et d'ammoniaque.

L'acide phosphorique forme avec le sodium et l'ammonium, un sel double, le phosphate de soude et d'ammoniaque, appelé aussi phosphate de soude ammoniacal, sel de phosphore, ayant pour formule : $PO^4HNa(AzH^4) + 4H^2O$.

Ce sel, mentionné au Codex, étant sans emploi en médecine, ne sera pas étudié.

F. — Combinaisons du sodium avec les acides oxygénés de l'arsenic.

Le sodium donne, avec les acides oxygénés de l'arsenic, un certain nombre de combinaisons intéressantes ; ce sont l'arséniate de sodium, le cacodylate de sodium et le méthylarsinate de sodium.

§ 1. — Arséniate de sodium.

Synonymes. — L'arséniate de sodium appelé aussi arséniate de soude, arséniate disodique, a pour formule :

$$AsO^4HNa^2 + 7H^2O \text{ ou } 4H^2O$$

(1) Voir à ce sujet son étude sur les sérums thérapeutiques et autres liquides organiques injectables (p. 13).

Préparation. — On le prépare en oxydant l'anhydride arsénieux par l'azotate de sodium :

Azotate de sodium.	200 grammes
Acide arsénieux.	116 —

Mélangez exactement les deux substances, chauffez-les au rouge dans un creuset en terre ; laissez refroidir et traitez le résidu par l'eau ; versez dans la liqueur du carbonate de soude en solution jusqu'à ce qu'elle ait une réaction alcaline, bien prononcée ; faites évaporer et laissez cristalliser par refroidissement à une température comprise entre 15° et 20° (*point très important*).

Quelles sont les réactions qui se passent dans cette opération ? Lorsqu'on chauffe l'acide arsénieux avec l'azotate de sodium, on transforme, par l'action de l'acide azotique provenant de l'azotate, l'acide arsénieux en acide arsénique. Cet acide arsénique, en se combinant avec le sodium donne du biarséniate de sodium. L'addition du carbonate de soude a pour but de convertir ce biarséniate en arséniate neutre.

Caractères d'identité. — L'arséniate de sodium est un sel incolore, à réaction alcaline, cristallisant en prismes rhomboïdaux obliques, inodores, solubles dans 4 p. d'eau froide, très solubles dans l'eau bouillante, solubles dans 60 p. d'alcool à 90° et dans 2 p. de glycérine.

Cristallisé au-dessous de 20°, il contient, d'après certains auteurs 7 molécules d'eau de cristallisation ; d'après d'autres auteurs, il contient au contraire 12 molécules d'eau de cristallisation ; en tout cas, il est efflorescent. Étant efflorescent, il perd graduellement son eau de cristallisation, et par conséquent, il offre une composition très variable, suivant la durée de sa conservation. C'est là un inconvénient grave, qui peut donner lieu à des écarts de dosage qui ne sont pas indifférents, lorsqu'il s'agit d'un médicament aussi actif. On peut, il est vrai, d'après M. G. Fleury, restituer à ce sel l'eau de cristallisation qu'il a perdue. Il suffit pour cela de le pulvériser, de le placer sous une cloche au-dessus d'un vase plein d'eau. Après dix jours environ, il a repris son hydratation primitive.

Cristallisé au-dessus de 20° dans une étuve chauffée entre 20° et 30°, l'arséniate de sodium cristallise, d'après certains auteurs avec 4 molécules d'eau de cristallisation ; d'après d'autres auteurs, il cristallise avec 7 molécules d'eau ; il n'est plus efflorescent. Ce sel, n'étant pas efflorescent, a donc une composition constante qui permet de le doser d'une manière toujours rigoureuse. Malgré cela c'est le sel cristallisé au-dessous de 20°, efflorescent qui est officinal.

Caractères spécifiques. — Il se reconnaît aux caractères suivants :

1° Il donne un solution ayant une réaction alcaline,
2° Il donne les réactions générales des arséniates,
3°   —   des sels de sodium.

Caractères de contrôle. — Préparé avec de l'azotate de sodium, de l'acide arsénieux et du carbonate de sodium purs, il est pur.

On remplace quelquefois ce sel par de l'arséniate de potassium. Cette substitution sera reconnue en dissolvant le sel suspect dans l'eau distillée : la solution rougira le papier de tournesol, car elle sera acide ; elle donnera tous les caractères des sels de potassium.

Composition. — L'arséniate de sodium cristallisé, officinal, présente la composition suivante : 100 p. de ce sel contiennent 36.85 d'acide arsénique représentant 24.03 d'arsenic métallique et correspondant à 31.73 d'acide arsénieux.

Conservation. — Etant efflorescent, il doit être conservé dans des flacons parfaitement bouchés et à l'abri de l'air.

Action physiologique. — Il possède les propriétés physiologiques générales des arsénicaux, propriétés décrites à l'article acide arsénieux.

Action thérapeutique. — Il est employé contre les affections cutanées et contre celles des voies respiratoires.

Modes d'administration et doses. — On l'emploie à l'INTÉRIEUR en solutions, en pilules, ou en granules à la dose de 1 à 6 milligrammes par dose et de 2 centigrammes par 24 heures.

A l'EXTÉRIEUR, on peut l'employer en pommade au 1/15 ; en bains 10 gr. pour un bain.

A ce propos, il importe de faire observer à nouveau que la substitution de l'arséniate de potassium à l'arséniate de sodium est dangereuse ; car, à poids égal, l'arséniate de potassium contient beaucoup plus d'arsenic que l'arséniate de sodium.

Formules galéniques. — Il entre dans les formules galéniques suivantes inscrites au Codex : Soluté d'arséniate de soude, appelé aussi solution ou liqueur arsénicale de Pearson ; papier arsénical appelé aussi cigarettes arsénicales.

Incompatibles. — Sels de chaux solubles, eaux calcaires, kermès, sels de magnésie, magnésie, oxyde de fer, sels d'argent et de cuivre.

Empoisonnements. — Il est vénéneux (symptômes et secours analogues à ceux indiqués à l'article acide arsénieux).

§ 2. — Cacodylate de soude.

Formule. — Le cacodylate de soude a pour formule :

$$AsO(CH^3)^2ONa + nAq.$$

Préparation. — On sature, en présence de la phtaléine, l'acide cadodylique par de la lessive de soude pure ; on fait cristalliser soit dans l'eau, soit dans l'alcool étendu.

Le carbonate de soude ne convient pas pour la saturation de l'acide cacodylique, car le cacodylate de soude retient l'acide carbonique en assez grande quantité.

Caractères d'identité. — Le cacodylate de soude cristallise en prismes brillants ou en paillettes nacrées ; il est très soluble dans l'eau et dans l'alcool ; il est déliquescent.

Il fond à 60° dans son eau de cristallisation et se solidifie ensuite ; il ne perd complètement son eau de cristallisation que vers 120°.

Caractères de contrôle. — Le cacodylate de soude présente les mêmes altérations que l'acide cacodylique et son essai se fait par les mêmes procédés. Mais en dehors de la recherche de ces altérations l'essai doit se compléter par le *titrage*. En effet selon la température de cristallisation et la nature du dissolvant la teneur en eau de cristallisation varie dans de fortes proportions. Le cacodylate de soude que fournit habituellement le commerce contient de 2 à 3 molécules d'eau, mais on peut en rencontrer des échantillons n'en contenant que 1 molécule, d'autres en contenant jusqu'à 3 molécules 1/2.

Le procédé de titrage employé aujourd'hui est celui qu'ont fait connaître MM. Imbert et Astruc (1) et dont voici le principe :

L'acide cacodylique est neutre vis-à-vis de l'héliantine. Par conséquent si l'on ajoute un acide fort à du cacodylate de soude, l'acide cacodylique mis en liberté ne produira aucun changement de teinte en présence d'héliantine et celle-ci ne virera au rose que sous l'influence d'un excès de l'acide fort employé, c'est-à-dire seulement au moment où tout l'acide cacodylique aura été déplacé. Le cacodylate, en présence d'héliantine se comporte donc comme une base libre, au point de vue de son titrage. La quantité d'acide fort employé représente une quantité *équivalente* d'acide cacodylique *combiné*.

(1) Imbert et Astruc, *Journ. de pharm. et de chim.*, 1899 (6), X, 392-396.

Mais les cacodylates de soude du commerce contiennent toujours une certaine quantité d'acide cacodylique libre ; celui-ci échappe au dosage effectué d'après le principe précédent. Or il n'est pas douteux que cet acide libre, augmentant l'activité du cacodylate, doit entrer en ligne de compte dans le titrage du produit.

Il faut donc au préalable saturer exactement l'acide cacodylique libre ; cette saturation se fera aisément en présence de la phtaléine car l'acide cacodylique agit sur ce réactif.

En résumé le titrage d'un cacodylate de soude doit comprendre les deux opérations suivantes : 1° transformation de l'acide cacodylique libre en acide cacodylique combiné, au moyen d'un alcali en présence de la phtaléine ; 2° dosage de l'acide cacodylique combiné au moyen d'une liqueur titrée acide en présence d'héliantine.

En pratique voici comment on opère :

On dissout 1 gr. 60 de cacodylate de soude dans 100 cc. d'eau ; on prélève 10 cc. de cette solution et on la neutralise par la soude diluée en présence de phtaléine du phénol ; on ajoute alors de l'héliantine et on titre avec une solution décinormale d'acide chlorhydrique ou d'acide sulfurique. Les premières gouttes d'acide font disparaître la coloration rose de la phtaléine, laquelle fait place à la teinte jaune paille de l'héliantine. On cesse l'addition de la liqueur acide dès que la teinte jaune a viré au rose (teinte de l'héliantine en milieu acide).

Le nombre de dixièmes de centimètre cube de liqueur acide employés exprime la quantité pour cent de cacodylate pur contenu dans le cacodylate essayé (l'acide cacodylique libre étant compté comme cacodylate).

Actions physiologique et thérapeutique. — Il possède la même action que l'acide cacodylique.

Modes d'administration et doses. — Le cacodylate de soude est le sel le plus employé dans la médication cacodylique.

Il s'emploie en injections sous-cutanées. On se sert pour cette administration des formules suivantes données par M. A. Gautier :

Cacodylate de soude pur. . . . .   6 gr. 40
Alcool phéniqué au 10°. . . . .   X gouttes
Eau distillée. . . . .   100 cc.

Ou bien en préparant extemporanément le cacodylate de soude :

Acide cacodylique pur. . . .	5 grammes.
Soude caustique pure. . . .	Q. S. pour neutraliser jusqu'à virage en présence d'une trace de phtaléine.
Chlorhydrate de cocaïne. . .	8 centigrammes.
Créosote	V gouttes dissoutes dans 18 gr. d'alcool.
Eau distillée.	Q. S. pour 100 cc.

Dans les deux cas on porte un instant à l'ébullition en évitant l'usage des capsules autres que celles de porcelaine ou d'argent et surtout les filtrations à chaud sur papier ; on rétablit les 100 cc., on verse en flacons stérilisés ou l'on répartit en ampoules.

Chaque centimètre cube des solutions ci-dessus correspond à 5 centigrammes d'acide cacodylique. C'est la dose moyenne à injecter en une fois, par vingt-quatre heures, à l'adulte.

Cette dose peut être doublée sans inconvénient pourvu qu'on laisse le malade se reposer tous les huit à dix jours pendant une période de même durée.

On administre aussi quelquefois le cacodylate de soude par voie buccale sous forme de gouttes, granules, à la dose moyenne de 5 centigrammes par jour.

Gouttes :

Cacodylate de soude.	4 grammes
Eau distillée	100 —

V gouttes contiennent 1 centigramme de cacodylate de soude.

Granules :

Cacodylate de soude.	1 gramme
Excipient	Q. S.
ou Cacodylate de soude.	2 gr. 50
Excipient	Q. S.

à diviser en 100 granules toluifiés.

Chaque granule contient 1 centigramme ou 2 cent. 5 de cacodylate de soude.

§ 3. — Méthylarsinate disodique.

Ce corps a pour formule :

$$As \begin{cases} CH^3 \\ O \\ ONa \\ ONa \end{cases}$$

Il a été désigné aussi sous les noms de *nouveau cacodylate, sel arsénicol B, arrhénal.*

Ce composé a été introduit tout récemment en thérapeutique par M. A. Gautier et préconisé comme spécifique très puissant des fièvres paludéennes (1).

G. — Combinaisons du sodium avec les acides oxygénés de l'antimoine.

Sans intérêt.

H. — Combinaisons du sodium avec les acides oxygénés du bore.

L'acide borique forme, avec le sodium, certain nombre de borates, dont un seul, le borate de soude, est intéressant.

Borate de sodium.

Synonymes. — Le borate de sodium appelé aussi biborate de sodium, borax, a pour formule : $B^4O^7Na^2 + 10H^2O$.

Constitution. — Ce corps doit, en réalité, au point de vue chimique, être considéré comme un tétraborate de sodium, formé par la substitution de 2 atomes de sodium à 2 atomes d'hydrogène de l'acide tétraborique.

L'acide tétraborique est un acide polyborique, résultant de la condensation de 4 molécules d'acide borique BO^3H^3 avec élimination de 5 molécules d'eau. Il a pour formule $4BO^3H^3 - 5H^2O = B^4O^7H^2$.

Si l'on remplace, dans cette formule $B^4O^7H^2$, les 2 atomes de H par 2 atomes de Na on aura $B^4O^7Na^2$, qui est la formule du borax.

Préparation. — Le borax se prépare *industriellement* par deux procédés :

1er PROCÉDÉ. — Le borax existe sur les bords de certains lacs salés de la Chine, du Thibet, de la Perse, de Ceylan, du Pérou etc. ; il était importé autrefois de ce pays en Europe sous le nom de *tinkal* ou *soude boratée.* Une fois arrivé en Europe, on le raffinait pour le

____

(1) Gautier (A.), Sur un traitement spécifique très puissant des fièvres paludéennes, *Bull. de l'Acad. de médecine*, séance du 10 février 1902.

débarrasser des impuretés qu'il renfermait. Le produit, ainsi obtenu, portait le nom de *borax naturel*.

2e Procédé. — Aujourd'hui, le borax est préparé artificiellement en saturant l'acide borique naturel par du carbonate de sodium. On purifie le sel par plusieurs cristallisations successives. On obtient ainsi un borax appelé *borax artificiel*.

Suivant les conditions dans lesquelles se fait la cristallisation, le borax peut se présenter sous deux formes cristallines distinctes, (prismes, octaèdres) qui présentent entre elles des différences indiquées dans le tableau suivant :

BORAX PRISMATIQUE.	BORAX OCTAÉDRIQUE.
Ce borax se dépose lorsque la température à laquelle se fait la cristallisation est inférieure à 56°.	Ce borax se dépose lorsque la température à laquelle se fait la cristallisation est égale ou supérieure à 56°.
Il cristallise avec 10 molécules d'eau $B^4O^7Na^2 + 10H^2O$.	Il cristallise avec 5 molécules d'eau $B^4O^7Na^2 + 5H^2O$.
Il a pour densité 1,74.	Il a pour densité 1,815.
Il est efflorescent.	Il attire l'humidité de l'air et devient opaque par sa conversion en cristaux prismatiques.
Le borax naturel est du borax prismatique. Le borax ordinaire ou officinal est aussi du borax prismatique.	Le borax octaédrique, moins hydraté que le borax prismatique, est plus actif que ce dernier, et ne doit pas lui être substitué.

Caractères d'identité. — Le borax officinal, appelé aussi *borax ordinaire*, est, comme on l'a vu, du *borax prismatique* cristallisant en prismes hexagonaux demi-transparents, légèrement efflorescents, d'une saveur alcaline.

Il se dissout dans 22 p. d'eau froide et dans 2 p. d'eau bouillante. Sa solubilité dans l'eau peut être augmentée, par une petite quantité de sucre.

Il est soluble dans son propre poids de glycérine. Ses solutions glycérinées présentent un phénomène particulier. Il s'y produit une ransformation des propriétés du borax. Ce sel alcalin donne avec la glycérine un liquide à réaction acide au tournesol, à la tropéoline, comparable à celle des acides forts. Cette propriété explique l'acidité marquée de la saveur des glycérés de borax.

Chauffé, il commence par fondre dans son eau de cristallisation, puis perd celte eau en se boursouflant beaucoup et en donnant une masse spongieuse légère qui, à une température beaucoup plus élevée, éprouve la fusion ignée. Le produit fondu constitue, après refroidissement, une masse vitreuse incolore et transparente.

Disons, en passant, que le borax fondu possède la propriété de dissoudre les oxydes métalliques et qu'il donne, avec quelques-uns d'entre eux, des verres d'une couleur caractéristique ; c'est pourquoi le borax desséché est utilisé pour les analyses au chalumeau.

Caractères spécifiques. — On le reconnaît aux caractères suivants :

1° Il donne les réactions générales des borates.

2°   —   —   des sels de sodium.

Caractères de contrôle. — Mal lavé ou mal purifié, il peut retenir du *carbonate de sodium* ; dans ce cas, traité par un acide, il fera effervescence.

Falsifications. — Il a été souvent falsifié par les corps suivants :

Sulfate de soude. — Dans ce cas, la solution traitée par le chlorure de baryum donnera un précipité blanc de sulfate de baryte.

Chlorure de sodium. — Dans ce cas, la solution traitée par l'azotate d'argent, donnera un précipité blanc caillebloté, soluble dans AzH^3, insoluble dans l'acide azotique.

Phosphate de soude. — Dans ce cas, la solution traitée : par l'azotate d'argent donnera pr. jaune ; par le sulfate de magnésie et le chlorure d'ammonium un pr. blanc grenu ; par le molybdate d'ammoniaque et l'acide azotique un pr. jaune ; par l'acétate d'urane un pr. blanc.

Conservation. — Étant efflorescent, il doit être conservé dans des flacons bien bouchés et à l'abri de l'air.

Action physiologique. — Il a la même action que les sels alcalins ; il possède aussi des propriétés antiseptiques très importantes, qui ont fait l'objet de recherches nombreuses dues à Dumas, Béchamp, Jacques, Bédoin, Le Bon, de Cyon. Il joue un rôle considérable dans le traitement du muguet et autres affections engendrées par le développement d'un mycrophite : il détruit l'organisme parasite. Il s'oppose aussi très efficacement à la fermentation putride. L'urine normale, dans laquelle on a dissous 1 0/0 de borax est imputrescible (Rabuteau et Papillon). On a essayé de le faire servir à la conservation des viandes alimentaires ; Le Bon a attribué à ce mode de conservation des dangers que M. de Cyon croit imaginaires (1), mais on n'est pas encore absolument fixé sur la valeur hygiénique de la chair ainsi conservée.

Action thérapeutique. — Le borate de soude est employé comme diurétique, alcalin, astringent léger et comme spécifique du muguet.

Modes d'administration et doses. — On l'emploie : à l'INTÉRIEUR à la dose de 1 à 10 gr. et plus en potions, sirops, prises, cachets ; à l'EXTÉRIEUR en lotions, gargarismes, collutoires, glycérés à la dose de 1 à 10 gr. pour 100 gr. de véhicule.

Formules galéniques. — Il entre dans les tablettes de borax mentionnées au Codex. Chaque tablette, du poids de 1 gr., renferme 0 gr. 10 de borate de soude.

Incompatibles. — Acides, sels acides, chlorures métalliques, sulfates.

Empoisonnement. — Il n'est pas toxique.

Combinaisons. — Le borax combiné par parties égales avec l'acide borique, donne un produit appelé *Boricine*.

La boricine est une poudre blanche soluble dans l'eau donnant à froid des solutions neutres stables. Elle est soluble dans la glycérine, ne précipite pas les alcaloïdes, et n'a aucune action sur les métaux. Elle est antiseptique, et comme elle n'est ni caustique, ni toxique, ni irritante, elle est employée pour l'antisepsie des muqueuses dans tous les cas où il y a inflammation et formation de pus qu'elle modifie, et dont elle empêche le développement dès la première application. Elle peut dans certains cas remplacer l'iodoforme. De plus elle est hémostatique, on l'emploie en chirurgie générale, pour les maladies des voies urinaires, en injections, irrigations, lavages, gargarismes. Dose, une à cinq cuillerées à soupe par litre d'eau.

Ajoutons que le borax donne aussi avec l'acide borique le boroborax dont nous avons fait l'étude à propos de l'acide borique.

Quelle est la valeur de la boricine et du boro-borax ? Il ne semble pas que ces corps jouissent en solutions de propriétés différentes de celles du borax.

(1) C. R. *Ac. des sciences*, 17 juillet 1882.

Katslenberg a en effet démontré qu'en solution aqueuse, toutes les différentes combinaisons de l'acide borique et de la soude étaient dissociées par l'eau et se conduisent comme si l'acide borique et la soude était dissous séparément (Brissemoret et Joanin).

I. — Combinaisons du sodium avec les acides oxygénés du carbone.

Le sodium donne avec l'acide carbonique deux combinaisons intéressantes :

1° Le carbonate neutre de sodium ;

2° Le carbonate acide ou bicarbonate de sodium.

§ 1. — Carbonate neutre de sodium.

Synonymes. — Le carbonate neutre de sodium, appelé aussi carbonate de soude, cristaux de soude, sous-carbonate de soude, sel de soude, soude effervescente, a pour formule : $CO^3Na^2 + 10H^2O$.

Préparation. — On le prépare dans l'industrie, et on le retire :

Des eaux de certains lacs situés dans la vallée du Nil qui le tiennent en dissolution et d'où il se sépare en croûtes salines de 40 à 50 centimètres d'épaisseur. Ce dépôt est le plus souvent composé de carbonate de sodium hydraté, ayant pour formule $CO^3Na^2 + H^2O$ que l'on appelle *Natron*. Quelquefois, au contraire, ce dépôt est formé de sesquicarbonate de sodium ayant pour formule $(CO^3)^3Na^4H^2 + 3H^2O$, que l'on apppelle *Trona*.

Des cendres de diverses plantes marines (diverses variétés d'Atriplex, de Chenopodium, de Salsola, de Salicornia). L'exploitation de ces plantes marines était surtout active en Espagne, notamment à Alicante, et en France, à Narbonne et à Aigues-Mortes. Ces cendres fournissent ce qu'on appelle *la soude brute*, soude qui contient environ 20 à 25 0/0 de carbonate sodique sec.

Aujourd'hui, la majeure partie, pour ne pas dire la totalité du carbonate de soude employé est fabriquée dans l'industrie par divers procédés (procédé Leblanc, Turck, Schlœsing et Rolland, Solvay) (1).

Purification. — Le carbonate de sodium commercial contient ordinairement du sulfate et du chlorure de sodium.

---

(1) Voir *Industrie de la soude*, tome 2, page 1579, *Dictionnaire de Wurtz*.

Pour le purifier, on suit le procédé indiqué par le Codex : dissoudre le carbonate de sodium dans 2 fois 1/2 son poids d'eau distillée chaude (1.000 gr. de carbonate pour 2.500 gr. d'eau) ; filtrer la solution et la laisser cristalliser. Après 24 heures, décanter l'eau-mère, mettre les cristaux à égoutter ; les sécher rapidement entre des doubles de papier blanc à filtrer, et aussitôt qu'ils commencent à s'effleurir, les renfermer dans des flacons bouchés.

Caractères d'identité. — Le carbonate de soude pur est un sel cristallisé en gros prismes rhomboïdaux, incolores, très efflorescents, d'une saveur fortement alcaline et légèrement caustique. Il se dissout dans 1 p. 6 d'eau à 15° ; 0 p. 12 d'eau à 38° et dans 0 p. 22 à 100° ; il est soluble dans son poids de glycérine ; il est insoluble dans l'alcool.

Il contient 62,94 pour 100 d'eau de cristallisation. A 100°, il devient anhydre et fond au rouge vif sans se décomposer,

Lorsqu'il est anhydre, il forme plusieurs hydrates dont les mieux définis contiennent 1, 7, 8, 10 molécules d'eau.

Caractères spécifiques. — On le reconnaît aux caractères suivants :

1° Il donne les réactions caractéristiques des carbonates.

2°   —   des sels de sodium.

Caractères de contrôle. — Mal purifié, il peut contenir les ALTÉRATIONS suivantes :

Chlorures. — Pour les mettre en évidence, sursaturer la solution par l'acide azotique pur, et traiter par l'azotate d'argent (pr. blanc).

Sulfates. — Pour les déceler, sursaturer la solution par l'acide azotique pur et traiter par le chlorure de baryum (pr. blanc).

Conservation. — Étant très efflorescent, il doit être conservé dans des flacons bien bouchés.

Action physiologique. — Il jouit des propriétés générales des alcalins sur lesquelles nous insisterons à l'article bicarbonate de soude.

Action thérapeutique. — Employé contre la gravelle, les scrofules, l'hydropisie.

Modes d'administration et doses. — On l'emploie à L'INTÉRIEUR à la dose de 1 à 4 grammes ; à L'EXTÉRIEUR en lotions (au 1/20 ou au 1/10), en pommades (au 1/10 ou au 1/4), en bains (250 grammes par bains).

L'action du carbonate de soude employé en bains et en lotions, est une action multiple : il dissout les matières grasses et produit une action excitante de contact, pouvant amener des effets toniques.

Enfin, l'action de contact est capable de modifier la peau elle-même surtout dans le cas de dermatose sèche. Le sel alcalin n'est jamais absorbé par la peau saine (Crolas et Moreau).

Formules galéniques. — Il entre dans la formule du bain alcalin.

Incompatibles. — Acides, sels acides, sels dont la base peut donner lieu à un carbonate ou à un oxyde insoluble (mercure, fer, magnésie, chaux, etc.) ; chlorhydrate d'ammoniaque, eau de chaux, infusés végétaux.

Empoisonnements. — Il n'est pas toxique.

§ 2. — Bicarbonate de sodium.

Synonymes. — Le bicarbonate de sodium, appelé aussi bicarbonate de soude, carbonate acide de sodium, sel de Vichy, a pour formule : CO^3HNa.

Préparation. — On le prépare en saturant d'acide carbonique pur des cristaux humides de carbonate neutre de sodium.

Cette préparation peut se faire dans les laboratoires en se servant d'un appareil spécial (1). A Vichy, on utilise, pour cette préparation, le gaz carbonique dégagé du sol ou de l'eau minérale ; de là le nom de *sel de Vichy*.

Caractères d'identité. — Le bicarbonate de soude se présente en masses blanches, opaques, formées de cristaux très petits, d'une saveur saline, un peu alcaline, bleuissant le papier rouge de tournesol, soluble dans l'eau, insoluble dans l'alcool.

Il se conserve sans altération à l'air sec, mais perd un peu d'acide carbonique à l'air humide. Sa dissolution se décompose à 80°.

Caractères spécifiques. — On le reconnaît aux caractères suivants :

1° Il donne les réactions générales des carbonates et la réaction générale qui permet de distinguer les bicarbonates des carbonates.

2° Il donne les réactions caractéristiques des sels de sodium.

Caractères de contrôle. — Il peut contenir les ALTÉRATIONS

(1) Voir *Manipulations de chimie* de Jungfleisch, article Bicarbonate de sodium.

suivantes, provenant d'un mode défectueux de préparation ou de l'impureté des matières employées à sa fabrication :

Carbonate neutre de sodium. — Dans ce cas, la solution précipitera à froid par le sulfate de magnésie.

Sulfates. — Pour les déceler, sursaturer la solution par l'acide azotique et la traiter par le chlorure de baryum (pr. blanc).

Chlorures. — Pour les déceler, sursaturer la solution par l'acide azotique et la traiter par l'azotate d'argent (pr. blanc).

Conservation. — Perdant un peu d'acide carbonique à l'air humide, et se conservant sans altération dans l'air sec, il doit être conservé dans des flacons très secs et bien bouchés.

Actions physiologique et thérapeutique. — Le bicarbonate de soude est le type ou, comme on le dit, la pierre angulaire de la médication alcaline. Employé libre ou engagé dans des eaux minérales, il joue un rôle très important en thérapeutique. C'est de plus un réservoir d'acide carbonique qu'il abandonne sous l'influence des acides les plus faibles.

Introduit dans l'estomac, il est transformé en chlorure de sodium et est absorbé sous cette forme ; il est éliminé surtout par la bile et les urines.

Si la dose de bicarbonate employé est faible, elle est intégralement transformée en chlorure ; si elle est forte, une partie seulement se transforme en chlorure et le reste s'absorbe en nature.

Cette mutation des alcalins dans l'estomac est très importante à retenir, car suivant la dose employée on peut obtenir des effets contraires à ceux qu'on désire.

Ainsi lorsqu'on administre 1 gr. de bicarbonate de soude, ce bicarbonate se transforme intégralement en chlorure, de telle sorte qu'on obtient l'action des chlorures au lieu d'avoir celle des alcalins.

Ainsi à faible dose il stimule l'appétit, et la sécrétion du suc gastrique. A dose plus forte le bicarbonate de soude augmente l'alcalinité normale du sang, diminue sa coagulabilité ; le liquide est plus fluide parce que les matières albuminoïdes restent dissoutes en présence des alcalins. Il diminue la sécrétion de la bile dont il augmente l'alcalinité (Bouchard).

Sous l'influence de cet accroissement d'alcalinité, les combustions deviennent plus actives, le besoin de réparation est plus pressant ; donc les alcalins en général et le bicarbonate de soude en particulier sont des reconstituants indirects.

Mais si l'usage du bicarbonate de soude est trop prolongé ou si les doses absorbées sont trop fortes, il peut survenir un état de débilitation appelé scorbut alcalin ou cachexie alcaline dont, dit M. le Professeur Germain Sée, on a du reste exagéré la fréquence et l'importance. Sous l'influence de cette cachexie alcaline, les phénomènes d'oxydation sont entravés ; il y a diminution de l'urée éliminée et du nombre de globules rouges ; augmentation de l'acide urique et des globules blancs.

En résumé les alcalins, et en particulier le bicarbonate de soude sont trophiques à doses thérapeutiques et cachectisants à doses immodérées.

Le bicarbonate de soude est employé :

1° Dans les affections chroniques de l'estomac (catarrhe gastrique, dyspepsie atonique, dyspepsie acide, pyrosis, vomissements) : 1 à 2 gr. une heure avant les repas pour exciter la sécrétion gastrique dans la dyspepsie asthénique, l'hypochlorhydrie, les gastrites chroniques ; 10 à 30 gr. par jour, quand il s'agit de neutraliser l'acidité du suc gastrique (hypochlorhydrie, ulcère de l'estomac).

2° Dans la diarrhée bilieuse à réaction acide (Hayem).

3° Dans les catarrhes chroniques (du pharynx, du larynx, des bronches, de l'utérus, de la vessie) ; il est utile en fluidifiant le mucus.

4° Dans la lithiase biliaire et le catarrhe chronique des voies biliaires, il agit en améliorant les digestions et en augmentant l'alcalinité de la bile et en activant la sécrétion de la bile (Bouchard).

5° Dans la gravelle ; c'est un palliatif : il empêche la formation de dépôts d'acide urique et facilite la dissolution des concrétions. Mais, il importe de faire observer qu'il ne faut pas en pousser l'emploi trop loin, jusqu'à produire l'alcalinité de l'urine : il se produirait alors dans les voies urinaires une précipitation de phosphates terreux qui revêtiraient la concrétion urique d'une couche calcaire.

6° Dans la goutte, où il favorise l'élimination des sédiments, en activant la diurèse.

7° Dans le diabète. L'heureuse action qu'il produit s'explique plutôt par son action générale sur la nutrition que par la facilité plus grande qu'il donne à la combustion du sucre dans un milieu alcalin.

8° Dans le rhumatisme articulaire. A haute dose il diminue les douleurs et la fièvre et semble prévenir les complications cardiaques.

9° Dans la pneumonie, la diphtérie, on l'emploie comme fluidifiant du sang et antiphlogistique. On l'administre à hautes doses

(20 gr. par jour) ; ces doses, dit M. le Professeur Hayem, ont pu souvent être continuées pendant plusieurs semaines sans accident et sont souvent très utiles.

Modes d'administration et doses. — On l'emploie : à L'INTÉRIEUR à la dose de 0 gr. 50 à 10 grammes en poudre, en solution, en pastilles ; à L'EXTÉRIEUR, en bains, comme le carbonate neutre.

Formules galéniques. — Il entre dans les formules galéniques suivantes mentionnées au Codex : Poudres gazogène, alcaline, ferrugineuse, laxatixe, neutre ; tablettes de bicarbonate de soude.

Incompatibles. — Avec toutes les substances incompatibles avec le carbonate de soude.

Empoisonnements. — Il n'est pas toxique.

J. — Combinaisons du sodium avec les acides oxygénés du silicium.

Le sodium forme avec l'acide silicique une combinaison le silicate de sodium qu'on a essayé d'introduire dans la thérapeutique dans ces dernières années. On lui attribue la propriété de dissoudre l'acide urique et on a proposé de le faire prendre aux goutteux soit en pilules, soit en solution dans un sirop.

Modes d'administration et doses. — On l'administre à la dose de 0 gr. 25 à 2 grammes. Bonjean a proposé les deux formules suivantes pour l'administration de ce sel :

Pilules dialytiques (Bonjean).

Silicate de soude. .   0 gr. 025
Extrait alcoolique de
colchique. . . . . .   0 — 015
Extrait d'aconit. . 0 — 03
Benzoate de soude. 0 — 05
Savon médicinal . 0 — 05
F. S. A. 1 pilule, à prendre 1, 2, 3, 4 par jour.

Sirop dialytique (Bonjean).

Silicate de soude. . .   60 gr.
Benzoate de soude. .   3 —
Sirop de gomme. . . 100 —

A prendre 20 à 40 gr.

Il est peu usité ; Rabuteau et Papillon conseillent même de ne pas l'administrer à l'intérieur, à cause de l'énergie de son action. Ce médicament ayant été du reste peu étudié, nous ne croyons pas devoir insister plus longuement sur son histoire.

K. — Combinaisons du sodium avec les acides oxygénés du manganèse.

nusitées.

L. — Combinaisons du sodium avec les acides oxygénés du chrome.

Inusitées.

SECTION IV

NOMENCLATURE DES COMBINAISONS FORMÉES PAR LE SODIUM AVEC LES ACIDES ORGANIQUES AYANT REÇU UNE APPLICATION MÉDICO-PHARMACEUTIQUE.

Avec l'acide acétique.	Acétate de soude.
— l'acide benzoïque.	Benzoate de soude.
— l'acide citrique.	Citrate de soude.
— l'acide glycérophosphorique	Glycérophosphate de soude.
— l'acide lactique.	Lactate de soude.
— l'acide oxalique	0
— l'acide phénique	Phénate de soude.
— l'acide salicylique.	Salicylate de soude.
— l'acide sulfovinique. . . .	Sulfovinate de soude.
— l'acide tannique	0
— l'acide tartrique . . , . .	Tartrate neutre de soude, tartrate de potasse et de soude.
— l'acide valérianique	0

CHAPITRE III

ÉTUDE DU GROUPE DE L'AMMONIUM

SECTION I

AMMONIUM.

Sommaire. — Analogie des sels ammoniacaux avec les sels de potassium. — Théorie de l'ammonium d'Ampère. — Caractères des sels d'ammonium.

Théorie de l'ammonium. — On sait que les sels ammoniacaux présentent avec les sels de potassium les plus grandes analogies ; on sait aussi que pour faire ressortir cette analogie, Ampère avait imaginé une théorie spéciale appelée : *Théorie de l'ammonium.*

D'après cette théorie, on considère l'ammonium comme un radical monovalent, ayant pour formule AzH^4, fonctionnant à la manière d'un métal alcalin et pouvant donner des sels comparables aux sels de potassium. Ainsi par exemple :

KCl	$(AzH^4)'Cl$
Chlorure de potassium	Chlorure d'ammonium
K^2SO^4	$(AzH^4)^2SO^4$
Sulfate de potassium	Sulfate d'ammonium

Nous considèrerons donc les sels ammoniacaux *comme renfermant le radical monovalent AzH^4 ammonium*, et nous étudierons les combinaisons que cet ammonium forme avec les métalloïdes, les acides minéraux ou organiques sous le nom de *combinaisons de l'ammonium.*

Caractères des sels. — Avant de commencer l'étude de ces combinaisons, il importe de rappeler les réactions caractéristiques des sels d'ammonium :

1° Les sels d'ammonium ou sels ammoniacaux sont presque tous solubles dans l'eau ; ils sont volatils avec ou sans décomposition.

2° Leurs solutions ne sont précipitées par aucun des réactifs généraux utilisés pour caractériser les métaux (hydrogène sulfuré, sulfhydrate d'ammoniaque, carbonates alcalins).

3° Ils donnent, avec le chlorure de platine, un précipité jaune de chloro-platinate d'ammonium. Ce précipité est un chlorure double de platine et d'ammonium, semblable au chlorure double de platine et de potassium.

4° Ils donnent, avec l'acide tartrique en excès, un précipité blanc de bitartrate d'ammonium.

5° Ils donnent, avec le sulfate d'alumine, un précipité blanc.

6° Chauffés avec une solution de potasse ou de soude ou broyés avec de la chaux hydratée, ils dégagent de l'ammoniaque, reconnaissable à son odeur piquante, à la coloration qu'il imprime au papier rouge de tournesol humide, et à la formation de fumées blanches à l'approche d'une baguette de verre imprégnée d'acide azotique ou d'acide chlorhydrique ou mieux d'acide acétique. *Ce caractère des sels d'ammonium permet de les distinguer facilement des sels de potassium.*

7° Ils précipitent en jaune foncé par le réactif de Nessler (1). Ce précipité est soluble dans l'iodure de potassium et dans l'acide chlorhydrique.

(1) Le réactif de Nessler est un iodure double de mercure et de potassium en solution alcaline.

L'ammoniaque donne avec ce réactif un précipité de tétramercurammonium ($AzHg^2I,H^2O$).

Pour le préparer, on dissout 4 grammes d'iodure de potassium dans 10 cc. d'eau et on ajoute de l'iodure mercurique tant que ce sel se dissout à chaud. On laisse refroidir, on étend avec 40 cc. d'eau, on filtre et on ajoute 50 cc. de solution de potasse concentrée. Après 24 heures, on filtre de nouveau, si le réactif n'est pas limpide.

SECTION II

ÉTUDE DES COMBINAISONS DE L'AMMONIUM
AVEC LES MÉTALLOÏDES.

SOMMAIRE. — Avec le fluor (*fluorure*). — Avec le chlore (*chlorure*). — Avec le brome (*bromure*). — Avec l'iode (*iodure*). — Synonymes. — Formule. — Préparation. — Caractères d'identité, spécifiques, de contrôle. — Conservation. — Action physiologique, thérapeutique. — Modes d'administration et doses. — Formules galéniques. — Incompatibles. — Empoisonnements. — Secours. — Solutions polybromurées et polyiodurées.

A. — Combinaison de l'ammonium avec le fluor.

Signalons en passant le fluorure d'ammonium proposé par le Dr Baudoin, dans la *Semaine médicale*, pour combattre la dyspepsie flatulente.

Fluorure d'ammonium . . . . 1 gramme.
Eau distillée . . . . 300 —
    F. S. A.
A prendre une cuillerée à bouche après chaque repas (1).

B. — Combinaison de l'ammonium avec le chlore.

L'ammonium donne avec le chlore une combinaison, le chlorure d'ammonium.

Chlorure d'ammonium.

Synonymes. — Le chlorure d'ammonium, appelé aussi chlorhydrate d'ammoniaque, sel ammoniac, a pour formule : AzH^4Cl.

Préparation. — Il se prépare dans l'industrie par divers procédés :

1er PROCÉDÉ. — Décomposer le sulfate d'ammonium par le chlorure de sodium, à l'aide de la chaleur. Il se fait du chlorure d'ammonium et du sulfate de sodium :

$$(AzH^4)^2SO^4 + 2NaCl = 2(AzH^4Cl) + SO^4Na^2.$$

____

(1) Voir *Union pharmaceutique*, août 1898, page 339.

2e Procédé. — Saturer de l'acide chlorhydrique par du carbonate d'ammonium. Il se dégage de l'acide carbonique et il se fait du chlorure d'ammonium.

Purification. — Lorsque le sel est coloré, on le purifie en le sublimant dans des calottes hémisphériques en argile lutées dans des vases de fonte, qu'on recouvre d'une autre calotte en poterie ou en fer, en lutant les joints avec de l'argile. En chauffant, le sel ammoniac se volatilise et se dépose sur la calotte supérieure qui est percée d'une ouverture à son centre, pour donner issue à l'air dilaté.

On peut aussi le purifier en le sublimant dans des matras à la partie supérieure desquels il se condense.

Caractères d'identité. — Le chlorure d'ammonium cristallise en cristaux appartenant au système cubique, incolores, d'une saveur fraîche et piquante, se sublimant sans décomposition. Il est soluble dans 2 p. 7 d'eau froide, dans son poids d'eau bouillante, dans 8 p. 3 d'alcool à 90° et dans 5 p. de glycérine ; il a une densité de 1.52.

Le chlorure d'ammonium commercial se présente sous forme de pains hémisphériques, analogues aux pains de camphre, percés au milieu, ayant la forme des vases où s'est produite la sublimation, blancs, inodores, demi-transparents, à texture fibreuse, inaltérables à l'air. En raison de sa ténacité et de son élasticité, il est très difficile à réduire en poudre. Pour rendre sa pulvérisation plus facile, il faut le soumettre à la cristallisation par la voie humide. On opère de la manière suivante : on prend le chlorure d'ammonium sublimé, on le concasse grossièrement, et on le fait dissoudre à chaud dans une bassine d'argent, dans une suffisante quantité d'eau ; on filtre la dissolution bouillante et on la laisse cristalliser. Les eaux-mères donnent de nouveau du sel par concentration ; on le fait sécher à l'étuve. Le sel cristallisé, ainsi obtenu, est dans un état moléculaire, qui le rend beaucoup moins compact, par conséquent plus facile à pulvériser et beaucoup plus soluble que le chlorure d'ammonium sublimé.

Caractères spécifiques. — On le reconnaît aux caractères suivants :

1° Il donne les réactions caractéristiques des chlorures ;

2°   —   des sels d'ammonium.

Caractères de contrôle. — Il peut contenir des ALTÉRATIONS provenant d'un mode imparfait de purification (*matières empyreumatiques*) ; de l'impureté des matières employées à sa préparation (*sulfate d'ammoniaque, chlorure de sodium, sulfate de chaux*), des vases dans lesquels on l'a préparé (*fer, cuivre*).

Ces altérations seront reconnues de la manière suivante :

Matières empyreumatiques. — Le sel est coloré au lieu d'être blanc.

Chlorures. — Reconnus au moyen de l'azotate d'argent (pr. blanc).

Sulfates. — Reconnus au moyen du chlorure de baryum (pr. blanc).

Chaux. — Reconnue au moyen de l'oxalate d'ammoniaque (pr. blanc).

Fer, cuivre. — Reconnus avec l'hydrogène sulfuré (précipité).

Conservation. — Etant inaltérable à l'air, il est conservé simplement dans des flacons bouchés.

Action physiologique. — Comme les composés ammoniacaux en général, le chlorure d'ammonium est un irritant local, un stimulant diffusible et un agent de liquéfaction du sang.

Action thérapeutique. — On l'emploie comme stimulant, diurétique, diaphorétique, fébrifuge, fondant et résolutif sur les mamelles gorgées de lait, sur les gonflements lymphatiques, les tumeurs indolentes et les contusions.

Modes d'administration et doses. — On l'administre : à l'INTÉRIEUR, en potions à la dose de 1 à 4 gr.; à l'EXTÉRIEUR, en lotions, gargarismes, collyres, en solution au 1/16 ou au 1/8.

Formules galéniques. — Il entre dans la formule du vin antiscorbutique du Codex.

Incompatibles. — Alcalis et leurs carbonates, acétate de plomb, azotate d'argent, acides sulfurique et azotique.

Empoisonnements. — Employé à dose élevée il est vénéneux et produit : irritation locale, suivie bientôt d'affaiblissement musculaire, de ralentissement de la circulation, de violents battements de cœur et parfois de convulsions tétaniques.

Premiers secours. — 1º Administrer un vomitif pour débarrasser l'estomac ; 2º Administrer eau albumineuse, lait, tisanes émollientes ; 3º Pratiquer sur tout le corps des frictions sèches ou aromatiques.

C. — Combinaison de l'ammonium avec le brome.

L'ammonium, en se combinant avec le brome, donne une combinaison appelée bromure d'ammonium.

Bromure d'ammonium.

Synonymes. — Le bromure d'ammonium, appelé aussi bromhydrate d'ammoniaque, a pour formule : AzH^4Br.

Préparation. — On le prépare en versant peu à peu du brome pur dans la solution aqueuse d'ammoniaque. On agite continuellement pour favoriser la combinaison, et l'on s'arrête lorsque la liqueur reste teintée par la dernière addition de brome. Quelques gouttes d'ammoniaque suffisent alors pour décolorer la solution. On concentre la solution décolorée et l'on fait cristalliser.

Caractères d'identité. — Le bromure d'ammonium est un sel cristallisé en longues aiguilles prismatiques, incolores, très solubles dans l'eau, peu solubles dans l'alcool.

Légèrement chauffé, il se volatilise sans fusion ni décomposition.

L'air le jaunit en le décomposant ; du brome est mis en liberté, puis il se forme un peu d'acide bromhydrique.

Caractères spécifiques. — On le reconnaît aux caractères suivants :

1° Il donne les réactions caractéristiques des bromures.

2°   —   —   —   des sels d'ammonium.

Caractères de contrôle. — Obtenu avec du brome impur ou mal préparé, il peut contenir les ALTÉRATIONS suivantes :

Iodure. — On le reconnaît par le procédé Bouis (perchlorure de fer), procédé déjà indiqué à l'article bromure de potassium. Il dégage de l'iode qui bleuit le papier amidonné.

Bromate. — Traiter le sel suspect par HCl ; si le bromure contient un bromate, il jaunira.

Titre. — Il contient 81,62 0/0 de brome.

Conservation. — Jaunissant au contact de l'air, il doit être conservé dans des flacons parfaitement bouchés et colorés.

Action physiologique. — D'après Signard, le bromure d'ammonium serait plus actif que le bromure de potassium, dont il possède du reste les propriétés physiologiques : 1 gr. 80 de ce sel équivaudrait à 3 grammes de bromure de potassium.

Des expériences de J. Chiron et Fauquez il résulte qu'il pourrait agir à la fois et comme bromure et comme sel ammoniacal, c'est-à-dire à la fois comme sédatif et comme stimulant diffusible.

Il stimule l'activité cérébrale, rend la respiration plus ample, le pouls large et plein, le visage plus coloré et renforce la puissance musculaire. D'autre part il diminue notablement la quantité des urines et le chiffre de l'urée ; de plus, d'après Gibb, il atténue la sensibilité des muqueuses.

Le bromure d'ammonium est un médicament appartenant à la classe des modérateurs du pouvoir réflexe.

Action thérapeutique. — Il a une action thérapeutique analogue à celle du bromure de potassium ; on l'emploie surtout lorsqu'on veut respecter le système musculaire, mais agir sur les centres nerveux et obtenir une détente de la circulation, un abaissement de pression.

Il est employé dans la coqueluche, l'insomnie, la chorée, l'épilepsie.

Modes d'administration et doses.—On l'emploie à L'INTÉRIEUR à la dose de 0 gr. 10 à 5 grammes en solution, sirop, prises, cachets.

Formules galéniques. — Il n'entre dans aucune formule galénique spéciale inscrite au Codex. On associe souvent les bromures de K, de Na et de AzH^4 pour faire des *préparations polybromurées*.

Incompatibles. — Acides, alcalis et leurs carbonates, tannin, sels d'argent, d'or, de mercure, de plomb.

Empoisonnements. — Il n'est pas toxique.

Bromure double d'ammonium et de rubidium.

A côté du bromure d'ammonium, nous croyons devoir signaler le bromure double d'ammonium et de rubidium AzH^{4}Br,RbBr.

C'est une poudre blanche jaunâtre, cristalline, soluble dans l'eau. On l'a préconisée contre l'épilepsie et on l'emploie en solution à la dose de 5 grammes par jour.

D. — Combinaison de l'ammonium avec l'iode.

L'ammonium donne avec l'iode une combinaison : l'iodure d'ammonium.

Iodure d'ammonium.

Synonymes. — L'iodure d'ammonium, appelé aussi iodhydrate d'ammoniaque, a pour formule AzH^{4}I.

Préparation. — On le prépare en décomposant une solution d'iodure de fer par une solution de carbonate d'ammonium. Il se fait du carbonate de fer insoluble, et de l'iodure d'ammonium qui reste en dissolution. On filtre, pour séparer le carbonate de fer ; on évapore en consistance sirupeuse et on laisse cristalliser. Pour que le sel soit parfaitement incolore, il faut rendre la liqueur ammoniacale, surtout au moment de la cristallisation.

Caractères d'identité. — L'iodure d'ammonium est un sel cristallisé en cristaux cubiques, déliquescent, incolore, quand il est pur, très soluble dans l'eau ou dans l'alcool, d'une saveur désagréable.

Quand on le chauffe, à l'abri de l'air, il se sublime sans altération.

Au contact de l'air et de la lumière, il se décompose en partie, se colore en brun rougeâtre par l'iode mis en liberté.

Caractères spécifiques. — On le reconnaît aux caractères suivants :

1° Il donne les réactions caractéristiques des iodures ;

2°   —   —   des sels d'ammonium.

Caractères de contrôle. — Il est très souvent coloré en jaune et en brun, car, ainsi que nous l'avons dit, il se décompose facilement au contact de l'air et de la lumière, en mettant de l'*iode* en liberté. L'iodure ainsi coloré est altéré et doit être rejeté.

Il peut être FALSIFIÉ par des chlorures et des bromures de sodium ou de potassium. La recherche de ces falsifications se fait par les procédés indiqués à l'article *iodure de potassium*.

Conservation. — Il doit être conservé dans des flacons secs colorés et bien bouchés.

Action physiologique. — Il possède une action physiologique analogue à celle des iodures alcalins (iodures de potassium et de sodium).

Action thérapeutique. — Il possède une action thérapeutique analogue à celle des iodures alcalins, et comme eux, on l'emploie comme antiscrofuleux, antisyphilitique, contre les affections cutanées.

Modes d'administration et doses. — On l'emploie à L'INTÉRIEUR, en solution ou en sirop, à la dose de 0 gr. 50 à 1 gramme. C'est un médicament très actif, sans doute en raison de la facilité avec laquelle il cède de l'iode ; à L'EXTÉRIEUR, en pommade à la dose de 4 grammes pour 30 grammes d'axonge ou de vaseline. Cette pommade, dit Méhu, est très efficace contre les engelures.

Formules galéniques. — Il n'entre dans aucune formule galénique spéciale inscrite au Codex.

Incompatibles. — Acides, alcalis et leurs carbonates, sels d'argent, d'or, de mercure, de plomb, de tannin, graisse rance.

Empoisonnement. — Il n'est pas toxique, mais à doses élevées, il produirait des empoisonnements se manifestant par des symptômes analogues à ceux observés dans l'empoisonnement par l'iode, et que l'on combattra par les moyens indiqués à l'article iode.

Solutions polybromurées et polyiodurées. — Nous avons vu précédemment que l'on associait souvent les bromures ou les iodures de potassium, de sodium, d'ammonium pour faire des préparations que l'on désignait sous le nom de solutions polybromurées, ou polyiodurées.

Les formules le plus habituellement prescrites sont les suivantes:

Bromure de potassium	5 gr.	10 gr.	15 gr.	20 grammes.
Bromure de sodium	5 »	10 »	15 »	20 —
Bromure d'ammonium	5 »	10 »	15 »	20 —
Eau	300 »	300 »	300 »	300 —

Chaque cuillerée à bouche de la solution contient un total de 0 gr. 75 de sels, 1 gr. 50 de sels, 2 gr. 25 de sels, 3 gr. de sels.

Les mêmes doses sont employées pour les solutions polyiodurées. Ces solutions polybromurées ou polyiodurées, faites à froid, dégagent une odeur très nette d'ammoniaque, dont la présence peut être mise en évidence de plusieurs manières : 1° A l'aide d'un papier rouge de tournesol qui est bleui. 2° En approchant du flacon contenant la solution une baguette trempée dans l'acide chlorhydrique, il y aura un dégagement de vapeurs blanches. 3° En approchant du flacon contenant la solution une baguette de verre trempée dans le réactif de Nessler, on obtiendra une coloration jaune foncée.

Cette mise en liberté de l'ammoniaque est due à l'alcalinité plus ou moins grande des iodures et bromures commerciaux qui sont, comme on le sait, toujours plus ou moins alcalins.

La grande quantité d'ammoniaque ainsi mise en liberté, est-elle considérable, et amène-t-elle dans les préparations, une altération qui puisse nuire à leur valeur thérapeutique ? Il semble résulter d'expériences faites par M. Ducung, ex-préparateur de chimie à la Faculté de médecine et de pharmacie de Bordeaux, que cette quantité d'ammoniaque dégagée est faible, et que la valeur thérapeutique des préparations n'est pas sensiblement diminuée. Mais ces préparations présentent un goût et une saveur désagréables, ce qui est un inconvénient grave.

Pour obtenir des solutions sans odeur d'ammoniaque, M. Ducung conseille de faire dissoudre les trois bromures ou les trois iodures dans une petite quantité d'eau, et de porter ensuite cette solution concentrée à l'ébullition pendant une minute environ ; ce temps est plus que suffisant pour chasser toute trace d'ammoniaque non combinée ; il suffit ensuite de parfaire le volume de la solution avec le reste de l'eau prescrite.

En opérant de cette manière, on obtient, dit M. Ducung, une solution absolument inodore, et l'on a de plus l'avantage de neutraliser la totalité de l'alcali libre des bromures et iodures alcalins ou alcalino-terreux.

E. — **Combinaisons de l'ammonium** avec l'oxygène.

F. —   —   —   le soufre.

G. —   —   —   les autres métalloïdes.

Sans intérêt au point de vue médico-pharmaceutique.

SECTION III

ÉTUDE DES SELS QUE L'AMMONIUM FORME AVEC LES ACIDES MINÉRAUX.

SOMMAIRE. — Avec l'acide carbonique (*Sesquicarbonate d'ammoniaque*). — Synonymes.— Formule. — Préparation. — Purification. — Caractères d'identité, spécifiques, de contrôle. — Conservation. — Action physiologique, thérapeutique. — Modes d'administration et doses. — Formules galéniques. — Incompatibles. — Empoisonnements. — Secours.

C ombinaisons de l'ammonium avec les acides oxygénés.

A. — Du chlore.

B. — Du brome, de l'iode.

C. — Du soufre.

D. — De l'azote.

E. — Du phosphore.

F. — De l'arsenic.

G. — De l'antimoine.

H. — Du bore.

Aucune combinaison intéressante au point de vue médico-pharmaceutique.

I. — Combinaisons de l'ammoniaque avec les acides oxygénés du carbone.

L'ammonium se combine avec l'acide carbonique, pour donner deux combinaisons correspondant aux carbonates de potassium et de sodium.

1° Un *carbonate neutre* d'ammonium $CO^3(AzH^4)^2$ analogue au sel de potassium CO^3K^2.

2° Un *carbonate acide* ou bicarbonate d'ammoniaque $CO^3H(AzH^4)$ analogue au sel de potassium CO^3KH.

Ces deux sels n'offrent aucun intérêt au point de vue pharmaceutique ; mais, en se combinant entre eux, ils donnent une combinaison importante appelée sesquicarbonate d'ammonium.

Sesquicarbonate d'ammonium.

Synonymes. — Le sesquicarbonate d'ammonium, appelé aussi sel volatil d'Angleterre, alcali volatil concret, carbonate d'ammoniaque officinal, a pour formule :

$$CO^3(AzH^4)^2, 2[CO^3(AzH^4)H] + 2H^2O \text{ ou } (CO^3)^3H^2(AzH^4)^4 + 2H^2O$$

C'est une combinaison de :

1 molécule de carbonate neutre d'ammonium $CO^3(AzH^4)^2$;
2 molécules de carbonate acide d'ammonium $2[CO^3(AzH^4)H]$.

Total . . . . $CO^3(AzH^4)^2, 2[CO^2(AzH^4)H]$
ou . . . . $(CO^3)^3H^2(AzH^4)^4$.

Cette combinaison cristallise avec 2 molécules d'eau de cristallisation.

Préparation. — Le sesquicarbonate d'ammonium se prépare en décomposant le chlorure d'ammonium par le carbonate de calcium. On pulvérise les deux sels et on chauffe modérément le mélange dans une cornue de grès ou une cornue de verre non fusible communiquant avec un récipient refroidi.

Réaction. — Une double décomposition s'effectue donnant naissance à du chlorure de calcium, du carbonate neutre d'ammonium et de l'eau. Mais le carbonate neutre d'ammonium étant très instable, se décompose, sous l'influence de la chaleur, en donnant de l'ammoniaque et du sesquicarbonate d'ammoniaque. Celui-ci se condense dans le récipient refroidi sous la forme d'une masse neigeuse.

Il est nécessaire, pendant l'opération, de veiller à ce que le sel solide n'obstrue pas en se condensant le col de la cornue. Il est bon d'interposer entre la cornue et le récipient, une allonge dans laquelle la plus grande partie du sel se condensera ; il sera alors plus facile de le recueillir.

On peut aussi le préparer à l'aide du sulfate d'ammoniaque et du carbonate de chaux.

Caractères d'identité. — Le sesquicarbonate d'ammonium est un sel solide blanc, translucide, possédant une forte odeur ammoniacale, d'une saveur piquante et caustique, fortement alcalin, soluble dans 3 p. d'eau froide, insoluble dans l'alcool.

Au contact de l'air, il perd de l'eau et de l'ammoniaque et se change en carbonate acide ou bicarbonate d'ammonium $CO^3(AzH^4)H$. Ce dernier sel constitue presque exclusivement les produits conservés depuis longtemps dans des vases incomplètement fermés.

Caractères spécifiques. — On le reconnaît aux caractères suivants :

1° Il donne les réactions caractéristiques des carbonates.

2°   —   —   —   des sels d'ammonium.

Caractères de contrôle. — Préparé avec du sulfate d'ammoniaque, du chlorure d'ammonium et du carbonate de chaux impurs, et dans des vases métalliques, quelquefois il peut renfermer les ALTÉRATIONS suivantes :

Sulfates. — La solution sursaturée par l'acide azotique donnera avec le chlorure de baryum un précipité blanc.

Chlorures ou acide chlorhydrique. — La solution, sursaturée par l'acide azotique, donnera avec l'azotate d'argent un précipité blanc.

Métaux. — La solution traitée par l'hydrogène sulfuré ou le sulfhydrate d'ammoniaque donnera un précipité.

Sels de chaux. — Le carbonate chauffé laissera un résidu.

Conservation. — S'altérant rapidement au contact de l'air, il doit être conservé dans des flacons bien bouchés.

Historique. — Ce sel est un des médicaments les plus anciennement connus ; depuis plusieurs siècles, on se sert en médecine de produits complexes, chargés de carbonate d'ammonium empyreumatique, et que l'on obtenait : par la distillation de la corne de cerf ; ce produit s'appelait *sel volatil, esprit volatil* et *huile volatile de corne de cerf* ; par la distillation de la soie crue ; ce produit s'appelait *esprit de soie crue.* Ces deux produits ont été rayés du Codex de 1884.

Action physiologique. — Le carbonate d'ammonium a une action irritante qui se traduit par de l'érythème, de la douleur ; un contact un peu prolongé peut même produire une sorte de vésication. Cette action est due au dégagement de gaz ammoniac par la décomposition du sesquicarbonate au contact de la sécrétion sudorale, qui est acide.

Il possède des propriétés physiologiques analogues à celles de l'ammoniaque ; c'est donc un stimulant diffusible, un irritant local et même un caustique, suivant la dose et la durée d'action.

Action thérapeutique. — Il est employé comme stimulant, diaphorétique, émétique, rubéfiant.

Modes d'administration et doses. — On le donne : A l'intérieur, en solution aqueuse, comme *stimulant* et *diaphorétique* à la dose de 0 gr. 05 à 2 grammes ; comme *émétique*, à la dose de 1 gr. 50 répétée s'il y a lieu. A l'extérieur, en pommade, 5 grammes pour 30 grammes de vaseline ou d'axonge. Si on veut le faire servir à la rubéfaction ou à la vésication, on en saupoudre un emplâtre de diachylon que l'on maintient sur le point choisi.

Formules galéniques. — Il n'entre dans aucune formule galénique spéciale mentionnée au Codex.

Incompatibles. — Il est incompatible avec les mêmes corps que les sels ammoniacaux déjà étudiés.

Empoisonnements. — A doses assez faibles, il peut être toxique ; il produit alors des empoisonnements se manifestant par des symptômes analogues à ceux observés dans l'empoisonnement par l'ammoniaque et que l'on combattrait de la même manière.

K. — Combinaisons de l'ammonium avec les acides oxygénés du manganèse.

L. — Combinaisons de l'ammonium avec les acides oxygénés du chrome.

Pas de combinaisons intéressantes.

SECTION IV

NOMENCLATURE DES COMBINAISONS FORMÉES PAR L'AM-MONIUM AVEC LES ACIDES ORGANIQUES AYANT REÇU UNE APPLICATION MÉDICO-PHARMACEUTIQUE.

Avec	*l'acide acétique*	Acétate d'ammonium.
—	*l'acide benzoïque*	Benzoate d'ammonium.
—	*l'acide citrique*	Citrate de fer ammoniacal.
—	*l'acide lactique*	0
—	*l'acide oxalique*	0
—	*l'acide phénique*	0
—	*l'acide picrique*	Picrate d'ammonium.
—	*l'acide salicylique*	0
—	*l'acide sulfovinique* . . .	0
—	*l'acide tannique*	0
—	*l'acide tartrique*	Tartrate ferrico-ammonique.
—	*l'acide valérianique* . . .	Valérianate d'ammonium.

CHAPITRE IV

ÉTUDE DU GROUPE DU LITHIUM

SECTION I

LITHIUM.

Sommaire. — Caractères des sels de lithium.

Le lithium est un métal monovalent, appartenant à la première famille de la 1re section de notre classification ; il est sans emploi en médecine et en pharmacie, mais il forme avec les métalloïdes, les acides minéraux et les acides organiques quelques combinaisons intéressantes.

Caractères des sels. — 1° Les sels de lithium sont presque tous solubles dans l'eau.

2° Leurs solutions ne sont pas précipitées par l'hydrogène sulfuré et le sulfhydrate d'ammoniaque.

3° Les carbonates de potasse ou de soude donnent, dans les liqueurs concentrées, un précipité blanc grenu de carbonate de lithine, peu soluble dans l'eau, assez soluble dans les sels ammoniacaux. Il faut éviter la présence des sels ammoniacaux dans la liqueur, car ils pourraient empêcher la formation de ce précipité.

4° Le phosphate de soude (phosphate disodique, PhO^4HNa^2) donne, seulement en liqueur neutre, un précipité blanc qui augmente par addition d'ammoniaque, mais qui se dissout assez facilement dans les sels ammoniacaux.

5° Les sels de lithine colorent la flamme en rouge carmin intense.

SECTION II

ÉTUDE DES COMBINAISONS DU LITHIUM AVEC LES MÉTALLOÏDES.

Sommaire. — Avec le brome (*bromure*). — Synonymes. — Formule. — Préparation. — Caractères d'identité, spécifiques, de contrôle.— Conservation.— Actions physiologique, thérapeutique. — Modes d'administration et doses. — Formules galéniques. — Incompatibles. — Empoisonnements.— Secours.

A. — Combinaison du lithium avec le chlore.

Sans intérêt.

B. — Combinaison du lithium avec le brome.

Le lithium donne avec le brome une combinaison : le bromure de lithium.

Bromure de lithium.

Formule. — Le bromure de lithium a pour formule : LiBr.

Préparation. — On le prépare en décomposant le bromure de fer par du carbonate de lithium.

Dans une dissolution de bromure de fer encore chaude, on introduit du carbonate de lithium (38 gr. de carbonate pour 80 gr. de bromure employé) ; on chauffe pour achever la réaction, on filtre et on évapore à siccité. Le produit, coulé sous forme de plaques, est enfermé de suite dans des flacons secs et bien bouchés. Il se forme du carbonate de fer insoluble, du bromure de lithium et un dégagement d'acide carbonique.

Caractères d'identité. — Le bromure de lithium est un sel blanc, cristallisé en aiguilles fines, très hygrométrique, d'une saveur analogue à celles des bromures alcalins, soluble dans l'eau, très riche en brome.

Caractères spécifiques. — On le reconnaît aux caractères suivants :

1° Il donne les réactions générales des bromures ;
2°   —   —   des sels de lithium.

Caractères de contrôle. — Il peut être remplacé par du bromure de potassium ou de sodium. Cette FALSIFICATION est reconnue de la manière suivante :

Dissoudre le sel suspect dans l'eau distillée et traiter la dissolution : par les réactifs du potassium qui permettent de reconnaître les sels de potassium ; par les réactifs du sodium qui permettent de reconnaître les sels de sodium.

Conservation. — Etant très déliquescent, il doit être conservé dans des flacons secs et bien bouchés.

Action physiologique. — Ce sel, qui doit ses propriétés non seulement au lithium mais au brome, possède une action physiologique analogue à celle du bromure de potassium ou de sodium. Il contient 92 pour 100 de brome, tandis que le bromure de sodium en contient 76, et le bromure de potassium 66 seulement. Cette particularité chimique rend compte de l'opinion de Weir Mittchell qui le considère comme plus hypnotique que les autres bromures alcalins (*Fonssagrives*).

Action thérapeutique. — Il a une action thérapeutique analogue à celle des bromures alcalins. Rationnellement, dit M. le professeur Soulier, ce doit être l'hypnagogue, le sédatif, l'anticonvulsif à préférer pour les goutteux.

Modes d'administration et doses. — On l'emploie à l'INTÉRIEUR en solution, sirop, à la dose de 0,25 à 4 gr. pour 150 à 200 gr. de véhicule ; en pilules contenant chacune 5 à 10 centigr. de bromure.

Formules galéniques. — Il n'entre dans aucune formule galénique spéciale inscrite au Codex.

Incompatibles. — Il est incompatible avec les mêmes corps que le bromure de potassium (acides et sels acides), chlore, brome, iode, iodures métalliques, sels de plomb, mercure et argent.

Empoisonnements. — Il n'est pas toxique.

C. — Combinaison du lithium avec l'iode.

L'iodure LiI, a été préconisé comme succédané de l'iodure de potassium. *Inusité.*

D. — Combinaison du lithium avec l'oxygène.

L'hydrate LiOH a été employé contre la gravelle urique. *Inusité.*

E. — Avec les autres métalloïdes.

Aucune combinaison intéressante.

SECTION III

ÉTUDE DES SELS QUE LE LITHIUM FORME
AVEC LES ACIDES MINÉRAUX.

Sommaire. — Avec l'acide carbonique (*carbonate*). — Synonymes. — Formule. — Préparation. — Purification. — Caractères d'identité, spécifiques, de contrôle. — Conservation.— Action physiologique, thérapeutique. — Modes d'administration et doses. — Incompatibles. — Empoisonnements. — Secours.

Combinaisons du lithium avec les acides oxygénés :

A. — Du chlore.
B. — Du brome, de l'iode.
C. — Du soufre.
D. — De l'azote.
E. — Du phosphore.
F. — De l'arsenic.
G. — De l'antimoine.
H. — Du bore.
Aucune combinaison intéressante.

I. — Combinaison du lithium avec les acides du carbone.

Le lithium se combine avec l'acide carbonique pour donner des combinaisons correspondantes à celles du potassium et du sodium ; une seule de ces combinaisons est intéressante, c'est le carbonate neutre de lithium.

Carbonate neutre de lithium.

Synonymes. — Le carbonate neutre de lithium, appelé aussi carbonate de lithium, carbonate de lithine a pour formule CO^3Li^2.

Préparation. — On le prépare en précipitant un sel de lithium par un carbonate alcalin. On dissout dans de l'eau distillée du sulfate ou de l'azotate de lithium, et dans cette liqueur, on verse une solution de carbonate de sodium. Il se forme du carbonate de lithium qui se dépose, et du sulfate ou de l'azotate de sodium, qui restent dissous.

Il faut laver avec soin et longtemps le précipité de carbonate de lithine qui retient énergiquement une petite quantité des sels contenus dans la dissolution.

Purification. — Le carbonate de lithium, préparé par précipitation par ce procédé, est presque toujours mélangé de sels étrangers.

Pour le purifier, on le délaie dans l'eau et on fait passer dans cette dissolution un courant d'acide carbonique, qui le dissout. On abandonne la solution à l'air libre ; elle perd peu à peu son acide carbonique et le carbonate de lithium se précipite à l'état cristallin (*Duquesnel*).

Caractères d'identité. — Le carbonate de lithine est une poudre blanche cristalline, à réaction alcaline, soluble dans 100 p. d'eau froide, plus soluble dans l'eau chargée d'acide carbonique, peu soluble dans l'alcool, complètement soluble dans l'acide chlorhydrique. Cette solution chlorhydrique évaporée à sec, laisse un résidu complètement soluble dans un mélange à parties égales d'alcool et d'éther.

Caractères spécifiques. — On le reconnait aux caractères suivants :

1° Il donne une solution dans l'eau à réaction alcaline.

2° Il est complètement soluble dans l'acide chlorhydrique, et cette solution chlorhydrique évaporée à sec, laisse un résidu complètement soluble dans un mélange à parties égales d'alcool et d'éther.

3° Il donne les réactions caractéristiques des carbonates.

4°   —   —   des sels de lithium.

Caractères de contrôle. — Mal préparé, ou mal purifié, il peut contenir les ALTÉRATIONS suivantes : sulfates, azotates, chlorures. D'après Schlagdenhauffen, il peut être FALSIFIÉ par du sucre de lait. On peut également le falsifier avec du carbonate de chaux.

La recherche de ces altérations et falsifications se fera de la manière suivante :

Sulfates. — Dissoudre le sel suspect dans l'acide azotique et traiter la solution par le chlorure de baryum (pr. blanc).

Chlorures. — Dissoudre le sel suspect dans l'acide azotique et traiter la solution par l'azotate d'argent (pr. blanc).

Azotates. — Traiter le sel suspect par l'acide sulfurique et la tournure de cuivre ; dégagement de vapeurs rutilantes.

Sucre de lait. — Chauffer le carbonate de lithium ; il reste blanc, s'il est pur ; il noircit, s'il contient du sucre de lait.

Enfin 1 gramme de ce sel traité par l'acide sulfurique, puis évaporé et chauffé au rouge, doit laisser 1 gr. 48 de sulfate de lithine. Ce sulfate, redissous dans l'eau distillée, ne précipite ni par l'oxalate d'ammoniaque (*chaux*), ni par l'eau de chaux (*carbonates*).

Conservation. — Etant inaltérable à l'air, il est conservé simplement dans des flacons bouchés.

Action physiologique. — D'après Garrod, il possèderait une action diurétique qui dépasserait à dose égale celle du carbonate de potasse ou de soude ; d'après ce même auteur, il possède une action dissolvante des calculs vésicaux et de l'acide urique. Cette action dissolvante a été également reconnue par Archenbrenner et Lipper.

Des morceaux de cartilage et d'os incrustés d'urate de soude, se dissolvent en effet plus vite dans les solutions concentrées de carbonate de lithine que dans des dissolutions potassiques ou sodiques ; de là l'utilité de la lithine dans la gravelle et dans la goutte.

Action thérapeutique. — On l'emploie comme dissolvant de l'acide urique ; à ce titre, il est préconisé contre la gravelle, la goutte et les calculs urinaires.

Modes d'administration et doses. — On l'administre à L'INTÉRIEUR à la dose de 0 gr. 25 à 1 gr. en poudre dans des cachets, ou en dissolution dans l'eau de Seltz. La solution dans l'eau de Seltz est quelquefois lente et incomplète. M. Carles conseille, pour la rendre immédiate, de triturer le carbonate de lithine avec du sucre ou du bicarbonate de soude, suivant la maladie (1).

On l'administre quelquefois sous la forme de granulé de **carbonate de lithine effervescent** qui se prépare de la manière suivante :

Acide citrique.	40 gr.
Bicarbonate de soude.	50 »
Carbonate de lithine	10 »

On mélange et on chauffe le tout à 100° jusqu'à ce que la substance prenne la forme granulée. A l'aide d'un tamis, on sépare des granules

(1) V. *J. de ph. de Bord.*, et *Union pharmaceutique*, 1890, p. 131.

de grosseur convenable et uniforme que l'on conserve dans des flacons bien fermés (Soc. ph. de Paris).

Formules galéniques. — Il n'entre dans aucune formule galénique spéciale mentionnée au Codex.

Empoisonnements. — Il n'est pas toxique.

M. le Dr Prieur de Besançon conseille le carbonate de lithine délayé dans l'eau pour enlever sur la peau et sur le linge la couleur de l'acide picrique.

Pour faire disparaître la couleur jaune de la peau il suffit de la frictionner avec un peu de carbonate de lithine délayé dans l'eau.

Pour faire disparaître la couleur jaune du linge, on dépose une pincée de carbonate de lithine sur les taches jaunes mouillées ; ou bien on trempe la tache dans de l'eau contenant en suspension du carbonate de lithine.

K. — Combinaisons du lithium avec les acides oxygénés du manganèse.

L. — Combinaisons du lithium avec les acides oxygénés du chrome.

Pas de combinaisons intéressantes.

SECTION IV

NOMENCLATURE DES COMBINAISONS FORMÉES PAR LE LITHIUM AVEC LES ACIDES ORGANIQUES AYANT REÇU UNE APPLICATION MÉDICO-PHARMACEUTIQUE.

Avec l'acide *acétique*	0
— l'acide *benzoïque*.	Benzoate de lithium.
— l'acide *citrique*.	Citrate de lithium.
— l'acide *glycérophosphorique*	Glycérophosphate de lithium.
— l'acide *lactique*.	0
— l'acide *oxalique*.	0
— l'acide *phénique*.	0
— l'acide *picrique*.	0
— l'acide *salicylique*.	Salicylate de lithium.
— l'acide *sulfovinique*. . . .	0
— l'acide *tannique*.	0
— l'acide *tartrique*	0
— l'acide *valérianique*. . . .	0

CHAPITRE V

ÉTUDE DU GROUPE DU THALLIUM

Sommaire. — Étude des sels de thallium.

Le thallium est sans emploi en médecine, mais il forme des sels qu'on a essayé d'introduire en thérapeutique dans ces dernières années.

Sels à acides minéraux. — D'après les expériences de Kreis, les sels de thallium exercent une action antiseptique sur les gonocoques de la blennorrhagie. Se fondant sur ces expériences, le Dr Gall a employé le *nitrate* et le *sulfate* de ce métal contre l'uréthrite blennorrhagique chez l'homme.

Il recommande de faire des injections à 2 0/0 de sulfate de thallium ; de pratiquer chaque jour, deux fois par jour, deux injections successives. Par ce traitement, on a pu tuer rapidement les microbes spéciaux du pus et empêcher leur migration dans l'appareil vésico-rénal.

Dans le traitement de la blennorrhagie chronique, Gall recommande l'emploi de bougies renfermant 5 0/0 de sulfate de thallium et en ayant soin de faire pénétrer le médicament aussi loin que possible.

Sels à acides organiques. — L'*acétate* de thallium, poudre blanche, déliquescente, insipide, soluble dans l'eau et l'alcool, a été proposée par M. Combemale, professeur de clinique médicale à la faculté de Lille, contre les sueurs nocturnes des phtisiques, en pilules de dix centigrammes prises le soir. La dose est de 1 à 2 pilules ; mais le plus souvent une pilule suffit ; si l'effet désiré ne se produit pas au quatrième jour, il est inutile de prolonger plus longtemps l'action de ce médicament, car alors on se trouve en présence d'un malade rebelle à son action.

L'acétate de thallium réussit une fois sur quinze environ. Son effet dure ordinairement pendant un temps qui varie de 2 à 10 jours. Il présente l'inconvénient de faire tomber les cheveux, quand l'usage en est prolongé, mais ils repoussent (1).

(1) M. le Dr Combemale a présenté à ce sujet à l'Académie de médecine, dans la séance du 22 février 1898, un mémoire important, analysé par M. Huchard et que l'on pourra lire, *Journal des Nouveaux Remèdes*, numéro du 24 avril 1898, p. 178 ; numéro du 24 juin 1898, p. 265.

CHAPITRE VI

ÉTUDE DU GROUPE DU VANADIUM

Le vanadium et ses sels ont été étudiés depuis quelque temps au point de vue médical et les résultats des premières recherches ont été communiqués aux sociétés savantes en 1897 et 1898. Mais, il ne paraît pas qu'il en ait été fait une étude thérapeutique prolongée. Le 14 février 1898, M. Hélonis, chimiste, faisait à la Société d'encouragement une communication dans laquelle il signalait le vanadium comme substance oxydant dans la fabrication de l'aniline ; il pensait que cette propriété que possède le vanadium d'oxyder l'aniline, en présence d'un chlorate alcalin, pourrait se manifester sur d'autres corps, voire même sur les ptomaïnes et les toxines.

M. Weber a entrepris quelques recherches dans ce sens (1). Il s'est servi d'un liquide couleur jaune citron, inodore, à peu près limpide, qui renfermait un sel de vanadium associé à une notable proportion de chlorate de soude et auquel il a donné le nom de *vanadine*.

Après avoir constaté les propriétés antiseptiques des sels de vanadium, M. Weber a expérimenté l'action de la vanadine sur des cobayes inoculés avec du virus tuberculeux, et les résultats qu'il a obtenus ont été tellement satisfaisants, qu'il s'est décidé à soumettre des tuberculeux avérés au traitement par la vanadine qu'il leur a administrée à la dose de 6 à 30 gouttes par jour. Le médicament n'a jamais produit d'empoisonnement ; il a généralement contribué à relever les forces des malades et à augmenter leur appétit. Toutefois les résultats ont été moins brillants que sur les cobayes ; aussi cette expérimentation clinique aurait-elle besoin d'être continuée.

Mais au cours de ses recherches, M. Weber avait été frappé de l'action très remarquable qu'avait la vanadine sur l'estomac de ses malades ; elle produisait une amélioration rapide chez les malades atteints de dilatation stomacale avec fermentations. Il a observé aussi de notables améliorations chez plusieurs chlorotiques.

(1) *Journal des praticiens* du 28 mai 1898.

CHAPITRE VII

ÉTUDE DU GROUPE DE L'ARGENT

SECTION I

ARGENT.

Sommaire. — Caractères des sels d'argent.

L'argent appartient à la 1re famille, 2° section de la classification que nous avons adoptée.

Il est sans emplois en médecine et en pharmacie, mais il forme quelques combinaisons intéressantes au point de vue médico-pharmaceutique.

Caractères des sels. — 1° Les sels d'argent sont incolores, d'une saveur âcre, métallique, très désagréable.

2° Ils donnent avec l'acide chlorhydrique ou les chlorures alcalins, un précipité blanc cailleboté, noircissant à la lumière, insoluble dans l'eau, dans l'acide azotique ; soluble dans l'ammoniaque, le cyanure de potassium, l'hyposulfite de sodium.

3° Ils donnent avec l'acide sulfhydrique et le sulfhydrate d'ammoniaque un précipité noir de sulfure d'argent insoluble dans le sulfure ammonique.

4° Avec la potasse ou la soude, ils donnent un précipité brun olive.

5° Avec l'ammoniaque, ils donnent un précipité brun, soluble dans un excès de réactif.

6° Avec le bromure de potassium, ils donnent un précipité blanc jaunâtre, soluble dans l'ammoniaque.

7° Avec les phosphates solubles, ils donnent un précipité jaune de phosphate d'argent, soluble dans les acides et dans l'ammoniaque.

8° Avec les arséniates solubles, ils donnent un précipité rouge brique d'arséniate d'argent, soluble dans les acides et dans l'ammoniaque.

9° Avec le chromate de potassium, ils donnent un précipité rouge de chromate d'argent, soluble dans les acides et dans l'ammoniaque.

10° Le fer, le zinc, le cuivre, précipitent l'argent de la solution de ses sels.

SECTION II

ÉTUDE DES COMBINAISONS DE L'ARGENT
AVEC LES MÉTALLOÏDES.

Sommaire. — Avec le chlore (chlorure d'argent). — Avec le brome (bromure d'argent). — Avec l'iode (iodure d'argent). — Avec l'oxygène (protoxyde d'argent). — Combinaisons inusitées.

A. — Combinaison de l'argent avec le chlore.

L'argent donne avec le chlore une combinaison, le **chlorure d'argent**, ayant pour formule AgCl.

Ce corps a été conseillé par Serre et employé par lui de la manière suivante : chlorure d'argent 5 centigr., poudre d'iris, 0 gr. 10 ; à diviser en 10 paquets, 1 par jour, en frictions sur la langue.

Il est inusité aujourd'hui.

B. — Combinaison de l'argent avec le brome.

Inusitée.

C. — Combinaison de l'argent avec l'iode.

L'iodure d'argent AgI a été conseillé comme antigastralgique et antisyphilitique à la dose de 0 gr. 01 en pilules (inusité).

D. — Combinaison de l'argent avec l'oxygène.

Le **protoxyde** d'argent Ag^2O a été préconisé dans les métrorrhagies et l'épilepsie à la dose de 0 gr. 01 à 0 gr. 02 en pilules (inusité).

E. — Combinaisons de l'argent avec les autres métalloïdes.

Combinaisons sans intérêt.

SECTION III

ÉTUDE DES SELS QUE L'ARGENT FORME AVEC LES ACIDES MINÉRAUX.

SOMMAIRE. — Avec l'acide azotique (*Azotate*). — Azotate d'argent cristallisé. — Azotate d'argent fondu ou pierre infernale. — Synonymes. — Formule. — Préparation. — Caractères d'identité, spécifiques, de contrôle. — Conservation. — Action physiologique, thérapeutique. — Modes d'administration et doses. — Incompatibles. — Empoisonnements. — Secours.

Combinaisons de l'argent avec les acides oxygénés.

A. Du chlore.
B. — Du brome, de l'iode.
Aucune combinaison intéressante.

C. — Combinaisons de l'argent avec les acides oxygénés du soufre.

A cette catégorie de combinaisons se rattache un sulfate double d'argent et d'oxyquinoline, récemment introduit en thérapeutique.

Argentol, ou sulfate double d'oxyquinoline et d'argent.

C'est une poudre peu soluble dans l'eau, se décomposant dans l'eau bouillante.

On l'emploie en poudre pour saupoudrer les plaies et les eschares (comme succédané de l'iodoforme) ; en pommade (argentol 1 ou 2 p. pour 100 p. de vaseline ou de lanoline); en émulsions pour injections dans la gonorrhée à la dose de 1 à 2 pour 1000.

D. — Combinaisons de l'argent avec les acides oxygénés de l'azote.

L'argent donne avec l'acide azotique une combinaison très intéressante, l'azotate d'argent.

Azotate d'argent.

Synonymes. — L'azotate d'argent, appelé aussi nitrate d'argent, caustique lunaire, a pour formule : AzO^3Ag.

Préparation. — Il peut se préparer par deux procédés : avec de l'argent pur ; avec de l'argent monétaire (pièce d'argent composée d'un alliage d'argent et de cuivre).

A. — Préparation de l'azotate d'argent avec l'argent pur. — On traite l'argent par l'acide azotique :

Argent pur.	100 grammes
Acide azotique officinal.	150 —
Eau distillée	50 —

On chauffe le mélange doucement dans une capsule de porcelaine ; l'argent se dissout en donnant de l'azotate d'argent, et il se forme du bioxyde d'azote et de l'eau d'après la réaction suivante :

$$3Ag + 4AzO^3H = 3AzO^2Ag + AzO + 2H^2O$$

Le gaz, bioxyde d'azote, dégagé dans l'atmosphère, se change en vapeurs rutilantes ; aussi doit-on opérer sous une cheminée à tirage énergique.

Quand la dissolution est complète, on laisse refroidir lentement et l'azotate d'argent cristallise. On décante l'eau-mère, on égoutte les cristaux sur un entonnoir, on les lave avec le moins possible d'eau froide, qui entraîne l'eau-mère acide, et on les sèche à l'étuve, ou même à l'air libre. L'eau-mère évaporée fournit une nouvelle quantité de produit.

Purification. — L'azotate d'argent ainsi obtenu, contient toujours un peu d'eau-mère acide. Pour l'en débarrasser, on évapore la dissolution azotique jusqu'à siccité, puis chauffant plus fortement, on détermine la fusion du sel ; lorsque la liquéfaction est produite, tout l'acide azotique en excès a été chassé. On laisse refroidir, on reprend le sel par 1/5 de son poids d'eau bouillante, et on fait cristalliser.

B. — **Préparation de l'azotate d'argent avec de l'argent monétaire** (alliage d'argent et de cuivre). — On dissout une pièce de monnaie d'argent dans l'acide azotique dilué ; on obtient alors un mélange d'azotate d'argent et de cuivre.

Pour séparer le cuivre de ce mélange, on peut employer différents moyens, mais ordinairement, on suit le procédé suivant : on évapore à siccité la liqueur, et on chauffe, dans une petite capsule de porcelaine, le résidu bleu qu'on obtient, résidu formé d'azotate d'argent et de cuivre. La masse entre en fusion ; en chauffant un peu plus fortement, l'azotate de cuivre se décompose avec une légère effervescence en donnant de l'oxyde de cuivre noir, de l'oxygène et des oxydes d'azote, tandis que l'azotate d'argent demeure inaltéré. On continue à chauffer jusqu'à ce que l'effervescence soit calmée. A ce moment, on prélève avec une baguette en verre un peu de produit, on le dissout dans l'eau, on filtre et on traite la solution filtrée par un excès d'ammoniaque : si cette solution se colore en bleu, cela prouve qu'elle contient encore de l'azotate de cuivre non décomposé ; dans ce cas, on continue à chauffer la masse contenue dans la capsule. Si cette solution ne se colore pas en bleu, cela prouve qu'elle ne contient plus d'azotate de cuivre. Ce point atteint, on laisse refroidir la masse contenue dans la capsule de porcelaine ; on la traite ensuite par l'eau distillée. L'eau dissout l'azotate d'argent, mais ne dissout pas l'oxyde de cuivre : on filtre pour séparer ce dernier, on évapore la liqueur et on la fait cristalliser.

A côté de l'azotate d'argent cristallisé, on emploie souvent en médecine l'azotate d'argent fondu, que l'on appelle aussi PIERRE INFERNALE. Pour le préparer, on fond dans un creuset en argent, l'azotate d'argent cristallisé, puis on le coule dans une lingotière, préalablement graissée et chauffée.

Caractères d'identité. — 1° AZOTATE D'ARGENT CRISTALLISÉ. — L'azotate d'argent cristallisé se présente en belles tables rhomboïdales incolores, anhydres, neutres aux réactifs, solubles dans leur poids d'eau froide, dans la moitié de leur poids d'eau bouillante, dans 10 fois leur poids d'alcool froid, dans 4 fois leur poids d'alcool bouillant. Il est rapidement décomposé par les matières organiques ; aussi tache-t-il la peau en noir. La lumière ne semble avoir d'action sur lui qu'en présence des matières organiques ; sous l'influence des rayons solaires sa solution noircit rapidement,

2° AZOTATE D'ARGENT FONDU. — Il se présente en cylindres qui peuvent être blancs, si cette pierre infernale a été préparée avec du nitrate d'argent non altéré et coulé dans une lingotière platinée. Mais le plus ordinairement, ces cylindres sont noirs ou plus ou moins grisâtres, parce que l'azotate d'argent s'est réduit à l'état métallique au contact de la matière grasse de la lingotière.

Caractères spécifiques. — AZOTATE D'ARGENT CRISTALLISÉ ET FONDU. — On le reconnaît aux caractères suivants :

1° Il donne les réactions caractéristiques des azotates.

2° Il donne les réactions caractéristiques des sels d'argent.

Caractères de contrôle. — 1° AZOTATE D'ARGENT CRISTALLISÉ. — Il est rarement falsifié, mais il peut contenir les ALTÉRATIONS suivantes qui proviennent d'un mode imparfait de préparation ou d'un mode défectueux de purification :

Il peut être acide. — Il renferme souvent de l'acide azotique, par suite de l'usage général qui consiste à le préparer avec un excès d'acide azotique pour faciliter sa cristallisation ; dans ce cas, sa solution rougira le papier bleu de tournesol.

Il peut contenir de l'azotate de cuivre, s'il a été préparé avec une pièce de monnaie, et s'il a été mal purifié ; dans ce cas, la solution, traitée par un excès d'ammoniaque, bleuira.

2° AZOTATE D'ARGENT FONDU. — Il n'est jamais acide, mais il peut contenir de l'argent métallique ; dans ce cas il est noir. Cette coloration est due, comme on l'a dit tout à l'heure, à ce que de l'azotate d'argent s'est réduit à l'état métallique au contact de la matière grasse de la lingotière. — Il est très souvent FALSIFIÉ et les fraudes qu'on lui fait subir sont les suivantes :

Addition de nitrate de potasse. — On introduit du nitrate de potasse dans le nitrate d'argent au moment où l'on va couler le sel fondu dans la lingotière.

Pour déceler cette fraude, on peut suivre le procédé très simple indiqué par Pollacci : porter au rouge dans une capsule de porcelaine 1 ou 2 grammes d'azotate d'argent suspect. Laisser refroidir et traiter le résidu par l'eau distillée. Si la liqueur obtenue est alcaline, il y a de l'azotate de potassium dans le sel d'argent. Cette réaction est due à la conversion de l'azotate de potassium en hydrate de potassium par l'argent réduit.

On peut encore dissoudre un peu d'azotate d'argent suspect dans l'eau distillée, traiter la solution par l'acide chlorhydrique en excès ; on filtre pour séparer le chlorure d'argent formé. La liqueur filtrée est évaporée à siccité. Si l'azotate est pur, elle ne laissera pas de résidu ; s'il contient des sels étrangers, elle laissera un résidu, que l'on pourra caractériser. En essayant ce résidu par les réactifs du potassium, on verra si le sel contient de l'azotate de potassium.

Addition de plombagine, de peroxyde de manganèse, d'ardoise pilée. — Pourre connaître cette falsification, il suffit de dissoudre la pierre infernale dans l'eau distillée. — Les substances étrangères (plombagine, peroxyde de manganèse, ardoise pilée) étant insolubles dans l'eau se précipiteront au fond du verre dans lequel la dissolution du sel a été opérée.

Conservation. — 1° AZOTATE D'ARGENT CRISTALLISÉ. — L'azotate d'argent cristallisé doit être conservé dans des flacons jaunes à l'émeri pour éviter l'action de la lumière et celle des matières organiques du bouchon.

2° AZOTATE D'ARGENT FONDU. — La pierre infernale doit aussi être conservée dans des flacons jaunes et à l'émeri. Habituellement, on remplit les flacons qui la contiennent, avec de la graine de lin ou des semences de psyllium destinées à empêcher que les crayons ne se brisent par le choc. Ces graines, dit Baudrimont, font éprouver une décomposition au nitrate, et elles se couvrent d'un enduit d'argent métallique et même de nitrate. Aussi, ne doit-on pas se servir ultérieurement de la graine de lin qui a séjourné dans des flacons avec la pierre infernale ; elle peut donner lieu à des accidents.

Il importe aussi d'employer de la graine de lin ou de psyllium très sèche, car la pierre infernale s'altère lorsqu'elle a été conservée dans des graines mal séchées. M. Eymael, pharmacien militaire belge, a observé que ces graines humides avaient décomposé 10 0/0 de nitrate d'argent ; la surface était devenue rugueuse, et le nitrate n'était plus complètement soluble dans l'eau.

M. Barillé, pharmacien-major de 1re classe, dans une étude portant le titre : *De la nature et des causes de l'altération des crayons de nitrate d'argent fondu au contact de diverses semences* (1), arrive aux conclusions suivantes : Les crayons de nitrate d'argent sont réduits par les graines de coriandre, de lin, les semences de psyllium, le millet. Toutes matières organiques, réduisant plus ou moins le nitrate d'argent, doivent être rejetées et remplacées par des substances minérales. Parmi ces dernières, M. Barillé donne la préférence à la pierre ponce granulée, substance inerte, légère, spongieuse qui, préservant de l'humidité, constitue un bon agent de conservation. Pour l'obtenir, il suffit de pulvériser grossièrement de la ponce en morceaux, de la passer ensuite au crible de fil de laiton de façon à obtenir des grains du volume du plomb à bouteille, ceux-ci étant enfin séparés de la partie plus fine par le tamis en crin.

Action physiologique. — Le nitrate d'argent a une grande affinité pour les substances albumineuses et pour les substances cornées (épiderme). Appliqué sur la peau, une muqueuse ou une surface ulcéreuse, il produit les effets suivants : *s'il est en solution étendue*, il rétrécit énergiquement les vaisseaux, colore l'épiderme en noir, les muqueuses en blanc ; *s'il est en solution concentrée*, il cautérise la peau et les muqueuses, coagule les sécrétions des ulcérations qui se couvrent d'une couche protectrice.

Ingéré il produit : saveur styptique et désagréable, parfois douleur à l'estomac qui n'est enflammé ou cautérisé que si la dose est excessive, les matières albuminoïdes protégeant la muqueuse contre les doses ordinaires.

Il est absorbé par les voies digestives, mais cette absorption est lente et difficile, car il paraît impossible de produire des phénomènes d'intoxication en portant dans l'estomac des animaux des quantités considérables de divers sels d'argent.

Sous quelle forme est-il absorbé ? On a émis à cet égard plusieurs hypothèses. Rabuteau pense qu'il est transformé en chlorure d'argent au contact de l'acide chlorhydrique du suc gastrique, puisque ce chlorure d'argent insoluble peut se dissoudre en faible quantité à la faveur de l'acide chlorhydrique du suc gastrique et du chlorure de sodium, car il se transforme alors en chlorure double d'argent et de sodium soluble.

(1) Voir *Journal de pharmacie et de chimie*, t. XXIV, 1891, p. 193.

Certains auteurs pensent qu'il se forme dans les voies digestives un albuminate d'argent qui, en dissolution suffisamment étendue, peut être absorbé.

Riemer soutient que le nitrate d'argent est réduit au bout de quelques heures et qu'il traverse l'épithélium à l'état solide. Cette opinion a été combattue par Jacobi.

L'usage prolongé du nitrate d'argent détermine l'argyrisme, qui se manifeste par une coloration bleuâtre de la peau et des muqueuses. Les organes internes prennent aussi une teinte grise. Cette pigmentation est due à l'argent réduit.

Ce dépôt d'argent dans les organes qui constitue l'argyrisme, serait considéré par divers auteurs comme un empoisonnement chronique. Pour d'autres, au contraire, ce ne serait qu'un fait d'imprégnation argentique, laissant la santé intacte.

Action thérapeutique. — Le nitrate d'argent peut être employé à l'intérieur ou à l'extérieur.

A l'intérieur, il a été recommandé dans l'épilepsie, la chorée, l'asthme, mais son action est douteuse dans les différents cas.

Il a été recommandé aussi dans l'ataxie locomotrice (Charcot, Vulpian, Séguin, etc.) et son action semble amener une amélioration notable.

Il a été recommandé dans la myélite chronique (inflammation de la moelle épinière) et dans la sclérose en plaques (endurcissement morbide des tissus, d'une manière générale), mais son action est moins sûre dans ce cas.

Il a été recommandé dans l'ulcère de l'estomac, mais son action est très infidèle dans ce cas.

Il est recommandé dans la diarrhée et la dysenterie chroniques, mais, dans ce cas, il doit être administré en lavements plutôt que par la bouche.

A l'extérieur, il est très usité dans les catarrhes chroniques ou subaigus des muqueuses et employé en solutions plus ou moins étendues, dans les cas suivants : amygdalite, pharyngite, coryza, blennorrhagie, conjonctivite simple, granuleuse, purulente.

Comme caustique, le nitrate d'argent fondu ou pierre infernale est employé : pour badigeonner les membranes diphtéritiques de la gorge ; pour détruire les fongosités utérines, les granulations de la conjonctive, les ulcérations du larynx, les végétations, verrues, condylomes ; à réprimer les bourgeons charnus des plaies ; à toucher les pustules de la variole (moyen insuffisant pour prévenir les

cicatrices) ; à arrêter les progrès du chancre phagédénique (Fournier) ; à exciter les ulcères atoniques ; à cautériser les plaies empoi-
sonnées (moyen insuffisant).

Comme hémostatique, il agit sur les hémorrhagies capillaires.

Modes d'administration et doses. — On l'emploie à l'INTÉRIEUR
en pilules à la dose de 0 gr. 01 à 0 gr. 03 pour une dose et jusqu'à
0 gr. 20 par 24 heures. Il convient, à propos de ces pilules, de faire
quelques remarques intéressantes.

Dans le but de tempérer l'action du nitrate d'argent, on le mélan-
geait autrefois à son poids de nitrate de potasse. Boerrhave employait
ce mélange comme purgatif ; il le prescrivait en pilules divisées dans
de la mie de pain ; ce sont ces mêmes pilules qu'au XIIIᵉ siècle on
appelait *pilules lunaires*.

L'usage des pilules d'argent pur ou mitigé s'est perpétué jusqu'à
l'époque actuelle, et leur préparation a souvent préoccupé les praticiens. Les uns redoutent l'action réductrice que peuvent exercer sur le
sel d'argent les matières organiques, les extraits par exemple ; les autres craignent la chloruration que lui fait éprouver le sel marin contenu dans le pain.

Pour remédier à ces inconvénients on a proposé différents moyens :

M. Mialhe dissout le nitrate d'argent dans quatre fois son poids de
chlorure de sodium, puis il fait une masse pilulaire avec de l'amidon
et un mucilage de gomme arabique. M. Vée a proposé de prendre pour
excipient des pilules d'argent, la silice et la gomme adragante. En
Allemagne on donne la préférence à une masse nommée bol blanc.
Aujourd'hui, on emploie le kaolin, proposé par M. Deniau, ou la pommade au kaolin dont il a été question à l'article pilules (1) ; nous ne
reviendrons pas sur ce point en ce moment.

A l'EXTÉRIEUR, on l'emploie en solution dans l'eau distillée, en collyres, injections, à la dose de 0 gr. 05 à 1 gr. pour 100 ; en lavements
à la dose de 0 gr. 05 à 0 gr. 10 (enfants), 0 gr. 25 à 0 gr. 30 (adultes) ;
en pommades à la dose de 0 gr. 04 à 2 gr. pour 30 gr. de vaseline.

Formules galéniques. — Il fait partie des formules galéniques
suivantes inscrites au Codex : crayons d'azotate d'argent, crayons
d'azotate d'argent mitigé, employés pour faire les cautérisations.

Incompatibles. — Alcalis et leurs carbonates, chlorures, bromures, cyanures, iodures, sulfates, phosphates, acides tartrique et
chlorhydrique, matières organiques.

____

(1) *Cours de Pharmacie*, t. II, p. 220.

Empoisonnements. — Il est toxique, et produit en cas d'empoisonnement les symptômes suivants : insensibilité générale, dilatation de la pupille et spasmes des membres antérieurs ; parfois vomissements d'une matière blanchâtre qui noircit à son exposition à l'air.

Premiers secours. — 1° Neutraliser le poison en donnant du sel commun dissous dans du lait ou de l'eau, et à volonté.

2° Faire vomir le malade.

3° Administrer en abondance eau albumineuse, tisane d'orge, d'arrowroot, etc., et autres boissons émollientes.

L'azotate d'argent a été pendant longtemps le seul sel d'argent employé en thérapeutique. Il n'en est plus ainsi aujourd'hui, car on emploie actuellement certains autres sels à acides minéraux ou acides organiques.

Depuis quelque temps les pharmacologistes s'appliquent à chercher des combinaisons organiques d'argent, non précipitables par les liquides de l'économie, et cela dans le but de combattre des catarrhes gonorrhéiques plus efficacement qu'on ne le fait avec le nitrate d'argent. On a constaté que ces sels possèdent des propriétés bactéricides puissantes et quelques-uns d'entre eux sont momentanément entrés dans la thérapeutique.

Ces sels, étant en général très instables, sont-ils appelés à un grand avenir médical ? Il serait téméraire de l'affirmer. Quoi qu'il en soit, comme ils sont en ce moment très en vogue, il est utile de les connaître.

E. — Combinaisons de l'argent avec les acides oxygénés du phosphore.

§ 1. — Orthophosphate d'argent.

Th. Spietschka (1) vient de proposer l'orthophosphate d'argent pour le traitement de la blennorrhagie.

L'acide phosphorique normal ou acide orthophosphorique étant un acide tribasique donne trois sels différents : un sel triacide, un sel biacide, un sel monoacide. C'est l'orthophosphate d'argent biacide qui est employé. Les effets antiseptiques des sels d'argent sont-

(1) Voir *Journal des nouveaux remèdes* du 24 juillet 1898, p. 324.

ils plus certains avec ces préparations différentes, qu'avec des solutions bien titrées de nitrate d'argent? Il est permis d'en douter et de ne pas accepter avec trop d'enthousiasme ces nouveaux produits, argentamine, argonine et tutti quanti lancés par l'industrie allemande.

§ 2. — Argentamine ou phosphate d'éthylènediamine argentique.

On la prépare en faisant dissoudre 8 p. de phosphate d'argent dans une solution aqueuse d'éthylènediamine.

L'argentamine a une réaction alcaline, ce qui la rend caustique et en limite forcément l'emploi.

Combinaisons de l'argent avec les acides oxygénés :

F. — De l'arsenic.
G. — De l'antimoine.
H. — Du bore.
I. — Du carbone.
K. — Du manganèse.
L. — Du chrome.

Pas de combinaisons intéressantes au point de vue médico-pharmaceutique.

SECTION IV

ÉTUDE DES SELS QUE FORME L'ARGENT AVEC LES ACIDES ORGANIQUES.

§ 1. — Itrol, ou citrate d'argent.

Il se présente sous la forme d'une poudre légère, inodore, soluble dans 3800 parties d'eau.

Il est employé en poudre, pour saupoudrer les plaies ; en pommade (itrol, 1 p. ; lanoline ou vaseline, 100 p.), en solution à 1 pour 5000 pour désinfecter les instruments ou à 1 pour 10.000 pour gargarisme ; employé aussi sous forme de gaze.

§ 2. — Actol, ou lactate d'argent.

Il se présente sous forme d'une poudre blanche, inodore, presque insipide, soluble dans 15 p. d'eau, s'agglomérant facilement et se décomposant à la lumière. Il ne peut donc s'employer qu'en solution.

SECTION V

ÉTUDE DES COMBINAISONS QUE FORME L'ARGENT AVEC LES MATIÈRES ALBUMINOÏDES.

§ 1.— Argonine, ou Caséinate d'argent.

Elle a été obtenue par Liebrecht et Röhmann en précipitant une solution de nitrate d'argent et de caséinate de soude par l'alcool. L'argonine est une poudre blanche, soluble dans l'eau ; sa solution qui est neutre au papier de tournesol et non caustique, ne précipite ni par le chlorure de sodium, ni par le sulfhydrate d'ammoniaque. L'argent se trouve donc masqué dans cette préparation. Elle a été proposée par le D'Meyer contre la blennorrhagie.

§ 2.— Protargol.

Pour remplacer l'argentamine, qui a une réaction alcaline, ce qui en limite l'emploi ; pour remplacer l'argonine, corps peu stable que les acides dédoublent avec la plus grande facilité, M. A. Eichengrünn a préparé, avec certaines matières protéiques, une combinaison d'argent appelée Protargol.

Comment ce produit se prépare-t-il ? C'est ce que ne dit pas M. Eichengrünn dans la note qu'il a publiée (1). D'après M. Lœw, le protargol serait obtenu en chauffant pendant plusieurs heures de l'albumine avec une solution ammoniacale d'azotate d'argent ; ce serait donc un albuminate d'argent ; mais ce fait est contesté par Eichengrünn (2).

(1) *Pharmaceutische Centralhalle*, XXXVIII, 1897, p. 640.
(2) Voir *J. ph. et ch.*, 15 janvier 1898, p. 64.

Le protargol renfermerait 8 p. 100 d'argent tandis que l'argentamine n'en renferme que 6,3 et l'argonine 4,2.

Le protargol est une poudre jaune clair, soluble dans l'eau.

Les solutions sont de couleur brun-clair et peuvent être chauffées sans inconvénient, pourvu qu'on ne chauffe pas trop longtemps ; car dans ce cas elles se foncent en couleur.

Elles ne sont précipitées ni par l'albumine, ni par le chlorure de sodium. Elles sont précipitées, il est vrai, par addition d'acide chlorhydrique concentré, mais ce précipité n'est pas du chlorure d'argent c'est du protargol qui se dissout en étendant d'eau.

Le protargol est préconisé comme antiblennorrhagique par M. le professeur Neisser, par Strauss en injections uréthrales de 0,25 à 1 gr. pour 100.

Il a été proposé par Darier pour le traitement de l'ophtalmie purulente et des affections secrétantes de la conjonctive. Enfin, il a donné de bons résultats dans l'antisepsie chirurgicale.

§3. — Largine ou albuminate d'argent.

Ce corps, très voisin du protargol, se prépare en faisant agir une solution ammoniacale de sulfate d'argent sur une solution de nucléoalbumine dans l'alcool dilué.

C'est une poudre blanc grisâtre contenant 11,101 pour 100 d'argent, soluble dans l'eau et la glycérine, insoluble dans l'alcool, l'éther, le sulfure de carbone.

Sa solution aqueuse, qui est alcaline, transparente et jaune, mousse fortement par l'agitation et est détruite par les acides minéraux, le tannin, les sels métalliques, l'acide picrique et l'acide trichloracétique, et n'est précipitée ni par les chlorures, ni par l'albumine. Elle n'exerce sur les muqueuses aucune action irritante.

Exposée à l'air et à la lumière, elle brunit et finalement laisse déposer des flocons bruns.

La largine a été proposée par Pezzoli contre la blennorrhagie en solution à 0,5 et 1,5 pour 100.

CHAPITRE VIII

ÉTUDE DU GROUPE DU BARYUM

SECTION I

BARYUM.

Sommaire. — Etude des sels de baryum.

Le baryum est un métal bivalent, appartenant à la 2ᵉ famille, 1ʳᵉ section de notre classification ; il est sans emplois en médecine et en pharmacie, mais il forme avec les métalloïdes et les acides quelques combinaisons intéressantes.

Caractères des sels. — Les sels de baryum sont incolores, à saveur amère, âcre et piquante.

1° Avec l'hydrogène sulfuré et le sulfhydrate d'ammoniaque, ils ne donnent pas de précipité.

2° Avec les carbonates alcalins, ils donnent un précipité blanc de carbonate de baryte, soluble avec effervescence dans les acides azotique et chlorhydrique.

3° Avec l'acide sulfurique dilué ou avec les sulfates solubles, ils donnent un précipité blanc de sulfate de baryte, insoluble dans les acides et dans les alcalis. La chaleur facilite le dépôt du précipité. Ce précipité se produit même avec les sulfates de chaux ou de strontiane. (*C'est là un caractère qui permet de distinguer les sels de baryum des sels de calcium et de strontium.*)

4° Avec le chromate neutre de potasse, chromate jaune ; ils donnent même dans les solutions très diluées, un précipité jaune clair de chromate de baryte, insoluble dans un excès de précipitant, très soluble dans les acides chlorhydrique et azotique dilués et aussi dans l'acide acétique.

5° Avec l'oxalate d'ammoniaque, précipité blanc d'oxalate de baryte soluble dans les acides chlorhydrique et azotique dilués.

6° Avec l'iodate de potassium, même dans les dissolutions très diluées, précipité blanc d'iodate de baryte. La précipitation du baryum est complète par un excès de réactif.

7° Ils colorent la flamme en vert jaune.

SECTION II

ÉTUDE DES COMBINAISONS DU BARYUM AVEC LES MÉTALLOÏDES.

Sommaire. —Avec le chlore (*chlorure*). — Avec le brome (*bromure*).— Synonymes. — Formule. — Préparation. — Purification. — Caractères d'identité, spécifiques, de contrôle. — Conservation. — Action physiologique, thérapeutique. — Modes d'administration et doses. — Formules galéniques. — Incompatibles. — Empoisonnements. — Secours.

A. — Combinaison du baryum avec le chlore.

Le baryum forme avec le chlore une combinaison, le chlorure de baryum.

§ 1. — Chlorure de baryum.

Formule. — Il a pour formule : $BaCl^2 + 2H^2O$.

Préparation. — On peut le préparer par divers procédés : En décomposant le carbonate de baryte naturel (Withérite, spath pesant) par l'acide chlorhydrique ; en traitant le sulfure de baryum par l'acide chlorhydrique. Nous n'insisterons pas sur ces procédés (1). Il doit être purifié par des cristallisations répétées.

Caractères d'identité. — Le chlorure de baryum est un sel cristallisé en prismes rhomboïdaux droits, contenant 2 molécules d'eau, qu'il perd sous l'influence de la chaleur, partiellement dès 58°, complètement à 120°. Il a une saveur amère et désagréable. Il a une

____

(1) Voir à ce sujet Jungfleisch, *Manipulations de chimie*.

densité de 3.054. Il est soluble dans 2 p. 1/2 d'eau froide, il est presque insoluble dans l'alcool.

Caractères spécifiques. — On le reconnaît aux caractères suivants :

1° Il donne les réactions caractéristiques des chlorures.

2°   —   —   —   des sels de baryum.

Caractères de contrôle. — Mal purifié, il peut contenir les ALTÉRATIONS suivantes, provenant des substances employées à sa préparation.

Métaux étrangers (cuivre, plomb, fer, etc.). — Dans ce cas, sa solution donnera par l'hydrogène sulfuré ou le sulfhydrate d'ammoniaque un précipité ou une coloration.

Le chlorure de baryum pur, dissous dans l'eau, doit donner une solution qui, traitée par l'acide sulfurique et filtrée ensuite, fournit un liquide ne laissant aucun résidu à l'évaporation.

Conservation. — Etant inaltérable à l'air, il doit être conservé simplement dans des flacons bouchés.

Action physiologique. — Le chlorure de baryum, dit Gubler, est encore un des fruits secs de la thérapeutique. Est-ce injuste ? Il serait imprudent de l'affirmer. Doué d'une saveur âcre et piquante, ce sel, à doses faibles, donne lieu à des douleurs d'estomac, des nausées et des vomissements ; du côté du système nerveux, on constate un état de malaise général, de la faiblesse ; sous son influence, la circulation se ralentit notablement. A doses plus considérables, c'est un poison très violent.

Action thérapeutique. — Son histoire commence à l'année 1790 ; il a été successivement étudié par Crawford, Hufeland, Wezel, Schmid, Mojon, Ferrari ; en France par Baudelocque, Fouquier, Pidoux, Lisfranc, etc., etc. D'après Foussagrives on l'a employé : comme *antistrumeux*, dans les tumeurs blanches, dans les ophtalmies strumeuses, dans les scrofules de mauvaise nature, dans la scrofulose sous ses diverses formes : cutanée, ganglionnaire et viscérale ; comme *anticancéreux* (Cayol) : comme *sédatif* dans les palpitations nerveuses ou organiques, dans la photophobie scrofuleuse, dans la paralysie agitante.

Modes d'administration et doses. — On le prescrit à l'INTÉRIEUR : en *pilules* à la dose de 1 centigramme à 20 centigrammes, mais en élevant les doses avec lenteur ; *en solution.* — Plusieurs formules de solution ont été proposées : celle de *Sichel* au 1/7 qui se donne par gouttes ; celle de *Lisfranc*, qui contient 0 gr. 30 de chlorure de baryum pour 120 grammes d'eau et se donne par cuillerées à bouche toutes les deux heures, dans les intervalles des repas. On arrivait graduellement à doubler la dose et l'on a pu, d'après Lisfranc, donner jusqu'à 3 grammes de ce sel dans 24 heures sans aucun accident (1).

Formules galéniques. — Il n'entre dans aucune formule spéciale mentionnée au Codex.

Incompatibles. — Sulfates solubles.

Empoisonnements. — Il est toxique et produit les symptômes suivants : douleurs dans l'estomac et l'intestin, vomissements, visage anxieux, pouls faible, respiration courte et saccadée : quelquefois étourdissements, crampes, paralysie, collapsus, mort.

Premiers secours. — 1° Neutraliser le poison, en donnant à boire une solution faite avec sulfate de soude ou magnésie 30 grammes, eau 1 litre ; 2° Provoquer les vomissements ; 3° Donner ensuite un lavement purgatif avec 30 grammes de sulfate de soude ou de magnésie ; 4° Ranimer la circulation et la respiration, en faisant des frictions sèches et aromatiques, en mettant des bouteilles d'eau chaude aux pieds du malade, en pratiquant, si besoin est, toutes les manœuvres de la respiration artificielle, et en faisant des inhalations d'oxygène.

B. — Combinaison du baryum avec le brome.

Le baryum forme avec le brome une combinaison, le bromure de baryum.

§ 2. — Bromure de baryum.

Formule. — Il a pour formule $BaBr^2$.

Préparation. — Il se prépare par l'action de l'acide bromhydrique sur l'eau de baryte ou le carbonate de baryte.

Caractères d'identité. — Le bromure de baryum cristallise en tables rhomboïdales, incolores, inaltérables, d'une saveur âcre, désagréable, très solubles dans l'eau, solubles dans l'alcool absolu, fusibles à une température élevée.

Caractères spécifiques. — Il se reconnaît aux caractères suivants :

_____

(1) Gubler, *Commentaires du Codex*, p. 520.

1° Il donne les réactions caractéristiques des bromures.

2°   —   —   —   des sels de baryum.

Ce sel, quoique mentionné au Codex, n'est pas employé en médecine. Il est toxique. Mêmes symptômes et mêmes secours que pour le chlorure de baryum.

C. — Combinaisons du baryum avec l'iode.

D. —   — avec l'oxygène.

E. —   — avec le soufre.

F. —   — avec les autres métalloïdes.

Aucune combinaison intéressante au point de vue médico-pharmaceutique.

SECTION III

ÉTUDE DES SELS QUE LE BARYUM FORME AVEC LES ACIDES MINÉRAUX.

Aucune combinaison intéressante au point de vue médico-pharmaceutique.

SECTION IV

ÉTUDE DES SELS QUE LE BARYUM FORME AVEC LES ACIDES ORGANIQUES.

Aucune combinaison intéressante au point de vue médico-pharmaceutique.

CHAPITRE IX

ÉTUDE DU GROUPE DU STRONTIUM

SECTION I

STRONTIUM.

Sommaire. — Étude du strontium. — Historique de l'action physiologique des sels de strontium (Travaux de Gmelin, des homéopathes, d'Ismaël Hassan, de Vulpian). — Les sels de strontium sont-ils toxiques ? Opinions à cet égard ; travaux de Laborde, conclusions. — Étude des questions suivantes : Quels sont les corps étrangers qui peuvent souiller les sels de strontium et les rendre toxiques ? — Quelles sont les méthodes de préparation proposées pour obtenir des sels de strontium purs ? — Quelles sont les méthodes d'essai indiquées pour s'assurer de la pureté des sels de strontium ? — Conclusions. — Caractères des sels de strontium.

Le strontium est un métal bivalent, appartenant à la 2e famille 1re section de notre classification. Il n'a aucune importance par lui-même, mais il forme avec les métalloïdes, les acides minéraux et les acides organiques, quelques combinaisons intéressantes, introduites récemment en thérapeutique et qui paraissent appelées à rendre de sérieux services.

Historique. — Les premiers essais physiologiques, entrepris sur les sels de strontium, ont été faits par Gmelin au commencement du siècle dernier ; il a montré que le carbonate et le chlorure de strontium étaient, à la dose de 5 à 6 grammes, sans action sur de petits animaux. En 1830, les homéopathes tentèrent d'introduire ces sels dans la thérapeutique. Depuis cette époque, rien n'a été fait ; il faut arriver en 1885 pour trouver, dans la thèse d'Ismaël Hassan, les essais de Vulpian. Ce savant a pu administrer avec succès le nitrate de strontium à des rhumatisants articulaires à la dose énorme de 14 grammes à 20 grammes par jour, sans avoir pu noter un seul accident. Ce fait seul semblerait démontrer l'innocuité des sels de strontium contestée par un très grand nombre de chimistes éminents.

Dans l'étude que nous allons entreprendre, une question préjudicielle se pose tout d'abord : **Le strontium et ses sels sont-ils toxiques ?** On l'a généralement admis dans ces temps derniers ; cependant, si l'on consulte les ouvrages des principaux auteurs qui ont étudié la question, on trouve que la plupart et des plus illustres, Fourcroy, Gay-Lussac, Cadet, Bouillon-Lagrange, Laugier, Thomson, etc., considèrent la strontiane comme absolument sans danger, à l'inverse de la baryte qui est très toxique.

Devant ces divergences, il était nécessaire de reprendre l'étude expérimentale de l'action des sels de strontium sur l'organisme. Cette étude a été faite par M. le Dr Laborde qui a présenté, à ce sujet, à l'Académie de médecine, dans la séance du 21 juillet 1891, un grand travail d'ensemble que nous allons essayer de résumer.

Après avoir établi que, pendant près d'un siècle, une légende erronée avait attribué à ces sels des propriétés toxiques qui n'existaient pas, et cette légende était si bien acceptée que M. Berthelot, dans une discussion récente, avait prononcé cette phrase : « Les sels de strontiane sont un poison », l'auteur fait connaître à l'Académie avec tous les détails nécessaires, les résultats de ses recherches sur l'action propre et comparative des sels solubles de strontium (chlorure, lactate, bromure) et des sels insolubles (tartrate, phosphate, sulfate, etc.), et de son travail, il tire les conclusions suivantes :

« Contrairement à l'opinion générale répandue jusqu'alors, surtout chez les chimistes, et suggérée *a priori*, par le voisinage chimique de la baryte et de la strontiane, cette dernière est dénuée de toute toxicité ; elle peut être introduite dans l'organisme à des doses relativement considérables, non seulement sans provoquer le moindre accident, mais en produisant, au contraire, des effets favorables à la nutrition générale.

« Ces effets se traduisent chez les animaux auxquels on administre la strontiane concurremment avec les aliments ordinaires, par une excitation de l'appétence, presque toujours un accroissement du poids, la facilitation de l'augmentation des phénomènes d'assimilation et de nutrition. Ces mêmes effets s'observent sur l'homme, ainsi que le démontrent nos observations personnelles et les cas nombreux d'administration de la strontiane à titre de médicament.

« Dans les conditions identiques d'observation expérimentale, les composés similaires de potasse provoquent une intolérance de l'organisme qui contraste avec l'innocuité, et surtout avec l'action bienfaisante de la strontiane, et les font d'autant mieux ressortir que la potasse semble pouvoir être elle-même tolérée, dans une certaine limite à faibles doses.

« La strontiane paraît de plus exercer une action conservatrice et anti-putride sur les tissus, les liquides et les excréta organiques ; son élimination par les matières fécales et sa présence dans l'intestin sont incompatibles avec le développement et l'existence du ténia, parasite familier du chien ; ce qui indique un pouvoir parasiticide en rapport avec son action anti-putride.

« En conséquence de son action sur l'organisme, la strontiane paraît se comporter comme les médicaments nutritifs et reconstituants ; et le phosphate semble surtout indiqué pour les applications que suggère cette déduction expérimentale.

« Enfin j'ai trouvé accessoirement que le lactate de strontiane en particulier, favorisait notablement l'excrétion urinaire, en conservant au produit d'excrétion, à l'urine, la clarté et la limpidité que lui enlèvent habituellement les sels de potasse.

« Je ne terminerai pas sans rappeler que la bonne préparation et la pureté absolue des produits employés constituent une condition essentielle de la netteté, de la constance et du bien fondé des résultats expérimentaux, et à plus forte raison cliniques. C'est incontestablement en majeure partie, aux variations et à l'impureté de ces préparations que doivent être attribuées les nombreuses contradictions et les erreurs qui se sont produites au sujet de l'action physiologique et prétendue toxique de la strontiane ; d'autant mieux qu'une certaine quantité de baryte peut se trouver naturellement mêlée à cette dernière.

Conclusions. — En résumé, des expériences de M. Laborde, il ressort : que le strontium et ses sels sont absolument inoffensifs ; que ces corps constituent une classe de produits susceptibles de rendre des services sérieux à la thérapeutique ; qu'ils ne peuvent être employés comme médicaments qu'à la condition d'être d'une pureté absolue.

Questions diverses. — On a beaucoup insisté sur la nécessité de posséder des sels de strontium parfaitement purs, et cette pureté, très discutée, n'a pas été sans jeter une certaine incertitude dans l'esprit des praticiens. Il importe donc d'étudier ce côté de la question et pour cela, il faut examiner les trois points suivants :

1° Quels sont les corps étrangers qui peuvent souiller les sels de strontium et les rendre toxiques ?

2° Quelles sont les méthodes de préparation proposées pour obtenir des sels de strontium purs ?

3° Quelles sont les méthodes d'essai indiquées pour s'assurer de la pureté de ces sels ?

1re QUESTION. — Les sels de strontiane contiennent souvent de la *baryte* ; en effet les minerais de strontium et de baryum sont toujours voisins dans le sol ; de plus, les sels de ces deux bases terreuses sont doués de propriétés sensiblement identiques, de telle sorte que leur séparation est relativement difficile et qu'il est assez rare de trouver un sel de strontium ne contenant pas des quantités plus ou moins considérables de baryum. Or, les sels de baryum sont toxiques ; par suite, ils peuvent rendre toxiques les sels de strontiane auxquels ils sont mélangés.

Mais, le baryum n'est pas aussi dangereux qu'on a bien voulu le dire ; il importe en effet de rappeler que les préparations de ce métal ont été employées comme anticancéreuses, antistrumeuses et sédatives par Crawford, Hufeland, Wezel, Schmidt, Mojon, Ferrari, Baudelocque, Fouquier, Pidoux, Lisfranc, etc., et qu'elles ont été administrées à des doses successivement croissantes de 1 centigramme à 1, 2 et 3 grammes (Lisfranc). M. Bardet a démontré (1) que le coefficient toxique des sels de baryum était de 8 à 9 centigrammes par kilogramme du poids de l'animal ; de plus, nous verrons plus loin, qu'en se servant de certains procédés de recherches, on peut déceler le baryum dans un sel de strontiane qui en contiendrait seulement un millième.

Des considérations précédentes nous tirerons la conclusion suivante : la baryte est moins toxique qu'on ne l'a prétendu, et les sels de strontiane, qui n'en contiendraient que des traces, faciles à constater par les méthodes d'essai connues, seraient incapables de produire des accidents redoutables chez l'homme.

2e QUESTION. — Depuis le jour où les sels de strontium sont venus prendre rang parmi les produits chimiques applicables à la médecine, on a cherché à obtenir ces produits aussi purs que possible et à les débarrasser surtout de la baryte, qui pouvait en rendre l'emploi dangereux.

Les chimistes ont proposé dans ce but : l'acide hydrofluosilicique, le bichromate de potassium, le chromate de strontium, le carbonate d'ammonium ; un carbonate alcalin et du sulfate de potasse ; les sulfates alcalins, l'acide sulfurique, le sulfate de strontium. Parmi les chimistes qui ont étudié la question nous citerons notamment : MM. Barthe et Fallières (2) ; Cannepin, chef de laboratoire d'ana-

(1) *Journal des nouveaux remèdes*, 1891, page 574.
(2) Voir communication du 14 janvier 1892, à la Société de pharmacie de Bordeaux, rapportée *Union pharmaceutique*, mars 1892, page 108.

lyse et de microbiologie de la Pharmacie centrale de France (1);
Adrian et Bougarel (2).

Il nous paraît inutile d'entrer dans le détail des procédés de fabrication préconisés par les différents auteurs : il nous suffira de dire que, dans cette sorte de tournoi, les concurrents ont apporté, pour éliminer la baryte, des moyens qui ne varient guère que dans les détails d'exécution.

Quoi qu'il en soit, et quel que soit le procédé employé, on arrive à obtenir des sels de strontium très purs, c'est ce que dit M. Bardet (3) : « Depuis que les droguistes se sont mis à travailler la question, nous n'avons pas trouvé un seul échantillon de sel de strontium où la baryte atteignit la proportion de un millième ».

3e QUESTION. — Les sels de strontium, ainsi que nous venons de le voir, ne peuvent être employés en médecine qu'à la condition d'être exempts de baryte. Pour vérifier l'absence de ce dernier corps, on a proposé trois réactifs qui ne donnent de trouble ou de précipité que lorsque le sel de strontium contient de la baryte.

Ces trois réactifs sont : 1° le sulfate de potassium en solution saturée ;

2° Le chromate jaune de potassium ;

3° Le bichromate de potassium.

L'emploi combiné de ces deux derniers réactifs permet d'apprécier d'une manière certaine, la pureté des sels de strontium. Pour s'en servir, on peut opérer par deux méthodes différentes :

Méthode proposée par M. Patein.

A. — *Essai par le chromate jaune de potassium.*	B. — *Essai par le bichromate de potassium.*
On prépare une solution très étendue du sel de strontium à essayer et on y ajoute 2 ou 3 gouttes de solution de chromate jaune. La liqueur doit rester limpide, au moins pendant quelques minutes, si le sel à essayer ne contient pas de baryte.	On prépare une solution saturée du sel de strontium à essayer et on y ajoute 2 ou 3 gouttes de solution de bichromate. La liqueur ne doit pas se troubler, même après 24 heures, si le sel ne contient pas de baryte. Une solution de strontiane, contenant un millième de chlorure de baryum, précipite immédiatement et abondamment.

(1) Voir *Union pharmaceutique*, janvier 1892, page 32. — Voir *Répertoire de pharmacie*, 1892, page 248.
(2) Voir *Journal de pharmacie*, t. XXV, numéro du 1er avril 1902, p. 345.
(3) Bardet, *Formulaire des nouveaux remèdes* de 1892, p. 209.

Méthode proposée par M. Lüdeking (1).

Dans cette méthode, on emploie également le chromate jaune de potassium et le bichromate de potassium ; mais ce qui en constitue la nouveauté, ce sont les conditions spéciales dans lesquelles les réactifs sont employés.

A. — *Essai par le chromate jaune de potassium.*	B. — *Essai par le bichromate de potassium.*
On prépare une solution du sel de strontium à essayer ; on y ajoute quelques gouttes de solution de chromate jaune ; on acidule par quelques gouttes d'acide acétique et on chauffe.	On prépare une solution du sel à essayer ; on y ajoute quelques gouttes de solution de bichromate de potasse, puis quelques gouttes d'acétate de soude, et on chauffe.
Dès qu'on chauffe, un trouble très marqué apparaît et, au bout de quelques minutes, il se dépose du chromate de baryte, si le sel de strontium contenait de la baryte.	Dès qu'on chauffe, un trouble très marqué apparaît et, au bout de quelques minutes, il se dépose du chromate de baryte, si le sel de strontium contenait de la baryte.

Il résulte des considérations précédentes que l'industrie fabrique aujourd'hui des sels de strontium exempts de baryte, dont la pureté peut être constatée à l'aide de réactions très sensibles ; par conséquent, le médecin peut prescrire avec toute assurance cette nouvelle classe de produits et le pharmacien ne devra les délivrer qu'après avoir contrôlé leur pureté par les méthodes que nous venons d'indiquer.

Nous allons examiner maintenant les sels de strontium intéressants au point de vue médico-pharmaceutique ; mais avant de commencer cette étude, il importe de rappeler les réactions caractéristiques de ces sels, car c'est à l'aide de ces caractères que l'on peut les reconnaître.

Caractères des sels. — Les sels de strontium présentent des réactions très analogues à celles du baryum ; en effet :

1º Avec l'hydrogène sulfuré et le sulfhydrate d'ammoniaque, ils ne donnent pas de précipité,

(1) Voir *Zeitschrift für analytische Chemie*, t. XXIX, p. 556, note rapportée dans le *Journal de ph. et de ch.*, t. XXV, 12ª année, 5ᵉ série, p. 21, sous le titre : *Sur la recherche des métaux du groupe de la baryte*, traduite par M. le professeur Jungfleisch.

2° Avec les carbonates alcalins (potassium, sodium ou ammonium) ils donnent un précipité blanc de carbonate de strontium.

3° Avec l'acide sulfurique dilué ou avec les sulfates solubles, ils donnent un précipité blanc de sulfate de strontium, insoluble dans les acides dilués et les alcalis. La formation du précipité (qui est néanmoins plus lente que celle qui se produit dans le même cas avec les sels de baryum) peut être accélérée par l'addition d'un peu d'alcool.

4° Avec le chromate neutre de potasse (chromate jaune), ils ne donnent pas de précipité, s'ils sont en solutions très diluées ; mais en solutions concentrées et neutres, ils donnent un précipité jaune et cristallin de chromate de strontium.

5° Avec l'acide oxalique, ils donnent à la longue, un précipité.

6° Avec l'iodate de potassium, ils ne donnent pas de précipité, s'ils sont en solution très diluées ; mais en solutions concentrées, ils donnent un faible précipité blanc et cristallin.

7° Ils colorent la flamme en rouge intense (Le chlorure de strontium donne surtout cette coloration). Les sels de strontiane, à acide fixe, ne donnent plus cette coloration. Quelquefois, en humectant le sel à essayer d'acide chlorhydrique, on parvient à déterminer la coloration (1).

SECTION II

ÉTUDE DES COMBINAISONS DU STRONTIUM AVEC LES MÉTALLOÏDES.

Sommaire.— Avec le chlore (*Chlorure*).— Avec le brome (*Bromure*). — Avec l'iode (*Iodure*). — Synonymes. — Formule. — Préparation. — Purification. — Caractères d'identité, spécifiques, de contrôle. — Conservation. — Action physiologique et thérapeutique. — Modes d'administration et doses. — Incompatibles. — Empoisonnements. — Secours.

A. — Combinaison du strontium avec le chlore.

Le strontium donne avec le chlore une combinaison, le chlorure

(1) *Traité d'analyse de Sylva*, publié par Engel.

de strontium. Ce sel n'est pas employé en thérapeutique ; aussi ne croyons-nous pas devoir insister sur lui.

B. — Combinaison du strontium avec le brome.

Le strontium donne avec le brome une combinaison, le bromure de strontium.

§ 1. — Bromure de strontium.

Formule. — Il a pour formule $SrBr^2$.

Préparation. — On peut le préparer en décomposant par l'acide bromhydrique, le carbonate de strontium pur et privé de baryte par les procédés indiqués par MM. Cannepin, Adrian et Bougarel, Barthe et Fallières.

Cette préparation d'après le Supplément du Codex de 1895 s'opère de la manière suivante :

    Carbonate de strontium pur. . . . .   100 gr.
    Acide bromhydrique officinal. . . . .   1000 gr.

Délayer le carbonate de strontium dans une quantité d'eau distillée suffisante pour obtenir une bouillie fluide. Verser peu à peu, en agitant sans cesse, la quantité d'acide bromhydrique prescrite.

Le carbonate de strontium est décomposé, il se forme du bromure de strontium et l'acide carbonique se dégage.

Vers la fin de l'opération et quand le dégagement gazeux d'acide carbonique se ralentit, on chauffe d'abord lentement, puis jusqu'à l'ébullition pour terminer la saturation de l'acide bromhydrique et chasser l'acide carbonique.

A ce moment on vérifie si la solution est ou n'est pas acide, c'est-à-dire, si elle rougit ou non le papier de tournesol. Si la solution est acide, on ajoute une nouvelle quantité de carbonate de strontium et on chauffe de nouveau pour obtenir une liqueur neutre.

Quand cette neutralité est obtenue, on filtre, on évapore ensuite à l'ébullition le soluté limpide de bromure de strontium jusqu'à ce que le point d'ébullition soit devenu égal à 118°. On laisse cristalliser, on recueille les cristaux le lendemain, on les essore et on les dessèche à l'air.

Caractères d'identité. — Le bromure de strontium se présente en longues aiguilles incolores, à saveur salée et caractéristique des bromures, très solubles dans l'eau et solubles dans l'alcool.

Il cristallise avec six molécules d'eau ; il a donc pour formule $SrBr^2, 6H^2O$. Il n'est pas efflorescent. Soumis à l'action de la chaleur, il fond dans son eau de cristallisation et peut être coulé en plaques contenant des quantités variables d'eau. Enfin, par fusion ignée, il devient anhydre.

D'après M. John Castellaz (1), le bromure de strontium anhydre et le bromure de strontium cristallisé renferment des proportions de brome et de strontium très différentes. Il faut, pour administrer les mêmes quantités de brome et de strontium, employer 1 gramme de bromure de strontium cristallisé ou 0 gr.70 de bromure de strontium anhydre. Une si grande différence de 30 pour 100, en principes actifs, mérite d'être signalée ; le médecin doit donc spécifier, dans sa prescription, l'emploi du bromure desséché ou cristallisé, en donnant la préférence au bromure cristallisé.

Caractères spécifiques. — On le reconnaît aux caractères suivants :

1° Il donne les réactions caractéristiques des bromures ;

2°   ---   —   des sels de strontium.

Caractères de contrôle. — Préparé avec des matières impures, il peut contenir de la baryte. On en décélera la présence à l'aide de la méthode de Patein ou de Lüdeking.

Le supplément du Codex, article bromure de strontium, page 28, porte à l'essai du bromure de strontium, ce qui suit :

« Le soluté, acidulé par l'acide acétique, ne doit pas précipiter par addition de chromate de strontiane. »

Il y a là une erreur ; on aurait dû mettre :

Le soluté, acidulé par l'acide acétique, ne doit pas précipiter par le chromate de potasse.

Conservation. — Étant efflorescent, il doit être conservé dans des flacons bien bouchés.

Action physiologique. — Il possède des propriétés analogues à celles du bromure de potassium ; mais, dit M. Laborde, ses services sont d'autant plus précieux qu'il ne paraît pas présenter les inconvénients de ce dernier, grâce à la supériorité de sa tolérance par l'organisme ; il ne produit ni hébétude, ni stupeur.

----

(1) Voir *Union pharmaceutique*, numéro de décembre 1891, pages 562 et suivantes.

Action thérapeutique. — On l'emploie dans le traitement de l'épilepsie. M. Féré l'a administré à la dose considérable de 15 grammes et il n'a pas remarqué de phénomènes d'intolérance aussi manifestes qu'avec le bromure de potassium ; aussi recommande-t-il de choisir le bromure de strontium comme type de la médication bromurée. MM. Dujardin-Beaumetz et G. Sée confirment cette manière de voir. — D'après Sée, le bromure de strontium, pris à petites doses, 2 à 4 grammes par jour, excite l'appétit et peut être employé avec succès dans la dyspepsie hyperchlorhydrique.

Modes d'administration et doses. — On l'administre en solution, en sirop, à la dose de 2 à 6 grammes par jour ; on peut, d'après M. Bardet, donner 8, 10 et 15 grammes sans arriver, comme avec le bromure de potassium, à de l'intolérance gastrique. La formule la plus ordinaire est la suivante :

<pre>
Eau distillée . . . .   300 grammes
Bromure de strontium pur . . .   20   —
</pre>

Chaque cuillerée à bouche renferme 1 gramme de bromure.

Incompatibles. — Carbonates alcalins et sulfates solubles.

Empoisonnements. — Il n'est pas toxique.

C. — Combinaison du strontium avec l'iode.

Le strontium donne avec l'iode une combinaison, l'iodure de strontium.

§ 2. — Iodure de strontium.

Formule. — Il a pour formule SrI^2.

Caractères d'identité. — L'iodure de strontium est un corps très soluble dans l'eau ; comme il se décompose facilement à l'air, il est difficile à conserver ; aussi n'est-il pas employé.

D. — Combinaisons du strontium avec les autres métalloïdes.

Aucune combinaison intéressante au point de vue médico-pharmaceutique.

SECTION III

ÉTUDE DES SELS QUE LE STRONTIUM FORME AVEC LES ACIDES MINÉRAUX.

SOMMAIRE. — Nitrate de strontium. — Carbonate de strontium.

Parmi les sels que le strontium forme avec les acides minéraux, deux d'entre eux présentent quelque intérêt au point de vue pharmaceutique, ce sont :

1° Le nitrate de strontium. Ce sel est peu employé. Vulpian l'a administré autrefois avec un certain succès dans le rhumatisme chronique. Il sert en pharmacie à la préparation du carbonate de strontium.

2° Le carbonate de strontium qui a pour formule CO^3Sr.

Ce sel est employé pour la préparation des divers sels de strontiane usités en pharmacie. Il se prépare par le procédé indiqué au supplément du Codex de 1895, page 30. Nous n'insisterons pas sur ce procédé dont le détail est un peu long, et qui est parfaitement décrit dans le livre officiel.

Le carbonate de strontium a été préconisé dans ces derniers temps comme dentifrice par M. Métral, professeur à l'Ecole dentaire de Genève (1). D'après ce praticien, il présenterait sur les corps qu'on emploie habituellement les avantages suivants :

1° Son pouvoir détersif et usant est intermédiaire entre celui des carbonates de chaux ou de magnésie, dont l'action est trop faible, et celui de la pierre ponce, qui raye les dents dont l'émail est de mauvaise qualité.

2° Il a une réaction légèrement alcaline, ce qui est un avantage ; les acides étant cause de la carie dentaire.

3° Etant onctueux, il s'attache à la brosse et aux dents ; il ne présente pas par conséquent l'inconvénient de certaines poudres qui, se répandant dans la cavité buccale, pénètrent dans le pharynx, et y déterminent du chatouillement, de la toux et quelquefois des nausées.

4° Il est d'un prix peu élevé ; son emploi peut donc être généralisé.

5° D'après Laborde, il est antiseptique, comme tous les sels de strontium.

(1) Voir *Union pharmaceutique* de janvier 1896, p. 14.

M. Métral associe le carbonate de strontium à la fleur de soufre et préconise deux préparations qui constituent, d'après lui, deux dentifrices parfaits à tous les égards :

Voici les formules qu'il a adoptées :

A. — *Poudre dentifrice.*

Carbonate de strontium. . . . . } âà 15 grammes.
Fleur de soufre . . . . }
Essence de roses . . . . IV gouttes.

M. S. A.

B. — *Pâte dentifrice.*

Carbonate de strontium . . . . 6 gr.
Fleur de soufre . . . . 3 »
Savon médicinal. . . . . 13 » 50
Essence de roses . . . . VI gouttes.
Mucilage de gomme arabique et glycérine. . âà Q.S.

SECTION IV

ÉTUDE DES SELS QUE LE STRONTIUM FORME AVEC LES ACIDES ORGANIQUES.

SOMMAIRE. — Avec l'acide lactique (*lactate*). — Avec l'acide salicylique (*salicylate*).

Le strontium donne, avec les acides organiques deux combinaisons :

1° Avec l'acide lactique, le lactate de strontium.

2° Avec l'acide salicylique, le salicylate de strontium.

Par exception et pour examiner, en une seule fois, tout ce qui a rapport aux combinaisons du strontium, nous allons faire l'étude de ces deux sels.

§ 1. — Lactate de strontium.

Le lactate de strontium, appelé aussi lactate de strontiane, a pour formule $(C^3H^5O^3)^2Sr + 3H^2O$.

Préparation. — On le prépare par l'action de l'acide lactique sur le carbonate de strontium pur et privé de baryte, par les procédés indiqués par MM. Cannepin, Adrian et Bougarel, Barthe et Fallières et le supplément du Codex.

L'opération se pratique de la manière suivante, d'après le supplément du Codex, page 47 :

Carbonate de strontiane pur . . . . 100 grammes.
Acide lactique . . . . Q.S.

Délayer le carbonate de strontiane dans 500 gr. d'eau distillée et chauffer le mélange au bain-marie. Ajouter peu à peu l'acide lactique en agitant, et employer une quantité d'acide lactique insuffisante pour dissoudre la totalité du carbonate de strontiane. Continuer à chauffer au bain-marie, en ajoutant au besoin du carbonate de strontiane jusqu'à neutralisation de la liqueur.

Filtrer la liqueur chaude, puis évaporer à la température de 60 à 80°. La liqueur se prend en masse par refroidissement. Essorer et laisser sécher à l'air dans un endroit chaud.

Que se passe-t-il dans cette opération ?

L'acide lactique décompose le carbonate de strontium ; il s'unit au strontium pour former du lactate de strontium et l'acide carbonique se dégage.

Caractères d'identité. — Le lactate de strontium se présente sous la forme d'une poudre amorphe, blanche, inodore, à saveur légèrement piquante, très soluble dans l'eau, peu soluble dans l'alcool.

Caractères spécifiques. — On le reconnaît aux caractères suivants :

1° Il donne les réactions caractéristiques de l'acide lactique.
2°   —   —   des sels de strontium.

Caractères de contrôle. — Préparé avec des matières impures, il peut contenir de la baryte. On en décèlera la présence à l'aide de la méthode de Patein ou de Lüdeking.

Conservation. — Il doit être conservé dans des flacons secs et bien bouchés.

Action physiologique. — D'après M. Laborde, il favorise notablement l'excrétion urinaire, en conservant au produit d'excrétion, l'urine, la clarté et la limpidité que lui enlèvent habituellement les sels de potasse. D'après MM. Dujardin-Beaumetz, Bucquoy et Constantin Paul, il diminue notablement le taux de l'albumine et peut améliorer ou guérir les formes pathologiques suivantes : néphrite parenchymateuse, rhumatismale, celle des goutteux et des scrofuleux, l'albuminurie des femmes enceintes et des nouvelles accouchées, l'albuminurie des scarlatineux (1).

Action thérapeutique. — Il est employé dans l'albuminurie.

Modes d'administration et doses. — On l'administre en solution à la dose de 2 à 6 gr. et même 10 gr. et 20 gr. par jour ; les formules les plus ordinairement employées sont les suivantes :

> Lactate de strontiane . . . . 60 grammes
> Eau distillée . . . . 300 —

Chaque cuillerée à bouche renferme 3 gr. de lactate de strontiane.

> Lactate de strontiane . . . . 30 grammes
> Sirop d'écorces d'oranges amères. . . . . 200 —

Une cuillerée, ou 20 gr. de ce sirop, renferme 3 gr. de lactate de strontiane.

Au cours de ses expériences, M. Laborde a constaté que les sels de strontiane avaient une action certaine contre le ténia des chiens. Il pense que cette médication peut être employée avec succès chez l'homme, et conseille, dans ce cas, d'administrer la potion suivante (2) :

> Lactate de strontiane . . . . 20 grammes
> Eau distillée. . . : . . . . 120 —
> Glycérine. . . . . 30 —

Prendre deux cuillerées à soupe pendant 5 jours, au bout desquels le malade est généralement débarrassé.

§ 2. — Salicylate de strontium.

Le salicylate de strontium a été préconisé comme antiseptique intestinal par le Dr Word, professeur de thérapeutique à Philadelphie (Etats-Unis) (3).

Administré à la dose de 25 à 30 centigrammes, il donne des effets supérieurs à ceux du salol, du naphtol etc. tout en étant bien supporté par l'estomac.

Il est inférieur au salicylate de soude dans le rhumatisme articulaire. Mais en revanche, dans les états rhumatismaux goutteux et chroniques, et compliqués de troubles digestifs, il produit, à la dose de 0 gr. 60 à 1 gramme par jour, d'excellents résultats.

(1) Voir *Société de thérapeutique*, séance du 11 novembre 1891.
(2) *Académie de médecine*, séance du 23 janvier 1892.
(3) Voir la chronique médicale rapportée *Union pharmaceutique* du 15 décembre 1895, page 562.

Nous n'insisterons pas plus longuement sur ce sel qui n'est pas encore entré franchement dans le domaine pharmaceutique.

Conclusions. — En résumé, si on en croit les auteurs les plus autorisés et en particulier M. le Dr Bardet. chef de laboratoire de thérapeutique de l'hôpital Cochin, les sels de strontium doivent aujourd'hui remplacer les sels de potassium ou de sodium dans l'usage courant de la thérapeutique bromo-iodurée. Bien que l'action propre du strontium, si elle existe, ne soit pas encore démontrée, il faut se rappeler que le lactate de strontium produit une action remarquable dans l'albuminurie, et que le nitrate a donné les meilleurs résultats dans le rhumatisme chronique.

Les sels de strontium semblent donc appelés à un brillant avenir thérapeutique et c'est pour cela que nous avons cru devoir insister sur leur histoire.

CHAPITRE X

ÉTUDE DU GROUPE DU CALCIUM

SECTION I

CALCIUM.

Sommaire. — Caractères des sels de calcium.

Le calcium est un métal bivalent, appartenant à la 2ᵉ famille, 1ʳᵒ section de notre classification. Il n'a aucune importance par lui-même, mais il forme avec les métalloïdes, les acides minéraux et avec les acides organiques des combinaisons intéressantes.

Caractères des sels. — Avant de faire l'étude de ces combinaisons, il importe de rappeler les réactions caractéristiques des sels de calcium :

1° Les sels de calcium sont incolores, à saveur âcre, piquante et amère ; l'hydrogène sulfuré et le sulfhydrate d'ammoniaque sont sans action sur eux.

2° Ils donnent, avec les carbonates alcalins, un précipité blanc de carbonate de chaux soluble dans les acides.

3° Avec la potasse, et lorsqu'ils sont en solution concentrée, ils donnent un précipité blanc d'hydrate de calcium.

4° Avec le carbonate d'ammonium additionné de chlorure ammonique, ils donnent un précipité blanc (*caractère distinctif d'avec les sels de magnésium*).

5° Avec l'acide sulfurique ou les sulfates solubles, ils donnent un précipité blanc de sulfate de chaux, qui ne se forme que lentement dans les solutions de moyenne concentration, et qui ne se produit que par addition d'alcool dans les liqueurs étendues (*le sulfate de calcium ne précipite pas les sels de calcium ; c'est là un caractère distinctif des sels de calcium avec les sels de strontium et de baryum*).

6° Avec l'acide oxalique ou les oxalates solubles, ils donnent un précipité blanc d'oxalate de calcium, soluble dans les acides chlorhydrique et azotique, insoluble dans l'acide acétique.

7° Avec l'iodate de potasse ou le chromate jaune de potasse, ils ne précipitent pas, même quand ils sont en solutions concentrées (*caractère distinctif d'avec les sels de baryum*).

8° Ils communiquent à la flamme une coloration rouge qui paraît d'un vert serin à travers un verre vert, tandis que la flamme rouge du strontium paraît jaune.

SECTION II

ÉTUDE DES COMBINAISONS DU CALCIUM AVEC LES MÉTALLOÏDES.

SOMMAIRE. — Avec le chlore (*chlorure*). — Divers chlorures : cristallisé, desséché, fondu. — Avec l'oxygène (*protoxyde de chaux*). — (Chaux vive. — Chaux éteinte ou hydrate. — Lait de chaux. — Eau de chaux).
Synonymes. — Formule. — Préparation. — Purification. — Caractères d'identité, spécifiques, de contrôle. — Conservation. — Action physiologique, thérapeutique. — Modes d'administration et doses. — Formules galéniques. — Incompatibles. — Empoisonnements. — Secours.

A. — Combinaison du calcium avec le chlore.

Le calcium donne avec le chlore une combinaison, le chlorure de calcium.

Chlorure de calcium.

Formules. — Il a pour formule : $CaCl^2 + 6H^2O$

Préparation. — On le prépare en saturant l'acide chlorhydrique par le carbonate de calcium. On étend de l'acide chlorhydrique avec son volume d'eau et on y projette du carbonate de calcium, peu à peu, pour éviter une trop grande effervescence. Quand la réaction est terminée, on filtre, puis on concentre la solution jusqu'à ce qu'elle marque 1,38 au densimètre; par le refroidissement elle donne de beaux cristaux de chlorure de calcium.

Réaction — L'acide chlorhydrique décompose le carbonate de calcium ; il se forme du chlorure de calcium, de l'acide carbonique et de l'eau :

$$CO^3Ca + 2HCl = CaCl^2 + CO^2 + H^2O$$

Dans les arts, le chlorure de calcium est produit abondamment dans la fabrication de la soude à l'ammoniaque ; dans la fabrication de l'ammoniaque, du chlorate de potassium.

A côté du chlorure de calcium cristallisé, nous trouvons : le chlorure de calcium desséché et le chlorure de calcium fondu.

Chlorure de calcium desséché. — Pour l'obtenir, on évapore jusqu'à siccité la solution qui a servi à préparer le chlorure de calcium cristallisé, et qui, pour cette préparation, n'avait été évaporée, qu'à un certain degré, c'est-à-dire jusqu'à ce qu'elle marquât 1,38 au densimètre.

Chlorure de calcium fondu. — Pour l'obtenir, on introduit le chlorure de calcium desséché dans un creuset de terre, on le chauffe progressivement, jusqu'à ce qu'il subisse la fusion ignée et on le coule sur un marbre poli.

En résumé, on connaît trois espèces de chlorure de calcium :

Le chlorure de calcium cristallisé : $CaCl^2 + 6H^2O$. — *C'est le seul employé en médecine.*

Le chlorure de calcium desséché : $CaCl^2 + 4H^2O$.

Le chlorure de calcium fondu : $CaCl^2$.

Ces deux derniers sels sont employés en chimie pour la dessiccation des gaz.

Caractères d'identité. — Le chlorure de calcium cristallisé, seul employé en médecine, est un sel qui se présente sous la forme de prismes à 6 pans, incolores, d'une saveur amère, très déliquescent, extrêmement soluble dans l'eau ; à froid, il se dissout dans le quart de son poids d'eau environ en produisant un abaissement considérable de température ; il est soluble dans l'alcool.

Caractères spécifiques. — On le reconnaît aux caractères suivants :

1° Il donne les réactions caractéristiques des chlorures ;

2°   —   —   des sels de calcium.

Caractères de contrôle. — Le chlorure de calcium, ordinairement fourni par l'industrie, peut contenir certaines ALTÉRATIONS qui peuvent tenir à des réactions spéciales, aux vases ou aux matières employés dans sa préparation :

Il peut être alcalin, ce qui tient à la présence de la chaux, due à la décomposition d'une petite quantité de chlorure par les dernières traces d'eau ; dans ce cas, il ramènera au bleu le papier rouge de tournesol.

Il peut contenir des métaux (fer, cuivre), provenant des vases dans lesquels il a été préparé ; dans ce cas, il se colorera par l'hydrogène sulfuré ou le sulfhydrate d'ammoniaque.

Il peut contenir de l'ammoniaque qu'il aura pu retenir. Dans ce cas, chauffé avec un alcali, il dégagera de l'ammoniaque.

Conservation. — Étant très hygrométrique, il doit être conservé dans des flacons bien bouchés et dans un endroit sec.

Action physiologique. — Elle a été plus étudiée en Angleterre qu'en France, où, depuis Fourcroy qui l'a prôné dans la scrofule, il est bien oublié. D'après Peters, ce sel augmente les sécrétions des muqueuses, des urines, des sueurs ; à dose élevée, il est irritant ; il possède, d'ailleurs, à peu près toutes les actions du chlorure de sodium (Soulier).

Action thérapeutique. — Il a été conseillé par Fourcroy, Biett, Cazenave, Coghill, Hufeland contre la scrofule ; par James Wood contre la phthisie scrofuleuse, par Beddoes contre la phthisie. Ingraham en faisait un fondant de tumeur, quelle qu'en fût la nature ; Beghie le préconisait dans les engorgements ganglionnaires. Peters s'en loue dans le lupus, l'ozène, l'amygdalite chronique. Enfin, dans une communication faite à l'Académie de médecine (1), M. Germain Sée affirme que le chlorure de calcium peut rendre des services dans un grand nombre de dyspepsies et de lésions stomacales.

Modes d'administration et doses. — On l'emploie habituellement à la dose de 0 gr. 20 à 1 gramme par jour, dans une potion ou dans un sirop. On est allé jusqu'à 4 grammes (formulaire des hôpitaux civils de Paris) ; mais cette proportion est trop forte, d'après Rabuteau.

On en fait un sirop ainsi composé :

Chlorure de calcium	8 à 15 grammes
Sirop simple	500 —

Une à 2 cuillerées par jour, matin et soir.

---

(1) Voir *Bulletin de l'Ac. de Méd.*, 8 mars 1892, sur les sels de calcium en thérapeutique, G. Sée.

Rabuteau conseille le sirop suivant :

Chlorure de calcium cristallisé. . . . .   5 grammes
Eau de menthe 100   —
Sirop de sucre. 400   —

A prendre une cuillerée à bouche avant chaque repas.

Formules galéniques. — Il n'entre dans aucune formule spéciale galénique inscrite au Codex.

Incompatibles. — Acides borique, oxalique, phosphorique et leurs sels solubles ; alcalis et leurs carbonates.

Empoisonnements. — Il n'est pas toxique.

B. — Combinaisons du calcium avec le brome.

Pas de combinaisons intéressantes.

C. — Combinaisons du calcium avec l'iode.

Ces combinaisons sont inusitées ; cependant, d'après M. G. Sée, le bromure et l'iodure de calcium semblent devoir rendre quelques services. Ces sels, dit-il, conviennent particulièrement pour faire agir l'iode et le brome sur l'organisme. En effet, la proportion de l'iode et du brome y est plus élevée que dans tout autre sel. D'autre part, le calcium, employé pour neutraliser le brome ou l'iode, n'a pas les propriétés actives, souvent gênantes du potassium, ni l'inertie du sodium.

Ces faits demandant confirmation, nous ne croyons pas devoir insister plus longtemps sur l'histoire de ces deux produits.

D. — Combinaisons du calcium avec l'oxygène.

Le calcium forme avec l'oxygène deux combinaisons :
1° Un protoxyde de calcium ayant pour formule CaO.
2° Un bioxyde   —   — CaO^2.
Une seule de ces combinaisons est intéressante au point de vue médico-pharmaceutique : le protoxyde de calcium.

Protoxyde de calcium.

Synonymes. — Le protoxyde de calcium, appelé aussi chaux, chaux vive, chaux anhydre, a pour formule CaO.

Préparation. — La chaux se prépare industriellement en décomposant par la chaleur le carbonate de calcium ou carbonate de chaux.

Caractères d'identité. — La chaux est une masse amorphe, blanche, ayant une densité de 3,08, complètement infusible et indécomposable par la chaleur. C'est une base énergique.

Elle possède une très grande avidité pour l'eau ; au contact de ce liquide elle s'hydrate en formant un hydrate de chaux, ayant pour formule : CaO, H^2O. En s'hydratant au contact de l'eau, elle produit un dégagement de chaleur considérable, capable d'élever la température de 300° ; aussi, une portion de l'eau est-elle réduite en vapeur. Dans cette opération, la chaux se délite, c'est-à-dire se gonfle beaucoup et se réduit en une poudre blanche, que l'on appelle *chaux délitée*, *chaux éteinte*, *chaux hydratée*.

Elle est peu soluble dans l'eau, et elle l'est plus à froid qu'à chaud ; la solution de la chaux dans l'eau s'appelle *eau de chaux*. Le peu de solubilité de la chaux dans l'eau fait qu'on l'emploie très souvent simplement délayée, c'est-à-dire à l'état de *lait de chaux*.

Préparations usitées. — La pharmacie utilise :

La chaux vive, ou chaux anhydre.

L'hydrate de chaux ou chaux éteinte, chaux délitée.

Le lait de chaux.

L'eau de chaux.

§ 1. — Chaux vive.

La chaux vive est caustique ; elle détruit les tissus en s'emparant de leur eau ; elle a sur la potasse et la soude l'avantage de ne pas fuser ; par suite, son action destructive est d'une limitation plus facile. Elle n'est jamais employée seule ; on l'associe à la potasse pour obtenir deux caustiques, étudiés dans la pharmacie galénique : *caustique de Filhos* ou *caustique de potasse et de chaux*; *caustique de Vienne* ou *poudre de Vienne*.

Caractères spécifiques. — On la reconnaît aux caractères suivants :

1° Mise en contact avec l'eau, elle se délite, en produisant un dégagement considérable de chaleur.

2° Dissoute dans l'eau, elle donne une solution qui présente les réactions caractéristiques des sels de calcium.

Caractères de contrôle. — La chaux, destinée aux usages

pharmaceutiques, doit être bien vive, récemment préparée et ne pas produire une effervescence trop marquée au contact des acides (Codex).

Conservation. — Elle doit être conservée dans des vases bien fermés parce qu'elle attire l'humidité et l'acide carbonique de l'air et se convertit successivement en hydrate et en carbonate.

§ 2. — Hydrate de chaux.

L'hydrate de chaux appelé aussi chaux éteinte, chaux délitée est blanc, d'une saveur âcre, inodore ; il contient 14 0/0 d'eau ; exposé à l'air, il se convertit rapidement en carbonate de chaux.

Préparation. — Il se prépare de la manière suivante : mettre dans une terrine en grès ; chaux vive, 100 gr. ; arroser cette chaux avec environ 40 gr. d'eau, que l'on laissera tomber peu à peu et sous forme de filet mince, à mesure qu'elle sera absorbée et solidifiée. La masse s'échauffe, se fendille, dégage d'abondantes vapeurs aqueuses et se transforme enfin en une poudre blanche très fine, que l'on tamise rapidement.

Caractères spécifiques. — On le reconnaît aux caractères suivants :

Délayé dans l'eau distillée, il donne une solution qui, filtrée, présente les réactions caractéristiques des sels de calcium.

Conservation. — Attirant l'acide carbonique de l'air, il doit être conservé dans des flacons bouchés.

§ 3. — Lait de chaux.

Le lait de chaux est de la chaux éteinte ou hydrate de chaux, qui a été délayé dans l'eau, de manière à former une bouillie très claire. Attirant l'acide carbonique de l'air, il doit être conservé dans des flacons bouchés.

D'après les expériences de Liborins, Kitasato et Pfuhl, confirmées par celles de Richard et de Chantemesse, le lait de chaux, dans la proportion de 4 de chaux, pour 1000 gr. d'eau, est capable de stériliser les selles typhiques et dysentériques. La désinfection est obtenue au bout d'une demi-heure, tandis que le même résultat ne peut être obtenu ni par le chlorure de chaux dans la proportion de 1 pour 1000, ni par le sublimé dans la proportion de 1 pour 5000, soit pur soit additionné d'acide chlorhydrique.

Le lait de chaux serait, d'après Richard et Chantemesse et aussi d'après Manquat, un agent facile et puissant à employer dans les familles pour la désinfection des selles des malades.

Le lait de chaux détruit facilement les petits insectes (punaises, puces) et leurs œufs.

§ 4. — Eau de chaux.

C'est une solution de chaux éteinte dans de l'eau. Nous avons étudié dans le cours de pharmacie galénique la préparation, la conservation, les usages thérapeutiques de ce médicament (1) ; nous ne reviendrons pas sur ce sujet.

Nous nous contenterons d'ajouter que, d'après Kichenmeister et Biermer, elle est fréquemment employée en applications directes dans la diphtérie pour dissoudre les fausses membranes diphtériques. Elle est de plus employée dans les brûlures en applications directes, sous forme de liniment oléocalcaire composé de 100 p. d'eau de chaux et de 100 p. d'huile d'amandes douces.

E. — Combinaisons du calcium avec le soufre.

Le soufre forme avec le calcium plusieurs combinaisons :

Un monosulfure. . . . . . CaS
Un bisulfure. . . . . . . CaS^2 Ces combinaisons sont
Un quadrisulfure . . . . . CaS^4 inusitées aujourd'hui.
Un quintisulfure . . . . . CaS^5

F. — Combinaisons avec les autres métalloïdes.

Aucune combinaison intéressante au point de vue médico-pharmaceutique.

(1) *Cours de Pharmacie*, t. I, p. 412 et 416

SECTION III

ÉTUDE DES SELS QUE LE CALCIUM FORME AVEC LES ACIDES MINÉRAUX.

SOMMAIRE. — Avec l'acide hypochloreux (*hypochlorite*). — Chlorure de chaux liquide. — Avec l'acide hypophosphoreux (*hypophosphite*). — Avec l'acide phosphorique (*phosphate tricalcique, dicalcique, monocalcique*). — Chlorhydrophosphate, lactophosphate, biphosphate de calcium. — Préparations à base de ces différents sels. — Avec l'acide carbonique (*carbonate*). — Synonymes. — Formule. — Purification. — Caractères d'identité, spécifiques, de contrôle. — Conservation. — Action physiologique et thérapeutique. — Modes d'administration et doses. — Formules galéniques. — Incompatibles. — Empoisonnements. — — Secours.

A. — Combinaisons du calcium avec les acides oxygénés du chlore.

Le calcium donne, avec les acides oxygénés du chlore, les combinaisons suivantes :

1° Avec l'acide hypochloreux, l'hypochlorite de calcium.

2° Avec l'acide chloreux, sels sans intérêt.

3° Avec l'acide chlorique, sels sans intérêt.

4° Avec l'acide perchlorique, sels sans intérêt.

Hypochlorite de calcium.

L'hypochlorite de calcium a pour formule $(ClO)^2Ca$.

On n'utilise en médecine que l'hypochlorite de calcium impur, formé d'un mélange de ce sel avec du chlorure de calcium en proportions équimoléculaires et appelé chlorure de chaux : $(ClO)^2 Ca + CaCl^2$. Nous ne nous occuperons que de ce mélange.

Préparation. — Il se prépare, par la méthode générale de préparation des chlorures décolorants, en faisant passer un courant de chlore dans un lait de chaux ou sur de la chaux éteinte pulvérisée :

$$2 (CaO,H^2O) + 2Cl^2 = (ClO)^2Ca + CaCl^2 + 2H^2O$$

Caractères d'identité. — Le chlorure de chaux se présente sous la forme d'une poudre blanche, exhalant une forte odeur de chlore, d'une saveur âcre et piquante. Il se dissout dans l'eau, mais en partie seulement. Il dégage du chlore au contact des acides les plus faibles. Il oxyde et détériore rapidement les objets en fer, en zinc, en cuivre, etc. ; il détruit complètement certaines couleurs végétales. Il attire fortement l'humidité. Une faible chaleur ou la lumière solaire le transforment en chlorate.

Caractères spécifiques. — On le reconnaît aux caractères suivants :

1° Il donne les réactions caractéristiques des chlorures décolorants ;
2°   —   —   sels de calcium.

Caractères de contrôle. — Il doit marquer au minimum 90° chlorométriques. Pour faire cet essai, on suivra les procédés d'analyse usités en chlorométrie.

Conservation. — Attirant fortement l'humidité et étant décomposé par la lumière, il doit être conservé dans des vases bien bouchés et à l'abri de l'humidité.

Le chlorure de chaux sec, dissous dans l'eau, constitue le soluté d'hypochlorite de chaux ou le chlorure de chaux liquide du Codex. Il se prépare de la manière suivante :

        Chlorure de chaux sec . . . .   100 grammes
        Eau distillée.   4500   —

Triturez le chlorure de chaux dans un mortier en porcelaine avec une partie de l'eau ; quand il sera bien divisé, séparez par décantation les parties les plus tenues ; triturez le dépôt, délayez-le dans une nouvelle quantité d'eau ; décantez encore et ainsi de suite jusqu'à ce que vous ayez parfaitement divisé le chlorure et employé l'eau prescrite, mélangez les liqueurs et filtrez-les.

Caractères d'identité. — Le chlorure de chaux liquide est un liquide incolore, ayant une odeur et une saveur de chlore prononcées.

Caractères spécifiques. — On le reconnaît aux caractères suivants :

1° Il donne les réactions caractéristiques des chlorures décolorants ;
2°   —   —   des sels de calcium.

Caractères de contrôle. — Il doit contenir deux fois son volume de chlore, ce qu'il sera facile de vérifier à l'aide des méthodes de chlorométrie indiquées dans les cours de chimie et d'analyse chimique.

Conservation. — Il doit être conservé dans un lieu frais, à l'abri de la lumière et dans des flacons bien bouchés.

Usages. — Le chlorure de *chaux sec* est surtout employé pour la désinfection des locaux et des objets. Quant au *chlorure de chaux liquide*, il possède une action physiologique et thérapeutique analogues à celles de l'hypochlorite de soude ; il peut être administré de la même manière, aux mêmes doses que lui ; il est incompatible avec les mêmes substances ; comme lui il est toxique ; il produit, en cas d'empoisonnement, les mêmes symptômes qui seront combattus de la même manière.

B. — Combinaisons du calcium avec les acides oxygénés du brome et de l'iode.

C. — Combinaisons du calcium avec les acides oxygénés du soufre.

D. — Combinaisons du calcium avec les acides oxygénés de l'azote.

Combinaisons sans intérêt au point de vue médico-pharmaceutique.

E. — Combinaisons du calcium avec les acides oxygénés du phosphore.

Le calcium donne, avec les acides oxygénés du phosphore, les composés suivants :

1° Avec l'acide hypophosphoreux, l'hypophosphite de calcium.

2° Avec l'acide pyrophosphorique ou acide phosphorique bihydraté, pas de composé intéressant.

3° Avec l'acide phosphorique, appelé aussi acide orthophosphorique, acide phosphorique trihydraté : les phosphates monocalcique, bicalcique, tricalcique.

§ 1. — Hypophosphite de calcium.

Synonymes. — L'hypophosphite de calcium, appelé aussi hypophosphite de chaux, a pour formule : $(PO^2H^2)^2 Ca$.

Préparation. — On le prépare en faisant bouillir du phosphore avec un lait de chaux. Il se forme de l'*hydrogène phosphoré* qui se dégage ; un *phosphate insoluble*, que l'on sépare par filtration ; de l'*hypophosphite de calcium*, qui se trouve en solution dans le liquide filtré. On fait passer dans la liqueur filtrée un courant d'acide carbonique, qui précipite la chaux en excès ; on concentre la solution à la température de 60° et on fait cristalliser.

Caractères d'identité. — L'hypophosphite de calcium est un sel blanc pulvérulent ou en petits cristaux brillants, inaltérable à l'air, déliquescent, soluble dans l'eau, insoluble dans l'alcool.

Caractères spécifiques. — On le reconnaît aux caractères suivants :

1° Il donne les réactions caractéristiques des hypophosphites.

2°   —   —   —   des sels de calcium.

Caractères de contrôle. — Il peut renfermer du carbonate de chaux, qui s'est formé dans la préparation, lorsqu'on a fait passer un courant d'acide carbonique dans la solution, pour précipiter la chaux en excès, et qu'il a pu retenir. On reconnaîtra sa présence en traitant l'hypophosphite suspect par un acide étendu, il y aura effervescence.

Conservation. — Étant déliquescent, il doit être conservé dans des flacons bien bouchés et dans un endroit sec.

Action physiologique. — Il a une action physiologique analogue à celle de l'hypophosphite de sodium.

Action thérapeutique. — Antiphthisique, antirachitique, fortifiant.

Modes d'administration et doses. — On l'administre à l'INTÉRIEUR en cachets ou mieux en solution à la dose de 0 gr. 10 à 0 gr. 50 ; on en fait également un sirop.

Formules galéniques. — Il entre dans le sirop d'hypophosphite de chaux. 20 grammes de sirop contiennent 0 gr. 50 d'hypophosphite de chaux.

Incompatibles. — Acides, sels d'argent, de cuivre.

Empoisonnements. — Il n'est pas vénéneux.

§ 2. — Phosphates de calcium.

Le calcium, en se combinant avec l'acide phosphorique trihydraté ou orthophosphorique, donne trois sels :

α. — Le phosphate tricalcique, sel trimétallique, neutre ;

β. — Le phosphate dicalcique, sel dimétallique, ou monoacide ;

γ. — Le phosphate monocalcique, sel monométallique, ou diacide.

En se rapportant à ce que nous avons vu au sujet des généralités sur les phosphates, il est facile de se rendre compte des formules de ces corps.

Phosphate *tricalcique*, sel *trimétallique*, sel neutre.	Phosphate *dicalcique*, sel *dimétallique*, sel monoacide.	Phosphate *monocalcique*, sel *monométallique*, sel diacide.
$(PO^4)^2Ca^3$ ou $(PO^4)^2 \begin{cases} Ca \\ Ca \\ Ca \end{cases}$	$(PO^4)^2H^2Ca^2$ ou $(PO^4)^2 \begin{cases} H^2 \\ Ca \\ Ca \end{cases}$	$(PO^4)^2H^4Ca$ ou $(PO^4)^2 \begin{cases} H^2 \\ H^2 \\ Ca^2 \end{cases}$

A. — Phosphate tricalcique.

Synonymes. — Le phosphate tricalcique, sel trimétallique, appelé aussi phosphate basique de chaux, sous-phosphate de chaux, phosphate de chaux, phosphate des os, a pour formule :

$$(PO^4)^2Ca^3 \text{ ou } \begin{matrix} PO^4{\diagdown}{\diagup}^{Ca}_{Ca} \\ PO^4{\diagdown}Ca \end{matrix}$$

Préparation. — On le retire des os des animaux, en précipitant par l'ammoniaque leur dissolution dans un acide :

Os calcinés . . . . 500 grammes
Acide chlorhydrique officinal . . . . 800 —
Ammoniaque liquide officinale . . . . . . QS.

On pulvérise les os, et on les passe au tamis de crin n° 1. On met la poudre obtenue dans une terrine et on la traite par l'acide chlorhydrique auquel on ajoute assez d'eau pour donner à la masse la consistance d'une pâte liquide. On agite souvent. Au bout de quelques jours de contact, on délaie le mélange dans 5 ou 6 litres d'eau, on laisse reposer et on filtre.

Dans le liquide filtré, on verse de l'ammoniaque en quantité nécessaire pour communiquer à ce liquide une réaction alcaline ; il se fait un précipité blanc de phosphate tricalcique. On porte le tout à l'ébullition pendant une minute, et on abandonne au repos. On décante ensuite, on lave le précipité à l'eau chaude à plusieurs reprises, on fait égoutter et sécher (Codex).

Réaction. — Les os sont composés de phosphate tricalcique et de carbonate de calcium. Si on les traite par l'acide chlorhydrique, le phosphate tricalcique se dissout dans cet acide, et le carbonate de calcium perd son acide carbonique et se transforme en chlorure de calcium.

Lorsqu'à cette solution, on ajoute de l'ammoniaque, exempte de carbonate, le phosphate tricalcique se précipite, tandis que le chlorure de calcium reste dans la liqueur. On porte à l'ébullition pour détruire l'état gélatineux du phosphate formé, et par suite pour rendre son lavage plus facile. Ce lavage a pour but de lui enlever le chlorure de calcium qu'il peut retenir.

Caractères d'identité. — Le phosphate tricalcique est une poudre blanche, amorphe, insipide, insoluble dans l'eau et dans l'alcool.

Il est soluble dans les acides les plus faibles, même l'acide carbonique, en se transformant en phosphate monocalcique (Bourgoin).

Caractères spécifiques. — On le reconnaît aux caractères suivants :

1° A ses caractères d'identité ;

2° Sa solution chlorhydrique donne les réactions caractéristiques des phosphates ;

3° Sa solution chlorhydrique donne les réactions des sels de calcium.

Caractères de contrôle. — Il peut contenir les ALTÉRATIONS suivantes :

Chlorure de calcium, s'il a été mal lavé. Dans ce cas, le sel délayé dans l'eau, cédera à cette eau le chlorure de calcium et la liqueur filtrée donnera un précipité blanc avec l'azotate d'argent.

Carbonate de chaux, si on a employé du carbonate de soude comme précipitant au lieu de l'ammoniaque. Dans ce cas, le phosphate tricalcique se dissoudra dans l'acide chlorhydrique avec effervescence.

Fer, provenant des vases dans lesquels les os ont été calcinés. Dans ce cas, la solution chlorhydrique du phosphate donnera avec le ferrocyanure de potassium une coloration ou un précipité bleu.

Conservation. — Etant inaltérable à l'air, il est conservé simplement dans des flacons bouchés.

Action physiologique. — Le phosphate tricalcique existe dans tous les tissus de l'économie animale, il est très répandu dans les végétaux et aussi dans les sols fertiles. C'est un aliment de premier ordre pour tous les êtres vivants.

Chez certains individus, il arrive que l'organisme manque de phosphates. Cette pénurie phosphatique peut résulter de 3 causes : 1° Ou bien le sujet n'en trouve pas assez dans ses aliments. 2° Ou bien il assimile mal la dose normale. 3° Ou bien il désassimile trop rapidement ses réserves naturelles. Pour remédier à cette pénurie phosphatique, on emploie des phosphates calciques, tricalciques, monocalciques, bicalciques, etc., etc.

Il constitue en raison de son état pulvérulent un absorbant mécanique.

Il peut agir comme antiacide, car il contient une grande quantité de chaux, principe alcalin. Quelques auteurs, Chéry-Lestage, Sanson, Caulet, ont prétendu que le phosphate de chaux, qu'il soit ingéré à l'état de phosphate tricalcique insoluble ou à l'état de phosphate acide soluble, ne se fixe pas dans l'économie, s'élimine soit avec les matières fécales, soit avec l'urine. M. Bouchard pense au contraire que le phosphate de chaux ingéré est dissous dans l'estomac à la faveur de l'acide chlorhydrique. Mais, pour qu'il soit absorbé, il faut qu'il soit donné à doses minimes, car une trop grande quantité saturerait une trop forte quantité de HCl et diminuerait l'acidité du chyme ; il serait précipité alors dans l'économie et rendu non absorbable. En tous cas, une partie seulement est absorbée et agit comme reconstituant en relevant la nutrition générale, principalement celle des os. Si les doses employées sont trop élevées, la plus grande proportion est évacuée par les selles qu'il rend sèches et blanches.

Action thérapeutique. — On l'emploie : *comme réparateur du tissu osseux* (dans l'ostéomalacie, le rachitisme, les fractures, les périodes de croissance active) ; *comme stimulant de la nutrition* (anémies, amaigrissement, cachexies) ; *comme absorbant* (diarrhées, acescence gastrique).

Modes d'administration et doses. — Le phosphate tricalcique est le sel le plus habituellement prescrit. *C'est le phosphate que l'on doit délivrer, lorsque le médecin ne donne pas d'indications spéciales.*

On l'administre en poudre, en cachets à la dose de 1 à 10 gr. Ces doses sont exagérées, d'après M. le professeur Bouchard : « Je ne saurais trop, dit-il, m'élever contre l'emploi de doses exagérées de ce sel ; les doses habituelles devraient être de 0 gr. 50 à 2 gr. par jour. »

Le phosphate tricalcique peut être employé, d'après M. Carles, sous forme de sirop. Mais ce sirop, au lieu d'être préparé avec le phosphate tricalcique pur, doit être fait avec du phosphate de chaux gélatineux, c'est-à-dire avec un phosphate aussi semblable que possible à celui qui existe dans les os, c'est-à-dire un phosphate tricalcique accompagné de phosphates de fer, de magnésie, de fluorures etc., avec quelques traces de chlorure de sodium. Ce phosphate mixte possède, dit M. Carles, une grande supériorité sur le phosphate tricalcique pur qui ne contient qu'un seul des éléments nécessaires à la constitution des os. Le sirop de phosphate de chaux gélatineux, spécialité qui a obtenu en thérapeutique un légitime succès, peut être préparé par le pharmacien par le procédé donné par M. Carles, ce procédé permet de conserver le phosphate naturel des os à l'état gélatineux, c'est-à-dire au degré d'assimilabilité le plus élevé et donne un phosphate aussi fin et aussi hydraté que possible.

Voici comment on doit opérer.

On prend 100 p. d'os calcinés pulvérisés ou mieux 115 grammes de noir animal finement pulvérisé (le noir renfermant 15 0/0 de carbone). On les traite par 150 grammes d'acide chlorhydrique dilués dans 2 ou 3 litres d'eau, on agite de temps en temps. Au bout de plusieurs heures, 6, 8 et même 10 heures, tout le phosphate des os est dissous. On dissout, on lave et on ajoute assez d'eau pour obtenir 10 litres de liqueur.

On prend 100 centimètres cubes de ce liquide, et on détermine par tâtonnements la proportion de lessive des savonniers nécessaire pour précipiter tout le phosphate contenu dans 10 litres de solution chlorhydrique. Cette proportion connue, on la majore d'un dixième, et on la dilue ensuite dans 10 litres d'eau.

On verse la liqueur acide dans la liqueur alcaline de manière à transformer d'emblée tout le phosphate de chaux en phosphate tricalcique. On agite et on lave par décantation jusqu'à neutralité du tournesol.

En opérant de cette manière la précipitation du phosphate contenu dans la liqueur chlorhydrique, au lieu de faire cette précipitation à l'aide de l'ammoniaque, comme le conseille le Codex, dans la préparation du phosphate tricalcique, on évite de faire du phosphate ammoniaco-magnésien, qui n'existe pas dans les os, et qui diminue l'état gélatineux du produit final.

Par cette manœuvre, on obtient un phosphate si fin et si léger, que sa précipitation n'est que partielle, au bout de 12 heures, et qu'il réclame plusieurs jours de lavage.

Le phosphate tricalcique obtenu est jeté sur une toile, et après 12 heures d'essorage, il contient 90 0/0 d'eau c'est-à-dire que 10 grammes de phosphate gélatineux ne contiennent que 1 gramme de phosphate sec environ.

Pour conserver ce phosphate avec toutes ses qualités, on le dilue avec de l'eau, et on le transforme à froid en sirop avec des quantités d'eau et de sucre telles que 20 grammes ou une cuillerée renferment 2 grammes de phosphate gélatineux ou 0 gr. 20 de phosphate sec.

Exemple pour 1000 grammes de sirop :

> Sucre blanc. . . . . 655 grammes
> Eau 245   —
> Phosphate gélatineux. 100   —

Les 100 grammes de phosphate gélatineux peuvent être remplacés par :

> Phosphate sec . . . . 10 grammes
> Eau 90   —

Ce sirop ressemble à du sirop d'orgeat. Comme lui, il se sépare avec le temps, mais, mieux que lui, il redevient homogène par l'agitation.

M. Carles pense que ce sirop devrait être adopté par le Codex. Mais ce vœu n'a pas été adopté par le supplément du Codex de 1895.

Le phosphate contenu dans ce sirop est à l'état de phosphate tricalcique, dit M. Carles, et non à l'état de phosphate bicalcique, comme l'affirmait M. Jolly (1).

Formules galéniques. — Il entre dans la composition de la décoction blanche de Sydenham, mentionnée au Codex, et dont nous avons déjà parlé dans la pharmacie galénique.

Incompatibles. — Sels alcalins, bicarbonate de soude, sulfates solubles. Si on le prescrit comme antiacide et absorbant, il est incompatible aussi avec les acides.

Empoisonnements. — Il n'est pas vénéneux.

B. — Phosphate dicalcique.

Synonymes. — Le phosphate dicalcique, appelé aussi phos-

(1) Voir à ce sujet : *Répertoire de Pharmacie*, année 1893, numéro de novembre et de décembre.

phate bicalcique, phosphate neutre de chaux, est un sel dimétallique et monoacide, ayant pour formule :

$$(PO^4)^2Ca^2H^2 \text{ ou } PO^4 \!\!\begin{cases} H^2 \\ Ca \end{cases} \!\!\! PO \!\!\begin{cases} H^2 \end{cases}$$

Préparation. — On le prépare en précipitant le chlorure de calcium par le phosphate disodique (Codex) :

Phosphate de soude (phosphate disodique,
    phosphate de soude neutre). . . . . . . 100 grammes
Chlorure de calcium cristallisé. 65
Acide chlorhydrique officinal. . . . . 3 cent. cubes
Eau distillée . . . . QS.

Dissolvez, d'une part, le phosphate de soude dans suffisante quantité d'eau pour obtenir avec les 3 centimètres cubes d'acide chlorhydrique 700 centimètres cubes de solution. D'autre part, faites avec le chlorure de calcium et suffisante quantité d'eau 300 centimètres cubes de solution. Mélangez à froid les deux solutions, et laissez-les en contact pendant quelques heures, en ayant soin d'agiter de temps en temps. Lorsque le précipité est déposé, on le lave par décantation jusqu'à ce que l'eau de lavage ne contienne plus de chlorure alcalin. A ce moment, on le recueille sur un filtre, et quand il est égoutté, on le fait sécher à l'air libre ou à l'étuve.

Réaction. — Lorsqu'on mélange la solution chlorhydrique de phosphate de soude avec la solution de chlorure de calcium, le phosphate de soude réagit sur ce chlorure, et par double décomposition, il se forme du *phosphate bicalcique* insoluble qui se précipite et du chlorure de sodium soluble, qui reste dans la liqueur :

$$2CaCl^2 + 2PO^4HNa^2 = (PO^4)^2H^2Ca^2 + 4NaCl$$

Le phosphate bicalcique peut encore se préparer par d'autres procédés : de Fallières, de Causse, de Barillé (1).

Caractères d'identité. — Le phosphate bicalcique est une poudre blanche, très légère, insipide, insoluble dans l'eau et dans l'alcool. Il contient 20,93 0/0 d'eau de cristallisation qu'il ne perd qu'à la température de 115°.

---

(1) Le procédé donné par M. Barillé, pharmacien principal de 1re classe, est très intéressant ; M. Barillé a publié sur ce sujet une brochure remarquable portant le titre : *Phosphate bicalcique ; nouveau mode de préparation et de formation ; particularités ; structure cristalline*, Maloine, éditeur, 23, rue de l'Ecole de Médecine. Cette étude a été résumée, *Répertoire de pharmacie*, année 1897, numéro de décembre, page 529 et dans l'*Union pharmaceutique*, numéro du 30 novembre 1897, page 513.

Il est soluble dans les acides les plus faibles, même l'acide carbonique, en se transformant en phosphate monocalcique.

Il contient moins de chaux, mais il contient plus d'acide phosphorique que le phosphate tricalcique ; il est aussi plus soluble que lui dans les acides faibles.

Caractères spécifiques. — On le reconnaît aux caractères suivants :

1° A ses caractères d'identité.

2° Sa dissolution chlorhydrique donne les réactions caractéristiques des phosphates.

3° Sa dissolution chlorhydrique donne les réactions caractéristiques des sels de calcium.

4° Il fait passer au violet la liqueur de phénolphtaléine.

Cette liqueur se prépare de la manière suivante :

Dissoudre 1 partie de phénolphtaléine dans 100 grammes d'alcool faible, puis verser lentement de l'eau de baryte jusqu'à ce que la teinte soit devenue rosée.

Caractères de contrôle. — Il peut, s'il a été mal lavé, retenir du chlorure de sodium. On en décélera la présence, en délayant le phosphate suspect dans l'eau distillée. Cette eau distillée dissoudra le chlorure de sodium. En filtrant, le liquide filtré donnera avec l'azotate d'argent, s'il y a du chlorure de sodium, un précipité blanc de chlorure d'argent.

Conservation. — Étant inaltérable à l'air, il est simplement conservé dans des flacons bouchés.

Action physiologique. — C'est un médicament réparateur jouant, comme le phosphate tricalcique, un rôle considérable dans la nutrition ; c'est aussi un absorbant ; comme il contient moins de chaux et plus d'acide phosphorique que le phosphate tricalcique, il est moins absorbant et plus stimulant que lui.

Action thérapeutique. — Il possède les mêmes propriétés thérapeutiques que le phosphate tricalcique.

Modes d'administration et doses. — On l'administre à l'INTÉRIEUR en poudre ou cachets à la dose de 1 à 10 grammes.

Formules galéniques. — Il sert à la préparation de plusieurs produits spéciaux dont nous parlerons plus loin : le chlorhydrophosphate de chaux, le lactophosphate de chaux.

Incompatibles. — Sels alcalins, bicarbonate de soude, sulfates solubles. Si on le prescrit comme antiacide ou absorbant, il est alors incompatible avec les acides.

Empoisonnements. — Il n'est pas vénéneux.

C. — Phosphate monocalcique.

Synonymes. — Le phosphate monocalcique appelé aussi biphosphate de chaux, phosphate acide de chaux, est un sel monométallique et diacide ayant pour formule :

$$(PO^4)^2H^4Ca \text{ ou } PO^4 {\textstyle <} {}^{H^2}_{Ca} \quad PO^4 {\textstyle <} H^2$$

Préparation. — 1° PROCÉDÉ DU CODEX. — On le prépare en traitant les os par l'acide sulfurique (Codex) :

Os calcinés	600 grammes
Acide sulfurique officinal.	500 —
Eau distillée.	QS. —

Réduisez les os en poudre fine ; délayez cette poudre dans deux fois son poids d'eau, de manière à en faire une bouillie homogène, sur laquelle vous verserez peu à peu l'acide sulfurique en agitant avec une spatule en bois. La masse s'échauffera, laissera dégager beaucoup d'acide carbonique et deviendra presque solide. Ramenez cette masse, par une nouvelle addition d'eau, à l'état de pâte liquide, et abandonnez-la au repos pendant 24 heures. Au bout de ce temps, délayez-la avec soin, et à plusieurs reprises, dans l'eau bouillante. Jetez le tout sur une toile et lavez le résidu jusqu'à ce que le liquide qui s'écoule ne soit plus sensiblement acide. Evaporez la liqueur claire en consistance de sirop peu épais : laissez refroidir complètement : séparez, par décantation, le liquide du sulfate de chaux déposé, et lavez le dépôt avec une petite quantité d'eau froide, que vous ajouterez au liquide décanté. Evaporez en consistance sirupeuse ; le phosphate monocalcique cristallisera par refroidissement en lames nacrées.

Réaction. — Les os, composés de phosphate tricalcique et de carbonate de calcium, mis en présence de l'acide sulfurique, sont décomposés par cet acide :

1° Le phosphate tricalcique se transforme en phosphate monocalcique et en sulfate de chaux :

$$(PO^4)^2Ca^3 + 2SO^4H^2 = (PO^4)^2H^4Ca + 2SO^4Ca.$$

2° Le carbonate de calcium dégage de l'acide carbonique et se change en sulfate de calcium :

$$CO^3Ca + SO^4H^2 = SO^4Ca + CO^2 + H^2O.$$

2° PROCÉDÉ DE FOURCROY ET VAUQUELIN. — Le phosphate monocalcique peut encore se préparer, et c'est encore le meilleur moyen, par le procédé de Fourcroy et de Vauquelin. Il consiste à dissoudre dans de l'acide phosphorique dilué, soit le phosphate tricalcique, soit le phosphate bicalcique.

Phosphate tricalcique . . . . 100 gr.
Acide phosphorique médicinal (D = 1,45). . . . 127 gr.

ou bien

Phosphate bicalcique . . . . 100 gr.
Acide phosphorique médicinal (D = 1,45). . . . 91 gr.

On délaie à froid le phosphate dans l'acide, puis on dessèche le produit sous une cloche au-dessus d'un vase contenant de l'acide sulfurique.

3° PROCÉDÉ CROLAS-DUCHER. — Nous rapprocherons du procédé de Fourcroy et de Vauquelin, le procédé indiqué par M. Crolas-Ducher. Faire une solution avec 1 p. d'acide phosphorique de densité 1.700 (60° Baumé) et 2 p. d'eau distillée. Ajoutez à cette solution du phosphate tricalcique gélatineux jusqu'à ce qu'il se produise un léger louche qui disparaîtra par addition d'une petite quantité d'acide phosphorique.

Filtrer la liqueur et la répartir dans des cristallisoirs que l'on place dans une étuve chauffée entre 50 et 55°. Cette température ne devra jamais être dépassée sous peine de voir se former du phosphate bicalcique, qui souillerait les cristaux de phosphate monocalcique et les rendrait insolubles.

Les cristaux, une fois formés, doivent être lavés avec une petite quantité d'eau distillée, égouttés et séchés à l'étuve à 50°.

Caractères d'identité. — Le phosphate monocalcique cristallise en lames nacrées, déliquescentes, de saveur acide, mais non désagréable. Chimiquement pur, il est insoluble dans l'eau ; mais il est très soluble en présence d'une petite quantité d'acide phosphorique libre.

Il est dissocié par la chaleur ; sa solution, soumise à l'ébullition, abandonne du phosphate bicalcique et il reste en solution du sesquiphosphate de chaux.

Ce phosphate monocalcique se trouve dans le commerce sous deux formes :

1° A l'état mielleux ; 2° à l'état cristallisé. Le phosphate mielleux est celui que l'on obtient en suivant le procédé du Codex. Il est constitué par un mélange de phosphate monocalcique, d'eau, d'acide phosphorique libre et contient toujours une certaine quantité de chlorure et de sulfate de calcium. Il n'a jamais une composition constante. Il résulte en effet d'analyses faites sur un grand nombre d'échantillons pris dans le commerce que certains d'entre eux ne contiennent que 12 0/0 de phosphate vrai et renferment jusqu'à 55 0/0 d'acide phosphorique libre mélangé à 30 0/0 d'eau. Le phosphate mielleux devrait donc être abandonné : 1° parce qu'il n'est jamais constant dans sa composition, 2° parce qu'il contient une grande quantité d'acide phosphorique libre, ce qui n'est pas sans danger.

Il pourrait être et serait avantageusement remplacé par le phosphate cristallisé qui ne contient que la quantité d'acide phosphorique libre strictement nécessaire pour qu'il soit soluble.

Le phosphate monocalcique cristallisé, obtenu par le procédé Crolas-Ducher, se présente en paillettes translucides agglomérées, contenant des plaques. Il est très soluble et ne contient que 3 à 4 0/0 d'acide phosphorique libre. Bien préparé, il ne contient ni chlorure, ni sulfate de calcium.

Caractères spécifiques. — On le reconnaît aux caractères suivants :

1° A ses caractères d'identité.

2° Il donne les réactions spécifiques des phosphates.

3° Il donne les réactions spécifiques des sels de calcium.

4° Il décolore la liqueur de phénol-phtaléine.

Caractères de contrôle. — Le phosphate monocalcique, obtenu par l'action de l'acide sulfurique sur les os (procédé du Codex), peut renfermer les altérations suivantes, provenant d'un mode imparfait de préparation :

Acide phosphorique libre.— Pour le déceler, traiter le phosphate monocalcique par l'alcool qui dissoudra l'acide phosphorique libre. La liqueur alcoolique qui contient l'acide abandonnera par évaporation cet acide que l'on caractérisera à l'aide du réactif molybdique.

Carbonate calcaire, provenant d'une décomposition imparfaite des os par l'acide sulfurique. Dans ce cas, le phosphate, traité par un acide, fait effervescence.

Acide sulfurique, si dans la préparation on a employé un excès d'acide sulfurique ; on décélera cet acide par le chlorure de baryum.

Plomb ou fer, dus à l'emploi des vases dans lesquels les os ont été calcinés. Pour déceler la présence de ces métaux, on dissout le sel suspect dans l'acide chlorhydrique et on fait passer dans une partie de la liqueur un courant d'hydrogène sulfuré : s'il y a du plomb, on obtiendra un précipité noir. On traitera l'autre partie de la liqueur par le ferrocyanure de potassium : s'il y a du fer, on obtiendra un précipité bleu.

Arsenic. — On le reconnaîtra, en évaporant à sec un mélange de sel et de quelques gouttes d'acide azotique. Calciner ce mélange avec un peu d'acétate de potassium ; on percevra l'odeur infecte de cacodyle.

Conservation. — Étant très déliquescent, il doit être conservé dans des flacons secs, bien bouchés et dans un endroit sec.

Action physiologique. — Le phosphate monocalcique existe en dissolution dans la plupart des vins, des eaux douces, dans les bouillons médicinaux ou alimentaires. On le rencontre un peu partout dans l'économie animale, où il remplit certainement d'importantes fonctions. Plus que les deux autres phosphates calciques, il paraît susceptible de contribuer à la nutrition du système nerveux et d'entretenir dans la cellule une excitation probablement indispensable. En tout cas, étant soluble dans l'eau, il s'absorbe beaucoup plus facilement que les autres phosphates calciques, qui ne peuvent être absorbés qu'à la faveur des acides du suc gastrique qui les dissout.

L'emploi du phosphate monocalcique, comme médicament, est donc des plus rationnels, et cependant il ne figure encore dans aucun formulaire. Mais, s'il est rarement prescrit en nature, il est cependant largement entré dans la pratique journalière, grâce à certains médicaments connus sous les dénominations plus ou moins exactes de biphosphate de chaux, chlorhydrophosphate de chaux, lactophosphate de chaux.

C'est lui en effet qui forme la base, l'élément actif de ces produits, dans lesquels il est associé au chlorure de calcium ou au lactate de calcium. Il serait donc parfaitement logique, comme le fait très justement remarquer M. le professeur Andouard, de le substituer aux mélanges qui le contiennent.

Action thérapeutique. — Il possède les mêmes propriétés thérapeutiques que les phosphates tri et bicalciques.

Modes d'administration et doses. — On peut l'administrer en solution dans l'eau ou dans un sirop. Comme il est très altérable par la chaleur, il faut avoir soin de le dissoudre dans des liquides froids. Nous verrons plus loin comment on prépare les solutions, les sirops de phosphate monocalcique.

Incompatibles. — Sulfates, tartrates, phosphates alcalins qui forment, à son contact, des composés insolubles, susceptibles d'en-

traîner parfois une partie de l'acide phosphorique. Sous ce rapport,
le vin est un véhicule défectueux pour le phosphate monocalcique.

Empoisonnements. — Il n'est pas vénéneux.

Chlorhydrophosphate. — Lactophosphate. — Biphosphate de chaux.

Nous venons de dire que le phosphate monocalcique, non prescrit e n
nature, était cependant largement entré dans la pratique journalière,
grâce à certains médicaments, désignés sous les dénominations plus
ou moins exactes de *chlorhydrophosphate de chaux*, de *lactophosphate de chaux* et de *biphosphate de chaux* et dont il forme l'élément
actif.

Le phosphate tricalcique et le phosphate dicalcique, étant insolubles dans l'eau, ne peuvent être absorbés directement ; il faut, pour
que leur absorption ait lieu, qu'ils soient dissous dans le suc gastrique à la faveur des acides de ce suc. Pour faciliter l'assimilation d e
ces deux sels, on a songé à les dissoudre préalablement dans des
acides, et on a employé, pour opérer cette dissolution, les acides suivants : acide chlorhydrique, acide lactique et acide phosphorique.

Si l'on dissout le phosphate tricalcique ou dicalcique dans :

1° L'acide chlorhydrique, on obtient ce qu'on appelle le chlorhydro-phosphate de chaux.

2° L'acide lactique, on obtient ce qu'on appelle le lactophosphate
de chaux.

3° L'acide phosphorique, on obtient ce qu'on appelle le phosphate
acide de chaux ou biphosphate de chaux.

Composition. — Quelle est la composition exacte de ces médicaments ? Pour la déterminer il importe de se rappeler l'action des
acides sur les phosphates tricalcique et bicalcique. On sait que
lorsqu'on traite le phosphate tricalcique ou le phosphate dicalcique
par un acide, ils se transforment en phosphate monocalcique.

Prenons, par exemple, le phosphate tricalcique, et traitons-le par
l'acide chlorhydrique ; il donnera : du phosphate monocalcique et du
chlorure de calcium. Donc, *le chlorhydrophosphate de chaux* est un
mélange de phosphate monocalcique et de chlorure de calcium.

Prenons le phosphate tricalcique, et traitons-le par l'acide lactique ;
il donnera du phosphate monocalcique et du lactate de chaux. Donc,
*le lactophosphate de chaux est un mélange de phosphate monocal-
cique et de lactate de chaux*.

Prenons le phosphate tricalcique et traitons-le par l'acide phosphorique ; il donnera du phosphate monocalcique seulement. Donc, le *phosphate acide de chaux* ou *biphosphate de chaux* contient simplement du *phosphate monocalcique*.

Les mêmes réactions se produiraient, si au lieu de prendre du phosphate tricalcique, nous prenions du phosphate dicalcique.

Conclusions. — En résumé, on le voit, le phosphate monocalcique forme la base de tous ces médicaments : *dans le chlorhydro-phosphate de chaux*, il est associé au chlorure de calcium ; *dans le lacto-phosphate de chaux*, il est associé au lactate de chaux ; *dans le phosphate de chaux*, il n'existe que du phosphate monocalcique.

Préparation. — Ces diverses préparations s'obtiennent par le procédé suivant : traiter le phosphate tricalcique, ou mieux le phosphate dicalcique, qui est plus soluble dans les acides, par : *l'acide chlorhydrique*, pour obtenir le chlorhydro-phosphate de chaux ; par *l'acide lactique*, pour obtenir du lacto-phosphate de chaux ; par *l'acide phosphorique*, pour obtenir le biphosphate de chaux.

Délayer à froid le phosphate dans suffisante quantité d'acide pour dissoudre. Si l'on veut avoir le produit solide, on le dessèche sous une cloche au-dessus d'un vase contenant de l'acide sulfurique.

On emploie les doses suivantes de phosphate bicalcique et d'acide :

A. Phosphate bicalcique . . 17 gr.		Pour la préparation du
Acide chlorhydrique pur		chlorhydro-phosphate
Q. S. environ 10		de chaux.
B. Phosphate bicalcique . . 17		Pour la préparation du
Acide lactique concentré		lacto-phosphate de
environ 19		chaux.
C. Phosphate bicalcique . . 19		Pour la préparation du
Acide phosphorique mé-		biphosphate de chaux.
dicinal environ . . . 23 gr. 50		

Préparations titrées. — Le phosphate monocalcique, base de toutes ces préparations, étant hygrométrique, il est plus commode et plus pratique de faire de suite des *solutions titrées* ou *des sirops titrés* de ces divers médicaments. Pour cela, on emploie les formules suivantes :

I. — Préparations à base de chlorhydro-phosphate de chaux.

1° *Solutions de chlorhydro-phosphate de chaux* (formulaire des hôpitaux civils).

> Phosphate bicalcique . . . . 17 grammes
> Acide chlorhydrique pur environ . . . . . 10 —
> Eau distillée. . . . . 973 —

Dissolvez le phosphate dans l'acide, ajoutez l'eau et filtrez.

15 grammes de la solution contiennent 0 gr. 25 de phosphate bicalcique.

2° *Sirop de chlorhydro-phosphate de chaux* (Codex).

> Phosphate bicalcique . . . . 12 gr. 50
> Acide chlorhydrique officinal Q. S. . . . 8 grammes environ
> Eau distillée . . . . 340 —
> Sucre blanc. . . . . 650 —
> Alcoolature de citron . . . . 10 —

Divisez avec soin le phosphate dicalcique dans l'eau distillée : ajoutez l'acide chlorhydrique en quantité strictement nécessaire (8 gr. environ) pour dissoudre le sel ; ajouter à la solution le sucre grossièrement pulvérisé et faites dissoudre à une douce chaleur. Passez et mêlez l'alcoolature au sirop refroidi.

20 gr. de ce sirop contiennent 0 gr. 25 de phosphate bicalcique.

3° On emploie en Amérique contre la phtisie et la scrofule, ce qu'on appelle le chlorhydrophosphate de créosote. C'est une masse sirupeuse blanche constituée par un mélange de créosote carbonatée et de chlorhydrophosphate de chaux sec.

II. — Préparations à base de lacto-phosphate de chaux.

1° *Solution de lacto-phosphate de chaux* (formulaire des hôpitaux civils).

> Phosphate bicalcique . . . . 17 grammes
> Acide lactique concentré environ. . . . . 19 —
> Eau distillée . . . . 964 —

Faites dissoudre et filtrez.

15 grammes de la solution contiennent 0 gr. 25 de phosphate bicalcique.

2° *Sirop de lacto-phosphate de chaux* (Codex).

Se prépare comme le sirop de chlorhydro-phosphate, en remplaçant l'acide chlorhydrique par une solution concentrée d'acide lactique à 1,21 de densité (14 gr. environ).

20 grammes de ce sirop contiennent 0 gr. 25 de phosphate bicalcique.

III.— Préparations à base de biphosphate de chaux.

1° *Solution de phosphate acide de chaux* (formulaire des hôpitaux civils).

Phosphate bicalcique . . . .   19 gr.
Acide phosphorique médicinal. Q. S. . .   23 gr. 50 environ.
Eau distillée. . . . . 959 gr. 50

Faites dissoudre et filtrez.

15 grammes de cette solution renferment 0 gr. 25 de phosphate bialcique.

2° *Sirop de phosphate acide de chaux.*

Se prépare comme le sirop de chlorhydro-phosphate, en remplaçant l'acide chlorhydrique par l'acide phosphorique officinal à 1,35 de densité (22 gr. environ).

0 grammes de ce sirop contiennent 0 gr. 25 de phosphate bicalcique.

Incompatibles. — Ces préparations sont incompatibles avec les mêmes corps que les phosphates tri, bi, et monocalciques, c'est-à-dire avec les sels alcalins, le bicarbonate de soude, les sulfates solubles.

Modes d'administration et doses. — On les administre à la doses de 0 gr. 50 à 5 grammes.

Conservation. — Toutes les solutions de phosphates calciques (chlorhydro-phosphate, lacto-phosphate, biphosphate) deviennent, au bout d'un certain temps, le siège du développement d'une *algue*, qui forme une masse glaireuse au sein du liquide, amenant la réduction du sel phosphatique et communiquant à la solution un goût de moisi très désagréable. Cette algue a été signalée à plusieurs reprises, mais son étude est encore à faire. Elle paraît se rapprocher de l'*hygrocosis arsenicus* de Marchand, petit champignon de la tribu des dématiés, dont nous avons parlé à propos de la liqueur de Fowler. Elle se montre dans les solutions de phosphate de chaux, au bout d'un temps variable, selon les circonstances extérieures et ordinairement après quelques jours.

Les préparateurs des solutions phosphatiques spécialisées ont cherché à éliminer cet hôte nuisible et ils ont employé, dans ce but, l'alcool, la glycérine, et même l'acide salicylique. Mais ces moyens n'ont qu' une efficacité douteuse, car la plupart des fabricants prennent le soin, dans leurs prospectus, de signaler dans ces liquides la présence possible de nébulosités, et recommandent de passer ces solutions à travers un linge.

M. Jacquemerre, pharmacien à Villefranche (Rhône), a proposé, pour conserver les solutions de phosphates de chaux, un moyen dont l'exécution offre quelques difficultés, mais qui paraît donner de très bons résultats. Il consiste à employer comme agent stérilisant l'acide carbonique. M. Jacquemerre a pensé que, dans une telle atmosphère, les spores des microbes ne pourraient pas se développer et les faits qu'il a recueillis ont confirmé ses prévisions (1).

F. — Combinaisons du calcium avec les acides oxygénés de l'arsenic.

Pas de combinaisons intéressantes au point de vue médico-pharmaceutique.

G. — Combinaison du calcium avec l'acide cacodylique.

Cacodylate de chaux.

Formule. — $[AsO(CH^3)^2O]^2Ca + 9H^2O$.

Préparation. — On le prépare en saturant l'acide cacodylique par un lait de chaux, en présence de phtaléine.

Caractères d'identité. — Il se présente sous forme d'aiguilles soyeuses, blanches, très solubles dans l'eau, moins solubles dans l'alcool.

Il perd son eau de cristallisation à 115°.

Action physiologique et thérapeutique. — Il possède l'action physiologique et thérapeutique de l'acide cacodylique et des sels de calcium.

(1) *Union pharm.*, 15 janvier 1888.

H. — Combinaisons du calcium avec les acides oxygénés de l'antimoine.

I. — Combinaisons du calcium avec les acides oxygénés du bore.

Pas de combinaisons intéressantes au point de vue médico-pharmaceutique.

J. — Combinaisons du calcium avec les acides oxygénés du carbone.

Le calcium forme avec l'acide carbonique une combinaison, le carbonate de calcium.

Carbonate de calcium.

Synonymes. — Le carbonate de calcium, appelé aussi carbonate de chaux, a pour formule: CO^3Ca.

État naturel. — Ce corps, très répandu dans la nature, se présente sous les formes les plus variées portant des noms particuliers réunis sous le nom général de *calcaires* et qui comprend : les marbres, l'albâtre calcaire, la craie, le calcaire grossier ou pierre à chaux. On le rencontre également à l'état cristallisé et sous deux formes cristallines : en rhomboèdres (spath d'Islande), en prismes (arragonite). Nous n'insisterons pas sur l'histoire de ce corps faite dans le cours de chimie minérale et de minéralogie ; nous ne nous occuperons de lui qu'au point de vue pharmaceutique.

Le carbonate de chaux, employé en médecine, porte le nom de *carbonate de chaux précipité* ou *carbonate de chaux préparé*.

Préparation. — On le prépare de la manière suivante (Codex) :

    Chlorure de calcium fondu . . . . 100 grammes.
    Carbonate de soude cristallisé 260   —

Dissolvez chacun de ces deux sels dans un litre d'eau distillée ; filtrez les deux solutions et mêlez-les. Lorsque le carbonate de chaux sera bien déposé, on le lave par décantation, jusqu'à ce que les eaux de lavage ne précipitent plus par le nitrate d'argent. Recueillir le dépôt et le faire sécher. Il est indispensable d'opérer avec des liqueurs froides ; à chaud, le carbonate calcaire obtenu serait cristallin, et par suite moins divisé.

Réaction. — Il se produit une double décomposition et il se forme : du *carbonate de chaux insoluble*, qui se précipite ; du *chlorure de sodium* soluble qui reste dans la liqueur :

$$CaCl^2 + CO^2Na^2 = CO^3Ca + 2NaCl$$

Les lavages du carbonate de chaux déposé ont pour but de le priver du chlorure de sodium qu'il peut retenir.

Caractères d'identité. — Le carbonate de chaux est une poudre blanche, amorphe ou micro-cristalline, sans saveur, sans odeur, sans réaction alcaline, insoluble dans l'eau, soluble avec effervescence dans les acides. L'air est sans action sur lui.

Caractères spécifiques. — On le reconnaît aux caractères suivants :

1º Il donne les caractères des carbonates ;

2º Dissous dans l'acide azotique, il donne une solution qui diluée et traitée par les réactifs du calcium donnera les réactions caractéristiques de ce corps.

Caractères de contrôle. — Il peut contenir les ALTÉRATIONS et les FALSIFICATIONS suivantes :

Chlorures, provenant d'un lavage imparfait du carbonate obtenu par précipitation. On les décèlera en dissolvant le sel suspect dans l'acide nitrique et en traitant la solution par l'azotate d'argent (pr. blanc s'il y a des chlorures).

Fer ou *cuivre*, provenant du chlorure de calcium employé, qui, préparé dans des vases de fer ou de cuivre, peut renfermer ces métaux. Pour déceler leur présence, on dissout le carbonate suspect dans l'acide acétique et on traite la solution : *par le ferrocyanure de potassium* (coloration bleue s'il y a du fer) ; *par l'ammoniaque* (coloration bleue s'il y a du cuivre).

Sulfates, provenant d'une substitution du sulfate de chaux au carbonate. On en décèlera la présence, en dissolvant le carbonate suspect dans l'acide acétique et en traitant la dissolution par le chlorure de baryum (pr. blanc).

Conservation. — Étant inaltérable à l'air, on le conserve simplement dans des flacons bouchés.

Action physiologique. — On l'emploie comme antidiarrhéique, antiacide, absorbant.

Il est très employé comme contrepoison des acides.

Il entre dans la composition de poudres dentifrices.

Modes d'administration et doses. — On l'emploie à la dose de 1 à 8 gr. et même 16 grammes par jour en poudre, cachets, mixtures, potions, injections.

Incompatibles. — Il est incompatible avec les acides ; aussi, si l'on veut utiliser les propriétés absorbantes du carbonate de chaux, il faut éviter de l'associer aux acides.

Empoisonnements. — Il n'est pas toxique.

La médecine employait autrefois une foule de produits qui renfermaient plus ou moins de carbonate de chaux à peu près pur : *écailles d'huîtres, coquilles d'œufs, concrétions stomacales de l'écrevisse*, appelées *yeux d'écrevisses*. Ces substances sont aujourd'hui inusitées et remplacées avec avantage par le carbonate de chaux précipité.

K. — Combinaisons du calcium avec les acides oxygénés du silicium.

L. — Combinaisons du calcium avec les acides oxygénés du manganèse.

M. — Combinaisons du calcium avec les acides oxygénés du chrome.

Sans intérêt au point de vue médico-pharmaceutique.

SECTION IV

NOMENCLATURE DES COMBINAISONS FORMÉES PAR LE CALCIUM AVEC LES ACIDES ORGANIQUES AYANT REÇU UNE APPLICATION MÉDICO-PHARMACEUTIQUE.

Avec l'acide *acétique*	0
— l'acide *benzoïque*.	Benzoate de chaux.
— l'acide *citrique*.	0
— l'acide *glycérophosphorique* .	Glycérophosphate de chaux.
— l'acide *lactique*.	Lactate de chaux.
— l'acide *oxalique*	0
— l'acide *phénique*	0
— l'acide *salicylique*.	Salicylate de chaux.
— l'acide *saccharique*	Saccharate de chaux.
— l'acide *sulfovinique*	0
— l'acide *tannique*	0
— l'acide *tartrique*	0
— l'acide *valérianique*.	0

CHAPITRE XI

ÉTUDE DU GROUPE DU MAGNÉSIUM

SECTION I

MAGNÉSIUM.

Sommaire. — Étude des sels de magnésium.

Le magnésium est un métal bivalent, appartenant à la 2e famille, 2e section de notre classification ; il est sans emplois en médecine et en pharmacie, mais il forme, avec les métalloïdes, les acides minéraux ou organiques, quelques combinaisons intéressantes.

Caractères des sels. — 1º Les sels de magnésium sont incolores, d'une saveur amère très prononcée.

2º Leurs solutions ne sont pas précipitées par l'hydrogène sulfuré ou le sulfure ammonique, mais elles sont précipitées en blanc par les carbonates alcalins.

3º Avec la potasse, la soude ou la baryte caustiques, ils donnent un précipité blanc d'hydrate de magnésie, insoluble dans un excès d'alcali, soluble dans un sel ammoniacal (N. B. *La précipitation de l'hydrate de magnésie est empêchée par la présence des sels ammoniacaux*).

4º Avec l'ammoniaque, *si le sel est neutre*, il y a décomposition de la moitié du sel, avec précipitation d'hydrate de magnésie blanc et formation d'un sel ammoniaco-magnésien soluble ; *si le sel est acide*, il n'y a pas de précipité.

5º Avec le carbonate de soude ou les carbonates alcalins, ils donnent un précipité blanc, surtout à chaud, de carbonate de magnésie, soluble dans un sel ammoniacal (N. B. La précipitation du carbonate de magnésie n'a pas lieu, si le sel de magnésie a été au préalable additionné d'un sel ammoniacal, de chlorure d'ammonium par exemple ; en d'autres termes, *la précipitation du carbonate de ma-*

gnésie est empêchée par la présence des sels ammoniacaux). (Caractè-
res distinctifs d'avec les sels de calcium, de strontium et de baryum,
qui appartiennent à la même famille.)

6° Avec les bicarbonates alcalins, ils ne précipitent pas à froid.

7° Avec le phosphate de sodium, ils donnent, en solution concentrée, un précipité blanc floconneux de phosphate de magnésium.

8° En présence du chlorure ammonique et d'un excès d'ammoniaque, ils donnent avec le phosphate de sodium, un précipité blanc cristallin de phosphate ammoniaco-magnésien, précipité qui n'apparaît, en général, qu'après agitation plus ou moins vive des liqueurs.

9° Avec l'acide fluosilicique, pas de précipité.

SECTION II

ÉTUDE DES COMBINAISONS DU MAGNÉSIUM AVEC LES MÉTALLOÏDES.

SOMMAIRE. — Avec le chlore (*chlorure*). — Avec l'oxygène (*oxyde*). — Magnésie légère, anglaise, hydrate de magnésie. — Synonymes. — Formule. — Préparation. — Purification. — Caractères d'identité, spécifiques, de contrôle. — Conservation. — Action physiologique, thérapeutique. — Modes d'administration et doses. — Incompatibles. — Empoisonnements. — Secours.

A. — Combinaison du magnésium avec le chlore.

Le magnésium forme avec le chlore une combinaison, le chlorure de magnésium.

Chlorure de magnésium.

Formule. — Le chlorure de magnésium a pour formule :
$$MgCl^2 + 6H^2O.$$

Préparation. — On le prépare en dissolvant la magnésie ou le carbonate de magnésie dans l'acide chlorhydrique.

1° Si l'on emploie la *magnésie*, il se forme du chlorure de magnésium et de l'eau :
$$MgO + 2HCl = MgCl^2 + H^2O$$

2° Si l'on emploie le *carbonate de magnésie*, il se forme du chlorure de magnésium, de l'eau et de l'anhydride carbonique :

$$4MgO, 3CO^2 + 8HCl = 4MgCl^2 + H^2O + 3CO^2$$

Caractères d'identité. — Le chlorure de magnésium est un corps cristallisé en aiguilles incolores, du système orthorhombique, très déliquescentes ; c'est, soit dit en passant, un des sels les plus déliquescents que l'on connaisse. Il est très soluble dans l'eau qui en dissout 130 p. 100 à froid et 366 p. 100 à l'ébullition. L'alcool en dissout la moitié de son poids.

Caractères spécifiques. — On le reconnaît aux caractères suivants :

1° Il donne les réactions caractéristiques des chlorures.

2°   —   —   —   des sels de magnésium.

Action physiologique. — Il excite la contractilité des fibres intestinales, provoque une abondante sécrétion biliaire et semble exercer aussi une influence excitative sur la contractilité cardiaque (1).

Action thérapeutique. — On l'emploie comme purgatif à la dose de 30 grammes pour les adultes et de 10 à 15 grammes pour les enfants. En raison de son action particulière sur la sécrétion biliaire, on l'emploie aussi comme cholagogue.

Incompatibilités. — Sels d'argent, carbonates alcalins, alcalis, phosphates alcalins.

Empoisonnements. — Il n'est pas toxique.

B. — Combinaison du magnésium avec le brome.

C. — Combinaison du magnésium avec l'iode.

Pas de composés intéressants au point de vue médico-pharmaceutique.

D. — Combinaison du magnésium avec l'oxygène.

Le magnésium forme avec l'oxygène une combinaison, l'oxyde de magnésium.

Oxyde de magnésium.

Synonymes. — L'oxyde de magnésium, appelé aussi magnésie, magnésie calcinée, a pour formule : MgO.

(1) Laborde, Communication à la Société de biologie.

Préparation. — On la prépare en calcinant l'hydro-carbonate de magnésie, qu'on appelle aussi carbonate de magnésie officinal, magnésie blanche, jusqu'à dégagement complet de l'eau et de l'acide carbonique qu'il renferme.

Pour faire l'opération, on prend de grands creusets ou mieux des vases en terre non vernissée, nommés camions, de trois litres de capacité environ. On renverse deux de ces vases l'un sur l'autre et on les assujettit dans cette position au moyen d'un fil de fer assez

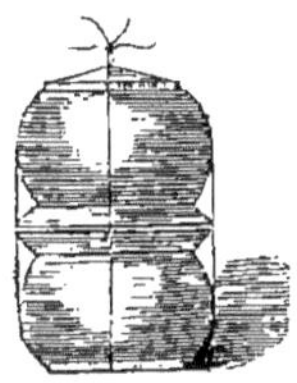

Fig. 99

fort ; on pratique une ouverture dans le fond du vase supérieur. Ces deux vases ainsi disposés, représentent un grand creuset renflé à sa partie moyenne. Par l'ouverture du vase supérieur, on introduit dans l'appareil et de façon à l'en remplir, de l'hydrocarbonate de magnésie préalablement pulvérisé par un frottement sur un tamis de crin n° 3. On place ensuite l'appareil ainsi rempli dans un fourneau convenable et l'on chauffe jusqu'au rouge naissant, en évitant une température trop élevée, qui aurait pour effet de rendre la magnésie plus dense et moins facilement soluble dans les acides. La décomposition est complète, ou comme on le dit souvent, la magnésie est suffisamment calcinée, quand un échantillon prélevé sur la masse et refroidi, se dissout sans effervescence dans de l'eau acidulée par de l'acide sulfurique.

Réactions. — Pendant la calcination, les éléments du carbonate de magésium sont dissociés par la chaleur, l'acide carbonique et l'eau s'échappent par l'ouverture du vase supérieur ; il reste de l'oxyde de magnésium.

$$4MgO,3CO^2 + 4H^2O = 4MgO + 3CO^2 + 4H^2O$$

Caractères d'identité. — La magnésie calcinée se présente sous la forme d'une poudre très blanche, insipide, inodore, et d'une extrême légèreté, peu soluble dans l'eau (plus soluble à froid qu'à chaud) mais donnant cependant une solution qui bleuit le tournesol rouge. Mise en présence de l'eau, elle s'hydrate avec élévation légère de température, en donnant un hydrate qui a pour formule : MgO,H^2O. — Exposée à l'air, elle en absorbe à la fois et l'humidité et l'acide carbonique.

Caractères spécifiques. — On la reconnaît aux caractères suivants : dissoute dans un acide étendu, elle donnera une solution qui, traitée par les réactifs des sels de magnésium, fournira les réactions caractéristiques de ce métal.

Caractères de contrôle. — La magnésie peut contenir les ALTÉRATIONS suivantes :

Fer, si elle a été préparée avec du carbonate de magnésie ferrugineux ou faite dans des vases de fer. Pour en déceler la présence, il faut dissoudre un peu de magnésie dans un acide et traiter la dissolution par le cyanure jaune (pr. bleu).

Silice ;
Alumine ;
Chaux ;
Carbonate.

Toutes ces substances proviennent d'un manque de soins dans la préparation ou dans le choix des matières employées à la confection du carbonate de magnésie qui a servi pour obtenir la magnésie calcinée.

La présence de ces altérations sera constatée à l'aide de l'essai suivant indiqué par M. Vée :

A. Dissoudre 1 gramme de magnésie suspecte dans l'acide sulfurique étendu d'eau : il y a effervescence et dissolution complète, présence de l'acide carbonique ; il y a dissolution incomplète, présence de l'acide silicique.

B. Ajouter ensuite à la solution acide assez d'eau pour avoir 100 grammes de liqueur qu'on divise en deux parties égales. Dans l'une de ces parties, on verse 50 grammes d'alcool à 90°, qui précipite du sulfate de chaux, si la magnésie contient de la chaux. L'autre partie est sursaturée par l'ammoniaque, qui précipite l'alumine et l'oxyde de fer.

Il reste à peser les précipités, si l'on veut connaître la proportion des éléments étrangers.

Conservation. — Absorbant peu à peu l'humidité et l'acide carbonique de l'air, elle doit être conservée dans des flacons bouchés.

Magnésie anglaise.

On vend, dans le commerce, sous le nom de *magnésie anglaise de Henry* (Henry's calcined magnesia, du nom d'un fabricant renommé pour la préparation de ce produit) une magnésie calcinée lourde, très recherchée par quelques personnes, et très recommandée par quelques médecins. Cette magnésie est douce, nacrée, très dense et peu soluble à froid dans les acides étendus.

Préparation. — On peut l'obtenir, d'après Collas, de la manière suivante : faire avec l'hydro-carbonate de magnésie et la plus petite quantité d'eau possible une pâte ferme que l'on sèche à l'étuve et qu'on calcine, à une haute température, dans des creusets où elle a été fortement tassée.

On peut aussi, dit le Codex, obtenir de la magnésie dense ou lourde, en soumettant à la calcination du carbonate de magnésie (obtenu par double décomposition, au moyen du sulfate de magnésie et du carbonate de soude et à l'ébullition) mais en chauffant au-dessus du rouge naissant.

La magnésie légère ou française et la magnésie lourde ou anglaise présentent entre elles des différences indiquées dans le tableau suivant :

Magnésie légère ou française.	*Magnésie lourde ou anglaise.*
Obtenue en chauffant l'hydro-carbonate de magnésie au rouge naissant.	Obtenue en chauffant l'hydro-carbonate de magnésie au-dessus du rouge naissant.
Très légère.	Lourde.
Occupe un volume considérable.	Occupe un volume peu considérable.
Solubilité dans l'eau très faible.	Solubilité dans l'eau extrêmement faible.
Très soluble dans les acides à froid.	Insoluble dans les acides à froid.
Se carbonate et s'hydrate très facilement à l'air.	Se carbonate et s'hydrate facilement à l'air.

Quelle est la valeur relative de ces deux espèces de magnésie ? A cet égard, les opinions sont partagées, mais nous croyons, avec Soubeiran, que la magnésie anglaise ne vaut pas la magnésie légère, que nous préparons dans nos pharmacies par le procédé indiqué au Codex français ; il est certain, en effet, que cette magnésie, étant insoluble à froid dans les acides, doit avoir une action médicamenteuse bien inférieure à celle de la magnésie légère, qui est au contraire très soluble dans les acides à froid.

Action physiologique. — La magnésie, introduite dans l'estomac, en absorbe les acides et se transforme en sel soluble. Une fois transformée en sel soluble, elle agit comme laxatif. On favorisera la dissolution de la magnésie, dissolution indispensable à la réalisation des effets purgatifs de cette substance, par l'ingestion de boissons acidules ; on retardera ou même on annihilera son action purgative, en administrant des boissons alcalines.

Action thérapeutique. — Elle est employée : *comme antiacide et absorbant* (gastralgies acides et flatulentes) ; *comme purgatif doux* ; *comme lithonthriptique*, dans la diathèse urique ; *comme antidote de l'arsenic* (Bussy, Caventou, etc.).

Modes d'administration et doses. — On l'emploie à l'INTÉRIEUR, en poudre à la dose de 0 gr. 50 à 2 grammes comme antiacide ; de 2 à 15 grammes comme laxatif ; de 25 à 30 grammes, comme antidote de l'acide arsénieux. Observons, en passant, que l'usage habituel de la magnésie calcinée, ou plutôt l'abus de cette substance est de nature à produire dans l'intestin, par accumulation de quantités considérables de carbonate de magnésie qui peut se former, des obstructions dangereuses dont Brandes et Pereira ont observé plusieurs cas.

La magnésie calcinée a été proposée pour le traitement des brûlures par M. le professeur Vergely de Bordeaux.

Voici comment il conseille de l'employer :

Faire avec l'eau une pâte de consistance convenable qu'on étend en couche de plusieurs millimètres sur toutes les parties brûlées, en ayant soin de remplacer les parties qui se détachent en séchant.

M. Vergely a observé que, dans tous les cas où il a eu recours à ce mode de traitement, les douleurs, quelquefois considérables, qu'éprouvaient les malades, ont disparu comme par enchantement, et la cicatrisation s'est produite très rapidement. Il a constaté à plusieurs reprises, que dans les points qui, pour une cause quelconque, n'avaient pas été recouverts de pâte de magnésie, la cicatrisation avait été beaucoup plus lente, et que, dans certains cas, il y avait eu suppuration.

Comment agit la magnésie ?

M. Vergely ne croit pas que l'action curative du médicament soit due à une action chimique ; il préfère admettre que la magnésie absorbe les liquides de la plaie et qu'en empêchant l'accès de l'air, elle place la plaie dans des conditions favorables pour empêcher l'irritation des papilles nerveuses et les cultures microbiennes pyogènes.

Formules galéniques. — Elle entre dans la potion purgative à la magnésie. Cette potion, dont la formule a été donnée par Mialhe en 1843, porte aussi le nom de *médecine de magnésie* ; c'est un pur-

gatif agréable et d'une action assez sûre. — Elle sert aussi à solidi-
fier le copahu.

Incompatibles. — Prise à titre d'*absorbant*, elle a pour incompatibles les acides ; prise à titre de *purgatif*, elle a pour incompatibles les alcalis.

Empoisonnements. — Non toxique.

Hydrate de magnésie.

Lorsqu'on met la magnésie au contact de l'eau, elle s'hydrate avec
une légère élévation de température, en donnant un hydrate qui a
pour formule : MgO,H^2O.

Préparation. — On le prépare de la manière suivante (Codex) :

Magnésie calcinée Q. V. — Délayez la magnésie dans 25 ou 30 fois
son poids d'eau distillée et portez le mélange à l'ébullition pendant
20 minutes ; jetez le tout sur une toile et laissez le liquide s'écouler
complètement. La toile retiendra de l'hydrate de magnésie à l'état humide. Pour le sécher, il suffira de le porter dans une étuve chauffée à
50° et de l'y maintenir jusqu'à ce qu'il ne perde plus de son poids.

Caractères et conservation. — L'hydrate de magnésie, ainsi
préparé, renferme 31 pour 100 d'eau ; il doit être conservé dans des
flacons bouchés.

Modes d'administration et doses. — Il est employé aux mêmes doses que la magnésie calcinée. On le donne en nature, en potion, mêlé à du chocolat ; on le délaye dans l'eau simplement (*lait de
magnésie*). Il est plus soluble dans les acides que la magnésie calcinée ; son action est aussi plus douce ; de plus il ne produit pas dans
la bouche cette sensation désagréable qu'occasionne la magnésie calcinée, sensation attribuée par certains auteurs, à ce que la magnésie
calcinée non délayée s'hydrate en absorbant l'humidité qui imprègne
les muqueuses.

E. — Combinaisons du magnésium avec le soufre.

F. — Combinaisons du magnésium avec les autres métalloïdes.

Sans intérêt au point de vue médico-pharmaceutique.

SECTION III

ÉTUDE DES SELS FORMÉS PAR LE MAGNÉSIUM AVEC LES ACIDES MINÉRAUX.

SOMMAIRE. — Avec acide sulfurique (*sulfate*). — Avec acide carbonique (*carbonate neutre, carbonates basiques : tricarbonate tétramagnésique, hydrocarbonate de magnésie*). — Synonymes. — Formule. — Préparation. — Purification. — Caractères d'identité, spécifiques, de contrôle. — Action physiologique, thérapeutique. — Modes d'administration, et doses. — Incompatibles. — Empoisonnements. — Secours.

A. — Combinaisons avec les acides oxygénés du chlore.

B. — Combinaisons avec les acides oxygénés du brome, de l'iode.

Combinaisons sans intérêt.

C. — Combinaisons du magnésium avec les acides oxygénés du soufre.

Le magnésium forme avec les acides oxygénés du soufre, une seule combinaison intéressante : avec l'acide sulfurique, le sulfate de magnésium.

Sulfate de magnésium.

Synonymes. — Le sulfate de magnésium appelé aussi sel de Sedlitz, sulfate de magnésie, a pour formule : $SO^4Mg + 7H^2O$.

Préparation. — On le prépare industriellement en traitant la dolomie (*carbonate double de magnésium et de calcium* très abondant dans la nature) par l'acide sulfurique étendu. Il se précipite du sulfate de calcium peu soluble, et le sulfate de magnésium reste en dissolution. On purifie le sel par des cristallisations successives.

On le prépare encore en concentrant les eaux minérales d'Epsom, de Sedlitz ou autres qui tiennent du sulfate de magnésium en dissolution.

Caractères d'identité. — Le sulfate de magnésie est un sel blanc cristallisé en petits cristaux prismatiques, terminés par un pointement à quatre faces, brillants, d'une saveur très amère, contenant 51,21 0/0 d'eau. Il se dissout dans son poids d'eau froide et dans 0,15 d'eau bouillante ; il est insoluble dans l'alcool. Il s'effleurit incomplètement à l'air et perd, vers 100°, une molécule d'eau.

Caractères spécifiques. — On le reconnaît aux caractères suivants :

1° Il donne les réactions caractéristiques des sulfates.

2° — — des sels de magnésium.

Caractères de contrôle. — Il peut être ALTÉRÉ par le chlorure de magnésium ; on le décèlera par l'azotate d'argent (pr. blanc). — Il peut être FALSIFIÉ par du sulfate de soude. Pour le reconnaître, on suit le procédé de Liebig fondé sur la propriété que possède la baryte de précipiter la magnésie de ses dissolutions salines, et de ne pas précipiter au contraire, ni la soude, ni la potasse : dissoudre dans l'eau distillée le sulfate de magnésie suspect et verser dans la solution un léger excès d'eau de baryte. On obtient un précipité de sulfate de baryte et de magnésie hydratée ; il reste dans la liqueur de la soude caustique avec l'excès de baryte (s'il y a du sulfate de soude dans le sulfate de magnésie essayé). On filtre, et dans la liqueur filtrée, on ajoute un léger excès d'acide sulfurique. Toute la soude est transformée en sulfate de soude qui reste dissous et le sulfate de baryte se précipite. La liqueur filtrée donnera les caractères des sels de sodium et si on l'évapore, elle laissera pour résidu le sulfate de soude dont il sera facile de déterminer le poids et par suite la proportion dans laquelle il se trouvait mélangé au sulfate de magnésie.

Quelquefois, par erreur, le sulfate de magnésie peut être confondu avec le sulfate de zinc ; ce qui serait très grave, car le sulfate de zinc est toxique.

Pour distinguer les deux sels l'un de l'autre, on emploie le procédé suivant : dissoudre le sel suspect dans l'eau distillée et traiter la dissolution par le ferricyanure de potassium (cyanure rouge).

A. Aucune réaction, la solution reste limpide et jaunâtre. Pas de sulfate de zinc.

B. Précipité jaune orangé pâle, plus ou moins abondant : suivant la quantité de sulfate de zinc.

Action physiologique et thérapeutique. — Le sulfate de magnésie est le type des purgatifs salins.

Modes d'administration et doses. — On l'emploie, dissous dans l'eau à la dose de 15 à 60 grammes.

Formules galéniques. — Il entre dans l'eau saline purgative dite eau de Sedlitz.

Incompatibles. — Alcalis et leurs carbonates, phosphates solubles, en un mot avec les sels dont la base peut former un sel insoluble.

Empoisonnements. — Il n'est pas toxique.

D. — Combinaisons du magnésium avec les acides oxygénés de l'azote.

E. — Combinaisons du magnésium avec les acides du phosphore.

F. — Combinaisons du magnésium avec les acides de l'arsenic.

G. — Combinaisons du magnésium avec les acides de l'antimoine.

H. — Combinaisons du magnésium avec les acides du bore.

Sans intérêt au point de vue médico-pharmaceutique.

I. — Combinaisons du magnésium avec les acides oxygénés du carbone.

Le magnésium forme avec l'acide carbonique, plusieurs combinaisons :

1º Le carbonate neutre de magnésium ou carbonate de magnésie ayant pour formule : CO^3Mg.

2º Les carbonates basiques de magnésium, au nombre de deux :

A. Bicarbonate trimagnésique, ayant pour formule :

$$2CO^2,3MgO + 3H^2O$$

B. Tricarbonate tétramagnésique ayant pour formule :

$$3CO^2,4MgO + 4H^2O$$

Une seule de ces combinaisons est intéressante au point de vue pharmaceutique, c'est le tricarbonate tétramagnésique.

Tricarbonate tétramagnésique.

Synonymes. — Le tricarbonate tétramagnésique constitue ce qu'on appelle en pharmacie, le carbonate de magnésie, appelé aussi carbonate de magnésium, magnésie blanche, hydrocarbonate de magnésie, carbonate de magnésie officinal.

Préparation. — On le prépare en précipitant la solution bouillante de sulfate de magnésium par un excès de carbonate de sodium. Le précipité formé est de l'hydrocarbonate de magnésium répondant à la formule indiquée plus haut. Si on l'opérait à froid, une partie de la magnésie resterait en solution sous forme de bicarbonate ; de plus le produit obtenu aurait une composition différente, exprimée par la formule : $4CO^2,5MgO + 5H^2O$ (Fritzche).

Caractères d'identité. — L'hydrocarbonate de magnésium se trouve dans le commerce en pains rectangulaires, très blancs et très légers, inaltérables à l'air, insolubles dans l'eau. Soumis à l'action de la chaleur, il se décompose, en perdant son eau et son acide carbonique et en laissant 43 0/0 de magnésie calcinée.

Caractères spécifiques. — On le reconnaît aux caractères suivants :

1° Traité par l'acide sulfurique dilué il se dissout entièrement et avec effervescence.

2° La solution de ce sel dans l'acide sulfurique dilué, traitée par les réactifs du magnésium, donnera les réactions caractéristiques de ce métal.

Caractères de contrôle. — Il peut contenir les altérations et les falsifications suivantes :

. ALTÉRATIONS. — *Sulfate de sodium*, formé pendant la préparation et que le carbonate de magnésium mal lavé, aurait pu retenir. On en décèlera la présence, en lavant le carbonate de magnésie ; l'eau de lavage donnera avec le chlorure de baryum un précipité blanc (sulfates) et avec les réactifs des sels de sodium, les caractères de ce métal.

Fer, si l'on a employé à la préparation du sulfate de magnésium ferrugineux. Pour le déceler, faire dissoudre un peu de carbonate de magnésie suspect dans de l'acide sulfurique dilué, et traiter la solution par le cyanure jaune (précipité bleu s'il y a du fer).

FALSIFICATIONS. — *Carbonate de chaux.* On le décèlera en dissolvant le carbonate de magnésie suspect dans l'acide sulfurique dilué. La solution traitée par les réactifs du calcium, donnera tous les caractères de ce métal.

Amidon. — Faire bouillir un peu de carbonate suspect dans de l'eau distillée ; traiter ce décoctum par l'eau iodée, coloration bleue s'il y a de l'iode.

Conservation. — Etant inaltérable à l'air, il est simplement conservé dans des boîtes ou larges flacons fermés.

Action physiologique et thérapeutique. — Il possède les mêmes propriétés absorbantes et antiacides que la magnésie et peut servir aux mêmes usages.

Modes d'administration et doses. — On le donne à la dose de 1 à 10 grammes, délayé dans de l'eau ou enveloppé dans du pain azyme. Dissous dans l'eau gazeuse, il sert à préparer l'eau magnésienne et quelques eaux minérales artificielles.

Formules galéniques. — Il entre dans la formule des tablettes de magnésie ou tablettes de carbonate de magnésie.

Incompatibles. — Acides et sels acides.

Empoisonnements. — Il n'est pas toxique.

J. — Combinaisons du magnésium avec les acides oxygénés du silicium.

Il donne le silicate de magnésium appelé aussi *talc.*

Le talc est un produit naturel qui se présente sous forme de masses lamellaires. La poudre est blanche, onctueuse au toucher, insoluble dans l'eau.

On l'administre à l'intérieur contre les diarrhées, principalement celles des phtisiques, à la dose de 100 à 300 grammes en suspension dans du lait.

A l'extérieur, il sert à saupoudrer la peau dans les cas d'intertrigo. Il entre dans la composition de poudres et pommades pour les maladies cutanées. Il entre aussi dans la composition de quelques poudres dentifrices. On l'emploie à une dose quelconque, et *ad libitum.*

K. — Combinaisons du magnésium avec les acides oxygénés du magnésium.

L. — Combinaisons du magnésium avec les acides oxygénés du chrome.

Sans intérêt au point de vue médico-pharmaceutique.

SECTION IV

NOMENCLATURE DES COMBINAISONS FORMÉES PAR LE MAGNÉSIUM AVEC LES ACIDES ORGANIQUES AYANT REÇU UNE APPLICATION MÉDICO-PHARMACEUTIQUE.

Avec *l'acide acétique*   0
  — *l'acide benzoïque*   0
  — *l'acide citrique*. . . . . .   Citrate de magnésie.
  — *l'acide glycérophosphorique*   Glycérophosphate de magnésie.
  — *l'acide lactique*.   0
  — *l'acide oxalique*   0
  — *l'acide phénique*   0
  — *l'acide salicylique*   0
  — *l'acide saccharique*   0
  — *l'acide sulfovinique*. . . .   0
  — *l'acide tannique*   0

  — *l'acide tartrique* . . . . .   Tartrate de magnésie.
                       Borotartrate de magnésie.
                       Borotartrate de potasse et de magnésie.

  — *l'acide valérianique* . . .   0

CHAPITRE XII

ÉTUDE DU GROUPE DU ZINC

SECTION I

ZINC.

Sommaire. — Caractères des sels de zinc.

Le zinc est un métal bivalent appartenant à la 2ᵉ famille, 2ᵉ section de notre classification ; il est sans emploi en médecine et en pharmacie, mais il forme avec les métalloïdes, les acides minéraux ou organiques, des combinaisons intéressantes.

Caractères des sels. — 1° Les sels de zinc sont incolores, ils ont une saveur désagréable et styptique.

2° Avec l'acide sulfhydrique, ils ne donnent pas de précipité en solution acide. Cependant, certains sels de zinc, à acides organiques, sont précipités par l'hydrogène sulfuré, parce que ces acides ne jouissent pas de la propriété de dissoudre le sulfure de zinc. Avec les sels neutres de zinc ou les sels de zinc additionnés d'acétate de soude l'acide sulfhydrique donne un précipité blanc de sulfure de zinc, soluble dans l'acide chlorhydrique étendu.

3° Avec le sulfure ammonique, ils donnent un précipité blanc insoluble dans un excès de réactif, soluble dans les acides chlorhydrique, sulfurique, azotique, insoluble dans l'acide acétique.

4° Avec le carbonate de soude ou les carbonates alcalins, ils donnent un précipité blanc de carbonate de zinc, insoluble dans un excès de réactif ; ce précipité chauffé au rouge avec du nitrate de cobalt prend une belle coloration verte.

5° Avec la potasse, la soude, l'ammoniaque, ils donnent un précipité blanc d'hydrate de zinc, soluble dans un excès de réactif.

6° Avec le ferrocyanure de potassium, ils donnent un précipité blanc de ferrocyanure de zinc.

7° Avec le ferricyanure de potassium (cyanure rouge) ils donnent un précipité jaune orangé sale (*seul précipité coloré que fournissent les sels de zinc*).

SECTION II

ÉTUDE DES COMBINAISONS DU ZINC AVEC LES MÉTALLOÏDES.

Sommaire. — Avec le chlore (*chlorure*). — Avec l'oxygène (*oxyde*). — Tuthie (oxyde de zinc impur). — Avec le phosphore (*phosphure*). — Synonymes. — Formule. — Purification. — Caractères d'identité, spécifiques, de contrôle. — Conservation. — Action physiologique, thérapeutique. — Modes d'administration et doses. — Formules galéniques. — Empoisonnements. — Secours.

A. — Combinaison du zinc avec le chlore.

Le zinc forme avec le chlore une combinaison, le chlorure de zinc.

Chlorure de zinc.

Synonymes. — Le chlorure de zinc, appelé aussi beurre de zinc, a pour formule : $ZnCl^2$.

Préparation. — Il se prépare en faisant dissoudre le zinc dans de l'acide chlorhydrique étendu. — Le zinc se combine avec le chlore de l'acide chlorhydrique pour donner du chlorure de zinc et il y a en même temps dégagement d'hydrogène :

$$Zn + 2HCl = ZnCl^2 + 2H.$$

On fait agir à froid le métal sur de l'acide chlorhydrique à 1,17 et étendu de 2 fois son volume d'eau. Lorsque tout dégagement de gaz a cessé, on décante le liquide, on le filtre et on évapore en consistance de sirop épais pour chasser l'acide chlorhydrique en excès.

Purification. — Le zinc, renfermant presque toujours du fer, la liqueur évaporée en consistance de sirop épais, contient en dissolution et du chlorure de zinc et du chlorure de fer.

Pour débarrasser le chlorure de zinc du chlorure de fer qu'il contient, on reprend la liqueur évaporée en consistance de sirop épais par de l'eau distillée, on fait passer à travers cette dissolution un courant de chlore qui transforme le chlorure ferreux en chlorure ferrique. La solution est alors chauffée dans des capsules pour chasser l'excès de chlore. On porte ensuite cette solution à l'ébullition et on y ajoute par fractions de l'oxyde de zinc 1/100 environ du poids du zinc.

Que se passe-t-il alors ? Le chlorure ferrique est transformé en chlorure de zinc et l'oxyde ferrique se dépose.

On décante, on filtre au besoin sur de l'amiante et on évapore dans une capsule de porcelaine, jusqu'à ce que la liqueur évaporée puisse être coulée en plaques.

Caractères d'identité. — Le chlorure de zinc se présente en masse blanche, onctueuse, d'une saveur brûlante, fusible vers 100°, se sublimant lentement à la chaleur rouge. Il est très déliquescent, très avide d'eau ; il se dissout dans l'alcool anhydre et si on chauffe, il le déshydrate et le convertit en éther.

Caractères spécifiques. — On le reconnaît aux caractères suivants : dissous dans l'eau, il forme une solution qui rougit fortement le papier bleu de tournesol, qui donne les réactions caractéristiques des chlorures et celles des sels de zinc.

Caractères de contrôle. — Mal purifié, il peut contenir du fer. Pour reconnaître ce corps, dissoudre le chlorure de zinc dans l'eau et traiter la solution par le ferrocyanure de potassium (précipité bleu, s'il y a du fer).

Conservation. — Etant très déliquescent, il doit être enfermé dans des flacons très bien bouchés et placés dans un endroit sec.

Action physiologique. — C'est un caustique énergique, douloureux, ne fusant pas, formant une eschare sèche qui laisse une cicatrice rapide. C'est un antiseptique puissant (*Pettenkofer* et *Melhausen*) ; aussi est-il utilisé comme désinfectant.

Le *Burnetts' flind* des Anglais serait une solution de 100 grammes de chlorure de zinc dans 280 grammes d'eau ; et l'*eau de St-Luc* contient 77 p. de chlorure de zinc pour 100 p. d'eau (*Vallin*) ; ces deux liquides sont très usités comme désinfectants.

Action thérapeutique. — Employé comme caustique et antiseptique.

Modes d'administration et doses. — On l'applique sous forme de *pâte de Canquoin* sur les tumeurs superficielles, les végétations ; incorporé à la gutta-percha (*Mannoury*, *Robiquet*), pour en faire des plaques caustiques, qu'on emploie comme les flèches de Canquoin incorporé avec du nitrate de potasse (5 p. de chlorure de zinc, 1 p. de nitrate de potasse pour en faire des crayons).

On l'emploie en solution de 2 à 8 pour 100 qu'on applique sur les ulcérations syphilitiques ou phagédéniques, les plaies gangréneuses, les fistules et qu'on injecte dans les kystes hydatiques du foie après ponction (*Bouveret*).

M. le Professeur Lannelongue a préconisé l'emploi d'une solution de chlorure de zinc à 1 pour 10. Il en injecte 2 à 3 gouttes en un point déterminé, et 15 à 20 gouttes en une même séance.

Ces injections produisent une sorte de sclérose ou endurcissement des tissus sains, destinée à limiter les tissus malades. Ce procédé est surtout employé pour la transformation des produits tuberculeux des articulations, contre les luxations récidivantes de l'épaule.

M. Juhel Remoy emploie les solutions à 2 p. 100 pour le lavage de la plèvre après la pleurotomie, et celles à 1 pour 100 dans le traitement de la pleurésie séro-fibrineuse par la méthode des lavages (1).

Les solutionsde chlorure de zinc, préparées par le pharmacien, sont souvent troubles. D'après M. Carles, ce trouble peut être produit par diverses causes que nous allons passer en revue.

Le chlorure de zinc sec ou fondu du commerce contient presque toujours naturellement ou artificiellement un peu d'oxyde de zinc. Lorsqu'on dissout ce chlorure à froid, il se produit une élévation de température sous l'influence de laquelle une partie de l'oxyde de zinc, contenue dans le chlorure de zinc, se dissout. Cette quantité d'oxyde de zinc dissoute est d'autant plus considérable que la température produite a été plus élevée, et que la solution est plus riche en chlorure de zinc.

Si l'on filtre la solution de suite sans attendre le refroidissement complet de la solution, on voit se produire bientôt dans la solution filtrée, et limpide tout d'abord, à mesure que cette solution se refroidit, un précipité d'oxychlorure de zinc. Ce précipité, lorsqu'on l'examine au microscope, se présente soit sous forme d'hexagones, soit sous forme de raphides, soit sous forme d'aiguilles acérées et fragiles. Or, dans de telles conditions, les solutions doivent être douloureuses, surtout lorsqu'elles sont destinées à être injectées hypodermiquement par la méthode de M. le Professeur Lannelongue.

Pour éviter ce trouble, il ne faut filtrer les solutions qu'après le complet refroidissement.

Il importe aussi de rappeler qu'une solution refroidie de chlorure de zinc se trouble lorsqu'on l'additionne d'eau ; il se produit dans ce

___

(1) Voir à ce sujet : antisepsie de la plèvre, *Traité de thérapeutique* de Manquat, t. I, p. 578.

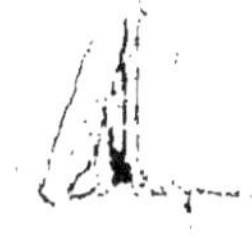

cas un phénomène de dissociation. Il résulte de ce fait, qu'on ne doit filtrer les solutions de chlorure de zinc qu'après avoir ajouté toute la quantité d'eau qu'elles doivent contenir. Si on agissait autrement on aurait une dissolution trouble.

Enfin les solutions de chlorure de zinc doivent être préparées avec de l'eau distillée. En effet l'eau ordinaire, qui contient du carbonate de chaux, produit un précipité d'oxychlorure de zinc, cinq fois plus abondant que l'eau distillée. La liqueur acquiert alors un degré d'acidité capable de provoquer la douleur chez les malades. En résumé les solutions de chlorure de zinc ne seront pas troubles et leur limpidité restera persistante à la condition :

1° De les faire ou de les diluer avec de l'eau distillée.

2° De ne les filtrer qu'après leur avoir ajouté toute la quantité d'eau qu'elles doivent contenir, ou en d'autres termes qu'après leur dilution totale.

3° De ne les filtrer qu'après leur complet refroidissement.

Le chlorure de zinc est aussi employé en injections pour conserver les cadavres ou les désinfecter.

Incompatibles. — Sels d'argent, alcalis, carbonates.

Empoisonnements. — Il est toxique et produit en cas d'empoisonnement les symptômes suivants : brûlure des lèvres et de la muqueuse de la bouche, douleurs et vomissements incessants, accélération du pouls et de la respiration ; dilatation de la pupille, paralysie des muscles volontaires, coma, mort.

Premiers secours. — 1° Administrer de la magnésie ou du carbonate de soude dissous dans l'eau et en grande abondance. 2° Donner du lait et de l'eau albumineuse à volonté. 3° Appliquer des cataplasmes sur l'abdomen, et s'il y a douleur dans le ventre, donner un lavement amidonné.

B. — Combinaisons du zinc avec le brome.

C. — Combinaisons du zinc avec l'iode.

Sans intérêt au point de vue médico-pharmaceutique.

D. — Combinaisons du zinc avec l'oxygène.

Le zinc forme avec l'oxygène une combinaison, l'oxyde de zinc.

Oxyde de zinc.

Synonymes. — L'oxyde de zinc, appelé aussi fleurs de zinc, pompholix, lana philosophica, nihil album, a pour formule : ZnO.

Préparation. — On le prépare par deux procédés : par voie sèche ; par voie humide.

Préparation par voie sèche. — On brûle le zinc à l'air et on recueille les flocons légers et blancs qui prennent naissance. On opère de la manière suivante : on introduit du zinc pur dans un creuset en terre ayant un litre de capacité, que l'on dépose dans un fourneau sous un angle de 45° et que l'on couvre incomplètement de manière à laisser accès à l'air ; on porte le creuset au rouge vif. Le zinc fond d'abord, puis se volatilise et s'oxyde. L'oxyde vient se déposer dans la partie supérieure du creuset sous forme de flocons lanugineux ; on l'enlève à mesure qu'il se forme, on le laisse refroidir, on le passe au tamis de crin n° 1 et on le conserve dans un flacon bouché.

Il faut avoir soin dans cette préparation, dit le Codex, de ne pas découvrir trop complètement le creuset pour éviter que la majeure partie de l'oxyde ne se répande dans l'air en petits filaments blancs.

Il arrive fréquemment que les premières portions d'oxyde recueillies sont colorées en jaune rougeâtre. On doit les mettre de côté et ne conserver le produit que lorsqu'il est parfaitement blanc après refroidissement.

Préparation par voie humide. — Cette préparation comprend deux temps : obtention de l'hydrocarbonate de zinc ; calcination de l'hydrocarbonate de zinc par le carbonate de sodium.

1er *Temps*. — *Pour obtenir l'hydrocarbonate de zinc*, on décompose le sulfate de zinc obtenu.

Sulfate de zinc cristallisé.	200 grammes
Carbonate de soude pur cristallisé . . .	220 —
Eau distillée.	2000 —

Faire dissoudre chacun des sels dans la moitié de l'eau prescrite. On porte à l'ébullition la solution de carbonate de sodium dans une capsule de porcelaine et on y verse peu à peu et en agitant sans cesse la solution de sulfate de zinc. Il se formera un dépôt d'hydrocarbonate de zinc ou sous-carbonate de zinc hydraté en même temps qu'il se dégagera de l'acide carbonique. On entretient l'ébullition pendant un quart d'heure pour détruire l'état gélatineux du précipité ; on laisse déposer, on lave par décantation jusqu'à ce que l'eau de lavage ne précipite plus par le chlorure de baryum (absence de sulfates dans ce cas) et on sèche le produit à l'étuve. L'hydrocarbonate de zinc ainsi préparé a pour formule : $3CO^3Zn.5Zn(OH)^2 + H^2O$, et renferme 73 pour 100 d'oxyde de zinc.

2ᵉ TEMPS. — On prend l'hydrocarbonate ainsi obtenu, on en remplit un creuset en terre que l'on chauffe au *rouge sombre* (1) jusqu'à ce qu'une petite quantité de matière, puisée au centre de la masse et délayée dans l'eau ne fasse plus effervescence avec l'acide sulfurique étendu. On laisse refroidir le creuset et on conserve l'oxyde obtenu dans un flacon bouché. Par la calcination, le carbonate de zinc est transformé en oxyde de zinc.

L'oxyde de zinc, préparé avec du zinc contenant de l'arsenic, peut être arsenical. Pour le purifier on suit le procédé de Fallières : calciner l'oxyde de zinc avec 3 p. 100 d'azotate de potassium pulvérisé. L'arsenic passe à l'état d'arséniate de potassium qu'on enlève par des lavages répétés de l'oxyde de zinc.

Caractères d'identité. — L'oxyde de zinc est blanc, léger et lanugineux, lorsqu'il a été obtenu par voie sèche ; lourd et pulvérulent, quand il a été obtenu par voie humide. Il est amorphe, insipide, insoluble dans l'eau, jaunit par la chaleur et reprend sa blancheur par le refroidissement ; il est soluble dans les acides.

Caractères spécifiques. — On le reconnaît aux caractères suivants : traité par l'acide sulfurique ou l'acide chlorhydrique étendu, il se dissout entièrement. Cette dissolution, traitée par les réactifs du zinc, donne les réactions caractéristiques de ce métal.

Caractères de contrôle. — Préparé avec du zinc arsenical, ou obtenu par voie humide avec du sulfate de zinc ferrugineux, il peut contenir les ALTÉRATIONS suivantes : arsenic, fer. On le FALSIFIE quelquefois avec du carbonate de chaux, du talc et de l'amidon.

Pour rechercher ces altérations et falsifications on dissout l'oxyde de zinc suspect dans l'acide sulfurique dilué :

1° Se dissout incomplètement, s'*il contient du talc* (silicate de magnésie hydraté contenant des traces de fer et d'alumine).

2° Se dissout avec effervescence, s'*il contient un carbonate.*

3° Sa dissolution donnera un précipité bleu avec le ferrocyanure de potassium, s'*il contient du fer.*

4° Sa dissolution donnera des taches dans l'appareil de Marsh, s'*il contient de l'arsenic.*

(1) Si l'on opérait à la température du rouge vif, l'oxyde prendrait une teinte jaune.

5° Sa dissolution donnera un précipité blanc avec l'oxalate d'ammoniaque, *s'il contient de la chaux.*

6° Faire bouillir l'oxyde de zinc suspect avec de l'eau, qui enlèvera l'amidon s'il y en a. Ce décoctum donnera alors avec l'eau iodée une coloration bleue.

Conservation. — Étant inaltérable à l'air, on le conserve dans un flacon bouché.

Action physiologique. — Il ne produit à peu près aucun effet apparent sur l'organisme, à moins qu'il ne soit ingéré en masse énorme, auquel cas, il déterminerait des vomissements, des selles diarrhéiques, en produisant une sorte d'indigestion (Gubler).

Action thérapeutique. — On l'emploie comme antispasmodique, astringent, siccatif.

Modes d'administration et doses. — A l'INTÉRIEUR, on l'administre en poudre dans du pain azyme à la dose de 0 gr. 10 à 2 grammes par jour comme antispasmodique. Cette quantité, dit Gubler, pourrait être doublée ou triplée sans inconvénients, et l'oxyde de zinc rendrait les mêmes services que le sous-nitrate de bismuth dans la diarrhée catarrhale et l'entérorrhée. — A l'EXTÉRIEUR, on l'emploie comme siccatif et astringent. Il peut être prescrit à l'état pulvérulent, pur, ou mélangé, à parties égales, avec de l'amidon, ou tenu en suspension dans l'eau, ou dans une solution mucilagineuse ; tantôt on saupoudre, tantôt on lotionne les parties affectées. On en fait aussi une pommade au 10°.

Formules galéniques. — Il entre dans les pilules de Méglin, dans le glycéré d'oxyde de zinc, dans la pommade d'oxyde de zinc.

Incompatibles. — Acides et sels acides.

Empoisonnements. — Il n'est pas toxique.

Tuthie.

La tuthie, appelée aussi Cadmie des fourneaux, est un oxyde de zinc impur recueilli dans les fours où l'on préparait le zinc métallique. Elle était très usitée autrefois ; on en faisait un succédané de l'oxyde de zinc pur. On a cessé de l'employer, parce qu'elle a une composition très variable et qu'elle renferme très souvent de l'arsenic.

E. — Combinaisons du zinc avec le soufre.

F. — Combinaisons du zinc avec l'azote, l'arsenic, le bore, le carbone.

Sans intérêt.

G. — Combinaisons du zinc avec le phosphore.

Le zinc forme avec le phosphore une combinaison, le phosphure de zinc.

Phosphure de zinc.

Formule. — Il a pour formule Ph^2Zn^3.

Préparation. — On le prépare en faisant agir les vapeurs de phosphore sur le zinc en ébullition dans un tube de porcelaine traversé par un courant d'hydrogène.

Caractères d'identité. — Le phosphure de zinc se présente en cristaux prismatiques droits, ou en masses à cassures grenues, doués de l'éclat métallique, volatils, ayant une densité de 4,72 ; il est inaltérable à froid même à l'air humide.

Caractères spécifiques. — On le reconnaît aux caractères suivants :

1° Il donne les réactions caractéristiques des phosphures.

2° Traité par l'acide chlorhydrique, il se transforme en hydrogène phosphoré qui se dégage et en chlorure de zinc, dont on décèlera la présence par les réactifs des chlorures et des sels de zinc.

Caractères de contrôle. — Il doit être entièrement soluble dans l'acide chlorhydrique ; il doit avoir le titre suivant : 1 gr. 174 de phosphure de zinc pur doit dégager, au contact de l'acide chlorhydrique officinal, 200 cc. d'hydrogène phosphoré complètement absorbable par une solution concentrée de sulfate de cuivre.

Conservation. — Inaltérable à l'air, il est conservé dans des flacons bouchés.

Action physiologique et thérapeutique. — Il a une action physiologique et thérapeutique analogue à celle du phosphore. D'après M. Pierre Vigier, le phosphure de zinc, décomposé par l'acide chlorhydrique du suc gastrique, pénétrerait dans l'économie sous forme d'hydrogène phosphoré et agirait comme le phosphore (1).

Modes d'administration et doses. — On l'emploie en poudre ou en pilules à la dose de 0 gr. 005 à 0 gr. 02 ; 8 *milligrammes de phosphure de zinc représentent 1 milligramme de phosphore actif.* M. P. Vigier conseille la formule suivante : 0 gr. 80 de phosphure de zinc en 100 pilules. Chaque pilule contient 0 gr. 008 de phosphure.

Incompatibles. — Acides chlorhydrique, sulfurique, lactique qui le décomposent.

Empoisonnements. — D'après MM. Vigier et Curie, il doit être toxique comme le phosphore. En cas d'empoisonnement, administrer les mêmes secours.

SECTION III

ÉTUDE DES SELS FORMÉS PAR LE ZINC AVEC LES ACIDES MINÉRAUX.

Sommaire. — Avec l'acide sulfurique (*sulfate*). — Avec l'acide carbonique (*hydrocarbonate*). — Synonymes. — Formule. — Préparation. — Purification. — Caractères d'identité, spécifiques, de contrôle. — Conservation. — Action physiologique, thérapeutique. — Modes d'administration et doses. — Incompatibles. — Empoisonnements. —Secours.

A. — Combinaisons du zinc avec les acides oxygénés du chlore.

B. — Combinaisons du zinc avec les acides oxygénés du brome, de l'iode.

Sans intérêt au point de vue pharmaceutique.

C. — Combinaisons du zinc avec les acides oxygénés du soufre.

Le zinc forme avec les acides oxygénés du soufre une seule combinaison intéressante ; avec l'acide sulfurique, il donne le sulfate de zinc.

(1) Voir *Bulletin de thérapeutique*, t. LXX, page 268.

Sulfate de zinc.

Synonymes. — Le sulfate de zinc, appelé couperose blanche, vitriol blanc, a pour formule : $SO^4Zn + 7H^2O$.

Préparation. — *Industriellement*, on l'obtient en grillant la blende (sulfure de zinc) et en lessivant le produit. Le produit industriel n'est jamais pur ; il contient toujours du sulfate de fer, et quelquefois du sulfate de cuivre, de l'alumine, de la chaux, plus rarement du sulfate de cadmium.

Dans les laboratoires, on le prépare en dissolvant le zinc dans de l'acide sulfurique étendu (Codex) :

Zinc pur en grenaille.	200 gr.
Acide sulfurique officinal.	250 »
Eau distillée.	1500 »

Mettez dans une capsule en porcelaine, l'eau, l'acide et la grenaille de zinc, en y ajoutant quelques fragments de platine. Lorsqu'il ne se dégagera plus de bulles gazeuses, filtrez la liqueur ; faites évaporer et laissez cristalliser par refroidissement. On obtient ainsi le sulfate de zinc officinal ou sulfate de zinc pur.

Réaction. — Il se fait du sulfate de zinc et l'hydrogène se dégage.

$$SO^4H^2 + Zn = SO^4Zn + H^2$$

Caractères d'identité. — La sulfate de zinc cristallise en prismes rhomboïdaux droits, incolores, d'une saveur styptique, renfermant 43,8 pour 100 d'eau ou 7 molécules d'eau de cristallisation. Il est soluble dans l'eau : dans 0,84 d'eau froide ; dans 0,15 d'eau bouillante ; il est soluble dans la glycérine, 0 p. 86 ; il est insoluble dans l'alcool. Il s'effleurit à l'air en perdant une molécule d'eau, et fond à 100° dans son eau de cristallisation ; il ne perd sa dernière molécule d'eau qu'à 238°.

Caractères spécifiques. — On le reconnaît aux caractères suivants :

1° Il donne les réactions caractéristiques des sulfates ;

2°   —   —   des sels de zinc.

Le sulfate de zinc cristallisé, étant vénéneux et pouvant être l'occasion d'accidents à cause de sa ressemblance avec le sulfate de magnésie, on n'admet dans les hôpitaux militaires que le sulfate de zinc fondu.

Caractères de contrôle. — Mal purifié, il peut contenir du fer ou du cuivre. Pour déceler ces métaux, on dissout le sulfate de zinc dans l'eau et on traite la solution par le cyanure jaune : précipité bleu (*fer*) ; précipité brun rougeâtre (*cuivre*).

Conservation. — S'effleurissant à l'air, il doit être conservé dans des flacons bouchés.

Action physiologique.— Le sulfate de zinc a une action styptique et astringente ; c'est un vomitif utile dans certains empoisonnements ; il a en effet l'avantage de moins déprimer le système nerveux que l'émétique, ce qui le rend précieux dans les empoisonnements produits par les poisons hyposthénisants (arsenic, phosphore, mercure, digitale, etc.). On lui attribue sur le système nerveux, quand il est donné à petites doses, une action analogue à celle de l'oxyde de zinc.

Action thérapeutique. — On l'emploie comme astringent, émétique et antispasmodique.

Modes d'administration et doses.—On l'administre : A l'INTÉRIEUR, à la dose de 0 gr. 15 à 0 gr. 25 comme antispasmodique ; à la dose de 0 gr. 50 à 1 gramme comme émétique. A L'EXTÉRIEUR, à la dose de 0 gr. 10 à 0 gr. 50 pour 100 en collyres ; à la dose de 0 gr. 50 à 2 grammes pour 100 en injections.

Formules galéniques. — Il entre dans les formules suivantes inscrites au Codex : collyre au sulfate de zinc : emplâtre diapalme ; sparadrap diapalme.

Incompatibles. — Alcalis et leurs carbonates, sels de baryte, de chaux, le lait, le tannin, et les substances tannantes, le phosphore.

Empoisonnements. — Il est toxique et produit, en cas d'empoisonnement, les symptômes décrits au chlorure de zinc ; administrer les mêmes secours.

D. — Combinaisons du zinc avec les acides oxygénés de l'azote.

E. — Combinaisons du zinc avec les acides oxygénés du phosphore.

F. — Combinaisons du zinc avec les acides oxygénés de l'arsenic.

G. — Combinaisons du zinc avec les acides oxygénés de l'antimoine.

H. — Combinaisons du zinc avec les acides oxygénés du bore.

Sans intérêt au point de vue médico-pharmaceutique.

I. — Combinaisons du zinc avec les acides oxygénés du carbone.

Le zinc forme avec l'acide carbonique une seule combinaison intéressante, l'hydrocarbonate de zinc.

Hydrocarbonate de zinc.

Synonymes. — L'hydrocarbonate de zinc, appelé aussi sous-carbonate de zinc hydraté, a pour formule :

$$3(CO^3Zn)\ 5(ZnO,H^2O) + H^2O.$$

Préparation. — On le prépare en décomposant le sulfate de zinc par le carbonate de sodium. Nous ne reviendrons pas sur cette préparation, décrite au sujet de la préparation de l'oxyde de zinc par voie humide.

Usages. — L'hydrocarbonate de zinc, mentionné au Codex, ne figure pas dans les formulaires magistraux ; il n'est pas employé en France ; en Angleterre, sous le nom de *calamina præparata*, on l'utilise à l'extérieur comme poudre absorbante pour prévenir ou guérir l'intertrigo des enfants.

J. — Combinaisons du zinc avec les acides oxygénés du silicium.

K. — Combinaisons du zinc avec les acides oxygénés du manganèse.

L. — Combinaisons du zinc avec les acides oxygénés du chrome.

Sans intérêt au point de vue médico-pharmaceutique.

SECTION IV

NOMENCLATURE DES COMBINAISONS QUE LE ZINC FORME AVEC LES ACIDES ORGANIQUES OU COMPOSÉS ORGANIQUES AYANT REÇU UNE APPLICATION MÉDICO-PHARMACEUTIQUE.

Avec l'acide acétique.	Acétate de zinc.
— l'acide benzoïque	0
— l'acide citrique	Citrate de zinc.
— l'acide lactique.	Lactate de zinc.
— l'acide oléique	Oléate de zinc.
— l'acide oxalique	0
— l'acide phénique ou dérivés	Sulfophénate de zinc.
— l'acide salicylique. . . .	0
— l'acide saccharique. . . .	0
— l'acide sulfovinique . . .	0
— l'acide tannique.	0
— l'acide tartrique.	0
— l'acide valérianique . . .	Valérianate de zinc.
— le cyanogène.	Cyanure de zinc.

CHAPITRE XIII

ÉTUDE DU GROUPE DU CADMIUM

SECTION I

CADMIUM.

Sommaire. — Caractères des sels de cadmium.

Le cadmium est un métal bivalent appartenant à la 2ᵉ famille, 2ᵉ section de notre classification : il n'a pas d'emploi pharmaceutique direct, mais il forme avec les métalloïdes et les acides quelques combinaisons intéressantes.

Caractères des sels. — 1° Les sels de cadmium sont incolores ; ils ont une saveur styptique très prononcée ; rougissent le tournesol.

2° Avec la potasse, ils donnent un précipité blanc d'oxyde hydraté, insoluble dans un excès de réactif (la précipitation par ce réactif, même en grand excès, n'a pas lieu si on ajoute au sel de cadmium soit du sucre, soit de l'acide tartrique ou citrique) (Silva).

3° Avec l'ammoniaque, ils donnent un précipité blanc, soluble dans un excès de réactif.

4° Avec le carbonate de soude, ils donnent un précipité blanc, insoluble dans un excès de réactif.

5° Avec l'acide sulfhydrique ou avec le sulfhydrate d'ammoniaque, ils donnent un précipité jaune de sulfure de cadmium insoluble dans un excès de sulfure alcalin ; soluble dans les acides sulfurique ou azotique dilués et bouillants.

SECTION II

ÉTUDE DES COMBINAISONS DU CADMIUM
AVEC LES MÉTALLOÏDES.

Sommaire. — Avec l'iode (*iodure*). — Synonymes. — Formule. — Préparation.
— Purification. — Caractères d'identité, spécifiques, de contrôle. — Conservation. — Action physiologique, thérapeutique. — Modes d'administration
et doses. — Incompatibles. — Empoisonnements. — Secours.

A. — Combinaisons du cadmium avec le chlore.

B. — Combinaisons du cadmium avec le brome.

Sans intérêt au point de vue médico-pharmaceutique.

C. — Combinaisons du cadmium avec l'iode.

Le cadmium forme avec l'iode une combinaison, l'iodure de cadmium.

Iodure de cadmium.

Formule. — L'iodure de cadmium a pour formule : CdI^2.

Préparation. — On le prépare en dirigeant de l'iode en vapeur
sur du cadmium fondu.

On peut aussi l'obtenir, d'après la Société de pharmacie de Paris,
de la manière suivante :

Iode.	2 parties.
Cadmium en grenailles.	1 —
Eau distillée	10 —

Mettre dans un ballon le cadmium et l'eau ; y ajouter l'iode par
petites portions, et chauffer pour terminer la réaction. La solution,
filtrée, cristallise après évaporation.

Caractères d'identité. — L'iodure de cadmium est un sel qui se présente sous la forme de tables hexagonales incolores, d'un éclat nacré très brillant, inaltérables à l'air, solubles dans l'eau et dans l'alcool.

Caractères spécifiques. — On le reconnaît aux caractères suivants :

1° Il donne les réactions caractéristiques des iodures ;

2°   —   —   des sels de cadmium.

Caractères de contrôle. — Un gramme d'iodure de cadmium est précipité par 0 gr. 929 de nitrate d'argent.

Actions physiologique et thérapeutique. — Ce sel a été étudié par les médecins anglais ; il est astringent, vomitif et antisyphilitique.

Modes d'administration et doses. — Il est peu employé en France ; il ne figure pas au Codex. On peut l'employer à l'INTÉRIEUR à la dose de 0 gr. 15 à 0 gr. 30 ; à L'EXTÉRIEUR en pommade au 10e.

Formules galéniques. — Il n'entre dans aucune formule galénique spéciale.

Incompatibles. — Alcalis et leurs carbonates, sulfures alcalins, sels d'argent, le lait.

Empoisonnement. — Il est toxique, produit des symptômes analogues à ceux occasionnés par les sels de zinc, qui seront combattus de la même manière.

D. — Combinaisons du cadmium avec l'oxygène.

E. — Combinaisons du cadmium avec le soufre.

F. — Combinaisons du cadmium avec les autres métalloïdes.

Combinaisons sans intérêt au point de vue médico-pharmaceutique

SECTION III

ÉTUDE DES SELS FORMÉS PAR LE CADMIUM AVEC LES SELS MINÉRAUX.

Sommaire. — Avec l'acide sulfurique (*sulfate*). — Synonymes. — Formule. — Préparation. — Purification. — Caractères d'identité, spécifiques, de contrôle. — Conservation. — Action physiologique, thérapeutique. — Modes d'administration et doses. — Incompatibles. — Empoisonnement. — Secours.

A. — Combinaisons du cadmium avec les acides oxygénés du chlore.

B. — Combinaisons du cadmium avec les acides oxygénés du brome, de l'iode.

Sans intérêt au point de vue médico-pharmaceutique.

C. — Combinaisons du cadmium avec les acides oxygénés du soufre.

Le cadmium forme avec les acides oxygénés du soufre une seule combinaison intéressante ; avec l'acide sulfurique, il donne le sulfate de cadmium.

Sulfate de cadmium.

Formule. — Il a pour formule : $SO^4Cd + 4H^2O$.

Préparation. — On le prépare en décomposant le carbonate de cadmium par l'acide sulfurique dilué.

Caractères d'identité. — Le sulfate de cadmium cristallise en cristaux prismatiques, volumineux et incolores, d'une saveur styptique, efflorescents, solubles dans leur poids d'eau froide, très solubles dans l'eau chaude, presque insolubles dans l'alcool et l'éther.

Caractères spécifiques. — On le reconnaît aux caractères suivants :

1º Il donne les réactions caractéristiques des sulfates.

2º   —   —   des sels de cadmium.

Caractères de contrôle. — Préparé avec de l'acide sulfurique et du carbonate de cadmium purs, il est pur ; en tout cas, on s'assurera de sa pureté en traitant sa solution par l'hydrogène sulfuré ; elle abandonnera tout le cadmium à l'état de sulfure jaune. La liqueur filtrée après précipitation par l'hydrogène sulfuré, et évaporée à sec, ne doit pas laisser de résidu. Si elle laissait un résidu, on le caractériserait par les moyens analytiques ordinaires.

Conservation. — Etant efflorescent, il doit être conservé dans des flacons bouchés.

Action physiologique. — Il possède une action physiologique analogue à celle du sulfate de zinc ; mais d'après Rosembaum et Schubarth, elle est dix fois plus forte. C'est un puissant styptique et un émétique violent (Burdach, Gubler).

Action thérapeutique. — Astringent et émétique.

Modes d'administration et doses. — On l'emploie, mais très rarement, comme vomitif à la dose de 0 gr. 15 à 0 gr. 30. Pour l'USAGE EXTERNE, on l'emploie en solution pour collyre à la dose de 0,02 centigrammes à 0,20 centigrammes dans 30 grammes d'eau distillée ; en injections à la dose de 0,10 à 0,50 centigrammes pour 100 ; en pommade à la dose de 0 gr. 10 pour 15 grammes d'axonge.

Formules galéniques. — Il ne fait partie d'aucune formule galénique spéciale.

Incompatibles. — Alcalis et leurs carbonates, sulfures solubles, sels de chaux, le lait.

Empoisonnements. — Il est toxique, produit des symptômes analogues à ceux des sels de zinc, symptômes combattus de la même manière.

D. — Combinaisons du cadmium avec les acides oxygénés de l'azote.

E. — Combinaisons du cadmium avec les acides oxygénés du phosphore.

F. — Combinaisons du cadmium avec les acides oxygénés de l'arsenic.

G. — Combinaisons du cadmium avec les acides
oxygénés de l'antimoine.

H. — Combinaisons du cadmium avec les acides
oxygénés du bore.

I. — Combinaisons du cadmium avec les acides
oxygénés du carbone.

J. — Combinaisons du cadmium avec les acides
oxygénés du silicium.

K. — Combinaisons du cadmium avec les acides
oxygénés du manganèse.

L. — Combinaisons du cadmium avec les acides
oxygénés du chrome.

Sans intérêt.

SECTION IV

COMBINAISONS QUE LE CADMIUM FORME AVEC LES ACIDES ORGANIQUES.

Aucune combinaison intéressante au point de vue médico-pharmaceutique.

CHAPITRE XIV

ÉTUDE DU GROUPE DU CUIVRE

SECTION I

CUIVRE.

Sommaire. — Sels de cuivre (sels au minimum, sels au maximum). — Caractères des sels de cuivre au maximum.

Le cuivre est un métal bivalent, appartenant à la 2ᵉ famille, 3ᵉ section de notre classification. Employé autrefois dans l'hydrophobie (Cothénius) et contre les ulcères rongeants syphilitiques (Lieb) il est aujourd'hui complètement inusité ; mais il donne avec les acides minéraux ou organiques quelques composés intéressants.

Sels. — Il forme deux séries de composés :

1° Les *composés au minimum*, sels *cuivreux* ou de *cuprosum*, appelés aussi protosels de cuivre. Ces sels, peu stables, se transformant facilement en composés cuivriques au contact de l'oxygène de l'air et ne présentant aucun intérêt au point de vue pharmaceutique, ne seront pas étudiés ici.

2° Les *composés au maximum*, sels *cuivriques* ou de *cupricum*. Nous étudierons ceux de ces sels qui présentent de l'intérêt et nous donnerons tout d'abord leurs réactions caractéristiques.

Caractères des sels de cuivre au maximum. — 1° Ces sels sont bleus ou verts, ils ont une saveur âpre métallique, désagréable.

2° Avec la potasse, ils donnent un précipité bleu clair d'oxyde hydraté insoluble dans un excès de réactif et noircissant à l'ébullition en se déshydratant.

3° Avec l'ammoniaque, ils donnent un précipité d'abord vert tendre, puis bleu, qui se redissout dans un excès d'ammoniaque, en donnant à la liqueur une belle coloration bleu céleste.

4° Avec l'acide sulfhydrique ou le sulfhydrate d'ammoniaque, ils donnent un précipité noir de sulfure de cuivre, insoluble dans le sulfhydrate d'ammoniaque, soluble dans l'acide azotique dilué et bouillant.

5° Avec le ferrocyanure de potassium, ils donnent un précipité couleur grenat de ferrocyanure de cuivre.

6° Si l'on plonge une lame de fer ou de zinc dans une dissolution de sel de cuivre, il se forme un dépôt de cuivre sur la lame qui prend bientôt un aspect cuivré (dépôt rouge). *Avoir soin d'aciduler la liqueur.*

7° M. le Professeur Sabatier de Toulouse a donné pour la recherche des sels cuivriques un procédé très sensible :

Si dans 1 centimètre cube environ d'acide bromhydrique concentré incolore, on verse une seule goutte de solution cuivrique on obtient :

Teinte pourpre très brillante (avec 1 goutte d'une solution contenant 1 atome de cuivre dans 4 litres d'eau).

Teinte lilas, avec 1 goutte d'une solution contenant 1 atome de cuivre dans 400 litres.

Teinte lilas appréciable avec 1 goutte d'une solution contenant 1 atome de cuivre dans 2000 litres d'eau.

On peut avantageusement remplacer l'acide bromhydrique concentré par du bromure de potassium cristallisé associé à une solution saturée d'acide orthophosphorique. Ce mélange légèrement chauffé se colore en pourpre par refroidissement, si la goutte ajoutée est assez riche en cuivre ; en lilas plus ou moins pâle si elle est assez pauvre en cuivre.

Ce procédé, beaucoup plus sensible que toutes les autres réactions, peut servir, dit M. Sabatier, dans les combinaisons cuivriques insolubles (sulfure précipité, phosphate, silicate). D'ailleurs l'essai n'est pas gêné par la présence dans le liquide de petites quantités d'autres métaux à sels colorés, nickel, cobalt, fer.

SECTION II

COMBINAISONS DU CUIVRE AVEC LES MÉTALLOÏDES.

Le cuivre ne donne avec les métalloïdes aucune combinaison intéressante au point de vue pharmaceutique.

SECTION III

ÉTUDE DES SELS FORMÉS PAR LE CUIVRE AVEC LES ACIDES MINÉRAUX.

SOMMAIRE. — Avec l'acide sulfurique (*sulfate*).—Sulfate de cuivre ammoniacal. — Synonymes. — Formule. — Préparation. — Purification. — Caractères d'identité, spécifiques, de contrôle.—Conservation. — Action physiologique, thérapeutique. — Modes d'administration et doses. — Incompatibles. — Empoisonnements. Secours.

A. — Combinaisons du cuivre avec les acides oxygénés du chlore.

B. — Combinaisons du cuivre avec les acides oxygénés du brome, de l'iode.

Combinaisons sans intérêt.

C. — Combinaisons du cuivre avec les acides oxygénés du soufre.

Le cuivre donne avec les acides oxygénés du soufre une combinaison intéressante ; avec l'acide sulfurique, le sulfate de cuivre.

Sulfate de cuivre.

Synonymes. — Le sulfate de cuivre, appelé aussi couperose bleue, vitriol bleu, a pour formule : $SO^4Cu + 5H^2O$.

Préparation. — Il s'obtient dans l'*industrie*, en grillant à l'air le sulfure de cuivre (pyrites cuivreuses). Ce sulfure se transforme en sulfate ; on lessive la masse, pour séparer le sulfate de cuivre soluble du sulfure du cuivre non transformé et des autres impuretés.

Dans les laboratoires, on l'obtient comme produit accessoire de la préparation de l'anhydride sulfureux (Voir anhydride sulfureux).

Purification. — Le sulfate de cuivre commercial est toujours ferrugineux. Pour le purifier, on fait bouillir sa dissolution avec un peu d'acide azotique pour peroxyder le fer, puis on fait digérer la solution avec de l'oxyde de cuivre qui précipite l'oxyde ferrique.

Caractères d'identité. — Le sulfate de cuivre cristallise en gros prismes du système triclinoédrique d'un très beau bleu renfermant 5 molécules d'eau, d'une saveur âcre et styptique, solubles dans 4 p. d'eau froide, dans 2 p. d'eau bouillante, insolubles dans l'alcool. Il est efflorescent ; il perd à l'air les 2/5 de son eau de cristallisation. Chauffé à 100°, il perd 4 molécules d'eau de cristallisation ; vers 243°, il perd la dernière molécule d'eau, devient anhydre et se transforme en une poudre blanche, qui redevient bleue au contact de l'eau.

Caractères spécifiques. — On le reconnaît aux caractères suivants :

1o Il donne les réactions caractéristiques des sulfates ;
2o   —   —   des sels de cuivre.

Caractères de contrôle. — Mal purifié, il peut contenir :

Sulfate de fer. — Pour s'en assurer, dissoudre le sulfate de cuivre dans l'eau et verser dans cette dissolution un excès d'ammoniaque. Il se formera de l'oxyde cuivreux qui se dissoudra dans l'excès d'ammoniaque ; quant à l'oxyde de fer s'il y en a, n'étant pas soluble dans l'ammoniaque, il restera comme résidu.

Conservation. — Étant efflorescent, il doit être conservé dans des flacons bouchés.

Action physiologique. — Suivant qu'il est employé en solutions plus ou moins étendues, le sulfate de cuivre est escharotique, cathérétique, styptique, ou astringent ; de plus il est vomitif.

Action thérapeutique. — On l'emploie comme vomitif, caustique, astringent, fébrifuge, antispasmodique et antiseptique.

Modes d'administration et doses. — On l'administre A L'INTÉRIEUR : à la dose de 0 gr. 005 à 0 gr. 02 centigrammes comme antispasmodique et fébrifuge ; à la dose de 0 gr. 10 à 0 gr. 30 comme vomitif ; en lavements dans la diarrhée chronique à la dose de 0 gr. 50 à 1 gramme. A L'EXTÉRIEUR : en collyres, 0 gr. 10 à 0 gr. 20 pour 30 grammes d'eau ; en injections vaginales dans la leucorrhée, 2 grammes par jour dans 50 grammes d'eau ; en crayons comme le nitrate d'argent.

Il est employé comme antiseptique en obstétrique (Charpentier), et aussi pour désinfecter les salles et objets de literie des malades atteints de maladies infectieuses.

Formules galéniques. — Il entre dans les formules galéniques suivantes mentionnées au Codex ; pierre divine, collyre à la pierre divine, crayons de sulfate de cuivre fondu.

Incompatibles. — Sulfures, sels de plomb, décoctés astringents, borax, alcalis et leurs carbonates.

Empoisonnements. — Il est vénéneux et produit les symptômes suivants : saveur métallique dans la bouche, constriction de la gorge et du pharynx, épreintes et coliques dans l'abdomen, nausées, vomissements, diarrhée avec efforts, suppression partielle des urines, jaunisse. Respiration rapide et difficile ; pouls petit et rapide, grande faiblesse, soif intense, sueurs froides, froideur des membres, maux de tête, étourdissements, coma, mort.

Premiers secours. — 1º Faire prendre au malade lait et eau albumineuse en abondance, tisane d'orge, de gruau, d'arrow-root.

2º Administrer un vomitif.

3º Applications de cataplasmes sur le ventre.

Sulfate de cuivre ammoniacal.

Formule. — Le sulfate de cuivre ammoniacal a pour formule : $SO^4Cu, 4AzH^3 + H^2O$.

Préparation. — On le prépare de la manière suivante (Codex) : pulvériser finement du sulfate de cuivre ; le placer dans un vase en verre, et y ajouter de l'ammoniaque liquide jusqu'à dissolution complète ; verser alors sur la liqueur un volume égal au sien d'alcool à 90º en ayant soin de ne pas mélanger les deux liquides. On abandonne le tout, pendant vingt-quatre heures, dans un lieu tranquille. Le mélange se fera lentement, et il se forme de beaux cristaux de sulfate de cuivre ammoniacal. On égoutte les cristaux, on les sèche rapidement et on les enferme dans des flacons bouchés.

Afin d'obtenir de plus gros cristaux, M. Boizot conseille de déposer quelques gouttes d'huile de ricin sur la solution de sulfate de cuivre avant de verser de l'alcool ; le mélange des liquides s'effectue plus lentement, d'où formation de cristaux plus volumineux.

Caractères d'identité. — Le sulfate de cuivre ammoniacal est un sel cristallisé en prismes d'un beau bleu, soluble dans l'eau, s'altérant à l'air en s'effleurissant.

Caractères spécifiques. — On le reconnaît aux caractères suivants :

1º Trituré avec de la chaux, il dégage de l'ammoniaque.

2° Il donne les réactions générales des sulfates.

3°   —   —   des sels de cuivre.

Conservation. — Étant altérable à l'air et efflorescent il doit être conservé dans des flacons bouchés.

Action physiologique. — Il a une action physiologique analogue à celle du sulfate de cuivre, mais elle est moins irritante pour les tissus ; il a aussi une action émétique plus douce ; il exerce une action marquée sur le système nerveux.

Action thérapeutique. — On l'emploie comme astringent, diurétique, antispasmodique. Le Dr Mercy de Pesth l'a donné comme un spécifique presque infaillible de la danse de Saint-Guy. Steiser, Weismann, Hutchsinson, Féréol, l'ont recommandé dans la névralgie faciale (1).

Modes d'administration et doses. — On l'administre : A l'INTÉRIEUR, à la dose de 0,05 à 0,20 centigrammes ; à l'EXTÉRIEUR, la solution de sulfate de cuivre ammoniacal ou *eau céleste* (eau distillée, 30 gr. ; sulfate de cuivre, 5 centig. ; AzH³, quelques gouttes) sert à lotionner les ulcères indolents.

Formules galéniques. — Il n'entre dans aucune formule galénique spéciale.

Incompatibles. — Comme le sulfate de cuivre.

Empoisonnements. — Toxique. Mêmes symptômes, mêmes secours que pour le sulfate de cuivre.

D. — Combinaisons du cuivre avec les acides oxygénés de l'azote.

E. — Combinaisons du cuivre avec les acides oxygénés du phosphore.

F. — Combinaisons du cuivre avec les acides oxygénés de l'arsenic.

G. — Combinaisons du cuivre avec les acides oxygénés de l'antimoine.

---

(1) Voir *Traité de thérapeutique et de pharmacologie*, Soulier, t. I, p. 501.

H. — Combinaisons du cuivre avec les acides oxygénés du bore.

I. — Combinaisons du cuivre avec les acides oxygénés du carbone.

J. — Combinaisons du cuivre avec les acides oxygénés du silicium.

K. — Combinaisons du cuivre avec les acides oxygénés du manganèse.

L. — Combinaisons du cuivre avec les acides oxygénés du chrome.

Combinaisons sans intérêt.

SECTION IV

NOMENCLATURE DES COMBINAISONS FORMÉES PAR LE CUIVRE AVEC LES ACIDES ORGANIQUES AYANT REÇU UNE APPLICATION MÉDICO-PHARMACEUTIQUE.

Avec l'acide acétique, acétates de cuivre.

CHAPITRE XV

ÉTUDE DU GROUPE DU MERCURE

SECTION I

MERCURE.

SOMMAIRE. — Etude du mercure.— Synonymes.— Formule. — Préparation.—
Purification. — Caractères d'identité, spécifique, de contrôle, conservation.
— Usages. — Formules pour l'usage interne (pilules diverses), formules
pour l'usage externe (pommades. — Emplâtres. — Emplâtre de caoutchouc
au mercure. — Flanelles mercurielles ou napolitaines).—Empoisonnements.
— Secours.
Combinaisons du mercure (sels au minimum, sels au maximum). — Carac-
tères des sels.

Le mercure métallique et ses combinaisons forment le *groupe des
mercuriaux*, groupe embrassant un très grand nombre de médicaments présentant des analogies très étroites au point de vue de leur
action physiologique et de leur application.

Mercure.

Le mercure métallique ou le mercure est un métal bivalent appartenant à la 2e famille, 3° section de notre classification. Il a pour
symbole Hg.

Préparation. — On le prépare industriellement en grillant le
sulfure de mercure (cinabre) dans un courant d'air.

Réaction. — Le soufre s'oxyde, passe à l'état d'anhydride sulfureux, tandis que le mercure, mis en liberté, distille et se condense
dans des récipients. L'opération se pratique par deux procédés spéciaux (procédé d'Almaden, procédé d'Idria) décrits dans les cours
de chimie.

Purification. — Le mercure, fourni par le commerce, est rarement pur ; il contient presque toujours des traces de *plomb*, de *bismuth*, d'*étain*, de *zinc*, des *matières grasses*. Ce mercure peut servir à faire les préparations mercurielles destinées à l'usage externe ; mais il n'est pas assez pur pour pouvoir être employé à la préparation des médicaments mercuriels destinés à l'usage interne ; il doit être purifié.

Cette purification s'opère par le procédé suivant :

Mercure de commerce . . . . 2000 grammes
Acide azotique officinal.   20   —

Introduire le mercure dans un flacon en verre fort avec l'acide azotique, préalablement étendu de deux fois son volume d'eau ; prolonger le contact pendant 24 heures, en agitant fréquemment la masse. Au bout de ce temps, enlever par décantation la solution surnageante qui emporte avec elle les métaux étrangers, laver à grande eau le mercure et le sécher avec soin.

Réaction. — Par l'action de l'acide azotique sur le mercure, il se forme un sous-azotate mercureux ; mais ce sel est de nouveau décomposé par les métaux étrangers plus électro-positifs, et le mercure est remis en liberté. Quant aux métaux étrangers, ils sont dissous par l'acide azotique, ils forment alors une liqueur qui surnage au-dessus du mercure et qu'on enlève par décantation.

Caractères d'identité. — Le mercure, le seul métal liquide à la température ordinaire, est blanc d'argent, doué d'un grand éclat, présente une surface qui forme un miroir parfait. Il n'adhère pas aux corps, si ce n'est à ceux avec lesquels il peut s'allier, tels que le cuivre, le plomb, l'argent. C'est pourquoi sa surface offre un ménisque convexe et que les petits globules de mercure sont parfaitement sphériques ; il suffit de traces de métaux étrangers, 1/4000 de plomb par exemple, pour qu'il adhère en partie au verre et que ses gouttelettes prennent une forme allongée et aplatie ; on dit alors qu'il fait *la queue.*

Il se solidifie à 39° et cristallise en octaèdres en se solidifiant. Il bout à 357°. Il a une densité de 13,59. Il est insoluble dans l'eau.

Il émet des vapeurs à la température ordinaire ; ce fait, contesté par Faraday, a été mis en évidence par les expériences de M. Berthelot et celles de M. Merget. Il est inaltérable à l'air, s'oxyde lentement à l'air vers 35° ; s'unit au chlore, au brome, à l'iode pour donner des composés intéressants ; se dissout dans les acides chlorhydrique, sulfurique et azotique en donnant des sels importants que nous étudierons plus loin.

Caractères spécifiques. — Il se reconnaît à ses propriétés organoleptiques et physiques.

Caractères de contrôle. — Le mercure bien purifié doit offrir une surface très brillante, ne doit pas mouiller le verre, ne doit pas laisser de traînée métallique et doit se dissoudre entièrement dans l'acide azotique officinal. La solution de mercure dans l'acide azotique, évaporée à siccité doit donner un résidu, qui disparaît complètement par la calcination.

Usages. — Le mercure métallique est rarement employé tel quel en médecine; on a cependant essayé d'utiliser sa grande densité pour produire une action mécanique dans les cas de hernie, constipation, iléus, volvulus sans inflammation vive de l'intestin, ou bien pour amalgamer et dissoudre des pièces de monnaie avalées par mégarde. Néanmoins, et bien qu'un grand nombre d'expériences, dont quelques-unes remontent à Mathiole, semblent démontrer que cette pratique est sans dangers, le mercure est peu usité sous cette forme; mais divisé ou éteint par diverses substances, il forme la base d'un grand nombre de préparations destinées soit à l'usage interne soit à l'usage externe.

Formules galéniques. — Les formules galéniques, dans lesquelles entre le mercure métallique, peuvent être divisées en deux groupes : 1° Formules pour l'usage interne ; 2° Formules pour l'usage externe.

Les formules pour l'usage interne comprennent *des pilules* dont les plus usitées sont :

Pilules mercurielles purgatives dites pilules de *Belloste* (Codex, p. 488). Chaque pilule contient 0 gr. 05 de mercure. Doses : 1 à 2 par jour comme purgatives ;

Pilules mercurielles savonneuses, dites pilules de *Sédillot* (Codex, p. 448). Chaque pilule contient 0 gr. 05 de mercure. Dose : 1 à 3 par jour comme antisyphilitiques et 2 à 3 par jour comme purgatives ;

Pilules mercurielles simples, dites pilules *bleues* (Codex, p. 489). Chaque pilule contient 0 gr. 05 de mercure. Dose : 1 à 4 par jour comme antisyphilitiques.

Le mercure s'emploie aussi en injections hypodermiques sous forme d'*huile grise*. Les formules d'huile grise sont variables d'après les auteurs. Une des plus employées est la suivante :

Mercure . . . . } áá 3 parties
Lanoline. . . . . }
Huile d'olives stérilisée . . . .   4 parties

Éteindre le mercure dans la lanoline, et ajouter l'huile au moment du besoin. Dose 0 gr. 25 (4 gouttes) en injection hypodermique, une fois par semaine.

Les formules pour l'usage externe comprennent : des pommades, des emplâtres, des épithèmes et des flanelles.

Parmi les pommades, nous mentionnerons :

Pommade mercurielle à parties égales, onguent mercuriel double, onguent napolitain (Codex, p. 499) ;

Pommade mercurielle faible, onguent mercuriel simple, onguent gris (Codex, p. 499).

Parmi les emplâtres, nous citerons :

Emplâtre mercuriel, appelé aussi : *Emplâtre de Vigo cum mercurio* (Codex, p. 398).

Emplâtre résolutif, dit *emplâtre des quatre fondants* (Codex, p. 400).

Emplâtres de caoutchouc au mercure, proposés par Unna, recommandés par Grüning au récent Congrès pharmaceutique russe et préparés d'après la méthode de Scheneegans et Corneille.

Parmi les épithèmes nous signalerons, les *épithèmes mercuriels*, préparés d'après la formule de M. F. Vigier.

Parmi les flanelles, nous mentionnerons les flanelles mercurielles, appelées aussi flanelles napolitaines proposées par M. le professeur Merget de Bordeaux.

Nous ne croyons pas devoir insister ici sur la préparation de ces divers médicaments étudiée à la pharmacie galénique ; nous dirons seulement un mot de la préparation des flanelles mercurielles qui paraissent devoir prendre en thérapeutique une place honorable.

Flanelles mercurielles. — M. le professeur Merget affirme que, lorsqu'on pratique des frictions de pommade mercurielle, le mercure n'est pas absorbé par la peau saine et que le métal n'agit que par les vapeurs qu'il répand et qui pénètrent dans les voies respiratoires. Cette opinion, soit dit en passant, a été contredite par les expériences de Fleischer d'Erlangen (1877), qui démontrent au contraire la réalité de l'absorption cutanée du mercure.

Quoi qu'il en soit, M. Merget, considérant que la peau est étrangère à l'absorption du mercure, que les frictions d'onguent mercuriel sont d'une application difficile, surtout à cause de leur malpropreté, propose de remplacer ces frictions par l'application d'un tissu épais, portant un dépôt adhérent de mercure, réduit chimiquement en poudre impalpable, et par conséquent susceptible de se vaporiser facilement. Il indique à cet effet des flanelles mercurielles qui se préparent de la manière suivante, d'après M. Carles :

On prend une flanelle souple et épaisse qu'on dégraisse en la trempant, pendant 2 ou 3 heures, dans une solution de carbonate de soude au 1/4, et en ayant soin de la malaxer plusieurs fois durant cette immersion ; on la retire ensuite, on la tord légèrement et on la plonge rapidement dans l'eau claire ; on pratique ensuite une torsion modérée ; la flanelle conserve ainsi une petite quantité de sel alcalin qui modère le mordant du bain dans lequel le tissu va être trempé.

On plonge la flanelle encore légèrement alcaline, pendant 4 ou 5 heures dans une solution saturée d'azotate mercureux qu'on prépare en mettant du mercure en contact avec l'acide azotique étendu d'eau et froid. Le mélange dégageant d'abondantes vapeurs nitreuses, il est indispensable d'opérer sous une hotte à fort tirage. Si le lendemain on ne voit pas de cristaux d'azotate mercureux, il faut ajouter de l'acide nitrique ; l'apparition de ces cristaux indique la saturation de la liqueur. Cette solution peut se conserver soit dans un flacon bouché, soit dans la cuvette qui sert à pratiquer l'immersion de la flanelle ; mais dans ce dernier cas, il faut, de temps en temps, remplacer l'eau évaporée par de l'eau nouvelle aiguisée d'acide azotique.

Lorsque la flanelle a été retirée du bain mercuriel, on la plonge dans un troisième bain composé d'une partie d'ammoniaque liquide pour deux parties d'eau et préparé au moment même de l'opération. L'immersion doit être courte et ne doit durer que juste le temps nécessaire pour décomposer le sel mercureux. Dès que la flanelle a pris une teinte grise, on l'égoutte, on la sèche à l'air, à l'abri des rayons solaires, on la bat, pour détacher les particules métalliques non adhérentes et on la renferme dans des flacons bouchés à l'émeri.

Pour faire usage de la flanelle mercurielle, on en coupe un morceau de 0 m. 25, on l'enferme dans un sac de tissu léger et serré afin d'éviter que les poussières mercurielles se mêlent aux vapeurs, et on passe ce sac près de l'ouverture des voies respiratoires, et cela pendant la nuit seulement. Si le malade dort ordinairement couché sur le côté, le sac contenant la flanelle mercurielle est placé sur son oreiller ; s'il a l'habitude de reposer sur le dos, le sac est placé sur la poitrine, au-dessous du menton.

Les flanelles mercurielles peuvent dégager, pendant plusieurs années, des vapeurs sensibles aux réactifs ; mais la dose du mercure qu'elles contiennent s'affaiblissant, il est bon de les renouveler après trois semaines d'usage.

Ces flanelles mercurielles pourront être employées avec avantage contre la syphilis (1). On peut s'en servir pour détruire les poux de la tête et ceux du corps ; pour cela il suffit de placer un carré au point où pullulent ces insectes. Dans le premier cas, on mettra la flanelle mercurielle au fond du chapeau le jour, et dans un bonnet la nuit.

Incompatibles. — Le mercure est incompatible avec l'iode, le soufre, les chlorures alcalins.

Empoisonnements. — Le mercure métallique est inoffensif, mais quand il est très divisé par trituration avec une autre substance, comme le sucre, un corps gras, une conserve de fruits, il a des propriétés vénéneuses très marquées analogues à celles des autres composés mercuriaux, propriétés sur lesquelles nous reviendrons plus tard.

Avant de terminer l'étude du mercure, nous signalerons un état allotropique du mercure, étudié par Lottermoser et désigné par lui sous le nom de *mercure colloïde*. Ce corps présenterait des avantages considérables d'après Lottermoser sur les autres préparations mercurielles.

D'après O. Werler on emploie les préparations suivantes : onguent, solution, pilules, tablettes, emplâtre de mercure colloïde.

Nous n'insisterons pas sur ces préparations encore inusitées (2).

Combinaisons du mercure.

Le mercure, métal bivalent, forme deux sortes de combinaisons :

1° Les *composés au minimum*, appelés *sels mercureux* ou sels de *mercurosum*, dans lesquels figure un groupement $(Hg^2)''$, bivalent comme le mercure lui-même, groupement provenant de l'union de deux atomes de mercure qui échangent entre eux une de leurs valences $(— Hg'' — Hg'' —)$.

2° Les *composés au maximum* appelés *sels mercuriques* ou *sels de mercuricum* dans lesquels entre l'atome Hg'' bivalent du mercure.

(1) Voir thèse de Merget, p. 195.
(2) Voir à ce sujet : *Journal de nouveaux remèdes*, 8 janvier 1899 p. 11.

Caractères différentiels des sels de mercure.

RÉACTIFS	SELS MERCUREUX	SELS MERCURIQUES
Acide chlorhydrique.	Précipité blanc de calomel ; le précipité noircit par l'ammoniaque.	Pas de précipité.
Acide sulfhydrique ou sulfure ammonique.	Précipité noir, insoluble dans un excès de sulfure ammonique, dans l'acide azotique.	Précipité d'abord blanc, puis jaune, puis noir, insoluble dans un excès de sulfure ammonique et dans l'acide azotique.
Potasse.	Précipité noir de protoxyde de mercure.	Précipité jaune d'oxyde mercurique par un excès de réactif ; autrement il peut être rouge brique.
Ammoniaque.	Précipité noir de protoxyde de mercure.	Précipité blanc de chloramidure de mercure.
Iodure de potassium.	Précipité verdâtre de protoiodure mercureux, qu'un excès de réactif rend gris noirâtre en le transformant en mercure métallique.	Précipité rouge de biiodure de mercure, soluble dans un excès de réactif.
Agents oxydants.	Les agents oxydants transforment les composés mercureux en composés mercuriques.	
Agents réducteurs.		Les agents réducteurs, au contraire, transforment les composés mercuriques en composés mercureux, lorsque l'action n'est pas assez profonde pour fournir du mercure métallique.

Caractères communs. — Les sels mercureux et mercuriques présentent, outre les caractères différentiels que nous venons d'indiquer, un certain nombre de caractères communs qu'il est essentiel de rappeler :

1° Quelques-uns sont volatils sans décomposition ; les autres se décomposent, quand on les chauffe, en abandonnant généralement tout ou partie de leur mercure, à l'état métallique.

2° Tous, calcinés avec de la potasse, de la chaux ou du fer, dans un tube, abandonnent leur mercure, qui distille et vient se déposer sur les parties froides de l'appareil en gouttelettes métalliques.

3° Une lame de cuivre au contact des sels de mercure se recouvre de mercure. Par le frottement, la lame devient blanche, par suite de la formation d'amalgame. En la chauffant, on volatilise le mercure et la lame reprend sa couleur.

SECTION II

ÉTUDE DES COMBINAISONS DU MERCURE AVEC LES MÉTALLOÏDES.

Sommaire. — Avec le chlore (*chlorure mercureux*, par voie sèche, par voie humide. — *Chlorure mercurique*). — Avec l'iode (*Iodure mercureux, iodure mercurique*). — Avec l'oxygène (*oxyde mercurique*, par voie sèche, oxyde rouge ; par voie humide, oxyde jaune). — Avec le soufre (*sulfure mercurique* noir et rouge). — Synonymes. — Formules. — Préparation. — Caractères d'identité, spécifiques, de contrôle. — Conservation. — Action physiologique, thérapeutique. — Modes d'administration et doses. — Incompatibles. — Empoisonnement. — Secours.

A. — Combinaisons du mercure avec le chlore.

Le mercure forme, avec le chlore, deux combinaisons intéressantes :

Un sel au *minimum*, ou sel mercureux : le chlorure mercureux.

Un sel au *maximum*, ou sel mercurique : le chlorure mercurique.

§ 1. — Chlorure mercureux.

Formule. — Le chlorure mercureux, ou protochlorure de mercure, a pour formule Hg^2Cl^2.

Variétés. — On connaît en pharmacie, et on emploie en médecine, deux variétés de chlorure mercureux, qui diffèrent par leur
mode de préparation et par leurs propriétés organoleptiques ; ce sont
le chlorure mercureux obtenu par volatilisation (*préparé par voie
sèche*) ; le chlorure mercureux, obtenu par précipitation (*préparé par
voie humide*).

I. — Chlorure mercureux par volatilisation
(*préparé par voie sèche*).

Synonymes. — Le chlorure mercureux par volatilisation, s'appelle aussi calomel, calomelas, mercure doux, calomel à la vapeur.

Préparation. — Pour le préparer, on suit le procédé indiqué au
Codex, procédé qui comprend deux temps : 1° Préparation du calomel cristallisé ; 2° Transformation du calomel cristallisé en calomel en poudre très fine, appelé calomel à la vapeur.

1ᵉʳ TEMPS. — *Préparation du chlorure mercureux cristallisé
ou du calomel cristallisé.*

Chlorure mercurique. . . . . 400 grammes
Mercure 300   —

Broyez le chlorure mercurique dans un mortier en porcelaine, après
l'avoir humecté légèrement avec un peu d'eau. Ajoutez ensuite le mercure et triturez-le avec le sel jusqu'à extinction complète du métal.

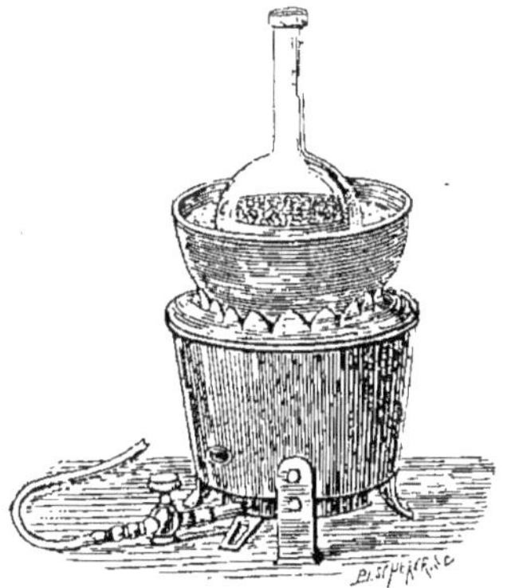

Fig. 100. — Appareil pour la préparation du calomel cristallisé.

Séchez le mélange à l'étuve ; introduisez-le dans un matras à fond plat, que vous remplirez à moitié seulement ; placez le matras dans un bain de sable et opérez la sublimation en ménageant la chaleur. Le chlorure mercureux cristallise à la partie supérieure du matras.

Réaction. — Le mercure métallique réduit le chlorure mercurique à l'état de chlorure mercureux, d'après la réaction suivante :

$$HgCl^2 + Hg = Hg^2Cl^2$$

Le chlorure mercureux, ainsi préparé, est cristallisé, et dans cet état, il ne serait pas assez divisé pour servir aux usages pharmaceutiques. Pour le diviser, on peut le pulvériser mécaniquement ; mais on l'obtient encore en poudre plus fine, en refroidissant brusquement sa vapeur ; on a alors ce qu'on appelle le calomel à la vapeur.

2e TEMPS. — *Transformation du calomel cristallisé en calomel en poudre très fine, calomel appelé : calomel à la vapeur.*

Nous avons vu que, dans la première opération, le chlorure mercureux cristallisé se sublimait à la partie supérieure du matras dans lequel on pratiquait l'opération.

Lorsque ce matras sera refroidi, on le casse, on détache avec précaution le chlorure mercureux cristallisé, et on l'introduit par fragments dans un tube en terre, fermé à une extrémité, et recouvert d'un lut argileux. On place ce tube dans un fourneau allongé, disposé près d'une fontaine ou jarre de grès, destinée à servir de récipient. Cette fontaine est percée, aux 2/3 de sa hauteur, d'un orifice circulaire, dans lequel l'extrémité ouverte du tube pénètre à frottement. On lute la jointure, on lute également le couvercle de la fontaine, après y avoir pratiqué une petite ouverture pour la sortie de l'air dilaté.

Le récipient doit être rapproché autant que possible du fourneau afin que le chlorure volatilisé ne se condense pas à l'extrémité du tube ; pour la même raison, le tube doit arriver à fleur du récipient. Enfin, pour soustraire le récipient à la chaleur du fourneau, on bouche avec de la terre l'ouverture par laquelle le tube sort du fourneau et on interpose deux diaphragmes métalliques entre le fourneau et le récipient. L'appareil employé présente le dispositif indiqué par la figure 101.

On chauffe le tube au rouge sombre, *d'abord dans la partie la plus voisine du récipient,* puis peu à peu dans toute sa longueur. Quand la volatilisation du chlorure est complète (il faut environ 2 heures pour la volatilisation complète de 10 k. de chlorure mercureux), on délute l'appareil, on recueille le calomel, et on le purifie comme il sera dit plus loin.

Réaction. — Sous l'influence de la chaleur, le chlorure mercureux s'est volatilisé, et ses vapeurs, arrivant dans un récipient froid, se condensent en une poudre impalpable.

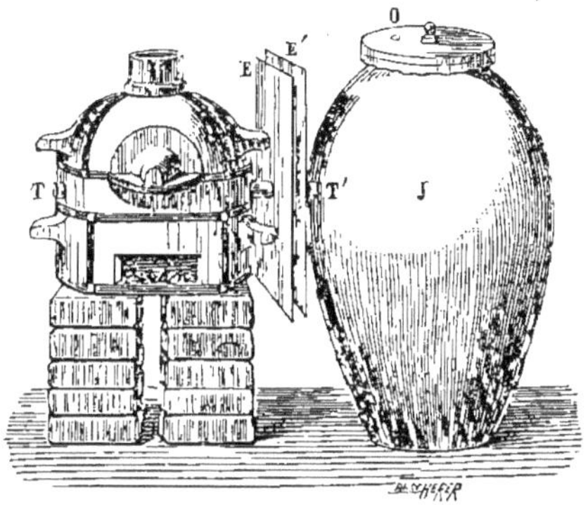

Fig. 101. — Appareil pour la préparation du calomel dit à la vapeur (1).

Purification. — Le chlorure mercureux, préparé par sublimation, est toujours mélangé d'un peu de chlorure mercurique. Il est très important de le séparer de ce dernier qui est très vénéneux. Pour y parvenir, on lave à l'eau distillée bouillante le calomel jusqu'à ce que les eaux de lavage ne précipitent plus par les réactifs des sels mercuriques ou sels au maximum.

Caractères d'identité. — Le calomel à la vapeur se présente sous la forme d'une poudre blanche, fine, présentant au microscope une apparence cristalline, sans odeur ni saveur, d'une densité de 6,56.

Il est presque insoluble dans l'eau froide, complètement insoluble dans l'alcool et dans l'éther. Il se sublime entre 400° et 500° sans fondre. Exposé à la lumière, il devient jaune, puis gris par suite d'une décomposition partielle en chlorure mercurique et en mercure ; d'où la nécessité de le conserver à l'abri de la lumière.

Les alcalis le colorent en noir.

Les chlorures alcalins (sodium, etc.) et les carbonates alcalins dis-

(1) TT' tube contenant le calomel cristallisé. J Jarre destinée à condenser les vapeurs du chlorure mercureux. O ouverture pour la sortie de l'air dilaté, EE" écrans préservant la jarre de la chaleur du fourneau.

sous le font passer à l'état de chlorure mercurique. Les acides chlorhydrique et azotique bouillants exercent la même action.

Les corps réducteurs (acide sulfureux, chlorure stanneux) lui enlèvent du chlore avec dépôt de mercure métallique. L'acide cyanhydrique le transforme en mercure et en chlorure mercurique (Bussy et Buignet) ; en cyanure de mercure, acide chlorhydrique et mercure métallique (Fouquet et Cheynet). Nous reviendrons sur ce point, à l'article acide cyanhydrique.

Caractères spécifiques. — On le reconnaît aux caractères suivants :

1° A ses caractères d'identité.

2° Traité par les alcalis (potasse ou soude), il se colore en noir.

3° Traité par l'ammoniaque, il se colore en noir.

4° Traité par l'acide sulfhydrique ou les sulfures alcalins, il se colore en noir.

5° Chauffé avec de l'acide nitrique concentré, il se dissout avec dégagement de bioxyde d'azote. La dissolution contient du nitrate mercurique et du chlorure mercurique ; elle donnera par conséquent les réactions des chlorures, des azotates, et les réactions des sels de mercure au maximum (H. Rose).

6° Chauffé avec de l'acide sulfurique concentré, il se dissout avec dégagement d'acide sulfureux. La dissolution contient du sulfate mercurique et du bichlorure mercurique ; elle donnera par conséquent les réactions des chlorures, des sulfates, et les réactions des sels de mercure au maximum (H. Rose).

7° Bouilli avec de l'acide chlorhydrique, il devient grisâtre ; il se forme un peu de mercure métallique et du bichlorure de mercure qui reste en solution dans l'acide, et qui donnera les caractères des sels de mercure au maximum (H. Rose).

Caractères de contrôle. — Il peut contenir du bichlorure de mercure, s'il a été mal lavé. En outre, il peut être frauduleusement mélangé de poudres blanches et pesantes (sulfates de baryum, sels calcaires, etc.).

On reconnaît ces ALTÉRATIONS et ces FALSIFICATIONS de la manière suivante :

Chlorure mercurique. — Faire bouillir un peu de calomel avec de l'eau distillée : filtrer. Traiter la liqueur filtrée par les réactifs des sels mercuriques ; elle ne donnera aucun précipité, si le calomel est pur ; elle précipitera au contraire avec ces réactifs, si le calomel contient du chlorure mercurique.

La recherche du bichlorure de mercure dans le calomel peut encore se faire par le procédé suivant : mélanger 6 à 20 centigrammes de calomel avec une goutte de solution alcoolique de savon à 10 p. 100 et une goutte de solution de résine de gaïac, récemment préparée et agiter le mélange avec 2 centim. cubes d'éther. Après évaporation de la solution éthérée, on obtiendra une coloration verte intense, si le calomel renferme du bichlorure.

Sels calcaires. Sulfate de baryte. — Chauffer dans une capsule le calomel suspect ; s'il est pur, il se volatilisera complètement ; s'il est impur, il laissera un résidu qu'on pourra analyser.

Conservation. — Il doit être conservé à l'abri de la lumière, car il s'altère et se décompose en chlorure mercurique et en mercure.

Action physiologique. — Il possède les propriétés physiologiques générales des mercuriaux sur lesquels nous reviendrons plus tard.

Action thérapeutique. — On l'emploie comme purgatif, vermifuge, antiphlogistique, antisyphilitique.

Modes d'administration et doses. — On l'administre : à L'INTÉRIEUR à la dose de 0 gr. 20 à 1 gr. 50 comme purgatif : à la dose de 0 gr. 01 à 0 gr. 05 comme antisyphilitique ; à L'EXTÉRIEUR, en collyre sec, dans les ulcères secs de la cornée ; en pommade, 1 gramme pour 10 grammes de vaseline ou d'axonge.

Formules galéniques. — Il entre dans les formules galéniques suivantes inscrites au Codex : tablettes de calomel, collyre sec au calomel, pommade au calomel.

Incompatibles. — Acides, alcalis, chlorures, bromures, iodures solubles, poudres métalliques, sulfures d'antimoine, looch blanc, lait d'amandes renfermant des amandes amères, eau de laurier-cerise.

Empoisonnements. — A doses modérées, il est inoffensif, mais il devient un toxique puissant par son mélange avec certains corps, comme le sel de cuisine et les acides. Il faut donc éviter, quand on se purge avec le calomel, de prendre en même temps du bouillon salé ou des limonades.

Il importe cependant de faire observer de suite qu'on a peut-être exagéré l'action que les chlorures alcalins exercent sur lui. D'après Brissemoret et Joanin, du calomel mis au contact de chlorure de sodium dans la proportion de 1 molécule de calomel pour 2 molécules de chlorure de sodium ne contenait pas de trace de sublimé après 18 mois de contact.

Le *Journal de clinique et de thérapeutique infantiles*, du 7 avril 1898, signale un article publié par le Dr Jovane Antoine dans le Journal *La Pediatria* de février 1898, et dans lequel l'auteur rend compte des expériences qu'il a faites pour rechercher si le calomel est susceptible de se transformer en sublimé dans l'économie.

Après s'être assuré que le calomel qu'il employait était exempt de sublimé, il l'a mélangé avec des acides minéraux et organiques, avec des albumines, soit à la température ordinaire, soit à l'étuve à 37° pendant 24 à 48 heures. La réaction du sublimé ne s'est jamais produite, mais une portion du calomel a paru devenir soluble.

D'après l'auteur, il ne faut pas attribuer à cette minime solubilité du calomel les causes de certains cas d'intoxication aiguë qui ont été observés ; il faut plutôt attribuer les accidents soit à l'impureté du médicament, soit à d'autres causes.

Le Dr Jovane conclut en disant : Il faut donc bannir le préjugé en vertu duquel le calomel serait chimiquement incompatible avec les chlorures, les acides, les albumines.

En cas d'empoisonnement, il produit des symptômes généraux sur lesquels nous reviendrons plus tard. Ces symptômes sont combattus par les secours que nous indiquerons aussi plus loin.

II. — Chlorure mercureux par précipitation
(*Préparé par voie humide*).

Synonymes. — Le chlorure mercureux par précipitation, ou préparé par voie humide, s'appelle aussi : protochlorure de mercure par précipitation, précipité blanc.

Préparation. — On le prépare en décomposant l'azotate mercureux par l'acide chlorhydrique (Codex) :

Azotate mercureux cristallisé	100 gr.
Acide chlorhydrique officinal	50 »
Acide azotique officinal	} Q. S.
Eau distillée	

On broie dans un mortier les cristaux d'azotate mercureux et on les dissout dans de l'acide azotique étendu préalablement de 10 fois son poids d'eau. On verse dans cette solution, et peu à peu, de l'acide chlorhydrique préalablement étendu de 4 fois son poids d'eau ; tout le sel mercureux sera précipité à l'état de protochlorure. On lave le dépôt par décantation avec de l'eau distillée tiède, on le recueille ensuite sur une toile, et lorsqu'il est suffisamment égoutté, on le trochisque et on le fait sécher à l'étuve.

Réaction. — L'acide chlorhydrique décompose le nitrate mercureux, en produisant du protochlorure de mercure et en mettant en liberté de l'acide azotique :

$$(AzO^3)^2 Hg^2 + 2HCl = Hg^2Cl^2 + 2AzO^3H$$

Caractères d'identité. — Le précipité blanc constitue une poudre blanche très dense, amorphe, fine, onctueuse au toucher, adhérant fortement au papier sur lequel on l'étend avec le doigt.

Il possède les mêmes propriétés physiques, chimiques, caractères spécifiques, de contrôle, actions physiologique et thérapeutique que le calomel.

Modes d'administration et doses. — Il est inusité à l'intérieur. On l'emploie à l'extérieur en pommade au 10ᵉ.

Formules galéniques. — Il entre dans la formule de la pommade au précipité blanc.

Incompatibles. — Mêmes incompatibles que le calomel.

Empoisonnements. — Comme le calomel.

§ 2. — Chlorure mercurique.

Synonymes. — Le chlorure mercurique, sel de mercure au maximum, appelé aussi bichlorure de mercure, sublimé corrosif, a pour formule : $HgCl^2$.

Préparation. — On le prépare en décomposant le sulfate mercurique par le chlorure de sodium (Codex) :

Sulfate mercurique pur	500 grammes.
Chlorure de sodium pur et décrépité . . .	500 —

On pulvérise séparément ces deux substances, on les mélange exactement et on en remplit à moitié des matras à fond plat que l'on dispose dans un bain de sable et qu'on recouvre jusqu'au col. On chauffe d'abord modérément, en laissant les matras ouverts jusqu'à ce que l'humidité du mélange salin soit complètement dissipée.

Quand l'humidité est tout à fait dissipée, on enlève assez de sable pour découvrir la moitié supérieure de chaque matras ; on place sur leur orifice une petite capsule ou un cornet en papier et on augmente le feu, pour déterminer la sublimation du chlorure mercurique. Le sel sublimé forme un pain peu solide qui s'applique exactement sur la paroi du verre refroidie par l'air. La volatilisation terminée, on recouvre de nouveau de sable chaud le matras et on continue à chauffer pendant quelques instants, de manière à ramollir, ou si on le préfère, à déterminer la demi-fusion du produit sublimé et à donner ainsi plus de cohésion, plus de solidité au pain de bichlorure de mercure.

Il importe toutefois, et c'est là un point capital, *d'éviter de chauffer trop fortement*, car une trop grande élévation de température pourrait fondre le chlorure mercurique ; il se ferait alors, hors des matras, un dégagement de vapeurs de sublimé, ce qui offrirait un grand danger pour l'opérateur.

On laisse refroidir lentement les matras, afin d'éviter des ruptures, on les casse avec précaution, et on détache les pains de sublimé corrosif.

Les vapeurs de chlorure mercurique étant très dangereuses à respirer, on doit éviter soigneusement de les répandre dans l'atmosphère du laboratoire. Il est nécessaire, à cet effet, de pratiquer la sublimation sous une hotte à tirage énergique. Il importe aussi, comme nous l'avons déjà dit, de disposer sur l'orifice du matras une petite capsule en porcelaine, ou simplement un cornet de papier, afin d'empêcher que les rentrées ou les sorties d'air entraînent le moins possible de vapeurs mercurielles.

Réaction. — Il se produit entre le sulfate mercurique et le chlorure de sodium, une double décomposition ; il se fait du chlorure mercurique qui se sublime et du sulfate de sodium, qui reste comme résidu :

$$SO^4H^2 + 2\ NaCl = HgCl^2 + SO^4Na^2$$

Caractères d'identité. — Le chlorure mercurique est en masses cristallines blanches, translucides, ou en prismes rhomboïdaux droits terminés en biseau. Il a une densité de 5,32. Il fond vers 265° et bout à 295°.

Il se dissout dans 15 p. 2 d'eau froide, dans 1 p. d'eau bouillante, dans 3 p. 61 d'alcool à 90°, dans 4 p. 1 d'éther pur, dans 13 p. 33 de glycérine. L'éther l'enlève à sa dissolution aqueuse ; il est donc plus soluble dans l'éther que dans l'eau. Il est soluble dans les chlorures alcalins, le chlorure d'ammonium, l'acide chlorhydrique.

Il présente, comme l'acide arsénieux, l'état vitreux et l'état opaque (*Personne*). Il devient phosphorescent par trituration.

A l'état sec, il n'est pas altéré par l'air et la lumière ; mais à l'état de dissolution, et sous l'influence des rayons solaires, il devient acide et dépose du chlorure mercureux.

Sa dissolution coagule l'albumine, en donnant une combinaison insoluble ; aussi le blanc d'œuf, l'eau albumineuse, est-il le meilleur contrepoison du sublimé corrosif. Le coagulum, formé par le sublimé corrosif et l'albumine, est soluble dans les chlorures alcalins et dans les liqueurs alcalines. Il faut donc, dans un cas d'empoisonnement, provoquer le vomissement après l'administration de l'albumine, pour éviter la redissolution et l'absorption ultérieure du poison. C'est là un fait sur lequel nous reviendrons au sujet des secours à administrer dans les cas d'empoisonnement par le bichlorure de mercure.

Il est réduit par les matières organiques et ramené à l'état de chlorure mercureux.

Il donne avec les chlorures alcalins des sels doubles ayant pour formule générale $HgCl^2 + MCl$. L'un de ces composés, le chlorure double d'ammonium de mercure, ayant pour formule $HgCl^2 + AzH^4Cl$, appelé *sel alembroth soluble*, est souvent employé en médecine ; il entre en particulier dans la composition des bains de sublimé, dans la liqueur de Gowland. On sait en effet que, lorsqu'on veut dissoudre, dans une faible quantité d'eau, une forte proportion de chlorure mercurique, on y ajoute du chlorure d'ammonium ; ce qui arrive par exemple dans la préparation des bains de sublimé. Il se forme dans ce cas un chlorure double de mercure et d'ammonium très soluble, que l'on appelait autrefois sel alembroth soluble.

Caractères spécifiques. — On le reconnaît aux caractères suivants :

1° Il donne les réactions caractéristiques des chlorures.

2°   —   —   des sels mercuriques.

Caractères de contrôle. — Il peut quelquefois être altéré ou falsifié par les corps suivants :

ALTÉRATIONS. — *Calomel* (chlorure mercureux). Ce calomel pourrait se produire si le sulfate mercurique, employé pour la préparation du bichlorure, n'était pas entièrement au maximum d'oxydation. Pour prévenir la formation de ce calomel, on ajoutait autrefois au mélange de sulfate mercurique et de chlorure de sodium, un peu de bioxyde de manganèse, qui avait pour but d'assurer et de maintenir la peroxydation du sulfate mercurique et par conséquent d'empêcher que le chlorure mercurique ne soit mélangé de chlorure mercureux. M. Jules Regnault a fait observer que l'efficacité de ce moyen n'était pas prouvée, et qu'il valait mieux s'assurer de la pureté du sulfate mercurique avant de l'employer à la préparation du bichlorure. On a donc abandonné l'emploi du bioxyde de manganèse.

On reconnaîtrait la présence du calomel dans le bichlorure en traitant le sel suspect par l'éther (1 p. pour 5 p. d'éther). Le bichlorure se dissout et le calomel reste comme résidu.

FALSIFICATIONS. — *Gomme, sulfate de baryte. Sulfate de potasse.* — On reconnaîtra ces substances étrangères de la manière suivante :

1° Chauffer dans un tube à essai un peu de bichlorure suspect : il se volatilisera complètement, s'il est pur ; il se volatilisera incomplètement et laissera un résidu, s'il est impur.

2° Traiter le bichlorure suspect par l'éther : il se dissoudra complètement (pur) ; il se dissoudra en laissant un résidu (impur).

Conservation. — A l'état sec, il peut être conservé dans des flacons bouchés. Les dissolutions, s'altérant sous l'influence de la lumière solaire, doivent être conservées dans des flacons colorés en jaune.

Action physiologique. — Il possède les propriétés physiologiques générales des mercuriaux sur lesquelles nous insisterons plus loin ; mais c'est le sel mercuriel qui détermine le moins vite la salivation mercurielle.

C'est aussi celui des sels mercuriels qui possède la plus grande puissance parasiticide et antiseptique. Le bichlorure de mercure, disent Nothnagel et Rossbach, a des propriétés antiputrides extrêmement énergiques. Il suffit d'une solution très étendue, 1 pour 20.000, pour tuer les bactéries. Il est 10 fois plus énergique que le thymol, 20 fois plus énergique que la créosote, l'essence de thym, l'acide benzoïque, 30 fois plus actif que l'acide salicylique, 100 fois plus énergique que le phénol. Nous reviendrons plus loin sur l'emploi du bichlorure de mercure comme antiseptique.

Action thérapeutique. — On l'emploie comme antisyphilitique, antiseptique, escharotique.

Modes d'administration et doses. — On l'administre : A L'INTÉRIEUR, à la dose de 1, 2, 3, 4, 5 centigrammes par jour, soit en pilules, soit en solution. Bien qu'il soit administré en très petite quantité, on l'unit souvent, pour modérer son action irritante, à des substances mucilagineuses qui l'invisquent, à des substances protéiques qui le précipitent d'abord, le dissolvent ensuite, et finalement le dissimulent. Le lait est souvent employé dans ce but ; on emploie aussi des sirops ou des extraits. A L'EXTÉRIEUR, on l'emploie en solutions et injections jusqu'à la dose de 2 gr. pour 1.000 ; en bains 10 à 20 gr. pour un grand bain.

Formules galéniques. — Il entre dans un certain nombre de formules galéniques, mentionnées ou non au Codex, formules que l'on peut diviser en deux classes :

1re classe. — Préparations qui contiennent le sublimé sans altération.

2e classe. — Préparations dans lesquelles le sublimé corrosif éprouve plus ou moins de changement.

1re Classe. — Préparations qui contiennent le sublimé corrosif sans altération.

Parmi ces préparations, nous trouvons :

La liqueur de Van Swieten (elle renferme 0 gr. 001 de bichlorure par gramme et s'administre à la dose de 10 à 20 grammes par jour, étendue d'un peu d'eau ou de lait) ; les collyres, les lotions, les gargarismes, c'est-à-dire des préparations dans lesquelles le bichlorure est dissous dans l'eau distillée ; la pommade de Cyrillo (sublimé 1, axonge 8) ; le collodion caustique (sublimé 4, collodion 30 gr.) ; les cigarettes mercurielles conseillées par Trousseau.

Poudre de sublimé corrosif et d'acide tartrique appelée aussi : poudre de chlorure mercurique et d'acide tartrique (Supplém. du Codex, page 88). Vaseline au chlorure mercurique, appelée encore vaseline au sublimé corrosif (Supplém. du Codex, page 77).

2e Classe. — Préparations dans lesquelles le sublimé corrosif éprouve plus ou moins de changements.

Dans ces préparations, le sublimé est combiné à un chlorure alcalin ou à une matière albuminoïde, ou bien encore on a réuni, dans une même formule, le sublimé, les chlorures alcalins et l'albumine ou les peptones.

A. — *Préparations dans lesquelles le sublimé est associé à un chlorure alcalin* et forme un chlorure double d'ammonium et de mercure ou *sel alembroth soluble* : bains de sublimé ; pommade chloro-mercurique (Mialhe) (sublimé 1 gr., chlorure d'ammonium 2, axonge 7) ; emplâtre chloro-mercurique (Mialhe).

Papier au chlorure mercurique, et au chlorure de sodium, appelé encore : « Papier au sublimé corrosif, et au chlorure de sodium (Supplém. du Codex, page 84).

B. — *Préparations dans lesquelles le sublimé est associé à une matière albuminoïde* : pilules de sublimé corrosif au gluten ; pilules majeures d'Hoffmann ; pilules de Dupuytren ; gâteaux mercuriels ; liqueur normale mercurielle de Mialhe.

C. — *Préparations dans lesquelles le sublimé est associé aux chlorures alcalins et aux matières albuminoïdes ou aux peptones :*

Liqueur de Gowland (bichlorure de mercure 1, chlorhydrate d'ammoniaque 1, émulsion d'amandes amères 480 gr.).

Albuminate de mercure : verser dans de l'albumine de blanc d'œuf diluée et filtrée, une quantité suffisante de bichlorure de mercure (5 p. 100) et une solution de chlorure de sodium (20 p. 100) suffisante pour que tout l'albuminate de mercure soit à l'état de solution, sans que toute l'albumine soit combinée au bichlorure (*Nothnagel* et *Rosbach*).

Peptone hydrargyrique ammonique et ses préparations. Il importe de donner quelques renseignements sur la peptone hydrargyrique ammonique et ses préparations, qui ont reçu des applications nombreuses depuis quelques années.

La peptone hydrargyrique ammonique se prépare de la manière suivante :

Peptone sèche	10 grammes
Chlorure d'ammonium pur	10 —
— sodium pur.	10 —
Sublimé corrosif pur	10 —

Pulvérisez chaque substance et faites un mélange intime.

La peptone hydrargyrique ammonique, ainsi préparée, *renferme le quart de son poids de sublimé combiné à la peptone* ; elle s'administre à l'INTÉRIEUR :

1° *Sous forme de pilules,* applées *pilules de peptone hydrargyrique ammonique* :

Peptone hydrargyrique ammonique.	2 grammes.
Poudre d'opium	0 gr. 50
Extrait de gaïac	1 gramme.
Poudre de gaïac	1 —

F. S. A. 100 pilules ; vernissez-les à l'éthérolé de tolu.

Chaque pilule renferme 0 gr. 02 de peptone hydrargyrique ammonique, soit 5 milligrammes de sublimé combiné à la peptone, puisque la peptone hydrargyrique ammonique en contient le quart de son poids.

2° *Sous forme de soluté glycériné,* appelé : *soluté glycériné de peptone hydrargyrique ammonique* :

Peptone hydrargyrique ammonique.	4 grammes.
Eau distillée	796 —
Glycérine pure	200 —

Un gramme de cette solution renferme 4 milligrammes de peptone hydrargyrique ammonique, soit un milligramme de sublimé, combiné à la peptone ; elle a par conséquent le même titre que la liqueur de Van Swieten ; 10 grammes de cette solution renferment 4 centi-grammes de peptone hydrargyrique ammonique ; soit 1 centigramme de sublimé combiné à la peptone.

On administre ce soluté à la dose de 10 à 20 grammes par jour, pur ou dans du lait ; il est mieux toléré que la liqueur de Van Swieten.

3° *En solution hypodermique* appelée : *solution hypodermique de peptone hydrargyrique ammonique* :

<blockquote>
Peptone hydrargyrique ammonique . . . . . 1 gr. 20.
Eau distillée . . . . 25 grammes.
Glycérine pure 5   —
</blockquote>

Chaque seringue, contenant 1 gramme de solution, renferme 4 cen-tigrammes de peptone hydrargyrique ammonique, soit 1 centigramme de sublimé combiné à la peptone.

La peptone hydrargyrique ammonique s'emploie aussi à l'EXTÉRIEUR en pommades, collyres, gargarismes, injections, bains, lotions à doses variables qu'on pourra calculer et doser, en se rappelant que la pep-tone hydrargyrique ammonique renferme le quart de son poids de sublimé combiné à la peptone.

Incompatibles. — Le sublimé corrosif est incompatible avec les alcalis libres, les carbonates, les sulfures, les iodures, les bromures, le tannin, le savon, l'émétique, les métaux, l'albumine, les matières animales.

Empoisonnements. — Il est très vénéneux. (Voir pour les symptômes et secours les généralités que nous donnerons plus loin sur les empoisonnements mercuriels.)

Avant de terminer l'étude des chlorures de mercure, il nous pa-raît intéressant de résumer comparativement les modifications subies par le protochlorure de mercure et le bichlorure de mercure au contact de quelques substances inorganiques et organiques, pouvant être employées dans la pratique, ou avec lesquelles les chlorures se trouvent associés dans quelques préparations pharmaceutiques ma-gistrales ou officinales (1).

(1) Nous empruntons les éléments de cette étude aux travaux suivants :
1° Thèse de M. Telmon (Ecole supérieure de pharmacie de Montpellier, 1895).
2° Sur la stabilité et la conservation des solutions de sublimé, par M. Léo,

Eau distillée. — CALOMEL. — L'eau distillée aérée ou l'eau distillée bouillie exerce sur le calomel une action dissociante qui ne se manifeste qu'au bout de quelques jours à la température ordinaire, 15 à 18°. Il se forme du bichlorure de mercure. A la température de 40°, l'action est plus sensible ; il se forme du sublimé, dont la quantité varie avec la proportion d'eau employée.

SUBLIMÉ. — D'après M. Léo Vignon, les solutions étendues de sublimé 1 pour 1000, restent limpides tout d'abord ; mais au bout d'un temps qui varie de 1 à 3 jours, il se forme un précipité blanc de calomel, faible d'abord, dont la quantité augmente avec le temps. Ces solutions s'appauvrissent de plus en plus et au bout de sept jours, elles ne renferment plus que 0 gr. 57 de bichlorure au lieu de 1 gramme.

D'après M. Tanret, les solutions au millième ne sont pas décomposées par l'air ordinaire, mais elles sont décomposées par l'air chargé de vapeurs ammoniacales.

D'après M. Burcker, les solutions au millième, préparées avec l'eau distillée, ne subissent que des décompositions insignifiantes, même lorsqu'elles restent exposées à l'air et à la lumière. Au contraire, si elles sont préparées avec de l'eau ordinaire, il y a une décomposition immédiate du bichlorure de mercure et cette décomposition continue sous l'influence combinée de l'air, de la lumière, et des principes minéraux et organiques contenus dans l'eau ou amenés par l'air. Cette décomposition s'arrête ou devient insignifiante, si la dissolution est soustraite à l'action de l'air et de la lumière.

D'après M. Telmon, les solutions de sublimé dans l'eau distillée, quel que soit leur titre, se conservent dans l'obscurité, elles s'altèrent à la lumière et cette altération est rapide dans les solutions diluées, et lente dans les solutions concentrées. L'air ordinaire réduit à la longue les solutions de sublimé, mais l'air chimiquement pur est sans action sur les solutions.

D'après M. Léo Vignon, la stabilité et par suite la conservation de solutions de sublimé au millième est augmentée ou assurée dans de larges proportions :

Vignon (*Journal de Pharmacie et de Chimie*, 1er janvier 1894, p. 31).

3° Sur la stabilité à l'air, de la solution de sublimé corrosif par Tanret (*Journal de Pharmacie et de Chimie*, 15 janvier 1894, p. 63).

4° Note sur la stabilité des solutions aqueuses de bichlorure de mercure par Burcker (*Journal de Pharmacie et de Chimie*, 15 juillet 1894, p. 57).

5° Sur la conservation des solutions étendues de sublimé, par Léo Vignon (11 août 1894).

1° Par l'addition d'un mélange de sel marin et de sel ammoniac.

2° Par l'addition d'acide chlorhydrique.

3° Par la fuchsine, ou mieux par le carmin d'indigo.

4° Par la fuchsine rubine surtout, d'après M. Telmon.

M. Telmon ajoute que l'emploi des vases de couleur pour conserver les solutions de sublimé est insuffisant ; les solutions ne peuvent se conserver intactes que dans des flacons opaques.

Acide chlorhydrique. — CALOMEL.— A froid, sans action ; à 37° ou 47°, il y a dissociation et formation de sublimé.

SUBLIMÉ. — Facilite la conservation des solutions de sublimé. D'après Telmon, pour les solutions diluées, dont le titre dépasse 3 pour 1000, il faut ajouter autant d'acide chlorhydrique que de sublimé. Pour les solutions plus concentrées, il faut ajouter 2 fois plus d'acide que de sublimé.

Chlorures alcalins. — CALOMEL.— A part le chlorure d'ammonium, les chlorures alcalins n'ont pas d'action dissociante plus marquée sur le calomel que l'eau distillée, même à une température de 37° à 40°.

SUBLIMÉ. — Ils facilitent la conservation des solutions, mais à un degré plus faible que l'acide chlorhydrique.

Sucre. — CALOMEL. — Il arrive à la longue une légère décomposition en mercure et en sublimé. Cette décomposition augmente par la trituration et aussi avec la quantité de sucre et avec le temps. Dans les tablettes de calomel, le même phénomène se produit et à la longue, on constate la présence de bichlorure de mercure. La gomme intervient pour une part légère dans cette dissociation.

SUBLIMÉ. — Le sucre, en solution aqueuse, exerce une action manifeste sur le sublimé. La lumière augmente beaucoup cette action, elle donne lieu en même temps à une formation de glucose qui contribue encore à la réduction du sublimé.

Glycerine. — CALOMEL. — Action sans intérêt au point de vue pharmaceutique.

SUBLIMÉ. — Elle réduit le sublimé en calomel. Cette réduction rapide à la lumière se produit dans l'obscurité et elle est d'autant plus prompte que les solutions sont plus concentrées.

Alcool. — CALOMEL. — Action sans intérêt au point de vue pharmaceutique.

SUBLIMÉ. — Il réduit le sublimé en calomel. Cette action, sensible à l'obscurité, devient rapide à la lumière. L'alcool impur exerce une action plus forte que l'alcool pur et l'alcool fort une action plus énergique que l'alcool faible.

A ce propos on peut se demander si l'alcool qui entre dans la liqueur de Van Swieten est ou non nuisible à cette préparation ? Quelques auteurs pensent que l'alcool contenu dans la liqueur de Van Swieten augmente son pouvoir antiseptique ; d'autres au contraire prétendent qu'il nuit à ce pouvoir.

Sans nous prononcer sur la question, on peut dire que l'action réductrice exercée par l'alcool sur le sublimé entraîne cette conséquence : c'est que la liqueur de Van Swieten ne peut pas être considérée comme une préparation, dans laquelle le sublimé reste inaltéré.

Éther. — CALOMEL. — Action sans intérêt au point de vue pharmaceutique.

SUBLIMÉ. — Il réduit le sublimé en calomel, mais son action réductrice est moindre que celle de l'alcool.

Le mélange d'alcool et d'éther possède un pouvoir réducteur sur le sublimé. Il est facile de prévoir qu'une réduction semblable sera produite dans le collodion (collodion au sublimé) ; mais d'après M. Telmon, la réduction produite est due plutôt au fulmicoton qu'à l'éther et à l'alcool. Donc le collodion au sublimé ne semble pas être une préparation dans laquelle le sublimé n'aurait subi aucune modification.

Acide tartrique. — CALOMEL. — Action sans intérêt au point de vue pharmaceutique.

SUBLIMÉ.—Il réduit le sublimé et cette réduction s'opère plus facilement dans les solutions étendues que dans les solutions concentrées.

Nous parlerons de cette réduction plus longuement, lorsque nous traiterons des paquets de sublimé pouvant être délivrés aux sages-femmes par les pharmaciens.

Acide acétique. — CALOMEL. — Action sans intérêt au point de vue pharmaceutique.

SUBLIMÉ. — Il détermine dans les solutions de sublimé une réduction plus faible que celle de l'acide tartrique ; cette réduction manifeste se produit dans l'obscurité et surtout à la lumière.

Acide cyanhydrique. — CALOMEL. — Pour certains auteurs, il se produit du cyanure de mercure, de l'acide cyanhydrique et du mercure. Pour d'autres, il se produit du bichlorure de mercure et du mercure.

Pour M. Telmon, il y a mise en liberté de mercure métallique d'acide chlorhydrique et formation simultanée de bichlorure et de cyanure de mercure. Nous reviendrons sur l'action de l'acide cyanhy-

drique sur le calomel lorsque nous ferons l'histoire de l'acide cyanhydrique.

Matières albuminoïdes. — CALOMEL. — Les matières albuminoïdes
en solution étendue exercent une action décomposante. Il se forme
d'après M. Telmon un sel soluble. Ce sel serait du sublimé, combiné
à l'albumine et redissous par un excès de cette dernière. Ce sel, à
cause de la présence de l'albumine, ne donne la réaction ni des sels
mercureux ni des sels mercuriques.

D'après M. Telmon l'addition à l'albumine d'un chlorure alcalin
ou d'acide chlorhydrique ne paraît pas augmenter l'action décomposante exercée par cette albumine.

Les préparations pharmaceutiques (pilules, biscuits) qui renferment associée au calomel un peu d'albumine végétale, conservent ce
sel intact, d'après M. Telmon ; telles sont les pilules de Segond :

        Ipécacuanha en poudre. . . . . 0 gr. 40
        Calomel.. 0 » 20
        Extr. aq. d'opium . . . . 0 » 05
        Extr. de rhubarbe . . . . Q. S.
        F. S. A 6 pilules.

Telles sont les pilules d'Hoffmann (mineures).

        Calomel. . . . . }
        Mie de pain . . . . } ââ 2 gr.
        Eau . . . .   Q. S.

Pour 22 pilules.

Tels sont les biscuits au calomel.

SUBLIMÉ. — Nous n'entrerons pas dans les nombreuses théories
qui ont été émises sur l'action exercée par l'albumine sur le sublimé,
nous dirons cependant que des expériences de M. Telmon il semble
résulter que dans l'union du sublimé et de l'albumine il se forme :

1° Un précipité composé de bichlorure de mercure et d'albumine
(chlorhydrargyrate d'albumine de Lassaigne).

2° Du chlorure d'albumine dissous.

Les préparations pharmaceutiques (pilules), qui renferment associée au bichlorure un peu d'albumine végétale, subissent avec le temps
une altération : le sublimé se réduit peu à peu et progressivement ;
une partie du sel est tout d'abord transformée en sel insoluble et
réduite ensuite à l'état de calomel.

Telles sont les pilules de Dupuytren.

    Sublimé corrosif. . . . . 0 gr. 01
    Extr. gommeux d'opium . . . . 0 » 02

Pour une pilule.

Telles sont les pilules d'Hoffmann (majeures).

    Sublimé corrosif. . . . . 1 gr.
    Mie de pain . . . . 10 »
    Eau distillée. . . . . Q. S.

Pour 216 pilules.

Corps gras. — CALOMEL. — Les corps gras n'exercent aucune action sur le calomel, et la pommade au calomel du Codex se conserve très longtemps sans altération.

SUBLIMÉ. — Les corps gras n'exercent aucune action sur le sublimé : aussi la pommade de Cirillo de l'ancien Codex (sublimé 4 gr., axonge 30 gr.) se conserve très longtemps sans altération. Ajoutons à ce propos qu'il en est de même de la vaseline au sublimé du supplément du Codex (vaseline 100 gr., sublimé 0,10).

Conclusions. — CALOMEL. — M. Telmon tire de l'étude à laquelle il s'est livré les conclusions suivantes :

1° On a beaucoup exagéré l'action décomposante que peuvent exercer sur le calomel certaines substances minérales et organiques.

2° Contrairement à l'opinion couramment admise, il semble résulter que les aliments salés ingérés à la suite d'une prise de calomel n'exercent pas l'action nocive qui leur avait été jusqu'ici attribuée. A l'appui de cette opinion M. Telmon rapporte des expériences qui semblent très probantes.

3° La seule transformation importante au point de vue pratique c'est celle qu'éprouve le calomel avec l'acide cyanhydrique.

SUBLIMÉ. — M. Telmon tire de l'étude à laquelle il s'est livré, la conclusion suivante :

La plupart des substances organiques exercent sur le sublimé une action réductrice ; aussi, autant que possible, il faut effectuer extemporanément les préparations du sublimé dans lesquelles entrent une ou plusieurs substances organiques et préserver ces préparations surtout de l'action de la lumière.

B. — Combinaisons du mercure avec le brome.

Sans intérêt au point de vue médico-pharmaceutique.

C. — Combinaisons du mercure avec l'iode.

Le mercure forme, avec l'iode, deux combinaisons intéressantes :
1° Un sel au *minimum*, ou sel mercureux : Iodure mercureux.
2° Un sel au *maximum*, ou sel mercurique : Iodure mercurique.

§ 1. — Iodure mercureux.

Synonymes. — L'iodure mercureux, appelé aussi protoiodure de mercure, sous-iodure de mercure, a pour formule : Hg^2I^2.

Préparation. — On le prépare d'après le procédé suivant (Codex) :

Mercure purifié.	10 grammes
Iode sublimé.	6 —
Alcool à 90°.	Q. S.

On triture l'iode et le mercure dans un mortier en porcelaine en ayant soin d'ajouter la quantité d'alcool strictement nécessaire pour former une pâte homogène. On continue la trituration jusqu'à ce que le mercure ait entièrement disparu et que le mélange ait pris une couleur vert foncé. On introduit alors le produit dans un matras, on le lave à l'alcool bouillant, jusqu'à ce que la solution ne contienne plus de biiodure (*ce que l'on reconnaît, lorsque l'alcool de lavage est devenu volatil sans résidu*) et on fait sécher le produit à l'abri de la lumière.

Réaction. — Par l'action de l'iode sur le mercure il se forme tout d'abord de l'iodure mercurique, qui est peu à peu converti en iodure mercureux par l'excès de mercure.

Quel est le but que l'on recherche en employant de l'alcool ? L'alcool employé au commencement de l'opération pour faire avec le mercure et l'iode une pâte homogène, a pour mission de faciliter la combinaison en dissolvant l'iode, et de prévenir l'échauffement trop considérable de la matière qui, sans son action, pourrait être violemment projetée hors du mortier. C'est aussi afin d'éviter le danger qui résulterait de l'échauffement de la masse et de sa projection hors du vase, que le Codex recommande de n'opérer que sur de petites quantités de substance à la fois.

L'alcool bouillant, employé à la fin de l'opération, a pour but de laver l'iodure mercureux et de le priver de l'iodure mercurique qu'il peut contenir.

Dans une étude très complète sur le protoiodure de mercure (1), M. Maurice François démontre par des expériences très précises, que l'alcool exerce une action sur le protoiodure de mercure, et le dissocie en mercure et iodure mercurique, et il tire de ces expériences les conclusions suivantes :

1° 1000 grammes d'alcool à 95° bouillant, décomposent environ 3 gr. 15 d'iodure mercureux.

2° L'alcool employé au lavage de l'iodure mercureux l'enrichit constamment en mercure, et sort indéfiniment chargé d'iodure mercurique.

3° La séparation quantitative des iodures mercureux et mercurique, par l'alcool bouillant, n'est pas exacte.

Au lieu de laver l'iodure mercureux à l'alcool bouillant, pour le priver de l'iodure mercurique, on peut, suivant le conseil de Williams, le faire bouillir avec une solution concentrée de chlorure de sodium ; ce qui donne le même résultat.

Autres modes de préparation. — L'iodure mercureux peut encore se préparer par d'autres procédés, conseillés par MM. Boullay, Lefort, Yvon ; mais ces procédés n'étant jamais employés en pharmacie, nous ne croyons pas devoir y insister.

Caractères d'identité. — L'iodure mercureux se présente sous forme d'une poudre amorphe, de couleur vert jaunâtre, insoluble dans l'eau et l'alcool et complètement volatil.

La lumière le colore en vert foncé, puis en noir ; elle le dédouble en iodure mercurique et en mercure ; ce dédoublement a lieu spontanément en quelques semaines, même à l'abri de la lumière. L'iodure de potassium provoque cette décomposition instantanément, et l'iodure mercurique formé se dissout dans l'excès d'iodure de potassium. Les chlorures alcalins, en agissant sur l'iodure mercureux, donnent naissance à du sublimé corrosif.

Caractères spécifiques. — On le reconnaît aux caractères suivants :

1° A ses caractères d'identité ;

2° Traité par l'iodure de potassium en solution, il se transforme en mercure métallique et en iodure mercurique qui se dissout et qui donne les réactions des iodures et des sels de mercure au maximum.

3° Traité par le chlorure de sodium, il se transforme en bichlorure

(1) *Journal de Pharmacie et de Chimie*, numéro du 15 février 1896, p. 49, numéro du 1er mars 1896.

de mercure, qui donne les réactions caractéristiques des chlorures et des sels de mercure au maximum.

Caractères de contrôle. — Il peut contenir les altérations et les falsifications suivantes :

Altérations. — *Biiodure de mercure*, s'il a été mal lavé. On le reconnaît en traitant l'iodure suspect par l'alcool bouillant qui dissout le biiodure s'il y en a. En évaporant la liqueur alcoolique, le biiodure reste et on le reconnaît à sa couleur rouge.

Il est souvent altéré par la lumière qui le transforme en un mélange de biiodure et de mercure métallique. En traitant cet iodure suspect par l'alcool bouillant, le résidu insoluble, au lieu de rester vert, devient gris noirâtre.

Falsifications.— Il est quelquefois falsifié avec le *sulfate de baryte*. Pour reconnaître cette fraude, chauffer un peu d'iodure suspect dans un tube à essai : il se volatilisera complètement, s'il est pur ; il se volatilisera incomplètement s'il est impur, et laissera pour résidu les substances étrangères fixes.

Conservation.— Etant altéré par la lumière, il doit être conservé dans des flacons en verre jaune, bouchés à l'émeri.

Action physiologique. — D'après Biett et Ricord, l'iodure mercureux est une des préparations mercurielles les mieux supportées par les personnes délicates et par les enfants.

Action thérapeutique.— Employé exclusivement au traitement des maladies syphilitiques et particulièrement au traitement des accidents secondaires.

Modes d'administration et doses. — On l'emploie : à l'intérieur en pilules, à la dose de 0,01 à 0 gr. 10 centigrammes. A l'extérieur, en pommade à la dose de 1 gramme pour 20 grammes d'axonge pour panser les ulcères vénériens ou frictionner les indurations spécifiques tuberculeuses de la peau.

Formules galéniques. — Il entre dans la composition des pilules d'iodure mercureux opiacées. L'opium, ajouté à l'iodure mercureux, a pour but de faire mieux tolérer ce dernier par le tube digestif. Ces pilules remplacent les fameuses pilules de Ricord, qui ont fait, comme le dit le professeur Fournier, le tour du monde.

M. le professeur Fournier, dans un livre remarquable qu'il vient de publier sur le traitement de la syphilis, insiste sur la nécessité d'employer toujours des pilules de protoiodure en consistance molle, parce que, dit-il, les pilules dures risquent de ne pas être absorbées, c'est-à-dire d'être rendues telles qu'on les a prises. Il fait à ce sujet un tableau humoristique assez piquant : « Les pilules préparées dans les pharmacies à bon marché, où on les fabrique à l'avance et par millier, qu'on laisse ensuite vieillir en attendant la vente, durcissent à la longue, elles deviennent cornées, dures comme du bois, comme des noyaux de cerises ; l'ongle ne les entame plus, et elles rebondissent comme des grains métalliques quand on les jette sur le parquet. Elles seraient bonnes à constituer des projectiles. Jugez si dans cet état, elles se prêtent à l'absorption ! »

Il conseille, pour conserver aux pilules la mollesse convenable, de leur ajouter un peu de glycérine.

Incompatibles. -- Alcalis, sulfures, chlorures, iodures solubles avec la lumière.

Empoisonnements. — Il est toxique. (Mêmes symptômes et mêmes secours que ceux indiqués plus loin aux généralités sur les empoisonnements par les mercuriaux.)

§ 2. — Iodure mercurique.

Synonymes. — L'iodure mercurique appelé aussi biiodure de mercure, biiodure d'hydrargyre a pour formule : HgI^2.

Préparation. — On le prépare par double décomposition au moyen du chlorure mercurique et de l'iodure de potassium (Codex):

Iodure de potassium	100 grammes
Chlorure mercurique	80 —
Eau distillée	2.500 —

Faire dissoudre à froid et séparément l'iodure de potassium dans 10 fois son poids d'eau (1.000 gr.), et le chlorure mercurique dans le reste de la quantité d'eau prescrite (1.500 gr.) ; verser la solution de chlorure mercurique dans la solution d'iodure de potassium ; il se produira un dépôt rouge éclatant d'iodure mercurique. Laver le dépôt à l'eau distillée et faire sécher à une douce chaleur.

Réaction. — Il se forme du biiodure de mercure et du chlorure de potassium :

$$HgCl^2 + 2KJ = HgI^2 + 2KCl$$

Observations. — Lorsqu'on verse la dissolution de chlorure mercurique dans la dissolution d'iodure de potassium, il se produit d'abord un précipité d'iodure mercurique : mais ce précipité se dissout en formant un iodure double de mercure et de potassium. Si l'on ajoute du chlorure mercurique en plus grande quantité, ce chlorure détruit l'iodure double et précipite l'iodure mercurique.

Si, au contraire, on verse la solution d'iodure dans celle du chlorure, il se produit, entre les deux sels, une combinaison insoluble de chloro-iodure de mercure, ayant une couleur jaune rouge. Si l'on ajoute de l'iodure de potassium en plus grande quantité, cet iodure détruit ce chloro-iodure, et il se précipite de l'iodure mercurique qui finit par acquérir une teinte aussi vive que dans le cas précédent.

Pour avoir un iodure mercurique rouge, il est nécessaire d'ajouter un excès d'iodure alcalin. Mais cet excès doit être faible, autrement il y a perte d'une partie de l'iodure mercurique, qui reste à l'état de dissolution. Les proportions indiquées au Codex laissent un peu d'iodure de potassium dans les liqueurs et remplissent par conséquent le but.

Caractères d'identité. — L'iodure mercurique est une poudre d'un rouge vif, insoluble dans l'eau, ou à peu près insoluble, car d'après M. le professeur Bourgoin un litre d'eau à $+ 15°$ en dissout 4 centigrammes ; soluble dans l'alcool, surtout à chaud ; très soluble dans les iodures alcalins, dans les chlorures alcalins, dans le sublimé corrosif. Il est soluble dans les acides chlorhydrique et iodhydrique.

Il est soluble dans les matières grasses : à froid, l'huile de ricin en retient 2 0/0 ; l'huile de noix 1,30 0/0, l'huile d'œillette 1,20 0/0, les huiles d'olive ou d'amande 0,4 0/0, l'axonge 0,45 0/0 (Méhu).

Il est dimorphe ; quand il se dépose d'une solution bouillante d'iodure de potassium, il est en octaèdres aigus à base carrée et d'un beau rouge ; fondu et sublimé, il donne des prismes rhomboïdaux droits, qui sont jaunes, mais qui deviennent rouges par le refroidissement ou le frottement. On connaît donc deux sortes d'iodure mercurique : *la modification rouge*, cristallisée en octaèdres aigus à base carrée, obtenue par précipitation ; *la modification jaune*, cristallisée en prismes rhomboïdaux droits, obtenue par voie sèche.

Il fond à 238° et se volatilise sans résidu. La lumière le noircit.

Il forme :

A. Avec le bichlorure de mercure, deux sels doubles appelés *chloro-iodures de mercure* : l'un de ces sels, incolore, a pour formule : $HgI^2, 2HgCl^2$ (Liebig) ; l'autre de ces sels, jaune, a pour formule : $HgI^2, HgCl^2$ (Boullay).

B. Avec l'iodure de potassium, des sels doubles, appelés *iodo-mercurates de potassium*, ou *iodures doubles de mercure et de potassium*, ou *iodhydrargyrate d'iodure de potassium*, parmi lesquels : $HgI^2, 2 KI$.

Caractères spécifiques. — On le reconnaît aux caractères suivants :

1° A. ses caractères d'identité.

2° Traité par l'iodure de potassium il se dissout et donne les caractères des iodures et des sels de mercure au maximum.

Caractères de contrôle. — Il peut contenir les altérations et les falsifications suivantes :

ALTÉRATIONS. — *Iodure de potassium* ou *chlorure de potassium*, qu'il a pu retenir, s'il a été incomplètement lavé. Pour déceler ces substances, traiter le biiodure suspect par l'eau distillée, filtrer et traiter la dissolution aqueuse par les réactifs des iodures, des chlorures et du potassium.

FALSIFICATIONS. — *Cinabre, Minium, Sulfate de baryte*. Pour déceler ces substances, on peut employer plusieurs procédés :

A. Chauffer dans un tube à essai un peu d'iodure suspect : se volatilise complètement (pur) ; se volatilise incomplètement (impur).

B. Traiter un peu d'iodure suspect par l'alcool chaud : se dissout complètement (pur) ; se dissout incomplètement (impur).

C. Traiter un peu d'iodure suspect par une solution d'iodure de potassium : se dissout complètement (pur) ; se dissout incomplètement (impur).

Conservation. — Étant noirci par la lumière, il doit être conservé dans des flacons en verre jaune bouchés à l'émeri.

Action physiologique. — C'est un poison très violent, qui exerce sur les tissus, avec lesquels il est en contact une action irritante et même destructive.

Action thérapeutique. — Il est employé comme antisyphilitique.

Modes d'administration et doses. — On l'administre : A l'INTÉRIEUR, à la dose de 0 gr. 003, 0 gr. 010, 0 gr. 025 milligrammes par jour, en pilules, en solution alcoolique, éthérée, ou dans l'iodure de potassium. A l'EXTÉRIEUR, en pommade, contre le goître, le lupus, l'acné indurée ou invétérée à la dose de 0 gr. 05 à 0 gr. 50 pour 30 grammes d'axonge.

Formules galéniques. — Il entre dans la formule du *sirop de Gibert*, formule non mentionnée au Codex, mais très employée. Il s'y trouve à l'état d'iodure double de mercure et de potassium.

Formule du sirop de Gibert :

Biiodure de mercure . . . .   1 gramme
Iodure de potassium   50   —
Eau distillée   50   —
Sirop simple   2400   —

25 grammes de ce sirop renferment 0 gr. 01 de biiodure et 0 gr. 50 d'iodure de potassium. On l'emploie à la dose de 5 à 25 grammes par jour.

D'après M. le Professeur Fournier, le sirop de Gibert présente de nombreux inconvénients :

1° Il est mal toléré par l'estomac, à tel point que beaucoup de malades le vomissent.

2° Il a une saveur abominable qui répugne à beaucoup de malades, aux femmes surtout.

3° Il est peu actif aux doses que l'estomac peut tolérer (c'est-à-dire 2 à 3 cuillerées par jour). A cette dose il contient trop peu d'iodure de potassium, 1 à 1 gr. 50, c'est-à-dire une dose trop faible pour obtenir les effets demandés à l'iodure de potassium.

On remplace le sirop de Gibert à l'hôpital St-Louis par un sirop appelé sirop mixte :

Biiodure d'hydrargyre . . . .   0 gr. 10
Iodure de potassium . . . .   10 grammes
Sirop de sucre   200   —

Chaque cuillerée contient 0 gr. 01 de biiodure et 1 gramme d'iodure de potassium.

Le sirop mixte présente sur le sirop de Gibert les avantages suivants :

1° Il contient 1 gr. d'iodure de potassium par cuillerée, tandis que le sirop de Gibert n'en contient que 0 gr. 50 dose trop faible.

2° Son nom de sirop mixte constitue un excellent euphémisme médical ; discret, il ne produit pas sur une ordonnance l'effet révélateur du terrible sirop de Gibert.

Incompatibles. — Alcalis et carbonates, iodures, chlorures solubles (sauf indications spéciales), la lumière vive.

Empoisonnements. — Il est toxique. (Mêmes symptômes et mêmes secours indiqués aux empoisonnements par les mercuriaux.)

D. — Combinaisons du mercure avec l'oxygène.

Le mercure forme avec l'oxygène deux combinaisons :

1° Un oxyde *au minimum* appelé oxyde mercureux Hg^2O (sans intérêt).

2° Un oxyde *au maximum* appelé oxyde mercurique ; corps intéressant.

Oxyde mercurique.

Synonymes. — L'oxyde mercurique, appelé aussi bioxyde de mercure, a pour formule HgO.

Variétés. — On connaît en pharmacie, et on emploie en médecine, deux variétés d'oxyde mercurique, qui diffèrent par leur mode de préparation et par leurs propriétés organoleptiques, physiques et chimiques : 1° l'*oxyde préparé par voie sèche*, appelé oxyde rouge ; 2° l'*oxyde préparé par voie humide*, appelé oxyde jaune.

I. — Oxyde mercurique préparé par voie sèche.

Synonymes. — L'oxyde mercurique, préparé par voie sèche, s'appelle aussi oxyde rouge de mercure, précipité rouge, oxyde mercurique rouge, oxyde de mercure par voie sèche.

Préparation. — Pour le préparer on décompose par la chaleur l'azotate mercurique. Cette opération, d'après le Codex, comprend deux temps : 1° préparation de l'azotate mercurique, — 2° décomposition de l'azotate mercurique par la chaleur.

1ᵉʳ TEMPS. — *Préparation de l'azotate mercurique.*

Mercure purifié.	100 grammes
Acide azotique officinal	80 —
Eau distillée	20 —

Introduire le mercure et l'acide étendu d'eau dans un matras à fond plat, que l'on place sur un bain de sable tiède jusqu'à ce que le métal soit entièrement dissous ; augmenter alors la chaleur pour vaporiser le liquide. On obtient ainsi de l'azotate de mercure desséché.

2ᵉ TEMPS. — *Décomposition par la chaleur de l'azotate mercurique.*

Quand l'azotate de mercure sera desséché, on élève la température pour le décomposer, après avoir relevé le sable autour du matras. On maintient l'action de la chaleur jusqu'à ce que la décomposition soit complète, et on s'arrête quand on ne voit plus se dégager de vapeurs nitreuses. On laisse refroidir lentement et on enlève l'oxyde formé.

Réactions. — Dès que le mercure est mis en contact avec l'acide azotique, il le réduit et il se convertit en oxydes mercureux et mercurique qui s'unissent à l'acide excédant pour former des azotates mercureux et mercurique. Par la calcination, les azotates mercureux et mercurique sont décomposés ; il se dégage de l'acide azotique, qui fait passer au maximum d'oxydation l'azotate mercureux et le transforme en azotate mercurique. Cet azotate mercurique se décompose à son tour par la calcination, et lorsque cette calcination est terminée, il ne reste que de l'oxyde mercurique dans le matras. On reconnaît que la décomposition est totale, lorsque la production des vapeurs nitreuses s'arrête ; dans ce cas, l'atmosphère du matras est incolore. D'ailleurs, dit M. Jungfleisch, dans ses *Manipulations de chimie*, on reconnaît aisément que la décomposition est complète à l'aide des caractères suivants : 1° Le résidu de la calcination est rouge brique et devient facilement pulvérulent, lorsqu'on l'écrase sous l'extrémité d'une baguette de verre. S'il restait dans ce résidu un peu d'azotate de mercure non décomposé, il communiquerait à ce résidu une teinte jaunâtre et une certaine solidité. 2° Si l'on chauffe dans un tube à essai une portion du résidu jusqu'à ce que l'oxyde mercurique se décompose et donne des globules de mercure métallique, l'atmosphère du tube restera incolore, si l'oxyde ne contient plus d'acide azotique ; elle se colorera au contraire en jaune, si l'oxyde renfermait encore de l'acide azotique.

Il est très important, comme le conseille le Codex, lorsqu'on calcine l'azotate de mercure, de ne pas élever trop la température ou de prolonger trop longtemps l'action de la chaleur, parce que l'oxyde mercurique formé se décomposerait en oxygène et en mercure métallique. Au contraire, lorsqu'on ne chauffe pas suffisamment pour décomposer tout l'acide azotique, on obtient un oxyde mélangé de sous-azotate de mercure ; c'est là un inconvénient grave, qu'il faut soigneusement éviter, car le produit, ainsi obtenu, serait caustique.

Caractères d'identité. — L'oxyde rouge de mercure se présente sous la forme d'une poudre cristalline d'un beau rouge orangé, peu soluble dans l'eau 1/7000, insoluble dans l'alcool, soluble dans les acides azotique et chlorhydrique. La chaleur le décompose au delà de 400° en mercure et en oxygène. La lumière le décompose lentement et le colore en noir.

C'est un oxydant énergique qui est réduit avec facilité par tous les corps avides d'oxygène. Le chlore ne l'attaque qu'à chaud ; l'acide oxalique ne le dissout qu'à l'ébullition ; il est très difficilement et très lentement attaqué par l'ammoniaque.

Caractères spécifiques. — On le reconnaît aux caractères suivants :

1° A ses caractères d'identité.

2° Dissous dans un acide et traité par les réactifs des sels de mercure au maximum, il donne les réactions caractéristiques de ces sels.

Caractères de contrôle. — Il peut contenir les altérations et les falsifications suivantes :

ALTÉRATIONS. — *Nitrate de mercure.* Si l'oxyde rouge a été mal préparé ou calciné incomplètement, il peut retenir un peu de nitrate de mercure. Pour déceler la présence de ce corps, chauffer dans un tube à essai un peu d'oxyde suspect ; il se dégagera des vapeurs rutilantes, si l'oxyde mercurique contient du nitrate de mercure.

FALSIFICATIONS. — *Ocre, brique, minium.* Pour reconnaître ces substances étrangères, on chauffe un peu d'oxyde suspect dans un tube à essai ; se volatilise complètement (pur) ; se volatilise incomplètement en laissant un résidu (impur).

Conservation. — Etant altérable à la lumière, il doit être conservé dans des flacons jaunes bouchés à l'émeri.

Action physiologique. — C'est un irritant énergique ; porté dans l'estomac, même à petites doses, il occasionne des vomissements et de la diarrhée ; à doses plus fortes, il est toxique. Il a du reste une action physiologique analogue à celle des autres mercuriaux.

Action thérapeutique. — Antisyphilitique, employé, surtout à l'EXTÉRIEUR, contre les ulcères vénériens et les taches de la cornée.

Modes d'administration et doses. — A cause de ses propriétés irritantes, il est très rarement employé à l'INTÉRIEUR, il peut cependant s'administrer à la dose de 0 gr. 001 à 0 gr. 01. On l'emploie surtout à l'EXTÉRIEUR en pommade, à la dose de 1 à 2 grammes pour 15 d'axonge.

Formules galéniques. — Il entre dans la composition d'un grand nombre de pommades dites *ophtalmiques*, employées pour combattre les blépharites chroniques, les kératites et les conjonctivites anciennes : Pommade de Lyon, du Régent, de la Vve Farnier, de St-Yves.

Il importe de rappeler quelques précautions indispensables et quelques faits intéressants relatifs à ces pommades : Il faut toujours porphyriser avec soin l'oxyde rouge de mercure, qui doit entrer dans la composition des pommades ; il perd, sans cette précaution, beaucoup de sa valeur thérapeutique. Les pommades, qui renferment de l'oxyde rouge de mercure, changent de couleur au bout d'un certain temps. Cette modification tient à la combinaison de l'oxyde avec les corps gras ou à sa réduction par les mêmes composés. De pareilles pommades sont altérées et doivent être rejetées.

L'oxyde rouge de mercure entre aussi dans la composition d'une poudre employée quelquefois pour détruire les végétations et qu'on appelle poudre caustique de Plenck :

Oxyde rouge . . . . } àà 10 grammes
Alun sublimé. . . . . }
Sabine.   40   —

Incompatibles. — Sulfures, chlorures, iodures, acides, sels acides, graisse rance.

Empoisonnement. — Il est toxique, et en cas d'empoisonnement, il produit les symptômes généraux des mercuriaux, symptômes que l'on combattra par les moyens qui seront indiqués plus loin.

II. — Oxyde mercurique préparé par voie humide.

Synonymes. — L'oxyde mercurique, préparé par voie humide, s'appelle oxyde mercurique jaune, oxyde de mercure par précipitation.

Préparation. — On le prépare en précipitant un sel mercurique soluble par de la potasse ; le sel mercurique, ordinairement employé, est le bichlorure de mercure (Codex) :

Bichlorure de mercure . . . .   100 grammes
Eau distillée.   3000   —
Potasse caustique à l'alcool   60   —

Dissoudre le bichlorure de mercure dans les deux tiers de l'eau distillée (2000 gr.), et faire dissoudre ensuite la potasse dans le reste de l'eau préalablement chauffée (1000 gr.). Verser, peu à peu et en agitant sans cesse, la solution mercurielle dans la solution alcaline. Il se formera aussitôt un précipité lourd, pulvérulent, d'une belle couleur jaune. Laver le précipité par décantation, et à l'abri de la lumière directe, jusqu'à ce que l'eau de lavage ne trouble plus par l'azotate d'argent. Jeter sur un filtre sans plis et faire sécher à une douce chaleur.

Il est essentiel, dans cette préparation, d'employer un excès d'alcali, car sans cela, le précipité serait mélangé d'oxychlorure de mercure, de couleur briquetée (Codex). On sait, en effet, que lorsqu'on verse une base dans du sublimé corrosif en excès, il ne se forme pas d'oxyde mercurique jaune, mais un oxychlorure brun.

Réaction. — La potasse décompose le bichlorure de mercure, et il se forme de l'oxyde mercurique, de l'eau et du chlorure de potassium :

$$HgCl^2 + 2KOH = HgO + H^2O + 2KCl$$

Le lavage de l'oxyde de mercure a pour but de lui enlever le chlorure de potassium qu'il aurait pu retenir.

Caractères d'identité. — L'oxyde jaune de mercure se présente sous la forme d'une poudre jaune, amorphe, dénuée de toute forme cristalline, d'une très grande ténuité, insoluble dans l'eau, insoluble dans l'alcool, soluble dans les acides azotique et chlorhydrique. Il est décomposé par la lumière et coloré en noir. Il est décomposé par la chaleur en mercure et en oxygène.

Il possède les mêmes propriétés chimiques que l'oxyde rouge, mais il a une activité chimique, ou si on le préfère, des affinités chimiques beaucoup plus grandes que l'oxyde rouge, ce qui tient peut-être, mais cela n'est pas certain, à son plus grand état de division : il est attaqué à froid par le chlore ; il se dissout à froid dans l'acide oxalique, et est facilement attaqué par l'ammoniaque.

Caractères spécifiques. — On le reconnaît aux caractères suivants :

1° A ses caractères d'identité.

2° Dissous dans l'acide azotique il donne une solution acide qui, traitée par les réactifs des sels de mercure au maximum, donne les réactions caractéristiques de ce sel.

Caractères de contrôle. — ALTÉRATIONS. — Mal lavé, il peut renfermer du *chlorure de potassium*. Pour en déceler la présence, traiter l'oxyde suspect par l'eau distillée qui dissoudra le chlorure de potassium s'il en existe. Filtrer et traiter la solution filtrée par les réactifs des chlorures et des sels de potassium.

FALSIFICATIONS. — Il est rarement falsifié ; en tout cas, il est entièrement volatilisable par la chaleur. Il suffirait donc de le chauffer dans un tube pour reconnaître la présence des substances fixes qui pourraient lui être frauduleusement ajoutées.

Conservation. — Étant altérable à la lumière, il doit être conservé dans des flacons jaunes bouchés à l'émeri.

Action physiologique et thérapeutique. — Il possède une action physiologique et thérapeutique analogue à celle de l'oxyde rouge.

Modes d'administration et doses. — L'oxyde jaune de mercure a pris rang depuis quelques années dans la matière médicale, mais il n'est pas assez employé et on pourrait le substituer partout avec avantage à l'oxyde rouge, auquel il est très supérieur par la constance de ses effets et par l'énergie qu'il doit à sa ténuité extrême et invariable. Actuellement, on l'emploie uniquement à L'EXTÉRIEUR, en pommade. Nous signalerons, à propos de ces pommades, les remarques déjà faites à propos des pommades à l'oxyde rouge de mercure.

Formules galéniques. — Il entre dans les formules galéniques suivantes : pommade à l'oxyde jaune de mercure, eau phagédénique, dont il forme le principe actif, et qu'on emploie pour lotionner les ulcères vénériens.

Incompatibles. — Comme l'oxyde rouge de mercure.

Empoisonnements. — Toxique, mêmes symptômes et mêmes secours que pour l'oxyde rouge de mercure.

E. — Combinaisons du mercure avec le soufre.

Le mercure forme avec le soufre deux combinaisons :

1° Un sel au *minimum*, ou sel mercureux, le sulfure mercureux (sans intérêt).

2° Un sel au *maximum*, ou sel mercurique, le sulfure mercurique (intéressant).

Sulfure mercurique.

Synonymes. — Le sulfure mercurique, appelé aussi bisulfure de mercure, a pour formule HgS.

On en connaît deux variétés : 1° le sulfure noir (amorphe), 2° le sulfure rouge (cristallin).

I. — Sulfure mercurique noir.

Synonymes. — Le sulfure mercurique noir s'appelle aussi éthiops minéral, sulfure de mercure amorphe.

Préparation. — On le prépare en triturant dans un mortier de verre ou de porcelaine un mélange de 10 p. de mercure métallique et de 20 parties de soufre lavé, jusqu'à ce que le métal ait complètement disparu et que le mélange ait pris une teinte noire uniforme.

Le produit ainsi obtenu est un mélange de sulfure mercurique noir, avec un excès de soufre. On le purifie de cet excès de soufre par des lavages répétés au sulfure de carbone.

Caractères d'identité. — L'éthiops minéral est une poudre noire, amorphe, complètement volatile, inodore, insipide, insoluble dans l'eau.

Caractères spécifiques. — On le reconnaît aux caractères suivants :

1° Il donne les réactions caractéristiques des sulfures.

2° Il se dissout dans l'eau régale, avec dépôt de soufre. La solution filtrée donne les réactions caractéristiques des sels de mercure au maximum.

Caractères de contrôle. — On le falsifie quelquefois avec de la *plombagine*, du *charbon* en poudre, du *noir animal*. Pour déceler ces corps, chauffer fortement dans un tube à essai un peu d'éthiops suspect : s'il est pur, il brûlera avec une flamme bleuâtre sans laisser de résidu ; s'il est impur, il brûle en laissant un résidu.

Conservation. — Etant inaltérable à l'air, il peut être conservé dans des flacons bouchés.

Action physiologique. — Il a été préconisé comme vermifuge et antiscrofuleux. On l'employait à la dose de 0 gr. 25 à 0 gr. 50. Il est aujourd'hui complètement inusité, malgré les efforts tentés par quelques praticiens. C'est, du reste, une préparation à composition variable, qui rend ses effets incertains.

II. — Sulfure mercurique rouge.

Synonymes. — Le sulfure mercurique rouge est appelé *cinabre*, quand il est en masses compactes ; *vermillon*, quand il est divisé.

Préparation. — Le *Cinabre* se rencontre dans la nature, soit en masses compactes, soit en cristaux rouges dérivés d'un rhomboèdre hémiédrique ; c'est le principal minerai de mercure. Dans l'industrie on le prépare en sublimant dans des vases de fonte le sulfure obtenu par trituration du soufre avec le mercure, c'est-à-dire l'éthiops minéral ou sulfure noir.

Caractères d'identité. — Le cinabre se présente dans le commerce en masses à structure fibreuse, se réduisant par la trituration en une poudre d'un rouge vif, appelée vermillon. Il a une densité voisine de 10. Il est inodore, insipide, insoluble dans l'eau et dans l'alcool.

Chauffé en vase clos, il se volatilise sans entrer en fusion ; chauffé à l'air, il brûle avec une flamme bleue en donnant du mercure et de l'anhydride sulfureux.

L'acide sulfurique concentré le dissout à chaud, avec production d'anhydride sulfureux et formation de sulfate de mercure. L'acide azotique, même à l'ébullition, est sans action sur lui ; mais il est attaqué par l'eau régale, avec dépôt de soufre.

Caractères spécifiques. — On le reconnaît aux caractères suivants :

1° A ses caractères d'identité.

2° Il donne les caractères spécifiques des sulfures.

3° Il se dissout dans l'eau régale avec dépôt de soufre. Sa solution filtrée donne les réactions caractéristiques des sels de mercure au maximum.

Caractères de contrôle. — On le falsifie quelquefois avec du minium ou du colcothar. Pour déceler ces corps, on chauffe le cinabre : il se volatilisera sans résidu, s'il est pur.

Action physiologique. — Le cinabre est peu actif et il a pu, sans danger, être donné à des doses quotidiennes de 0 gr. 50 à 1 gr. Lorsqu'on le chauffe à l'air, il produit une vapeur formée de mercure métallique et d'anhydride sulfureux qui est au contraire très active.

Action thérapeutique. — Employé, sous forme de fumigations, contre les ulcères syphilitiques du gosier et des fosses nasales.

Modes d'administration et doses. — Il s'administre en fumigations sèches ou humides, fumigations qui se préparent comme nous l'avons indiqué dans le Cours de pharmacie galénique.

F. — Combinaisons du mercure avec les autres métalloïdes.

Sans intérêt au point de vue médico-pharmaceutique.

SECTION III

ÉTUDE DES SELS FORMÉS PAR LE MERCURE AVEC LES ACIDES MINÉRAUX.

SOMMAIRE. — Avec l'acide sulfurique (*sulfate mercurique, sulfate trimercurique*). — Avec l'acide azotique (*Azotate mercureux. — Azotate basique. — Azotate mercurique. — Azotate acide de mercure*).
Synonymes. — Formule. — Préparation. — Purification. — Caractères d'identité, spécifiques, de contrôle. — Conservation. — Action physiologique, thérapeutique. — Modes d'administration, doses. — Incompatibles. — Empoisonnements. — Secours.

A. — Combinaisons avec les acides oxygénés du chlore.

B. — Combinaisons avec les acides oxygénés du brome, de l'iode.

Sans intérêt.

C. — Combinaisons du mercure avec les acides oxygénés du soufre.

Le mercure forme avec l'acide sulfurique trois combinaisons :
1° Le sulfate mercureux (sans intérêt).
2° Le sulfate mercurique.
3° Le sulfate trimercurique.

§ 1. — Sulfate mercurique.

Synonymes. — Le sulfate mercurique, appelé aussi sulfate de bioxyde de mercure a pour formule : SO^4Hg.

Préparation. — On le prépare en dissolvant le mercure dans l'acide sulfurique :

Mercure purifié. . . . .   60 grammes
Acide sulfurique pur.   80   —

On place le mélange dans une capsule de porcelaine, disposée sur un bain de sable ; on chauffe doucement. Il se dégage de l'anhydride sulfureux et le métal se change en sulfate mercurique, d'apparence cristalline. On continue l'action de la chaleur jusqu'à dessiccation complète du produit.

Réaction. — La réaction produite est exprimée par l'équation suivante :

$$2SO^4H^2 + Hg = SO^4Hg + SO^2 + 2H^2O.$$

Caractères d'identité. — Le sulfate mercurique est une poudre blanche, cristalline, anhydre, très lourde, très peu soluble dans l'eau froide, attirant l'humidité de l'air, noircissant à la lumière. L'eau bouillante le décompose en sulfate acide soluble, qui se dissout et en sulfate basique insoluble, sulfate tribasique qui se précipite et qu'on désigne sous le nom de *turbith minéral*.

Caractères spécifiques. — On le reconnaît aux caractères suivants :

1° Il donne les réactions caractéristiques des sulfates.

2°   —   —   des sels de mercure au maximum.

Caractères de contrôle. — Il peut contenir quelquefois du *sulfate mercureux*. Pour le déceler, on traite le sulfate mercurique par l'eau, et dans la liqueur on verse de l'acide chlorhydrique : si le sel est pur, pas de précipité ; si le sulfate contient du sulfate mercureux, il y aura un précipité blanc de chlorure mercureux (calomel) norcissant par l'ammoniaque.

Conservation. — Attirant l'humidité de l'air et noircissant à la lumière, il doit être conservé dans des flacons jaunes bouchés à l'émeri et dans un lieu sec.

Usages. — Le sulfate mercurique n'est pas employé en médecine ; mais il sert en pharmacie pour la préparation du chlorure mercurique, du turbith minéral et à la fabrication de la pile de Marié-Davy.

Empoisonnements. — Il est toxique. Symptômes et secours comme pour les mercuriaux en général.

§ 2. — Sulfate trimercurique.

Synonymes. — Le sulfate trimercurique, appelé aussi sous-sulfate mercurique, sous-sulfate de bioxyde de mercure, turbith minéral, a pour formule : $SO^4Hg, 2HgO$

Préparation. — On le prépare en décomposant par l'eau bouillante le sulfate mercurique (Codex) :

Sulfate mercurique	100 grammes
Eau bouillante	1500 —

Réduire le sulfate mercurique en poudre fine et le délayer dans l'eau bouillante prescrite en ayant soin d'agiter continuellement pour faciliter l'action de l'eau sur le sel. On obtiendra alors une poudre jaune qui est le turbith minéral. Décanter le liquide, laver la poudre à plusieurs reprises à l'eau bouillante et faire sécher.

Il est essentiel, pour obtenir un beau produit, d'employer du sulfate mercurique complètement exempt de sulfate mercureux, ce qu'il est très facile de faire en essayant, comme nous l'avons dit, le sulfate mercurique.

Caractères d'identité. — Le turbith minéral est une poudre jaune citron soluble dans 2000 parties d'eau froide et dans 600 parties d'eau bouillante à laquelle elle communique une réaction acide. Calciné, il devient rouge puis se décompose en acide sulfureux, oxygène, mercure, qui se volatilise, et il ne reste aucun résidu.

Caractères spécifiques. — On le reconnaît aux caractères suivants :

1º A ses caractères d'identité.

2º Il donne les réactions caractéristiques des sulfates.

3º Traité par l'acide sulfurique il se dissout, et la solution donne les réactions caractéristiques des sels de mercure au maximum.

Caractères de contrôle. — Le turbith minéral pur, calciné, se décompose en acide sulfureux, oxygène et mercure et ne laisse aucun résidu : s'il laissait un résidu, il serait impur.

Conservation. — Noircissant à la lumière ; il doit être conservé dans des flacons jaunes bouchés à l'émeri.

Action physiologique. — C'est un excitant pour la muqueuse nasale et, par suite, il est sternutatoire. Introduit en petites quantités dans les premières voies, il provoque des nausées, du ptyalisme et des vomissements. Absorbé pendant longtemps, il agit comme les autres composés mercuriels. A doses massives, il est toxique.

Action thérapeutique. — On peut l'employer comme émétique et purgatif (inusité) ; il est surtout employé comme antiherpétique.

Modes d'administration et doses. — On l'emploie en pommade à la dose de 1 gramme pour 30 grammes.

Formules galéniques. — Il n'entre dans aucune formule galénique spéciale mentionnée au Codex.

Incompatibles. — Il est incompatible avec les mêmes corps que le sulfate mercurique.

Empoisonnements. — Il est toxique. (Voir pour les symptômes et les secours les indications générales données plus loin aux empoisonnements par les mercuriaux.)

D. — Combinaisons du mercure avec les composés oxygénés de l'azote.

Le mercure donne, avec l'acide azotique, trois combinaisons intéressantes :

1° L'azotate mercureux.
2° L'azotate basique de mercure.
3° L'azotate mercurique.

§ 1. — Azotate mercureux.

Synonymes. — L'azotate mercureux, appelé aussi azotate de protoxyde de mercure, nitrate de protoxyde de mercure, protonitrate de mercure, azotate de sous-oxyde de mercure, a pour formule :

$$(AzO^3)^2Hg^2 + 2H^2O$$

Préparation. — On le prépare en traitant à froid, du mercure en excès, par de l'acide azotique (Codex) :

Mercure purifié. . . . . 100 grammes
Acide azotique officinal 100   —
Eau distillée. 50   —

Mélanger dans une capsule à fond plat l'acide azotique et l'eau, laisser refroidir le mélange ; ajouter le mercure, et laisser la réaction s'effectuer en abandonnant l'opération à elle-même dans un lieu frais. Après deux ou trois jours, l'azotate mercureux aura cristallisé. On décante l'eau-mère, on place les cristaux sur un entonnoir en verre et on les lave avec un peu d'acide nitrique. On les égoutte et on les conserve dans un flacon bouché à l'abri de la lumière.

Réaction. — Le mercure décompose l'acide azotique pour former de l'oxyde mercureux ; cet oxyde s'unit à l'acide azotique non décomposé pour former de l'azotate mercureux ; il y a formation d'hypoazotide et d'eau :

$$Hg^2 + 4(AzO^3H) = (AzO^3)^2Hg^2 + 2AzO + 2H^2O.$$

Caractères d'identité. — L'azotate mercureux se présente sous la forme de cristaux prismatiques, blancs, solubles dans une petite quantité d'eau chaude, mais une grande quantité d'eau chaude le dédouble en sel acide qui se dissout, et en sel basique insoluble, blanc, passant rapidement au jaune clair, et constituant ce qu'on appelle le *turbith nitreux*. Il est soluble dans l'acide azotique dilué. La chaleur le décompose facilement.

Caractères spécifiques. — On le reconnaît aux caractères suivants :

1° Il donne les réactions caractéristiques des azotates.

2° Sa solution dans l'acide azotique donne les réactions caractéristiques des sels de mercure au minimum.

Caractères de contrôle. — Il est rarement altéré ou falsifié.

Conservation. — Etant altérable à la lumière, il doit être conservé dans des flacons jaunes bouchés à l'émeri.

Action physiologique. — Il possède une action physiologique analogue à celle des mercuriaux.

Action thérapeutique. — On l'emploie comme antisyphilitique et antidartreux.

Modes d'administration et doses. — Il est peu employé à l'intérieur ; mais si on l'administre, on l'emploie aux mêmes doses que le sublimé corrosif ; à l'extérieur, on l'emploie en pommade à la dose de 1 gramme pour 30 grammes.

Formules galéniques. — Il entre dans la composition de la pommade citrine.

Incompatibles. — Eau, alcalis, carbonates, chlorures, sulfures iodures solubles.

Empoisonnements. — Il est toxique. (Voir pour les symptômes et les secours les indications générales données aux empoisonnements par les mercuriaux.)

§ 2. — Azotate basique de mercure.

Synonymes. — L'azotate basique de mercure, appelé aussi sous-azotate mercureux, azotate mercureux bibasique, sous-nitrate de protoxyde de mercure, turbith nitreux, a pour formule :

$$(AzO^3)^2Hg^2,Hg^3O + H^2O$$

C'est, comme sa formule l'indique, une combinaison d'azotate mercureux et d'oxyde mercureux contenant une molécule d'eau.

Préparation. — On le prépare en décomposant l'azotate mercureux par l'eau bouillante (Codex) :

    Azotate mercureux cristallisé . . . .   1 partie
    Eau distillée bouillante . . . .   10 —

Pulvérisez finement le sel et délayez-le dans l'eau bouillante en agitant. Lorsque le précipité formé a pris une couleur jaune citron très
vive, on laisse déposer ; on décante le liquide surnageant ; on lave le
dépôt à l'eau distillée froide, on le fait sécher à l'abri de la lumière
qui l'altère et on le conserve à l'abri de la lumière.

Il est bon de ne pas trop prolonger les lavages, car l'eau modifierait
peu à peu la composition du turbith nitreux, en lui enlevant l'acide
azotique.

Réaction. — L'eau bouillante décompose l'azotate mercureux (sel
neutre) en un *sel acide*, qui se dissout et en un *sel basique*, qui se
dépose.

Caractères d'identité. — Le turbith nitreux est une poudre
jaune pâle, un peu verdâtre, insoluble dans l'eau, soluble dans l'acide
azotique.

Caractères spécifiques. — On le reconnaît aux caractères suivants :

1° Il donne les réactions caractéristiques des azotates.

2° Dissous dans l'acide azotique, il donne les réactions caractéristiques des sels de mercure au minimum.

Caractères de contrôle. — Il est rarement altéré ou falsifié.

Conservation. — Etant altérable à la lumière, il doit être conservé dans des flacons jaunes bouchés à l'émeri.

Action physiologique. — Il possède une action physiologique
analogue à celle des mercuriaux.

Action thérapeutique. — On l'emploie comme résolutif, fondant, antiherpétique.

Modes d'administration et doses. — Il ne s'emploie qu'à l'ex-
TÉRIEUR en pommade à la dose de 1 gramme pour 50.

Incompatibles. — Mêmes incompatibles que l'azotate mercureux.

Empoisonnements. — Il est toxique. (Voir pour les symptômes
et les secours les indications générales données aux empoisonnements par les mercuriaux.)

§ 3. — Azotate mercurique.

L'azotate mercurique a pour formule : $(AzO^2)^2Hg$.

On peut l'obtenir cristallisé, mais comme ces cristaux sont très déliquescents, ils ne sont pas employés en pharmacie. On emploie seulement l'azotate mercurique **dissous**.

Synonymes. — L'azotate mercurique dissous, le seul employé en pharmacie, s'appelle aussi : nitrate de bioxyde de mercure dissous, azotate mercurique liquide, nitrate acide de mercure.

Préparation. — On le prépare par l'action de l'acide azotique sur le mercure à chaux (Codex) :

Mercure purifié	100 grammes
Acide azotique officinal	165 —
Eau distillée	35

Mélangez l'acide azotique et l'eau, ajoutez le mercure, chauffez pour faire dissoudre et évaporez la solution jusqu'à ce qu'elle soit réduite aux trois quarts de son poids primitif c'est-à-dire à 225 grammes.

Caractères d'identité. — L'azotate acide de mercure du Codex est un liquide incolore, très caustique, très dense, ayant une densité de 2,246.

Il est décomposé par la chaleur.

L'eau, employée en grande quantité, le décompose en donnant un azotate acide et un azotate tribasique jaune. Cet azotate tribasique, porte, dans quelques formulaires, le nom de *turbith nitreux*, bien que ce ne soit pas le véritable turbith nitreux des anciens pharmacologistes dont nous avons parlé plus haut.

Caractères spécifiques. — On le reconnaît aux caractères suivants :

1° Il donne les réactions caractéristiques des azotates.

2°   —   des sels de mercure au maximum.

Caractères de contrôle. — Il ne doit pas se troubler par la solution de chlorure de sodium (absence de sels mercureux).

Conservation. — Il doit être conservé dans un flacon jaune bouché à l'émeri.

Action thérapeutique. — C'est un caustique puissant employé contre les dartres, les ulcères syphilitiques, la teigne faveuse, les granulations et les ulcérations du col de l'utérus.

Modes d'administration et doses. — On l'emploie quelquefois en pommade à la dose de X à XX gouttes dans 30 grammes de vaseline.

Formules galéniques.—Il entre dans la composition de la pommade citrine.

Incompatibles. — Eau, alcalis, carbonates, chlorures, sulfures et iodures solubles.

Empoisonnements. — Il est toxique.(Voir pour les symptômes et les secours les indications générales données aux empoisonnements par les mercuriaux.)

E. — Combinaisons du mercure avec les acides
oxygénés du phosphore.

F. — Combinaisons du mercure avec les acides
oxygénés de l'arsenic.

G. — Combinaisons du mercure avec les acides
oxygénés de l'antimoine.

H. — Combinaisons du mercure avec les acides
oxygénés du bore.

I. — Combinaisons du mercure avec les acides
oxygénés du carbone.

J. — Combinaisons du mercure avec les acides
oxygénés du manganèse, du chrome.

Sans intérêt au point de vue pharmaceutique.

SECTION IV

NOMENCLATURE DES COMBINAISONS QUE LE MERCURE FORME AVEC LES ACIDES OU COMPOSÉS ORGANIQUES AYANT REÇU UNE APPLICATION MÉDICO-PHARMACEUTIQUE.

Avec l'acide acétique.	{	Acétate mercureux.
		Acétate mercurique.
—	benzoïque.	0
—	citrique	0
—	cyanhydrique . . .	Cyanure de mercure.
—	lactique	0
—	oxalique	0
—	phénique	0
—	salicylique	Salicylate de mercure.
—	saccharique. . . .	0
—	sulfovinique . . .	0
—	tannique.	Tannate de mercure.
—	tartrique	0
—	valérianique . . .	0

SECTION V

ÉTUDE DE L'ACTION PHYSIOLOGIQUE ET THÉRAPEUTIQUE DU GROUPE DES MERCURIAUX.

SOMMAIRE. — Action physiologique générale. — Travaux publiés à ce sujet. — Conclusions. — Action thérapeutique générale. — Propriétés parasiticides antiseptiques, irritantes, caustiques, antiphlogistiques, altérantes.

Considérations générales. — Nous avons dit, au commencement de cette étude, que le mercure et ses combinaisons formaient un groupe, appelé *groupe des mercuriaux*, embrassant un très grand nombre de médicaments ayant une action physiologique et thérapeutique analogue.

Action physiologique. — Les travaux, publiés sur l'action physiologique des mercuriaux, sont tellement nombreux, qu'il faudrait, même pour en condenser seulement la substance, écrire un énorme volume.

Quelles sont les voies par lesquelles le mercure et ses composés peuvent pénétrer dans l'organisme ? Quel est le mécanisme de l'absorption de ces composés ? Quelles sont les modifications qu'ils subissent dans l'organisme ? Quelles sont les voies par lesquelles ils s'éliminent ? Toutes ces questions, qui soulèvent des problèmes de chimie physiologique complexes et délicats, ont été étudiées par de nombreux auteurs : Gubler, Rabuteau, Chaussier, Lebkuchner, Chatin, Rohrig, Fleischer d'Erlangen, Barensprung, Eulenberg, Mialhe, Owerbeck, Nothnagel et Rossbach, Fürbringer, Lewald, Michaëlis, Hermann, Voit, Clayton, Gaspard, Claude Bernard, Wilbouchewick, Hallopeau, etc. Elles ont été résumées d'une manière très remarquable par M. le Professeur Merget de Bordeaux dans sa thèse intitulée : *Action toxique, physiologique et thérapeutique des vapeurs mercurielles*, chapitre V, pages 138 à 195, et chapitre VI, pages 195 à 236.

Ne voulant pas donner à cette étude des développements trop considérables, nous nous bornerons simplement à dire que le mercure et ses composés produisent sur l'économie une action locale et générale qui peut être ainsi résumée, d'après Fonssagrives :

1° *Ils exercent une action locale irritante* qui donne souvent lieu à de l'érythème, de l'eczéma, de l'impetigo, phénomènes décrits par Alley de Dublin sous le nom d'*hydrargyrie*. — Cette action locale est variable suivant qu'il s'agit du mercure métallique, d'un de ses composés solubles ou de l'un de ses composés insolubles.

2° *Ils agissent comme modificateurs des sécrétions.* — Absorbés, ils modifient d'une matière spéciale les glandes, et en particulier celles du tube digestif et de ses annexes. Ils provoquent l'hypercrinie des glandes et le ptyalisme est devenu le signe et en quelque sorte la mesure de l'imprégnation mercurielle.

Toutes les préparations de mercure peuvent amener le ptyalisme ou salivation mercurielle ; mais, le mercure métallique, qu'il soit absorbé par la peau ou qu'appliqué à l'extérieur, il mélange ses vapeurs à l'air inspiré, paraît provoquer la salivation avec plus de rapidité et de certitude que les autres préparations.

3° *Ils agissent comme modificateurs de la nutrition.* — Les mercuriaux ralentissent les actions de formation organique en même temps qu'ils exagèrent les mouvements de dénutrition. Sous l'influence de ces deux causes, l'économie s'appauvrit ; le sang s'altère, ses globules rouges diminuent, son sérum devient moins albumineux, par suite plus fluide et il *s'établit alors une véritable chlorose mercurielle*. De même aussi, si l'action du mercure se prolonge, les tissus s'amoindrissent, la graisse se résorbe et il survient de l'amaigrissement.

4° Ils agissent comme modificateurs du système lymphatique. — Les mercuriaux agissent, d'une manière élective, sur le système lymphatique ; ils en augmentent la vitalité et en réveillent les fonctions.

5° Ils agissent comme modificateurs de la circulation à sang rouge. — Les mercuriaux sont des médicaments froids, comme on disait jadis, qui dépriment le système circulatoire des vaisseaux rouges. Sous leur influence, le pouls devient petit, accéléré ; la chaleur médiocre ; le teint pâle. Ce fait est important à retenir, parce qu'il explique pourquoi on emploie si souvent les mercuriaux dans le traitement de certaines maladies inflammatoires.

6° Ils agissent comme modificateurs du système nerveux. — Les mercuriaux, absorbés lentement et d'une manière continue, condition que réalisent les empoisonnements industriels, agissent profondément sur le système nerveux. Ils produisent une *intoxication mercurielle*, un *mercurialisme aigu*, donnant lieu aux phénomènes nerveux suivants : névralgies diverses, chorée mercurielle, bégaiement, encéphalopathie hydrargyrique à forme convulsive ou apoplectique, amaurose, dépression mentale particulière, décrite par Dieterich sous le nom d'*hypochondrie* mercurielle.

7° Ils agissent comme agents toxiques pour les animaux inférieurs. — Ils ont en effet une action parasiticide très marquée sur les animaux inférieurs, acariens, entozoaires, dermophytes.

8° Ils s'accumulent, dans un ordre de progression décroissante, *dans les reins,* le *foie,* les *poumons,* le *cerveau* et la *moelle ;* le *cœur,* les muscles en général, et surtout les os, sont de beaucoup au-dessous du dernier terme de cette série (Merget, p. 239).

9° Ils s'éliminent surtout par les reins (urine) ; mais ils s'éliminent aussi par la salive, le lait, la sueur et les fèces.

Action thérapeutique. — Le mercure et ses composés possèdent des propriétés thérapeutiques générales et analogues qu'il est difficile de classer d'une manière précise ; cependant on peut établir les divisions suivantes, correspondantes à l'action locale et générale qu'ils exercent sur l'économie :

1° Propriétés parasiticides.
2° Propriétés antiseptiques.
3° Propriétés irritantes.
4° Propriétés caustiques.

> Correspondantes à l'action physiologique locale.

5° Propriétés antiphlogistiques.
6° Propriétés altérantes.

> Correspondantes à l'action physiologique générale.

A. — Propriétés parasiticides. — Le mercure tue les parasites partout où il peut agir sur eux à doses suffisantes. On l'emploie journellement comme topique dans le traitement des affections cutanées parasitaires, et à l'intérieur pour tuer les entozoaires qui habitent le tube digestif.

La phthiriase a été de tout temps combattue par les préparations mercurielles. — Les poux de la tête sont facilement détruits par quelques applications d'onguent mercuriel simple ou de pommade au précipité rouge au 1/15 sur les cheveux préalablement coupés courts. Les poux du pubis (pediculi pubis) sont détruits par des onctions avec l'onguent napolitain ou mieux par des lotions avec la solution de sublimé au 1/250 ; mais, comme leurs œufs opposent une résistance singulière, il est nécessaire, suivant Diday, de faire plusieurs onctions espacées, afin de détruire les insectes qui pourraient être éclos après la première.

Les poux du corps disparaissent promptement sous l'influence des fumigations de cinabre ou de quelques bains (15 grammes pour un bain). Jadis, on employait la pommade citrine contre l'acarus de la gale (Certoni, Bonomo, Vogel, Sauvage), à laquelle, depuis Biett, on a renoncé, à cause de ses propriétés irritantes, et quand Helmerich eut démontré l'efficacité de la pommade soufrée.

D'après Gallandat, le dragonneau ou filaire de Médine serait très efficacement combattu par les frictions mercurielles.

Le traitement mercuriel des teignes, indiqué par Guy de Chauliac, A. Paré, Alibert, a été institué rationnellement par Bazin qui a mis en lumière le caractère parasitaire de ces affections.

Les sels de mercure sont également très usités pour combattre et détruire les parasites végétaux qui se développent sur la peau et les muqueuses exposées et en particulier contre le pityriasis versicolor, le pityriasis capitis, la conjonctivite pityriasique, l'intertrigo des cuisses et des fesses ou eczéma marginé, le muguet causé par l'oïdium albicans. On emploie à cet effet des lotions au sublimé (1/500, 1/250) ou des pommades au turbith minéral, au calomel.

Les mercuriaux sont aussi employés contre les entozoaires dans le double but de tuer ces parasites et de les chasser. Le calomel, donné ou associé soit à la mousse de Corse, soit au semencontra, est prescrit avec avantage contre les ascarides lombricoïdes, contre les oxyures vermiculaires ; on peut employer des lavements contenant soit 0 gr. 02 de sublimé, soit 0 gr. 01 de biiodure de mercure, soit des suppositoires contenant 0 gr. 25 de calomel.

Les mercuriaux échouent contre les cestoïdes, probablement parce que pour les tuer il faudrait donner des doses excessives, capables de tuer l'homme qui les porte ; à plus forte raison sont-ils impuissants contre les vers enkystés dans les tissus (hydatides, cysticerques, trichines).

B. — **Propriétés antiseptiques.** — La plupart des sels mercuriaux solubles possèdent des propriétés antiseptiques très puissantes. Ces propriétés sont surtout marquées dans le biiodure et le bichlorure de mercure, ainsi que le démontrent les expériences de M. Miquel. Le premier rend la vie des bactéries impossible dans le bouillon de bœuf qui en renferme 1/40.000 ; le second jouit de la même faculté à la dose de 1/14.000, alors que l'acide phénique en solution alcoolique à 50 pour 100 se montre sans effet sur elles.

Les propriétés antiseptiques de ces sels, et en particulier celles du sublimé corrosif, ont été mises à profit pour le traitement curatif ou préventif de certaines maladies infectieuses (diphtérie, phtisie), contre l'ophthalmie des nouveau-nés ; en chirurgie, pour la désinfection des plaies ; en obstétrique pendant l'accouchement et les suites de couches (1).

A ce propos, il convient de rappeler les discussions qui ont eu lieu à l'Académie de médecine, séances des 4, 11 février et 18 mars 1890 sur les mesures à adopter pour favoriser l'antisepsie dans la pratique des sages-femmes.

M. le ministre de l'Intérieur ayant demandé à l'Académie de médecine s'il ne conviendrait pas d'autoriser les pharmaciens à vendre les substances antiseptiques sur la prescription des sages-femmes munies d'un diplôme, une commission, composée de MM. Bourgoin, Brouardel, Guéniot, Marty, Nocard, Tarnier et Budin fut nommée pour examiner la question.

Dans la séance du 4 février, M. Budin, rapporteur, dans un rap-

(1) Voir Tarnier, *Annales de Gynécologie*, novembre 1882. — Ollivier, *Annales de Gynécologie*, 1883. — Paolo Negri, *Bull. de thérapeut.*, 1883, p. 373. — Toporski, *Bull. de thérapeut.*, 1884, p. 32, etc.

port très remarquable, après avoir rappelé ce qu'on fait ou ce qu'on projette de faire à l'étranger (Saxe, Prusse, Belgique, Angleterre, Italie), étudie les différents antiseptiques. Il rejette l'emploi de l'acide salicylique, du chloral, de l'eau oxygénée, du permanganate de potasse, de l'iodoforme, du biiodure de mercure, du chlorure de chaux, du chlorure de zinc, du thymol, de l'acide borique, de la créoline, du naphtol, parce qu'ils ne sont pas assez actifs ou qu'ils sont trop caustiques ou trop chers, et discute le choix de l'acide phénique et du sublimé corrosif.

L'acide phénique, dit-il, répand une odeur fort désagréable à beaucoup de personnes ; il ne donne souvent que l'illusion de l'antisepsie, parce que quelques gouttes suffisant à répandre cette odeur, la sage-femme croit que ces quelques gouttes produisent l'antisepsie ; il est très caustique et toxique ; enfin il paraît endormir les germes plutôt que les détruire.

Le bichlorure de mercure, conseillé en 1871 par M. Tarnier au Congrès international de Londres, est exclusivement employé dans un grand nombre de maternités et il produit les plus heureux effets; la mortalité puerpérale, quand on faisait usage de l'acide phénique comme antiseptique à la maternité de Bruxelles, a été de 0,96 pour 100 sur 3442 accouchements ; elle est descendue à 0 depuis qu'on lui a substitué le bichlorure de mercure : la morbidité est tombée à 8,51 pour 100. Depuis le mois de février 1886, il n'a pas succombé à la Charité de Paris une seule femme par septicémie contractée à l'hôpital. Bien que le bichlorure de mercure soit très toxique, son emploi offre peu d'inconvénients ; les faits d'intoxication signalés sont extrêmement rares et se rapportent presque tous à des cas dans lesquels des injections intraveineuses avaient dû être pratiquées avec des solutions assez fortes ; les nouveau-nés supportent admirablement le sublimé, contrairement à ce qui a été observé pour l'acide phénique.

Après une longue discussion, l'Académie vota, dans la séance du 11 février 1890, les conclusions suivantes, sous la réserve du choix de la matière colorante qui sera ajoutée aux paquets de sublimé employés par les sages-femmes :

1° Il est indispensable de permettre aux sages-femmes l'emploi de substances qui peuvent empêcher la propagation des maladies puerpérales ;

2° Pour plus de simplicité, et pour éviter les erreurs, les sages-femmes ne devront recourir qu'à un seul antiseptique, dont la dose sera toujours la même. Il faut donc autoriser les pharmaciens à leur délivrer des paquets de sublimé ainsi composés :

> Sublimé corrosif 0 gr.25
> Acide tartrique. . . . . 1 gramme (1)
> Rouge de Bordeaux. . . . . 0 gr. 001 (colorant réservé) (2).

Sur chaque paquet qui, conformément à la loi, portera une étiquette rouge, seront inscrits ou imprimés ces mots :

SUBLIMÉ

0 gr. 25

pour un litre d'eau

POISON

3° En outre, comme il est nécessaire que les sages-femmes aient à leur disposition une substance antiseptique pour enduire leurs mains et leurs instruments, les pharmaciens pourront leur donner des doses de 30 grammes de vaseline au sublimé à 1 pour 100.

Dans la séance du 18 mars 1890, au nom de la même commission, M. Budin a présenté un rapport complémentaire sur le choix de la matière colorante qui sera ajoutée aux paquets de sublimé employés par les sages-femmes.

Après avoir indiqué les conditions que devait présenter la matière colorante choisie, après avoir rappelé les expériences faites à cet égard par M. Marty, la commission a proposé la formule suivante :

> Sublimé corrosif. . . . . 0 gr. 25
> Acide tartrique. . . . . 1 gramme
> Solution alcoolique de carmin d'indigo à 5 pour
> 100 . . . . 1 goutte

Mêler et réduire en poudre impalpable. Cette dose est, nous le rappelons, pour 1 litre d'eau.

Les conclusions du rapport ont été adoptées par l'Académie.

En conformité de l'avis émis par l'Académie de médecine, il a été rendu, à la date du 9 juillet 1890, un décret autorisant les pharmaciens à délivrer du sublimé aux sages-femmes pour leur pratique obstétricale.

Ce sublimé peut être délivré sous forme de paquets ou de pommade, d'après les formules suivantes :

---

(1) Employé pour faciliter la solution de sublimé dans l'eau et s'opposer à la formation d'albuminates de mercure insolubles.

(2) Afin d'éviter les erreurs.

Formule A

Sublimé corrosif . . . . 0 gr. 25
Acide tartrique . . . . 1 gramme
Solution alcoolique de carmin d'indigo
     à 5 pour 100 (1) . . . . 1 goutte

Pour un paquet destiné à être mis dans 1 litre d'eau.

On mélange la goutte de liquide colorant au sublimé et à l'acide tartrique ; les poudres de ces deux substances deviennent légèrement humides, mais elles se dessèchent rapidement par trituration, et le mélange définitif possède une teinte bleuâtre très accentuée.

Il importe, pour préparer et conserver cette poudre, de prendre les précautions suivantes indiquées par MM. Yvon et Berlioz : employer de l'acide tartrique pur et bien sec ; opérer le mélange dans un mortier bien sec ; lorsque la solution alcoolique de carmin d'indigo aura été ajoutée, triturer avec soin et attendre que le dissolvant soit entièrement évaporé et que le mélange soit parfaitement sec, avant d'en effectuer la division et conserver les paquets autant que possible à l'abri de l'humidité et de la lumière.

Les paquets doivent porter deux étiquettes :

1° Etiquette rouge orangé réglementaire portant la mention : *médicament pour l'usage externe* ;

2° Etiquette spéciale, écrite ou imprimée portant la mention suivante (2) :

SUBLIMÉ CORROSIF : *vingt-cinq centigrammes*

POISON

Dose pour un litre d'eau.

On peut délivrer le sublimé sous forme de pommade.

Formule B

Vaseline. . . . . 30 grammes
Sublimé corrosif . . . . 0 gr. 30

Les pots de pommade doivent porter deux étiquettes :

1° Etiquette rouge orangé réglementaire portant la mention : *médicament pour l'usage externe* ;

----

(1) La solution alcoolique de carmin d'indigo se prépare en faisant dissoudre 5 grammes de carmin d'indigo desséché et pulvérulent dans 95 grammes d'alcool à 20 degrés centésimaux.
(2) Supplément du Codex, p. 88.

2º Etiquette spéciale écrite ou imprimée, portant la mention suivante :

Formule B

VASELINE

AU SUBLIMÉ CORROSIF

à 1 pour 100

POISON

Le supplément du Codex ne mentionne pas cette formule de pommade, mais il en donne une où la dose du sublimé est dix fois moindre (p. 97) :

Vaseline au chlorure mercurique.

Vaseline. . . . . 100 gr.
Chlorure mercurique très finement pulvérisé.   0 gr. 10 ctgr.

' Le vase qui renferme le produit doit porter l'étiquette rouge réglementaire et en outre l'étiquette suivante :

VASELINE AU SUBLIMÉ CORROSIF

à un millième

Très toxique.

C. — **Propriétés irritantes.** — L'action toxique irritante des mercuriaux est très fréquemment mise à profit pour modifier la vitalité et la nutrition des téguments, dans diverses affections chroniques. Cette action s'exerce de la même manière, quel que soit le composé mercuriel employé ; elle varie seulement d'intensité suivant le sel dont on se sert. C'est ainsi que le protoiodure, le calomel, le précipité blanc ont une action simplement résolutive ; le bichlorure en solution faible, le biiodure sont irritants ; le sublimé en solution concentrée, le bioxyde de mercure, le nitrate acide de mercure sont caustiques.

Ces divers produits s'emploient soit en pommades, soit en solutions, soit en bains, dans les maladies suivantes :

1º *Maladies de la peau.* — Ephélides ou taches pigmentaires du visage, Prurigo dans ses diverses formes, Lichen chronique, Herpès des parties génitales, Eczéma, Impetigo, Sycosis arthritique, Psoriasis chronique, Lupus, Lèpre, Eléphantiasis des Arabes, Lymphectasies des pays chauds, Hydrocèle de l'Inde.

2º *Maladies des yeux.* — Blépharite pityriasique, Blépharite glandulo-ciliaire, Eczéma des paupières, Alopécie des paupières, Conjonctivite phlycténulaire, Ophthalmie purulente, Conjonctivite diphtéritique, Kératite phlycténulaire, Kératites vasculaires, Albugo, Leucoma.

3° *Maladies des fosses nasales, du larynx, de l'oreille, de la vulve.* — Punaisie, Laryngite chronique, Otorrhées, Phlegmasies dartreuses du conduit auditif, Prurit vulvaire, Engorgements du col de l'utérus.

4° *Dans les maladies de l'intestin.* — Les mercuriaux, le calomel en particulier, sont employés dans les diarrhées féculente, muqueuse, dans l'entérite des pays chauds, dans l'entérite chronique, dans la dysenterie, dans la constipation (1).

D. — **Propriétés caustiques.** — Les mercuriaux sont aujourd'hui peu employés comme caustiques. Presque partout, on leur a substitué l'emploi du fer rouge devenu si maniable avec le thermocautère Paquelin.

Cependant, il est des circonstances où les caustiques mercuriels (nitrate acide de mercure et bichlorure) sont très utiles, en particulier dans les ulcérations syphilitiques, la gangrène de la bouche, la pustule maligne (2).

E. — **Propriétés antiphlogistiques.** — Les mercuriaux possèdent une action antiphlogistique puissante, ainsi que le disait Trousseau : « Les mercuriaux sont considérés comme les antiphlogistiques les plus puissants que possède la matière médicale, et peut-être leur puissance est-elle plus grande que celle des émissions sanguines. »

On a préconisé les mercuriaux dans les plegmasies dermiques, sous-dermiques et ganglionnaires, dans la méningite, la péritonite, l'hépatite (3).

F. — **Propriétés altérantes.** — Les mercuriaux sont employés comme altérants dans le traitement des dermatoses d'origine diathésique (Gubler). On les a préconisés aussi contre la plupart des maladies spécifiques : héroïques contre la syphilis, journellement employés contre la dysenterie, ils semblent pouvoir encore être utilisés dans la fièvre typhoïde, la diphtérie et la variole ; on les a même vantés dans le choléra.

Mais l'action la plus remarquable du mercure, celle qui lui assigne

(1) Voir Hallopeau, Thèse d'agrégation, p. 16 et suivantes. Dujardin-Beaumetz, *Dict. de thérapeutique*, t. 3, p. 620 et suivantes.
(2) Voir Hallopeau et Dujardin-Beaumetz, *loco citato.*
(3) Voir Hallopeau, Thèse, p. 185 et suiv. ; Dujardin-Beaumetz, *Dict. thérap.*, t. 3, p. 623 et suivantes.

le premier rang dans la matière médicale, son triomphe, son vrai champ de bataille, c'est la syphilis. Il agit en effet sur la syphilis à toutes les périodes ; il en fait le plus souvent disparaître les manifestations ; il les modifie toujours avantageusement et selon toute vraisemblance, il peut, dans une certaine mesure, en prévenir le retour : c'est donc *l'anti-syphilitique* par excellence.

Quelles sont les préparations mercurielles employées à cet effet ? C'est là un point d'importance secondaire, dit M. Hallopeau ; l'essentiel c'est qu'il pénètre dans l'organisme une certaine quantité de mercure, peu importe sous quelle forme et par quelle voie. On admet généralement que le mercure peut pénétrer dans l'organisme par trois voies différentes : la peau, la muqueuse pulmonaire et la muqueuse digestive.

La thérapeutique utilise ces trois modes d'introduction et emploie : 1° la méthode dermique (frictions, bains) ; 2° la méthode hypodermique ; 3° la méthode respiratoire (fumigations) ; 4° la méthode stomacale.

Nous ne croyons pas devoir insister sur les avantages et les inconvénients de ces différentes méthodes, dont l'étude, soit dit en passant, a été faite, d'une manière très complète, dans le *Dictionnaire de thérapeutique* de Dujardin-Beaumetz, t. III, pages 631 et suivantes.

Cependant, nous croyons intéressant de signaler à ce sujet les remarquables expériences rapportées par M. le professeur Merget et d'indiquer les conclusions formulées par ce savant, conclusions qui peuvent être ainsi résumées (1) :

1° Le traitement de la syphilis par les frictions mercurielles constitue, pour la plupart des praticiens, le mode d'administration du mercure le plus actif, le plus sûr et le mieux supporté.

2° Dans les frictions mercurielles, le mercure n'est absorbé par la peau, ni en nature, sous la forme de composés solubles, ni sous forme de vapeurs.

3° Les frictions mercurielles ne fournissent du mercure à l'économie qu'à l'état de vapeur dont l'absorption a lieu exclusivement par la voie de l'inhalation pulmonaire.

4° Les vapeurs mercurielles, émises à une température inférieure à celle du corps et absorbées par les poumons, ont sur la syphilis une action curative dont l'efficacité est indéniablement démontrée ;

(1) Merget, Thèse de doctorat en médecine de la faculté de Bordeaux, *Sur le mercure* (chap. VI, p. 195).

5° Les frictions mercurielles, qui doivent exclusivement leurs effets curatifs à l'action des vapeurs qu'elles émettent, présentent certains inconvénients (malpropreté ; difficulté de les appliquer avec le secret qu'exige la position de certains malades ; facilité avec laquelle elles provoquent la stomatite et la salivation) ; il importe de les remplacer par un mode de traitement, possédant leurs avantages sans offrir leurs inconvénients ;

6° On emploiera à cet effet des flanelles mercurielles, dont le pouvoir émissif, à surfaces égales, dépasse de beaucoup celui des onguents mercuriels formant enduit sur la peau. Ces flanelles, que l'on peut porter sous forme de plastrons suspendus au cou, pendant la nuit, ou fixés au-dessous du drap du traversin sur lequel on dort, émettant plus de vapeur que les onguents mercuriels, sont aussi thérapeutiquement plus actifs ; ils ont en outre l'avantage important d'exercer leur action thérapeutique sans jamais provoquer ni stomatite ni salivation. Leur effet curatif paraît exclusivement dû au mercure en nature, qui peut, précisément parce qu'il est en vapeur, pénétrer directement dans l'économie par voie d'absorption pulmonaire et agit spécifiquement sur le virus syphilitique, sans qu'il soit besoin de recourir à l'intervention d'aucune de ses combinaisons dérivées ;

7° Les mercuriaux, ingérés par les voies digestives, ou injectés hypodermiquement, n'ont pas sur la syphilis un mode d'action curatif différent de celui des vapeurs mercurielles ; ils donnent tous du mercure réduit qui intervient par sa spécificité propre.

Les conclusions de M. le professeur Merget sont-elles absolument indiscutables ? Nous n'avons pas la compétence nécessaire pour l'affirmer ; nous dirons cependant que ces conclusions semblent avoir été confirmées par les observations cliniques de M. le Dr Rivière qui s'exprime à cet égard de la manière suivante : « Depuis bientôt deux ans, je n'emploie plus pour combattre les accidents secondaires de la syphilis, que les flanelles mercurielles ; j'ai mis de côté les frictions à l'onguent napolitain, aussi bien que les préparations mercurielles internes ou les injections sous-cutanées. »

Les expériences de M. Merget sur les vapeurs mercurielles, si intéressantes au point de vue thérapeutique, sont aussi très importantes au point de vue chimique et au point de vue hygiénique ; mais nous ne croyons pas devoir aborder ce sujet qui nous ferait sortir du domaine dans lequel nous désirons rester.

Indiquons dans un tableau d'ensemble quels sont les composés ou les préparations mercuriels les plus employés dans ces différentes méthodes :

1º Dans la méthode dermique :

Onguent mercuriel double en frictions.

Flanelles mercurielles de Merget.

Emplâtres mercuriels de Vigo.

Emplâtres mercuriels de caoutchouc, préparés d'après les procédés de Grüning, Scheenegans et Corneille.

Bichlorure de mercure employé en bains.

2· Dans la méthode hypodermique.

A. — INJECTIONS SOLUBLES.

Dans cette première méthode on fait fréquemment et même quotidiennement des injections.

On a proposé les composés suivants :

Sublimé.

Chloro-albuminate de mercure.

Peptonates de mercure.

Chlorure double de mercure et d'ammonium.

Biiodure de mercure (solubilisé par l'iodure de potassium).

Biiodure de mercure en solution huileuse.

Iodure double de mercure et de sodium.

Cyanure de mercure.

Formamide de mercure.

Glycocolate de mercure.

Salicylate de mercure, solubilisé par le salicylate de soude.

Benzoate de mercure, solubilisé par le chlorure de sodium.

Iodotannate, lactate, acétate, aluminate, succinimide, sozoïodol de mercure ioduré, etc., etc.

B. — INJECTIONS INSOLUBLES.

Cette méthode est aussi appelée méthode des injections massives, méthode des injections rares. On ne fait les injections qu'en petit nombre, à intervalles largement espacés, tous les 15 ou tous les 10 jours par exemple.

Dans ce procédé on insère d'un seul coup sous la peau, on entrepose une forte dose d'un sel mercuriel, actuellement inerte, à cause de son insolubilité, mais que l'économie se chargera de solubiliser graduellement, et qui graduellement résorbé, remplira l'office d'une dose équivalente introduite par acomptes quotidiens. En un mot d'un seul coup, on fournit à l'économie comme remède de quoi combattre la maladie pour un temps donné.

On a proposé les composés suivants : calomel, oxyde jaune, huile grise, mercure métallique, oxyde noir, oxyde rouge, cinabre, turbith, protoiodure, sulfate de mercure, tannate, phosphate, salicylate, benzoate, phénate, etc. Mais on emploie surtout le calomel, l'oxyde jaune et l'huile grise d'après ces formules :

Injection de calomel.

Calomel . . . . 1 gr. 50
Huile de vaseline . . . . . 15 gr.

Une seringue de Pravaz contient 0 gr. 10 de calomel.

Injection d'oxyde jaune.
(Balzer).

Oxyde jaune. . . . . 1 gr. 50
Huile de vaseline . . . . . 15 gr.

Injection d'huile grise.
(Neisser et Balzer).

Mercure purifié . . . . 20 gr.
Teinture de benjoin . . . . . 5 gr.
Huile de vaseline . . . . - . 40 gr.

La seringue de Pravaz contient 0 gr. 36 de mercure métallique. On injecte 1/4 ou 1/3 de seringue.

3° Dans la méthode respiratoire.

Flanelles mercurielles de Merget.
Cinabre.
Calomel associé à la vapeur d'eau.

4° Dans la méthode stomacale.

Mercure métallique (sous forme de pilules bleues, de pilules de Belloste, de Sédillot).
Calomel, inusité aujourd'hui comme antisyphilitique.

Biiodure de mercure, sous forme de sirop de Gibert ou de sirop mixte.

Bioxyde de mercure.

Sulfure.

Acétate.

Cyanure.

Peptonate.

Tannate.

Salicylate.

Sels les plus employés. — Les deux sels les plus employés, les véritables guérisseurs de la syphilis, comme dit M. Fournier, son⁺ :

1º Le *bichlorure*, employé sous forme de liqueur de Van-Swieten, de pilules de Dupuytren.

2º Le *protoiodure*, employé sous forme de pilules de Ricord, ou pilules de mercure opiacées.

Empoisonnements. — Les mercuriaux sont des poisons violents, et parmi eux, il faut faire une place à part au bichlorure de mercure, que nous prendrons pour type dans la description des symptômes de l'empoisonnement mercuriel, et dans le traitement à faire suivre.

Les symptômes de l'empoisonnement sont les suivants : lèvres et bouche blanchâtres et tuméfiées ; saveur métallique dans la bouche, sensation de constriction à la gorge s'étendant à l'estomac ; nausées avec vomissements de matières mélangées de sang ; diarrhée abondante, évacuations muqueuses et striées de sang ; visage tuméfié et rouge, ou pâle et anxieux ; pouls petit, fréquent, irrégulier ; langue blanche et ridée ; peau froide et visqueuse, respiration difficile ; suppression des urines ; syncope, convulsion, mort.

Premiers secours. — 1º Faire boire de l'eau albumineuse en abondance (elle forme avec les sels de mercure des composés insolubles) ; 2º Faire vomir ; 3º Après avoir fait vomir, administrer encore de l'eau albumineuse et faire encore vomir ; 4º Recommencer la même opération plusieurs fois.

CHAPITRE XVI

ÉTUDE DU GROUPE DU PLOMB

SECTION I

PLOMB.

Sommaire. — Caractères des sels de plomb.

Le plomb est un métal bivalent, appartenant à la 2ᵉ famille 3ᵉ section de notre classification. Il est quelquefois employé à l'extérieur, sous forme de lames, à la surface des ulcères atoniques, mais il forme avec les métalloïdes, les acides minéraux et organiques quelques combinaisons intéressantes au point de vue médico-pharmaceutique.

Caractères des sels. — 1° Ces sels sont incolores, d'une saveur douce, métallique et astringente ; ils sont très vénéneux.

2° Ils donnent avec la potasse ou la soude un précipité blanc d'hydrate de plomb soluble dans un excès de réactif.

3° Ils donnent avec l'ammoniaque un précipité blanc insoluble dans un excès de réactif (*La précipitation par AzH³ n'a pas lieu avec une dissolution d'acétate de plomb, par suite de la formation d'acétates basiques solubles*) (Silva et Engel).

4° Ils donnent avec les carbonates alcalins un précipité de carbonate de plomb.

5° Ils donnent avec l'acide sulfhydrique ou le sulfhydrate d'ammoniaque un précipité noir, insoluble dans le sulfhydrate d'ammoniaque, soluble dans l'acide azotique bouillant.

6° Ils donnent avec l'iodure de potassium un précipité jaune d'iodure de plomb soluble dans un grand excès de réactif, très soluble dans l'acétate d'ammoniaque.

7° Ils donnent avec le chromate de potasse un précipité jaune de chromate de plomb soluble dans la potasse, insoluble dans l'ammoniaque et dans l'acide acétique.

8° Ils donnent avec l'acide sulfurique ou les sulfates solubles un précipité blanc de sulfate de plomb, soluble dans le tartrate ou l'acétate d'ammonium.

9° Ils donnent avec l'acide chlorhydrique ou les chlorures solubles un précipité blanc de chlorure de plomb, insoluble dans l'ammoniaque, soluble dans beaucoup d'eau bouillante et très soluble dans une dissolution d'acétate de sodium ou d'ammonium.

10° Ils donnent avec une lame de zinc ou une lame de fer un précipité de plomb métallique sous forme de poudre grise plus ou moins cristalline.

SECTION II

ÉTUDE DES COMBINAISONS DU PLOMB AVEC LES MÉTALLOÏDES.

SOMMAIRE. — Avec l'iode (*iodure*). — Avec l'oxygène (protoxyde, *massicol, litharge* ; bioxyde ; plombate de protoxyde, *minium*).

Synonymes. — Formules. — Préparation. — Purification. — Caractères d'identité, spécifiques, de contrôle. — Conservation. — Action physiologique et thérapeutique. — Modes d'administration et doses. — Incompatibles. — Empoisonnement. — Secours.

A. — Combinaisons du plomb avec le chlore.

B. — Combinaisons du plomb avec le brome.

Sans intérêt au point de vue médico-pharmaceutique.

C. — Combinaisons du plomb avec l'iode.

Le plomb forme, avec l'iode, une combinaison, l'iodure de plomb.

Iodure de plomb.

Formule. — L'iodure de plomb a pour formule PbI_2.

Préparation. — On le prépare en précipitant l'azotate de plomb par l'iodure de potassium (Codex) :

Azotate de plomb . . . .   100 grammes
Iodure de potassium   100   —
Eau distillée.   2000   —

Dissolvez à froid l'azotate de plomb dans 1500 grammes d'eau, et d'autre part dissolvez l'iodure de potassium dans le reste de l'eau prescrite c'est-à-dire dans 500 grammes. Versez, par petites portions, la solution d'azotate dans celle d'iodure, lavez le dépôt formé à l'eau distillée froide et faites-le sécher à l'étuve vers 50°.

Réaction. — L'azotate de plomb, décomposé par l'iodure de potassium, donne du nitrate de potassium qui reste en solution, et de l'iodure de plomb qui se dépose :

$$(AzO^3)^2Pb + 2KI = 2AzO^3K + PbI^2$$

En agissant, comme il vient d'être dit, on obtient de l'iodure de plomb précipité, qui se présente sous forme de poudre amorphe.

Si l'on voulait obtenir de l'*iodure de plomb cristallisé*, on opèrerait de la manière suivante : verser l'iodure de plomb amorphe avec de l'eau distillée dans une capsule en porcelaine et porter à l'ébullition. Sous l'influence de la chaleur, l'iodure de plomb se dissout. On filtre ensuite la liqueur sur un filtre disposé dans un entonnoir échauffé à l'avance. L'iodure de plomb, étant plus soluble à chaud qu'à froid, la liqueur claire dépose, par refroidissement, des lamelles cristallines très brillantes d'iodure de plomb.

On obtient un produit plus beau, en retardant le refroidissement de la liqueur filtrée. Pour cela, on place le vase qui reçoit la liqueur filtrée dans un autre rempli d'eau bouillante. On recueille les cristaux sur un filtre, puis on les sèche à une douce chaleur, entre deux feuilles de papier buvard.

Caractères d'identité. — L'iodure de plomb est une poudre amorphe d'un jaune vif, qui devient rouge lorsqu'on la chauffe, et fond en un liquide rouge-brun qui se prend en une masse jaune par le refroidissement. Il est soluble dans 1300 p. d'eau froide, dans 194 p. d'eau bouillante d'où il se précipite par refroidissement en paillettes micacées jaune d'or (iodure de plomb cristallisé).

Il est soluble dans l'alcool.

Il est soluble dans la potasse, dans les hyposulfites alcalins, dans les iodures alcalins, dans l'acétate de sodium ou de potassium.

Il est altéré par la lumière. Les rayons solaires directs le décolorent en présence de l'air, quand il est humide ; il perd de l'iode et produit de l'oxyde et du carbonate de plomb (Werner Schmid).

Caractères spécifiques. — On le reconnaît aux caractères suivants :

1° A ses caractères d'identité.

2° Il donne les réactions caractéristiques des iodures.

3° Il donne les réactions caractéristiques des sels de plomb.

Caractères de contrôle. — Il peut contenir les altérations et les falsifications suivantes :

ALTÉRATIONS. — *Azotate de potassium*, s'il a été mal lavé. Pour le déceler, traiter un peu d'iodure suspect par l'eau distillée, filtrer et essayer la liqueur filtrée par les réactifs des azotates et du potassium.

FALSIFICATIONS. — *Chromate de plomb*. Pour le rechercher, triturer 1 gr. d'iodure suspect avec 3 ou 4 gr. de potasse caustique et 10 gr. d'eau : le mélange se décolore si l'iodure est pur ; le mélange reste jaune, s'il y a du chromate de plomb.

Oxyde de plomb. — Pour le déceler, mouiller l'oxyde suspect avec de l'acide acétique ; il prend une teinte jaune plus vive s'il y a de l'oxyde de plomb. En outre, il ne se dissout plus entièrement dans l'eau bouillante. Le poids du résidu insoluble indique la proportion du mélange (Carles).

Conservation. — Etant altérable à la lumière, il doit être conservé dans des flacons jaunes bouchés à l'émeri.

Actions physiologique et thérapeutique. — Préconisé par Lisfranc comme agent de résolution locale, il a joui, pendant longtemps, d'une vogue plus ou moins méritée. On l'emploie encore comme fondant, résolutif, en pommade, pour frictionner les régions affectées d'adénites strumeuses, d'ostéites ou d'engorgements liés à la diathèse scrofuleuse.

Modes d'administration et doses. — On l'emploie à l'EXTÉRIEUR en pommade à 12 pour 100.

Formules galéniques. — Il entre dans la pommade d'iodure de plomb.

Incompatibles. — Alcalis et carbonates, acide sulfurique et sulfates, acide chlorhydrique et chlorures solubles.

Empoisonnements. — Il est toxique ; en cas d'empoisonnement aigu, il produit les symptômes présentés par les sels de plomb en général : sécheresse de la gorge, saveur métallique, soif intense, coliques spécialement localisées au niveau de l'épigastre et soulagées par la pression ; muscles de l'abdomen généralement contractés ; constipation constante, crampes dans les membres, sueurs froides, paralysie des extrémités inférieures, convulsions.

Premiers secours. — 1° Administrer par verrées : eau, 1 litre ; sulfate de soude, 50 gr. ; il se forme un sulfate de plomb insoluble rejeté par les selles.

2° Administrer un vomitif (sulfate de zinc, ipéca).

3° Donner eau albumineuse en abondance, lait, cataplasmes sur le ventre.

D. — Combinaisons du plomb avec l'oxygène.

Le plomb forme avec l'oxygène plusieurs combinaisons :
1° Le protoxyde de plomb.
2° Le bioxyde de plomb (oxyde puce ou acide plombique).
3° Plombate de protoxyde de plomb (combinaison de protoxyde de plomb et de bioxyde de plomb, appelé minium).

§ 1. — Protoxyde de plomb.

Formule. — Le protoxyde de plomb a pour formule PbO.

Préparation. — Il se prépare *industriellement* en calcinant le plomb à l'air.

Synonymes. — Lorsque cet oxyde n'a pas été fondu, il se présente sous la forme d'une poudre jaune très lourde ; dans ce cas, il s'appelle *massicot*. Lorsque cet oxyde a été fondu, il devient cristallin par le refroidissement : il porte alors le nom de *litharge*, et il se présente sous la forme de paillettes jaunes rougeâtres, dont la teinte se rapproche tantôt du jaune (*litharge d'argent*), tantôt du rouge (*litharge d'or*). La litharge et le massicot ont du reste la même composition.

En résumé, on peut dire : le *massicot* est de l'oxyde de plomb non fondu ; la *litharge* est de l'oxyde de plomb fondu et devenu cristallin par le refroidissement.

Usages. — La litharge est employée en pharmacie pour la préparation des emplâtres et des acétates de plomb. Elle doit, pour être propre aux usages pharmaceutiques, être exempte d'altérations et de falsifications. Ces altérations et ces falsifications sont reconnues par des méthodes sur lesquelles nous avons insisté, en pharmacie galénique, au sujet du choix de l'oxyde de plomb destiné à la préparation des emplâtres ; nous ne reviendrons pas sur ce point.

Empoisonnements. — Toxique. Mêmes symptômes et secours que pour l'iodure de plomb.

§ 2. — Bioxyde de plomb.

Le bioxyde de plomb ou acide plombique PbO^2 n'a aucun emploi direct en pharmacie ; il est intéressant, parce qu'en se combinant avec le protoxyde de plomb, il forme le plombate de protoxyde de plomb ou minium, qui a reçu en pharmacie quelques applications.

§ 3. — Minium.

Synonymes. — Le minium, appelé aussi oxyde rouge de plomb est un plombate de protoxyde de plomb, d'une composition souvent inconstante, auquel on attribue, en général, la formule suivante : $2PbO;PbO^2$ ou Pb^3O^4.

Préparation. — Il se prépare industriellement en chauffant le massicot à une température voisine de 300°.

Caractères d'identité. — C'est une poudre d'un rouge vif qui devient plus foncée sous l'influence de la chaleur. Elle est insoluble dans l'eau, soluble dans l'acide acétique concentré et dans l'acide phosphorique.

Caractères spécifiques. — On le reconnaît aux caractères suivants :

Dissous dans l'acide acétique, il donne les réactions générales des sels de plomb.

Caractères de contrôle. — Il peut contenir les mêmes altérations et les mêmes falsifications que la litharge et sera essayé de la même manière.

Conservation. — Noirci par la lumière, il doit être conservé dans des flacons jaunes.

Usages. — Il peut servir à la confection des emplâtres ; il entre dans la composition du papier dit chimique, de l'emplâtre de Nuremberg ou emplâtre de minium composé.

E. — Combinaisons du plomb avec les autres métalloïdes

Sans intérêt au point de vue médico-pharmaceutique.

SECTION III

ÉTUDE DES SELS FORMÉS PAR LE PLOMB AVEC LES ACIDES MINÉRAUX.

Sommaire. — Avec l'acide carbonique (*carbonate de plomb*). — Céruse ou hydrocarbonate de plomb. — Synonymes. — Formule. — Préparation. — Purification. — Caractères d'identité, spécifiques, de contrôle. — Conservation. — Action physiologique et thérapeutique. — Modes d'administration et doses. — Formules galéniques. — Incompatibles. — Empoisonnements. — Secours.

A. — Combinaisons du plomb avec les acides oxygénés du chlore.

B. — Combinaisons du plomb avec les acides oxygénés du brome, de l'iode.

C. — Combinaisons du plomb avec les acides oxygénés du soufre.

D. — Combinaisons du plomb avec les acides oxygénés de l'azote.

E. — Combinaisons du plomb avec les acides oxygénés du phosphore.

F. — Combinaisons du plomb avec les acides oxygénés de l'arsenic, de l'antimoine et du bore.

Sans intérêt au point de vue médico-pharmaceutique.

G. — Combinaisons du plomb avec les acides oxygénés du carbone.

Le plomb forme avec l'acide carbonique une combinaison, le carbonate de plomb.

Carbonate de plomb.

Formule. — Le carbonate de plomb a pour formule CO_3Pb.

Ce corps existe dans la nature à l'état cristallisé (cérusite), mais on l'obtient artificiellement, sous forme d'une poudre amorphe blanche, en précipitant un sel de plomb par le carbonate de sodium.

Ce carbonate de plomb, obtenu par précipitation, n'est pas un carbonate neutre. C'est un hydrocarbonate ou carbonate basique de composition variable, très employé dans les arts, et quelquefois en médecine et qu'on appelle **céruse**.

Préparation. — On peut la préparer, dans les laboratoires, en précipitant une solution d'acétate neutre de plomb par une solution de carbonate de sodium, mais elle se prépare surtout industriellement par deux méthodes générales : 1re *méthode*, comprenant : procédé hollandais et procédé autrichien ; 2º *méthode*, comprenant : procédé de Clichy et procédé anglais.

Nous ne croyons pas devoir insister sur ces méthodes, particulièrement étudiées dans les cours de chimie minérale, et décrites dans les traités de chimie.

Caractères d'identité. — La céruse est une poudre blanche, insoluble dans l'eau, soluble dans l'eau chargée d'acide carbonique, entièrement soluble dans l'acide acétique dilué.

Chauffée, elle perd son acide carbonique et se change en litharge.

Si on la chauffe à l'air libre, à une température insuffisante pour fondre l'oxyde de plomb, elle se transforme en une poudre d'un rouge vif, appelée mine orange.

Caractères spécifiques. — On la reconnaît aux caractères suivants :

1º Elle donne les réactions caractéristiques des carbonates.

2º Traitée par l'acide acétique dilué, elle donne une solution qui fournit les réactions caractéristiques des sels de plomb.

Caractères de contrôle. — La céruse du commerce est fréquemment FALSIFIÉE par les substances suivantes :

1º *Sulfates de calcium, de baryum, de plomb.* — Dissoudre la céruse dans l'acide acétique ou dans l'acide azotique étendu ; si elle ne contient que du carbonate de plomb tout se dissout ; dans le cas contraire, les sulfates de calcium, de baryum et de plomb restent insolubles.

2º *Carbonate de calcium.* — Pour déceler sa présence, dissoudre la céruse suspecte par l'acide azotique dilué ; précipiter le plomb par l'hydrogène sulfuré, filtrer et dans la liqueur filtrée, verser de l'oxalate d'ammoniaque, qui précipitera la chaux.

3º *Carbonate de zinc.* — Pour le déceler, dissoudre la céruse suspecte,

dans l'acide azotique ; précipiter le plomb par l'acide sulfhydrique, filtrer ; traiter ensuite la solution par les réactifs du zinc.

4° *Cendres d'os.* — Pour les déceler, dissoudre la céruse suspecte dans
l'acide azotique, précipiter le plomb par l'acide sulfhydrique, filtrer et
rechercher dans la solution l'acide phosphorique et la chaux (phosphate
acide de calcium) par les réactifs ordinaires.

Action physiologique. — Appliquée sur la peau saine ou su r
des surfaces excoriées, elle produit des effets peu sensibles. Absorbée
lentement et graduellement soit par les plaies cutanées et les surfaces
simplement affectées d'intertrigo, soit par les voies respiratoires o u
digestives, elle produit l'empoisonnement saturnin, si fréquent che z
les peintres.

Action thérapeutique. — On a essayé de l'employer à l'INTÉ-
RIEUR dans la tuberculose pulmonaire (Beau) ; mais ces essais sont
restés infructueux. On l'emploie à l'EXTÉRIEUR, comme siccatif, résolutif et astringent sous forme de pommade, de cérat et d'emplâtre.

Formules galéniques. — Elle entre dans la pommade de carbonate de plomb ou onguent blanc de Rhazès.

Incompatibles. — Sulfures et iodures.

Empoisonnements. — Elle est toxique. — Mêmes symptômes
et mêmes secours que pour les sels de plomb en général.

H. — Combinaisons du plomb avec les acides oxygénés
du silicium, du chrome, du manganèse.

Sans intérêt au point de vue médico-pharmaceutique.

SECTION IV

NOMENCLATURE DES COMBINAISONS DU PLOMB AVEC LES ACIDES ORGANIQUES AYANT REÇU UNE APPLICATION MÉDICO-PHARMACEUTIQUE.

Avec *l'acide acétique.*	Acétates de plomb.
Avec les autres *acides organiques.*	Pas de combinaisons intéressantes.

CHAPITRE XVII

ÉTUDE DU GROUPE DU FER

SECTION I

FER.

Le fer métallique et ses combinaisons forment *le groupe des ferrugineux*, groupe embrassant un grand nombre de médicaments, présentant des analogies très étroites au point de vue de leurs actions physiologique et thérapeutique.

Fer.

Le fer est un métal bivalent dans quelques cas, tétravalent dans d'autres, appartenant à la 2ᵉ famille, 4ᵉ section de notre classification, ayant pour symbole Fe.

Préparation. — Il se prépare industriellement par des procédés décrits en chimie minérale, et sur lesquels nous ne croyons pas devoir insister.

Caractères d'identité. — Le fer est un métal d'un blanc grisâtre, à texture fibreuse, très tenace, malléable, très ductile, magnétique, d'une densité de 7,79, fusible vers 1500° environ, oxydable à froid dans l'air humide, oxydable à chaud, très soluble dans les acides étendus.

Il est employé en pharmacie sous quatre formes différentes :

1° à l'état de limaille de fer; 2° à l'état de limaille de fer porphyrisée; 3° à l'état de fer réduit par l'hydrogène ; 4° à l'état de fer réduit par l'électricité.

A. — Limaille de fer.

Préparation. — La limaille de fer se prépare en limant avec une lime d'acier un barreau de fer doux.

On sait que le fer doux est du fer obtenu par l'affinage total de la fonte, opération qui consiste à décarburer la fonte, en oxydant son carbone, soit par l'air, soit par un composé oxygéné du fer.

Caractères d'identité. — La limaille de fer se présente sous la forme d'une poudre brillante, entièrement attirable à l'aimant, entièrement soluble dans l'acide chlorhydrique sans colorer la dissolution.

Caractères spécifiques. — On la reconnaît aux caractères suivants :

1° A ses caractères d'identité.

2° Traitée par l'acide chlorhydrique, elle se dissout entièrement. Cette solution étendue, traitée par les réactifs du fer, donne les réactions caractéristiques de ce métal, réactions que nous indiquerons plus loin.

Caractères de contrôle. — Elle peut renfermer toutes les impuretés du fer doux : *arsenic, phosphore, soufre, carbone, silicium, manganèse*, et quelquefois du *cuivre* ; de plus, si elle a été mal préservée des influences oxydantes, elle peut contenir des *oxydes de fer* à l'état de rouille. Pour déceler ces altérations, on procède de la manière suivante :

Arsenic. — Sera reconnu à l'aide de l'appareil de Marsh.

Phosphore et soufre. — Traiter le fer par l'eau régale ; le phosphore et le soufre s'oxydent et se dissolvent. On les reconnaît ensuite à l'aide de leurs réactifs spécifiques.

Carbone et silicium. — Dissoudre le fer dans l'acide sulfurique étendu; le carbone et le silicium ne se dissolvent pas et restent comme résidu.

Cuivre. — Dissoudre le fer dans l'acide sulfurique étendu et précipiter la solution par un excès d'ammoniaque : la liqueur devient bleue, si elle renferme du cuivre.

Rouille. — La limaille de fer, contenant de la rouille, se reconnaît facilement à la couleur ocreuse qu'elle laisse sur le papier.

Conservation. — Etant oxydable à l'air humide, elle doit être conservée dans des flacons bouchés et à l'abri de l'humidité.

Action physiologique. — Elle possède l'action physiologique générale des ferrugineux, que nous étudierons plus loin.

Action thérapeutique. — Elle possède l'action thérapeutique générale des ferrugineux que nous étudierons plus loin.

Usages. — Elle sert à préparer la limaille de fer porphyrisée.

B. — Limaille de fer porphyrisée.

Préparation. — On obtient la limaille de fer porphyrisée en porphyrisant, par petites portions, la limaille de fer.

Caractères d'identité. — La limaille de fer porphyrisée se présente en poudre fine avec une couleur grisâtre terne, susceptible de recouvrer l'état métallique par le frottement avec pression.

Caractères spécifiques. — Mêmes caractères spécifiques que la limaille de fer.

Caractères de contrôle. — Mêmes caractères de contrôle.

Conservation. — Mêmes précautions pour la conservation.

Action physiologique. — Même action physiologique.

Action thérapeutique. — Même action thérapeutique.

Modes d'administration et doses. — On l'emploie à la dose de 0,10 à 1 gramme, en cachets, prises ou pilules.

Incompatibles. — Tannin, écorce de chêne, cannelle, quinquina, cachou, alcalis et leurs carbonates.

Formules galéniques. — Elle n'entre dans aucune formule galénique spéciale mentionnée au Codex.

Empoisonnements. — Elle n'est pas toxique.

C. — Fer réduit par l'hydrogène.

Historique. — L'idée de préparer le fer métallique en réduisant par l'hydrogène l'un de ses oxydes, est due à Quevenne.

Préparation. — Le fer réduit par l'hydrogène s'obtient en réduisant par l'hydrogène le peroxyde de fer desséché (préparé en précipitant du perchlorure de fer par de l'ammoniaque, en suivant le procédé indiqué au Codex, p. 245).

On prend du peroxyde de fer ; on le dessèche complètement et on l'introduit dans un tube de fer ou de porcelaine, communiquant : d'un côté, avec une source d'hydrogène pur et sec, obtenu par les méthodes que nous avons indiquées en faisant l'étude de l'hydrogène ; d'un autre côté, avec un tube en verre simplement effilé par lequel s'échappe la vapeur d'eau produite par la réduction. On dispose horizontalement le tube sur un fourneau et on y fait passer l'hydrogène sous forme d'un courant lent et régulier. Quand l'air est complètement expulsé, on chauffe graduellement l'appareil jusqu'à la température du rouge obscur.

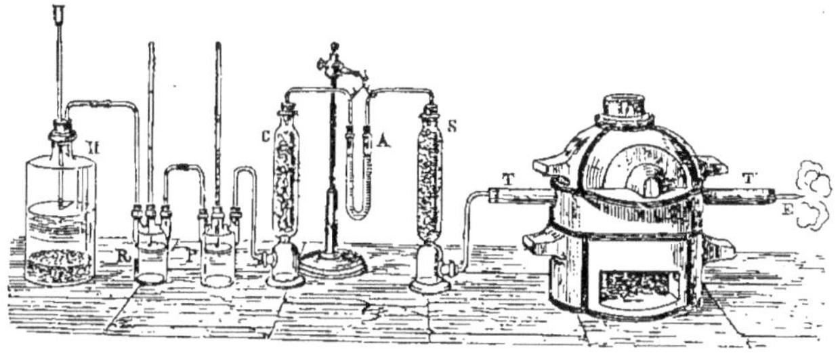

Fig. 102. — Appareil pour la préparation du fer réduit par l'hydrogène.

H. Générateur d'hydrogène. — R. Flacon contenant de l'eau régale ou du permanganate de potasse. — P. Flacon contenant une solution de potasse caustique. — C. Eprouvette remplie de chaux vive — (*destinés à oxyder et à déceler tous les composés hydrogénés : hydrogène sulfuré, arsenié, carboné et l'acide carbonique que peut contenir le gaz*). — A. Tube rempli d'azotate d'argent, *destiné à déceler la pureté du gaz*. — S. Eprouvette remplie de pierre ponce imprégnée d'acide sulfurique, *destinée à dessécher le gaz*. — TT'. Tube de fer ou de porcelaine contenant le sesquioxyde de fer. — E. Tube effilé par lequel s'échappe la vapeur d'eau produite par la réduction.

Réaction. — Le peroxyde de fer est décomposé et ramené à l'état métallique ; il y a en même temps production de vapeur d'eau, qui s'échappera par la partie effilée du tube de verre :

$$Fe^2O^3 + 3H^2 = Fe^2 + 3H^2O$$

On reconnaît que l'opération est terminée, quand la vapeur d'eau cesse de se dégager à l'extrémité de l'appareil. On retire alors le feu ; on laisse refroidir le fer au milieu d'un courant d'hydrogène, et après l'avoir retiré du tube, on le porphyrise et on l'enferme dans des flacons bien bouchés.

Pour obtenir une bonne préparation de fer réduit par l'hydrogène, il est essentiel de prendre les précautions suivantes :

1° Employer du peroxyde de fer obtenu en précipitant le perchlorure de fer par l'ammoniaque. L'oxyde de fer calciné (obtenu par la calcination du sulfate de fer et qu'on appelle *colcothar*) ne doit pas être employé, parce que l'hydrogène n'agit sur lui qu'à une très haute température, et aussi parce que cet oxyde retient souvent un peu de sulfate basique de fer, que l'hydrogène change en sulfure.

2° Employer un hydrogène très pur, c'est-à-dire un hydrogène exempt d'hydrogène sulfuré, arsénié etc., parce que ces gaz, décomposés par la chaleur, fournissent du soufre et de l'arsenic etc. etc. qui s'unissent au fer pour donner des composés qui souilleraient le produit.

3° Chauffer le tube au rouge obscur ; cela est essentiel. En effet, si on chauffait ou si on opérait la réduction *au-dessous du rouge obscur*, le produit obtenu serait noir et pyrophorique. Si on laisse refroidir ce produit dans un courant d'hydrogène, et par suite à l'abri de l'air, il s'oxyde instantanément lorsqu'on le projette dans l'atmosphère, et son oxydation est tellement énergique qu'il est porté au rouge, en produisant des étincelles brillantes ; on dit alors que le fer est *pyrophorique*. Si on chauffait ou si on opérait la réduction *au rouge vif*, les particules de fer s'agglutineraient, et le produit obtenu n'aurait plus ni la ténuité, ni la solubilité que l'on recherche pour l'emploi médical.

4° Ne chauffer le tube contenant le peroxyde de fer que lorsque tout l'air de l'appareil a été chassé par l'hydrogène et lorsque, par conséquent, l'appareil est complètement rempli d'hydrogène, et cela afin d'éviter les explosions.

Caractères d'identité. — Le fer réduit par l'hydrogène se présente sous la forme d'une poudre grise, impalpable, légère, fortement attirable à l'aimant, prenant l'éclat métallique par le frottement avec un corps dur et poli, complètement soluble dans l'acide chlorhydrique pur étendu, en dégageant de l'hydrogène, qui doit être absolument inodore.

Bien préparé, le produit doit être d'un gris de fer et entièrement soluble. Celui qui est noir est un mélange de fer, de protoxyde de fer, et d'oxyde magnétique (Moissan).

Caractères spécifiques. — On le reconnaît aux caractères suivants :

1° A ses caractères d'identité.

2° Dissous dans l'acide chlorhydrique étendu, il donne une solution qui, traitée par les réactifs du fer au maximum, donne les réactions caractéristiques de ce métal.

Caractères de contrôle. — Il peut renfermer les altérations et les falsifications suivantes :

Altérations. — *Composés arséniés, sulfurés, phosphorés, carbonés*, s'il a été préparé avec un hydrogène impur. — Pour les déceler, dissoudre le fer suspect dans l'acide chlorhydrique étendu : dégagement d'hydrogène inodore (pur) ; dégagement d'hydrogène odorant (impur).

FALSIFICATIONS. — *Graphite, plombagine.* Pour les déceler, traiter le fer suspect par l'acide chlorhydrique étendu : se dissout complètement (pur) ; se dissout incomplètement (impur).

M. le professeur Fleury de Nantes a signalé une nouvelle falsification du fer réduit par l'hydrogène (1).

M. Fleury, ayant eu l'occasion d'examiner un échantillon de fer réduit par l'hydrogène, a vu que ce corps ne renfermait que des traces de fer métallique ; le reste était de l'oxyde ferroso-ferrique (oxyde noir de fer, ou ethiops martial), avec une certaine quantité de silice.

Traité par l'eau acidulée par l'acide chlorhydrique, ce prétendu fer réduit ne s'est dissous que dans les proportions de 5 pour 100. Au point de vue thérapeutique, ce corps tromperait singulièrement les espérances du médecin.

D'après le Codex, 1 gramme de fer réduit par l'hydrogène doit, s'il est pur, donner, au contact de l'acide chlorhydrique pur, 400 cc. d'hydrogène, dans les conditions normales de température et de pression.

D'après la pharmacopée helvétique de 1893, 1 gr. de fer réduit, 4 gr. d'iode, 3 gr. d'iodure de potassium et 50 gr. d'eau, digérés pendant 2 heures dans un flacon bien bouché, puis filtré, doivent donner un liquide de couleur verte, ne bleuissant pas l'empois d'amidon, ce qui correspond à un titre minimum en fer de 88 pour 100.

Le fer réduit a-t-il réellement les qualités de pureté qu'on lui attribue ? D'après Dusart, il ne renfermerait que 87 pour 100 de fer métallique, car il se forme, dit-il, dans sa préparation, un oxyde Fe^2O, irréductible par la chaleur et par l'hydrogène. Le fer réduit n'est donc pas, comme on l'a cru pendant longtemps, du fer chimiquement pur.

Conservation. — Etant oxydable à l'air humide, il doit être conservé dans des flacons bouchés et à l'abri de l'humidité.

Action physiologique. — Il possède l'action physiologique générale des ferrugineux.

Action thérapeutique. — Il possède l'action thérapeutique générale des ferrugineux.

Modes d'administration et doses. — On l'administre à l'INTÉRIEUR, en cachets, prises ou pilules à la dose de 0 gr. 05 à 0 gr. 50.

(1) *Bulletin de la Société de pharmacie de Bordeaux*, mai 1893.

Formules galéniques. — Il n'entre dans aucune formule spéciale mentionnée au Codex.

Incompatibles. — Tannin, écorce de chêne, cannelle, quinquina, cachou, alcalis, carbonates.

Empoisonnements. — Non toxique,

D. — Fer réduit par l'électricité.

Le fer réduit par l'électricité a été proposé par M. Collas.

Préparation. — On le prépare en faisant passer un courant électrique à travers une solution de chlorure ferreux pur et marquant 35° Baumé. Le pôle négatif de la pile est en communication avec des plaques d'acier qui plongent dans le liquide et sur lesquelles le fer vient se déposer. On le sèche rapidement et on le porphyrise.

Caractères d'identité. — Le fer réduit par l'électricité est gris et brillant ; il est très oxydable, sans être pyrophorique ; il est très soluble dans les acides dilués et il s'y dissout plus facilement que le fer réduit par l'hydrogène. Il résulte des expériences de Byasson que ce fer ne renferme ni soufre, ni arsenic, ni antimoine ; il contient à peine quelques traces de carbone.

La pureté de ce fer étant presque absolue, il en résulte qu'il offre sur le fer réduit par l'hydrogène, une supériorité marquée, puisqu'en même temps qu'il est plus pur il possède aussi l'avantage de se dissoudre plus facilement dans les acides dilués, ce qui permet d'être attaqué avec plus d'énergie par le suc gastrique et par conséquent d'être plus facilement absorbé.

Caractères spécifiques. — Comme le fer réduit par l'hydrogène.

Caractères de contrôle. — Comme le fer réduit par l'hydrogène.

Conservation. — Comme le fer réduit par l'hydrogène.

Action physiologique. — Comme le fer réduit par l'hydrogène.

Action thérapeutique. — Comme le fer réduit par l'hydrogène.

Modes d'administration et doses. — Comme le fer réduit par l'hydrogène.

Formules galéniques. — Il n'entre dans aucune formule galénique spéciale mentionnée au Codex.

Incompatibles. — Mêmes incompatibles que le fer réduit par l'hydrogène.

Empoisonnements. — Non toxique.

Combinaisons du Fer.

Le fer forme deux sortes de composés :

1° Les *composés au minimum*, appelés aussi sels *ferreux* ou *sels de ferrosum*, dans lesquels l'atome de fer se comporte comme un atome bivalent. Les sels ferreux ressemblent, par leur constitution, aux sels des métaux bivalents ; ils sont isomorphes avec les sels de zinc et de magnésium.

2° Les *composés au maximum*, appelés aussi sels *ferriques* ou *sels de ferricum*, dans lesquels l'atome de fer devient tétravalent. Cet atome de fer se soude à un autre atome de fer et forme un groupement (Fe^2) vi hexavalent, par suite de l'échange d'une valence entre les deux atomes de fer $(\equiv Fe - Fe \equiv) = (Fe^2)$vi. Exemple : chlorure ferrique Fe^2Cl^6.

Caractères des sels ferreux et ferriques.

RÉACTIFS.	SELS FERREUX. *Sels de fer au minimum.*	SELS FERRIQUES. *Sels de fer au maximum.*
Aspect des sels.	De couleur vert émeraude ou vert pâle, lorsqu'ils sont hydratés. Leur solution est très faiblement colorée. Saveur d'encre, douceâtre d'abord, très astringente ensuite. Ils s'oxydent promptement à l'air en donnant un dépôt ocracé de sous-sels de sesquioxyde. Le chlore les peroxyde instantanément.	Solutions jaune rougeâtre ou jaune brunâtre clair, rougissant le tournesol. Saveur atramentaire caractéristique.
Potasse.	Précipité verdâtre d'hydrate ferreux se colorant rapidement à l'air et prenant une couleur de rouille. En présence de certaines matières organiques (sucre, acide tartrique et citrique) la potasse ne donne pas de précipité.	Précipité gélatineux brun d'hydrate ferrique, soluble dans l'acide chlorhydrique dilué et dans l'acide acétique. En présence de certaines matières organiques (sucre, acide tartrique et citrique) la potasse ne donne pas de précipité.
Ammoniaque.	Précipité verdâtre soluble dans un excès de réactif et les sels ammoniacaux.	Précipité gélatineux soluble dans l'acide chlorhydrique dilué et dans l'acide acétique.
Carbonates alcalins.	Précipité blanc sale de carbonate ferreux devenant successivement vert, puis rouge brun au contact de l'air.	Précipité brun d'hydrate ferrique avec dégagement d'acide carbonique.
Hydrogène sulfuré.	Rien.	Précipité blanc laiteux de soufre. La dissolution devient incolore et possède alors les réactions des sels de fer au minimum. L'hydrogène sulfuré, agent de réduction, a ramené au minimum le sel ferrique d'après l'équation $Fe^2Cl^6 + H^2S = 2FeCl^2 + 2HCl + S$.

RÉACTIFS	SELS FERREUX. *Sels de fer au minimum*	SELS FERRIQUES. *Sels de fer au maximum.*
Sulfure ammonique.	Précipité noir de sulfure ferreux, soluble dans les acides chlorhydrique et sulfurique.	Précipité noir de sulfure ferreux mêlé de soufre.
Cyanure jaune de potassium (*ferrocyanure*).	Précipité blanc bleuâtre bleuissant rapidement à l'air.	Précipité bleu (bleu de Prusse), insoluble dans l'acide chlorhydrique, très soluble dans l'acide oxalique et dans les oxalates de potasse et d'ammoniaque.
Cyanure rouge de potassium (*ferricyanure*).	Précipité bleu (Bleu de Turnbull) insoluble dans l'acide chlorhydrique.	Coloration, brune, mais pas de précipité.
Sulfocyanure de potassium.	Rien.	Coloration rouge de sang.
Tannin.	Rien, puis coloration noire à l'air.	Précipité noir bleuâtre (encre).

SECTION II

ÉTUDE DES COMBINAISONS DU FER AVEC LES MÉTALLOÏDES.

Sommaire. — Avec le chlore (*chlorure ferreux, chlorure ferrique*);avec le brome (*bromure ferreux*); avec l'iode (*iodure ferreux*) ; avec l'oxygène (*oxyde ferrique : oxyde ferrique anhydre ; hydrate ferrique ; hydrate ferrique colloïdal, hydrate ferrique mélangé de carbonate de fer* (Safran de Mars apéritif) ; *oxyde ferroso-ferrique* (Ethiops martial). — Synonymes. — Formules. — Préparation. — Purification. — Caractères d'identité, spécifiques, de contrôle. — Conservation. — Actions physiologique et thérapeutique. — Modes d'administration et doses. — Formules galéniques. — Incompatibles.

A. — Combinaisons du fer avec le chlore.

Le fer forme avec le chlore deux combinaisons intéressantes :
1° Un sel au minimum ou sel ferreux, le chlorure ferreux.
2° Un sel au maximum ou sel ferrique, le chlorure ferrique.

§ 1. — Chlorure ferreux.

Synonymes. — Le chlorure ferreux, appelé aussi protochlorure de fer a pour formule $FeCl^2$.

Préparation. — On peut l'obtenir à l'*état anhydre,* en dirigeant un courant d'acide chlorhydrique sec sur du fer porté au rouge dans un tube de porcelaine.

On peut l'obtenir à l'*état hydraté,* en suivant le procédé suivant (Codex) :

> Tournure de fer ou pointes de Paris . . .   100 grammes
> Acide chlorhydrique officinal   300   —

Étendez l'acide de deux fois son volume d'eau distillée et versez-le sur le fer. Agitez de temps en temps ; chauffez faiblement pour activer la réaction et continuez à chauffer jusqu'à ce que le dégagement gazeux cesse de se produire, en ayant soin de laisser un excès de fer dans la liqueur. Évaporez la solution jusqu'à ce qu'elle marque bouillante 1,38 au densimètre. Filtrez et abandonnez à la cristallisation dans un lieu frais. Décantez après 10 ou 15 heures, égouttez les cristaux, lavez-les à l'eau distillée récemment bouillie, pour enlever les restes de l'eau-mère ; faites-les sécher rapidement entre des doubles de papier non collé, et enfermez-les dans des flacons bien bouchés.

Réaction. — Le fer décompose l'acide chlorhydrique, s'unit au chlore pour former du chlorure ferreux, et il se dégage de l'hydrogène.

$$Fe + 2HCl = FeCl^2 + 2H.$$

Caractères d'identité. — Le chlorure ferreux anhydre est en écailles blanches, nacrées, volatiles, solubles dans l'eau et dans l'alcool ; mais il s'hydrate très facilement et il cristallise alors en prismes rhomboïdaux obliques, verdâtres, renfermant 36,15 0/0 d'eau, ayant pour formule : $FeCl^2 + 4H^2O$. Ce chlorure ferreux hydraté constitue ce que le Codex appelle le *protochlorure de fer cristallisé* ou *le chlorure ferreux cristallisé.*

Caractères d'identité. — Le chlorure de fer cristallisé est soluble dans l'eau et dans l'alcool ; par la chaleur, il perd son eau de cristallisation, mais en même temps une partie de l'eau est décomposée et il se forme de l'oxyde ferrique. Sa dissolution s'altère à l'air en laissant déposer un oxychlorure ferrique brun. Le chlore le transforme en chlorure ferrique.

Caractères spécifiques. — On le reconnaît aux caractères suivants :

1° Il donne les réactions caractéristiques des chlorures ,

2°   —   —   des sels de fer au minimum.

Caractères de contrôle. — Il contient quelquefois des sels ferriques ; dans ce cas, sa solution donnera les réactions caractéristiques des sels de fer au maximum.

Conservation. — Ce corps, s'emparant rapidement de l'oxygène et de l'humidité atmosphériques, pour se transformer en oxychlorure ferrique, doit être conservé dans des flacons bien bouchés.

Action physiologique. — Il a été proposé, à diverses époques, comme médicament, mais il n'est entré définitivement dans la thérapeutique que depuis les travaux de Rabuteau.

Rabuteau a établi expérimentalement que c'est sous forme de protochlorure que le fer pénètre dans le sang, lorsqu'on administre le chlorure ferrique, le fer métallique ou l'un de ses oxydes. Il y a donc avantage à se servir de protochlorure de fer, puisque ce sel est directement et promptement absorbé, tandis que le chlorure ferrique a besoin d'être réduit et que les ferrugineux insolubles doivent se combiner à l'acide chlorhydrique du suc gastrique avant d'être assimilés. En outre, ce composé est inoffensif ; il ne coagule ni le sang, ni l'albumine ; il augmente au contraire la fluidité du sang.

Son seul inconvénient est son oxydabilité ; mais on peut le préserver facilement de toute altération, en l'enfermant dans des pilules soigneusement enrobées ou en le dissolvant dans une liqueur sucrée ou alcoolique qui agit vis-à-vis de lui comme un agent de réduction.

Action thérapeutique. — Tonique, antichlorotique.

Modes d'administration et doses. — On l'administre à L'INTÉRIEUR à la dose de 0 gr. 10 à 0 gr. 30, en pilules, en sirop.

Formules galéniques. — Il entre dans les pilules de chlorure ferreux (Codex, p. 484) ; dans le sirop de protochlorure ferreux (*Formulaire des hôpitaux civils de Paris*) :

Protochlorure de fer . . . .   5 grammes.
Sirop de gomme 800   —
Sirop fleur oranger 175   —

20 grammes de ce sirop ou une cuillerée à soupe renferment 0 gr. 10 de sel ferreux. Dose 2 à 4 cuillerées par jour.

Incompatibles. — Alcalis et carbonates alcalins.

§ 2. — Chlorure ferrique.

Synonymes. — Le chlorure ferrique appelé aussi sesqui-chlorure de fer, perchlorure de fer, a pour formule : Fe^2Cl^6.

Il peut être obtenu : à l'état anhydre ; à l'état hydraté ; à l'état de dissolution. En pharmacie, on ne l'emploie jamais qu'à l'état de dissolution, et il porte alors le nom de *chlorure ferrique dissous, perchlorure de fer liquide, solution officinale de perchlorure de fer.*

Préparation. — Le chlorure ferrique dissous s'obtient par le procédé du Codex, qui consiste à faire passer un courant de chlore dans une solution de chlorure ferreux.

Ce procédé comprend trois opérations distinctes : 1° préparation de la solution de chlorure ferreux ; 2° action du chlore sur la solution de chlorure ferreux ; 3° saturation du chlore libre.

1re OPÉRATION. — Pour préparer la solution de chlorure ferreux, on prend :

Tournure de fer ou pointes de Paris . . . 1000 grammes
Acide chlorhydrique officinal 3000   —

On opère, comme il a été dit pour la préparation du chlorure ferreux.

2e OPÉRATION. — On dissout les cristaux de chlorure de fer obtenu dans une quantité d'eau telle que la solution marque 1,10 au densimètre ; on divise cette liqueur dans plusieurs flacons de Woulf, et on y fait passer, bulle à bulle, un courant de chlore lavé. On continue le dégagement de chlore jusqu'à ce qu'une petite quantité du liquide, prise dans le dernier flacon, ne donne plus de précipité bleu par le ferricyanure de potassium (ce qui prouve que tout le protochlorure est converti en perchlorure).

3ᵉ Opération. — On réunit alors la totalité du liquide contenu dans les divers flacons de Woulf. Comme ce liquide pourrait contenir un excès de chlore, il importe de saturer le chlore libre. Pour cela, on ajoute avec précaution, et en agitant sans cesse, une solution concentrée de chlorure ferreux, jusqu'à ce que toute odeur de chlorure libre ait disparu. Il importe toutefois d'éviter d'introduire un excès de protochlorure. On ramène enfin la solution de chlorure ferrique à la densité de 1,26 par l'addition d'une quantité suffisante d'eau distillée.

Réaction. — Le chlore se fixe sur le chlorure ferreux et le transforme en chlorure ferrique, qui se dissout dans l'eau contenue dans les flacons de Woulf :

$$2FeCl^2 + Cl^2 = Fe^2Cl^6.$$

Les phases diverses de la transformation du chlorure ferreux en chlorure ferrique peuvent être suivies et déterminées, en observant les phénomènes qui se passent dans les flacons contenant la solution de chlorure ferreux. Au moment de l'émission des premières bulles de chlore, la solution de chlorure ferreux, qui est verte, prend une teinte plus foncée ; elle devient noire, quand la moitié du chlorure ferreux est passée à l'état de chlorure ferrique ; puis, à mesure que la chloruration s'achève, la nuance se dégrade, et elle devient safranée, lorsque l'opération est terminée.

Il est très important, comme nous l'avons dit, de faire passer le courant de chlore bulle à bulle, car si le courant gazeux était trop rapide, une grande partie du gaz se dégagerait sans se combiner, et la solution s'échaufferait d'une manière nuisible à la réaction. On peut du reste, et c'est là une excellente précaution, afin d'éviter cet échauffement de la liqueur, refroidir constamment les flacons qui la contiennent, en les plongeant dans des vases remplis d'eau froide.

Caractères d'identité. — La solution officinale de perchlorure de fer, ou perchlorure de fer liquide, est un liquide limpide, de couleur rouge safranée, ayant une densité de 1,26 au densimètre, ou marquant 30ᵛ Baumé. Elle contient pour 100, 26 p. de chlorure anhydre ; sa composition est donc représentée en centièmes de la manière suivante :

```
Chlorure ferrique anhydre. . . . . . . .    26 grammes
Eau . . . . . . . . . . . . . . . . . . .    74    —
                      Total . . . . . . .   100    —
```

Ce qui veut dire que 100 grammes de solution officinale renferment 26 grammes de chlorure ferrique anhydre et 74 grammes d'eau.

Il arrive très souvent qu'on a besoin d'avoir des solutions de perchlorure de fer, à un degré de concentration inférieur à celui de la solution officinale de perchlorure de fer. Pour les obtenir rapidement, on mélange la solution officinale avec de l'eau distillée, dans les proportions suivantes (Codex) :

```
Solution officinale  +  Eau distillée    donnent une solution marquant
     20 gr.        +        5 gr.       1,21 au densimètre ou 25° Baumé
     20 gr.        +       10 gr.       1,16      id.       ou 20°   id.
     20 gr.        +       20 gr.       1,11      id.       ou 15°   id.
     20 gr.        +       40 gr.       1,07      id.       ou 10°   id.
```

Caractères spécifiques. — On reconnait la solution de perchlorure de fer, aux caractères suivants :

1° Elle donne les réactions caractéristiques des chlorures.

2°   —   —   des sels de fer au maximum.

Caractères de contrôle. — Elle présente les caractères suivants :

1° Elle doit marquer 1,26 au densimètre ; si elle avait un degré plus faible, elle ne contiendrait pas la quantité de chlorure ferrique exigée.

2° Elle ne doit pas renfermer de chlorure ferreux. Si elle en renfermait, elle précipiterait par le ferricyanure de potassium (*caractères des sels ferreux*).

3° Elle ne doit pas renfermer d'acide libre (HCl) ; ce que l'on reconnaîtra en versant la solution sur de la limaille de fer ; elle ne doit pas dégager d'hydrogène.

4° Elle ne doit pas contenir de chlore libre. Pour s'assurer de sa présence, verser dans la solution un peu de solution de bromure de potassium : s'il y a du chlore libre, il mettra en liberté le brome du bromure, brome qu'il sera facile de reconnaître.

Conservation. — Le perchlorure de fer liquide doit être conservé dans des flacons jaunes bouchés à l'émeri. Cette solution se décolore peu à peu à la lumière ; le chlorure ferrique est alors réduit à l'état de chlorure ferreux ; de plus elle attaque et corrode les bouchons en liège.

Action physiologique. — Il a une action locale styptique et c'est un des astringents les plus puissants de la matière médicale. Il coagule énergiquement l'albumine, en formant des albuminates insolubles. Burin Dubuisson a constaté dans des expériences comparatives qui ont porté sur les divers persels de fer, l'ergotine, les protosels de fer, que le chlorure ferrique coagule le sang bien plus énergiquement que tous ces astringents.

Il possède du reste les propriétés physiologiques générales des autres ferrugineux, et il est absorbé, d'après les expériences de Rabuteau et de Cervello, à l'état de protochlorure.

Action thérapeutique. — Il est employé comme hémostatique puissant, coagulant, tonique, antidiphtérique.

Le perchlorure de fer, employé comme hémostatique externe, présente des inconvénients assez graves. En effet, son affinité pour l'albumine est telle qu'il en résulte des effets caustiques, c'est-à-dire : formation d'une escarre qui entraînera tous les inconvénients d'une perte de substance (cicatrice plus ou moins adhérente et déformante ; destruction de tissus parfois importants tels que les tendons), qui empêchera la réunion par première intention et rendra difficile l'asepsie de la plaie ; effets à distance (embolie, phlébite) qui, dans certains cas, ont occasionné la mort (1).

Modes d'administration et doses. — On l'emploie à l'INTÉRIEUR à la dose de 1 à 4 grammes en sirop, potion et solution. A l'EXTÉRIEUR, à la dose de 1 à 20 grammes en solution, lotion, pommade, glycéré, injection.

Formules galéniques. — Il entre dans le sirop de perchlorure de fer, dans la teinture alcoolico-éthérée de perchlorure de fer (teinture de Bestucheff).

Sirop de perchlorure de fer. — Le sirop de perchlorure de fer sous l'action combinée de la lumière et des corps organiques (comme la saccharose qui forme la matière sucrée de ce sirop) s'altère assez rapidement. Le perchlorure de fer est réduit à l'état de protochlorure, et le sirop ne donne plus les réactions caractéristiques des sels ferriques ; il donne au contraire celles des sels ferreux. C'est là un fait qui a été constaté par M. Hérissey. interne des hôpitaux de Paris (2).

Incompatibles. — Alcalis et leurs carbonates, infusés astringents,

---

(1) Voir à ce sujet les cas signalés par Husemann et Hayem : Manquat, *Traité de thérapeutique et de pharmacologie,* t. I, p. 343.

(2) *Journal de pharmacie et de chimie* du 1er septembre 1895, p. 203.

gomme, mucilages, albumine, sels de mercure et d'argent, arséniates arsénites, kermès émétique.

Empoisonnements. — Il n'est pas toxique. Cependant, quand on en prend à l'intérieur de trop fortes doses, il produit dans les premières voies, certains désordres dus à ses propriétés irritantes et caustiques ; il peut donner lieu à des symptômes d'inflammation gastro-intestinale, qui ont entraîné la mort dans un cas où le sujet avait avalé 45 grammes de solution concentrée (Gubler).

Ferropyrine et ferripyrine. — Le perchlorure de fer entre aussi dans deux préparations lancées par des fabriques allemandes de produits chimiques : la Ferropyrine et la Ferripyrine.

D'après Hesse (1), la ferropyrine serait une combinaison de perchlorure de fer et d'antipyrine, présentant sur le perchlorure de fer l'avantage de ne pas être caustique, et qu'on a préconisée contre l'anémie, la migraine, la névralgie.

La ferripyrine, lancée par une maison allemande quelque temps avant l'apparition de la ferropyrine, semble être le même corps que la ferropyrine.

Ses promoteurs ont particulièrement insisté sur ses propriétés hémostatiques. On l'aurait employée avec succès pour combattre les hémorragies nasales, et pour cela on s'est servi de tampons de coton imprégnés d'une solution de ferropyrine à 20 pour 100. On l'a prescrite aussi pour combattre les hémorragies gastriques (2). Nous reparlerons de ces médicaments à propos de l'antipyrine.

Ferrostyptine. — Se rapprocherait de la ferro et de la ferripyrine un nouveau corps préconisé comme succédané du perchlorure de fer : la ferrostyptine.

La ferrostyptine, lancée par Eichengrün, ne serait pour les uns qu'un mélange d'acétanilide, de chlorure ferrique et de chlorure d'ammonium. Ce serait pour d'autres un produit de condensation de perchlorure de fer et d'hexaméthylamine.

C'est une poudre jaune, cristalline, fondant à 112°, soluble dans l'eau, insoluble dans l'alcool, l'éther, l'acétone. Elle présente sur le perchlorure de fer l'avantage de ne pas être caustique, d'être sous forme de poudre, et de posséder une action antiseptique marquée. Cette dernière propriété est particulièrement importante en gynécologie et en chirurgie.

(1) *Pharmacie Centralhalle*, 1895, p. 59.
(2) Voir *Journal de pharmacie et de chimie*, 1er mars 1895, p. 245.

B. — Combinaisons du fer avec le brome.

Le brome forme avec le fer deux combinaisons :
1° Un sel au minimum ou sel ferreux, le bromure ferreux.
2° Un sel au maximum ou sel ferrique, le bromure ferrique. Ce sel n'étant pas employé en médecine, nous n'en parlerons pas.

Bromure ferreux.

Synonymes. — Le bromure ferreux, appelé aussi bromure de fer, a pour formule $FeBr^2$.

Il peut être obtenu : à l'état anhydre ; à l'état hydraté ; à l'état de dissolution. En pharmacie, on ne l'emploie qu'à l'état de dissolution, et il porte les noms de : *bromure ferreux dissous, solution officinale de bromure ferreux.*

Préparation. — La solution officinale de bromure ferreux s'obtient par le procédé suivant (Codex) :

Limaille de fer	20 grammes.
Eau distillée . . . . :	100 —
Brome	40 — ou 13 cc.4

la densité du brome étant de 2,99 à + 15°.

Introduisez l'eau puis le brome dans un matras et ajoutez peu à peu la limaille de fer ; chauffez seulement vers la fin et très légèrement, pour compléter la réaction, jusqu'à ce que le liquide soit d'une belle couleur verte. Lorsque la combinaison sera terminée, versez le tout y compris l'excès de fer dans un flacon à l'émeri.

Caractères d'identité. — La solution de bromure ferreux a une couleur verte ; elle est très altérable à l'air ; elle est de conservation difficile et ne doit être préparée qu'au moment du besoin.

Caractères spécifiques. — On la reconnaît aux caractères suivants :
1. Elle donne les réactions caractéristiques des bromures.
2° — — des sels de fer au minimum.

Caractères de contrôle. — Elle peut renfermer du bromure ferrique ; elle donnera, dans ce cas, les réactions caractéristiques des sels de fer au maximum.

Titre. — Préparée par le procédé du Codex, elle renferme le tiers de son poids de bromure ferreux.

Actions physiologique et thérapeutique. — Elle possède les actions physiologique et thérapeutique générales des ferrugineux,

Modes d'administration et doses. — Elle s'emploie à L'INTÉRIEUR à la dose de 0,50 à 1 gramme en pilules, en dragées ou dissimulée dans un sirop qui la préserve longtemps de l'influence de l'oxygène atmosphérique.

Incompatibles. — Alcalis et leurs carbonates, sels de mercure, d'argent, arsénites et arséniates, infusés astringents.

Formules galéniques. — Elle entre dans la composition des pilules de bromure ferreux (Codex).

C. — Combinaisons du fer avec l'iode

Le fer forme avec l'iode deux combinaisons :

1° Un sel au minimum sel ferreux, l'iodure ferreux.

2° Un sel au maximum sel ferrique, l'iodure ferrique. Ce sel n'étant pas employé en médecine, nous n'en parlerons pas.

Iodure ferreux.

Synonymes. — L'iodure ferreux appelé aussi iodure de fer, protoiodure de fer, a pour formule : FeI^2.

On peut l'obtenir : à l'état anhydre, à l'état hydraté, à l'état de dissolution.

L'iodure ferreux anhydre est sans intérêt et ne sera point étudié.

L'iodure ferreux hydraté, étant très altérable et s'oxydant avec la plus grande facilité, est un médicament sur lequel on ne peut pas compter ; aussi, le nouveau Codex conseille-t-il de préparer les médicaments à base d'iodure de fer (pilules, sirops) avec une solution d'iodure ferreux, préparée dans des conditions qui seront indiquées plus loin.

Quoi qu'il en soit, l'iodure ferreux hydraté étant encore quelquefois prescrit, nous dirons quelques mots sur la préparation et les propriétés de ce corps.

Préparation. — Il se prépare en faisant agir l'iode sur le fer en présence de l'eau.

Iode . . . . 80 grammes
Tournure de fer . . . . 20 —
Eau distillée . . . . 100 —

On introduit dans un ballon l'eau et la tournure de fer ; on ajoute l'iode par parties en agitant de temps en temps le mélange ; on chauffe légèrement.

La liqueur se colore d'abord en brun, l'iodure ferreux, déjà formé, dissolvant une petite quantité d'iode. Dès que la décoloration est complète et que le liquide ne présente plus que la teinte verte des sels ferreux, on filtre et on évapore rapidement cette solution en y ajoutant quelques lames de fer qui empêchent l'oxydation du sel. On arrête la concentration dès que le liquide, déposé sur un corps froid, se solidifie. L'iodure est coulé sur une assiette, et quand il est pris en masse cristalline, on le brise en fragments que l'on conserve dans des flacons à l'émeri bien secs.

Caractères d'identité. — L'iodure de fer hydraté se présente en plaques verdâtres à cassures cristallines ; il est soluble dans l'eau et dans l'alcool ; sa dissolution aqueuse est verdâtre et possède une saveur atramentaire. Il est très déliquescent et très altérable.

Caractères spécifiques. — On le reconnaît aux caractères suivants :

1° Il donne les réactions caractéristiques des iodures.

2°   —   —   des sels ferreux.

Caractères de contrôle. — Il est très souvent ALTÉRÉ ; sous l'action de l'air, il s'oxyde et il se fait un oxyiodure de fer insoluble. Dans ce cas, l'iodure ferreux n'est pas entièrement soluble dans l'eau et sa solution, au lieu d'être verte, est plus ou moins brune.

Conservation. — Il doit être conservé dans des flacons bien secs bouchés à l'émeri. On peut retarder et même éviter son altération, en lui ajoutant du miel ou du sucre, corps réducteurs qui s'opposent à son altération.

Action physiologique. — Il possède l'action physiologique générale des ferrugineux et des iodiques.

Action thérapeutique. — On l'emploie comme tonique, anti-scrofuleux et fondant ; il jouit donc, comme on le voit, des propriétés médicales du fer et de l'iode.

Modes d'administration et doses. — On l'emploie : à l'INTÉRIEUR à la dose de 0 gr. 10 à 1 gramme en pilules, sirop ; à l'EXTÉRIEUR en bains, injections, pommades, à doses variées.

Formules galéniques. — Il fait partie des pilules d'iodure ferreux.

Incompatibles. — Acides, alcalis, sulfates, tannin et substances qui en contiennent, l'iodure de potassium alcalin.

Solution d'iodure ferreux.

Nous avons dit tout à l'heure, que le Codex conseillait de préparer les médicaments à base d'iodure de fer (pilules et sirop) avec une solution d'iodure ferreux. La préparation de cette solution est indiquée au Codex, page 486 (pilules d'iodure ferreux) et page 555 (sirop d'iodure de fer). Voici en quoi elle consiste :

Iodure sublimé	4 gr. 10
Limaille de fer	2 —
Eau distillée.	10 —

Mettez la limaille de fer dans un petit ballon en verre avec l'eau distillée, ajoutez l'iode par petites portions en agitant chaque fois ; continuez d'agiter doucement jusqu'à ce que la solution ait pris la couleur verte propre aux protosels de fer ; filtrez alors le mélange.

Pour faire des pilules avec cette solution, opérez comme il est dit au Codex, page 486 ; *pour faire un sirop avec cette solution*, opérez comme il est dit au Codex, page 555.

La solution d'iodure de fer pure se fait très rapidement par le procédé que nous venons d'indiquer ; mais comme sa préparation exige un certain temps, on a cherché à faire à l'avance des solutions d'iodure ferreux, de manière à avoir une solution toute prête au moment du besoin. Dupasquier, Deschamps et Huraut-Moutillard ont indiqué à cet effet des formules qui ont été longtemps suivies, mais qui donnent des solutions très altérables.

M. Van de Velde a proposé la formule d'une solution d'iodure ferreux dans la glycérine, qui reste inaltérable pendant un temps très long et qui peut servir à la préparation des médicaments à base d'iodure ferreux. Cette formule, ainsi qu'on peut le voir, est absolument comparable à la formule des solutions d'iodure ferreux mentionnée au Codex, mais elle renferme en plus la glycérine.

Formule de la solution d'iodure ferreux de Van de Velde.

Elle est obtenue en multipliant par 5 les doses indiquées au Codex et en ajoutant de la glycérine :

Iode	20 gr. 50
Limaille de fer	10 —
Eau distillée	50 —
Glycérine.	15 —

Faire réagir l'iode sur le fer en présence de l'eau, comme pour la préparation de la solution d'iodure ferreux du Codex : filtrer la solution dans une capsule contenant la glycérine.

On pèse la capsule et son contenu, puis on le chauffe au bain-marie continuellement jusqu'à ce que son poids ait diminué de 15 grammes. On obtient ainsi une solution d'iodure ferreux dans la glycérine, dans laquelle 15 grammes d'eau ont été remplacés par 15 grammes de glycérine.

Pour préparer le sirop d'iodure de fer du Codex avec cette solution, on prendra :

Solution . . . . 16 gr. 10
Sirop de gomme. . . . . 785 —
Sirop de fleurs d'oranger. . . . . 200 —

Caractères d'identité. — La solution d'iodure ferreux, préparée à l'avance, est verdâtre, de saveur atramentaire.

Caractères spécifiques. — Mêmes caractères spécifiques que l'iodure ferreux.

Caractères de contrôle. — Mêmes caractères de contrôle.

Conservation. — Mêmes précautions de conservation.

Actions physiologique et thérapeutique. — Mêmes actions physiologique et thérapeutique.

Usages. — Sert à la préparation des médicaments à base d'iodure ferreux.

Sirop d'iodure de fer.

L'iodure de fer s'administre le plus fréquemment sous forme de sirop d'iodure de fer. Aussi convient-il d'insister un peu sur l'étude de ce médicament important.

Préparation.

Iode sublimé . . . . 4 gr. 10
Limaille de fer. . . . . 2 —
Eau distillée . . . . 10 —
Sirop de gomme. . . . . 785 —
Sirop de fleurs d'oranger. . . . . 200 —

Mettez la limaille de fer dans un petit ballon en verre avec l'eau distillée ; ajoutez l'iode par petites portions, en agitant chaque fois ; continuez d'agiter doucement jusqu'à ce que la solution ait acquis la couleur verte propre aux protosels de fer. Filtrez alors le mélange dans un flacon, lavez le filtre avec un peu d'eau distillée ; ajoutez les sirops, mélangez et conservez à l'abri de la lumière.

20 grammes de ce sirop contiennent 10 centigrammes d'iodure de fer.

Caractères d'identité et spécifiques. — Le sirop d'iodure de fer est presque incolore (très légèrement verdâtre) ; il possède une odeur très marquée de fleur d'oranger et une saveur ferrugineuse.

L'acide azotique le colore en brun, par suite de la mise en liberté de l'iode ; si l'on ajoute de l'eau amidonnée, on obtient la coloration bleue caractéristique de l'iodure d'amidon.

Etendu d'eau, il donne un précipité jaune avec l'acétate de plomb (Iodure de plomb).

Le ferricyanure de potassium y occasionne la formation d'un précipité bleu, et le ferrocyanure donne un précipité blanc bleuâtre, devenant bientôt bleu foncé.

Le tannin lui communique une teinte noir violacé, comme d'ailleurs la plupart des infusés et décoctés végétaux.

Le sulfocyanure de potassium ne donne pas de coloration.

Les alcalis et l'ammoniaque accentuent fortement sa coloration verte sans produire de précipité. D'après M. Bourquelot, cela tient à ce que l'oxyde de fer mis en liberté par ces réactifs, se combine au sucre pour donner un saccharate ferreux soluble, plus vert que l'iodure ferreux.

Titre. — Il contient 0,5 0/0 d'iodure ferreux.

Altérations. — Le sirop d'iodure de fer est une préparation très instable. Au bout de peu de temps il jaunit, puis devient acide et se trouble, en même temps que de l'iode se dégage. Conservé en flacons ouverts, l'altération paraît être complète en six jours.

Les causes et le mécanisme de cette altération ne sont pas encore connus d'une manière satisfaisante. Rejetant complètement les hypothèses de l'action de l'ammoniaque (Bernick) et de la matière colorante bleue du sucre commercial (Hanglik), on admet généralement aujourd'hui qu'il se produit un phénomène d'oxydation, que l'on traduit par l'équation suivante :

$$4\mathrm{FeI}^2 + O = \mathrm{Fe}^2\mathrm{I}^6 + \mathrm{FeO}, \mathrm{FeI}^2$$

En réalité, le phénomène est plus compliqué, étant donné la mise en liberté d'iode et l'acidification du sirop, due vraisemblablement à la formation d'acide iodhydrique.

Pour rendre le sirop d'iodure de fer moins rapidement altérable, la pharmacopée suisse prescrit d'ajouter 0 gr. 2 0/00 d'acide citrique. Sous l'influence de cet acide, il se forme un peu de sucre interverti qui probablement agissant comme réducteur retarderait l'oxydation de l'iodure ferreux.

Dans le même but, M. Marc de Toledo a proposé de supprimer la gomme de la formule prescrite par le Codex. Ses expériences ont en effet prouvé nettement que la présence de cette substance activait considérablement l'altération de l'iodure ferreux. C'est ainsi que, tandis que du sirop préparé selon la formule du Codex a présenté une coloration accentuée au bout de 24 heures, et les caractères d'une décomposition complète au bout de 6 jours, en dégageant de l'iode et devenant fortement acide, du sirop préparé sans gomme a conservé sa réaction neutre pendant 7 jours et n'a pas présenté de coloration avant 14 jours.

Les expériences de cet auteur ont, en outre, démontré toute l'importance qu'il y a à se servir d'eau distillée, pour la préparation de ce sirop. En effet, un sirop préparé sans gomme, mais avec de l'eau ordinaire, a présenté les caractères d'une altération très manifeste au bout de 24 heures.

Ajoutons que la conservation du sirop à l'abri de la lumière ne retarde en aucune manière son altération, ainsi que l'a prouvé M. Barnouvin.

Caractères de contrôle. — L'aspect seul du sirop indique son état de conservation, bien mieux d'ailleurs que l'action des réactifs ; parmi ceux-ci, en effet, c'est à peine si le ferrocyanure produit une réaction différente, suivant que le sirop est altéré ou inaltéré : ce précipité est immédiatement d'un bleu plus foncé avec le premier qu'avec le dernier.

Il peut être quelquefois utile de s'assurer de la quantité d'iodure ferreux contenu dans le sirop. On y dosera la quantité d'iode, de laquelle se déduira facilement celle de l'iodure ferreux, en supposant qu'il n'existe pas primitivement d'iode libre dans le sirop.

Ce dosage peut se faire par la méthode suivante : On ajoute à une quantité déterminée de sirop une quantité de nitrate d'argent connue et en excès par rapport à l'iode contenu dans la prise d'essai. De l'iodure d'argent se précipite ; on dose alors l'excès d'argent resté en dissolution au moyen du sulfocyanure d'ammonium.

En pratique, voici comment il convient d'opérer : On pèse 10 gr. de sirop que l'on étend avec 50 centimètres cubes d'eau distillée ; on ajoute 4 centimètres cubes de solution N/10 d'azotate d'argent, puis 5 centimètres cubes d'acide azotique dilué au 10e, et 3 à 4 centimètres cubes d'une solution de sulfate ferrique ammoniacal. On verse alors dans ce mélange au moyen d'une burette graduée la liqueur N/10 de sulfocyanure d'ammonium. On s'arrête dès qu'il se produit une coloration rouge persistante. Si le sirop contient la quantité d'iodure prescrite par le Codex, il faudra ajouter 0 cc. 8 de solution de sulfocyanure. Si la quantité de liqueur nécessaire pour produire la teinte rouge est plus grande, cela indique que la quantité d'iodure contenu dans le sirop est trop faible.

Cette méthode n'a de valeur qu'autant que le sirop ne contient ni bromure ni chlorure.

D. — Combinaisons du fer avec l'oxygène.

Le fer forme, avec l'oxygène, plusieurs combinaisons :

1° L'oxyde ferreux FeO.

2° L'oxyde ferrique Fe^2O^3.

3° Des oxydes intermédiaires : l'oxyde ferroso-ferrique FeO, Fe^2O^3, l'oxyde des battitures $6FeO, Fe^2O^3$, oxyde obtenu lorsqu'on bat avec un marteau une barre de fer rougie.

4° Un acide ferrique inconnu répondant à la formule FeO^3.

Les seuls oxydes intéressants, au point de vue médico-pharmaceutique, sont l'oxyde ferrique et l'oxyde ferroso-ferrique.

§ 1. — Oxyde ferrique.

Synonymes. — L'oxyde ferrique, appelé aussi sesquioxyde ou peroxyde de fer, a pour formule Fe^2O^3.

On l'emploie en pharmacie, sous quatre formes différentes : à l'état anhydre, à l'état d'hydrate ferrique, à l'état d'hydrate ferrique colloïdal, à l'état d'hydrate ferrique mélangé de carbonate de fer.

A. — Oxyde ferrique anhydre.

Synonymes. — L'oxyde ferrique anhydre appelé aussi oxyde rouge de fer, colcothar, a pour formule Fe^2O^3.

Préparation. — On le prépare industriellement par la calcination du sulfate ferreux.

Caractères d'identité. — Le colcothar est une poudre amorphe, d'un rouge brun foncé, inodore, insipide, complètement insoluble dans l'eau, entièrement soluble dans l'acide chlorhydrique, en donnant une liqueur d'un jaune brunâtre.

Caractères spécifiques. — On le reconnaît aux caractères suivants :

1° A ses caractères d'identité.

2° Dissous dans l'acide chlorhydrique, il donne une solution qui, traitée par les réactifs des sels de fer au maximum, donne les réactions caractéristiques de ces sels.

Caractères de contrôle. — Il est quelquefois FALSIFIÉ avec de l'ocre rouge ou de la brique pilée. On reconnaît ces corps en traitant le colcothar suspect par l'acide chlorhydrique : s'il est pur, il se dissoudra complètement ; s'il est impur, la brique et la partie argileuse de l'ocre restent comme résidu.

Usages. — Il entre dans la composition de l'emplâtre de Canet.

B. — Hydrate ferrique.

Synonymes. — L'hydrate ferrique, appelé aussi peroxyde de fer hydraté, sesquioxyde de fer bihydraté, bihydrate de sesquioxyde de fer gélatineux, a pour formule d'après le Codex : $Fe^2O^3, 2H^2O$.

D'après Würtz, Hanriot et Willm, et d'autres auteurs, la véritable formule de l'hydrate ferrique serait : $Fe^2O^3, 3H^2O$.

L'hydrate ferrique serait donc, dans ce cas, non plus un bihydrate, mais un trihydrate de sesquioxyde de fer, ou un trihydrate ferrique.

Préparation. — On le prépare en versant une solution étendue de perchlorure de fer dans un excès d'ammoniaque (Codex) :

Perchlorure de fer officinal . . . . . . 1000 grammes
Ammoniaque liquide officinale environ. 400 —

Étendre la solution de perchlorure de fer de 50 parties d'eau et la verser par petites portions, et en agitant continuellement, dans l'ammoniaque, préalablement diluée avec 5 fois son poids d'eau. Il se formera immédiatement un précipité rouge brun gélatineux. S'assurer que la liqueur offre une réaction alcaline. Laisser déposer le précipité, le laver à grande eau par décantation jusqu'à ce que l'eau de lavage, acidulée par l'acide azotique, ne soit plus troublée par l'azotate d'argent.

Réactions. — L'ammoniaque forme avec le chlore du chlorure d'ammonium, et l'hydrate ferrique se dépose.

$$Fe^2Cl^6 + 6AzH^3 + 5H^2OFe^2 = O^3, 2H^2O + 6AzH^4Cl$$

Le lavage a pour but d'enlever à l'hydrate ferrique le chlorure d'ammonium qu'il pourra retenir.

Conservation. — Le produit doit être conservé sous l'eau distillée, à la cave, à une température inférieure à $+12°$.

Usages. — L'hydrate ferrique est employé comme contre-poison de l'acide arsénieux. Il a une action d'autant plus assurée qu'il est préparé plus récemment. Il s'administre à hautes doses, de 30 à 100 grammes.

L'hydrate ferrique est gélatineux, brun, insoluble dans l'eau, soluble dans les acides, soluble dans le sirop de sucre ; aussi a-t-on proposé de l'administrer sous forme de *saccharate de fer*.

C. — Hydrate ferrique colloïdal.

Synonymes. — L'hydrate ferrique colloïdal, appelé aussi oxyde de fer dialysé, fer dialysé, peroxyde de fer soluble, a pris, dans ces dernières années, grâce aux réclames pompeuses qui ont été faites à son sujet, une certaine place dans la thérapeutique.

Préparation. — Il se prépare de la manière suivante :

Solution de perchlorure de fer à 1,26 . . .   100 grammes
Ammoniaque à 22°   35   —

On ajoute peu à peu l'ammoniaque au sel ferrique. Il se forme un précipité, qui se redissout dans l'excès de chlorure ferrique. On introduit la solution dans un dialyseur, en ayant soin de renouveler souvent l'eau distillée dans laquelle il plonge. Elle perd presque tout son acide par diffusion, tandis qu'il reste, sur la membrane du dialyseur, un liquide rouge de sang veineux qui pour 98,5 d'hydrate ferrique renferme encore 1,5 d'acide chlorhydrique. La solution, contenue dans la membrane du dialyseur, est concentrée à chaud jusqu'à ce qu'elle ait une densité de 1,046.

Caractères d'identité. — Amenée à ce point de concentration, elle se présente sous la forme d'un liquide rouge brun, dichroïque, clair par transparence, trouble par réflexion, inodore, peu astringent, soluble dans l'eau distillée, précipitant en partie par les eaux calcaires, soluble dans un mélange d'alcool et d'éther, précipité par les alcalis, les acides, le tannin, les teintures. Elle ne donne pas les réactions des persels de fer.

Action thérapeutique. — Le fer dialysé est une préparation qui n'a pas la valeur qu'on lui a attribuée. C'est un médicament ayant une instabilité chimique extrême, et qui, puisqu'il reste sur la membrane du dialyseur et ne la traverse pas, ne doit pas s'absorber facilement(1).

Modes d'administration et doses. — Il s'administre sous forme liquide par gouttes ou cuillerée à café : 1 à 2 par jour.

Incompatibles. — Acides, alcalis, tannin, teintures.

(1) Voir, à ce sujet, un article publié par Bouchardat, *Bulletin de thérapeutique*, 1878, t. XCIV, p. 49 : Sur le fer dialysé et sa valeur thérapeutique.

D. — Hydrate ferrique mélangé de carbonate ferreux.

Synonymes. — L'hydrate ferrique, mélangé de carbonate ferreux, est désigné en pharmacie sous le nom de *safran de mars apéritif* ou de *sous-carbonate de fer* (terme absolument impropre, car le safran de mars apéritif est surtout constitué par de l'hydrate ferrique et il ne renferme que de faibles proportions de carbonate ferreux).

Préparation. — On le prépare d'après le procédé suivant (Codex) :

Sulfate ferreux cristallisé	1000	grammes.
Carbonate de sodium pur et cristallisé .	1200	—
Eau distillée	14000	—

Faire dissoudre séparément les deux sels et filtrer les liqueurs. Verser, par petites portions, la solution de carbonate de sodium dans la dissolution de sulfate ferreux, en agitant pour favoriser la réaction. Il se dépose un précipité blanc de carbonate ferreux que l'on lave par décantation à froid et qu'on sèche sur des toiles à la température ordinaire et à l'air libre, en ayant soin de l'agiter fréquemment pour l'oxyder en lui faisant absorber l'oxygène de l'air.

Réactions. — Il faut, à cet égard, considérer deux phases :

1re Phase. — Il se fait, entre le sulfate de fer et le carbonate de sodium, une double décomposition, et il y a formation de sulfate de sodium et de carbonate ferreux, d'après l'équation suivante :

$$SO^4Fe + CO^3Na^2 = SO^4Na^2 + CO^3Fe.$$

2e Phase. — Au contact de l'air et de l'eau aérée qui sert à le laver, le carbonate ferreux absorbe de l'oxygène, perd de l'acide carbonique et se transforme en oxyde salin, puis en hydrate ferrique.

Ces transformations sont marquées par le changement de couleur du précipité qui, d'abord blanc, passe successivement au brun verdâtre, puis au jaune rougeâtre.

On doit faire à froid le lavage et la dessiccation pour prévenir la déshydratation de l'oxyde.

Composition. — Le safran de mars apéritif est de l'hydrate ferrique mélangé de carbonate ferreux en proportion très faible. Cette proportion sera d'autant plus forte, que le produit aura été séché plus promptement et d'autant plus faible, que le produit aura été séché plus lentement. En effet, plus le produit sera séché lentement, plus l'air agira sur lui et plus par conséquent le carbonate ferreux sera changé en hydrate ferrique ; par conséquent, moins il contiendra de carbonate ferreux. C'est donc, comme on le voit, un médicament à composition variable et par suite à action infidèle.

Caractères d'identité. — Le safran de mars apéritif est une poudre amorphe, rouge brun, insipide, insoluble dans l'eau, entièrement soluble dans les acides avec une légère effervescence. Calciné, il fournit ce qu'on appelait autrefois le *safran de mars astringent*.

Caractères spécifiques. — On le reconnaît aux caractères suivants :

1º A ses caractères d'identité ;

2º Dissous dans l'acide chlorhydrique, il donne une solution qui, traitée par les réactifs du fer au maximum, donne les caractères de ces sels.

Caractères de contrôle. — Il est quelquefois falsifié avec de l'ocre ou de la brique ; dans ce cas, il est incomplètement soluble dans les acides.

Conservation. — Il doit être conservé dans des flacons bouchés.

Action physiologique. — Il possède l'action physiologique des ferrugineux.

Action thérapeutique. — Il possède l'action thérapeutique des ferrugineux.

Modes d'administration et doses. — On l'emploie à l'INTÉRIEUR à la dose de 0 gr. 10 à 0 gr. 50 en cachets, prises, pilules.

Formules galéniques. — Il n'entre dans aucune formule galénique spéciale mentionnée au Codex.

Incompatibles. — Acides, alcalis, tannin, teintures.

§ 2. — Oxyde ferroso-ferrique.

Synonymes. — L'oxyde ferroso-ferrique, second oxyde de fer intéressant au point de vue médico-pharmaceutique, est appelé aussi oxyde noir de fer, éthiops martial, oxyde magnétique. Il a pour formule FeO,Fe^2O^3 ou Fe^3O^4.

Préparation. — On le prépare en versant dans une dissolution de carbonate de sodium une dissolution renfermant un mélange de sulfate ferreux et de sulfate ferrique dans le rapport des poids moléculaires de ces deux sels.

Caractères d'identité. — L'éthiops martial est une poudre noire foncée, veloutée, sans mélange de rouge, insoluble dans l'eau et l'alcool, attirable à l'aimant, entièrement soluble dans les acides sans effervescence.

III   38

Caractères spécifiques. — On le reconnaît aux caractères suivants :

1° A ses caractères d'identité.

2° Dissous dans les acides, il fournit une solution qui donnera les caractères suivants :

Avec la potasse.	précipité vert
— le carbonate de potasse . .	rouge clair
— le bicarbonate de potasse .	jaune rouge
— le phosphate de soude. . .	blanc
— l'arséniate de soude	blanc
— l'arsénite de soude	jaune serin.

Caractères de contrôle. — Il peut être mêlé de peroxyde de fer : dans ce cas, il est moins attirable à l'aimant, il a une couleur plus brunâtre ; sa dissolution dans l'acide chlorhydrique est jaune safrané.

Actions physiologique et thérapeutique. — Analogues à celles des ferrugineux.

Modes d'administration et doses. — On l'emploie à l'INTÉRIEUR, en prises, cachets, pilules à la dose de 0,10 à 1 gramme.

Incompatibles. — Acides, alcalis, tannin.

E. — Combinaisons du fer avec les autres métalloïdes.

Sans intérêt au point de vue médico-pharmaceutique.

SECTION III

ÉTUDE DES SELS QUE LE FER FORME AVEC LES ACIDES MINÉRAUX.

SOMMAIRE.—Avec l'acide sulfurique (*sulfate ferreux*); avec l'acide phosphorique (*phosphate ferreux*) ; avec l'acide pyrophosphorique (*pyrophosphate ferrique* ; *pyrophosphate de fer et de sodium* ; *pyrophosphate de fer citro-ammoniacal*) ; avec l'acide arsénique (*arséniate ferreux*) ; avec l'acide carbonique (*carbonate ferreux*).

Synonymes. — Formules. — Préparation. — Purification. — Caractères d'identité, spécifiques, de contrôle. — Action physiologique et thérapeutique. — Modes d'administration et doses. — Formules galéniques. — Incompatibles.

A. — Combinaisons du fer avec les acides oxygénés du chlore.

B. — Combinaisons du fer avec les acides oxygénés du brome, de l'iode.

Sans intérêt au point de vue médico-pharmaceutique.

C. — Combinaisons du fer avec les acides oxygénés du soufre.

Le fer ne donne de combinaisons qu'avec l'acide sulfurique ; il forme :

1º Un sel au minimum ou sel ferreux, le sulfate ferreux.

2º Un sel au maximum ou sel ferrique, le sulfate ferrique.

3º Des sels basiques.

Le sulfate ferreux est seul intéressant au point de vue médico-pharmaceutique.

Sulfate ferreux.

Synonymes. — Le sulfate ferreux, appelé aussi sulfate de fer, couperose verte, vitriol vert, a pour formule : $SO^4Fe + 7H^2O$

Préparation industrielle. — Il se prépare industriellement en grillant les pyrites naturelles.

Le sel commercial est toujours impur ; il renferme des sulfates ferrique, de cuivre, de zinc, de chaux, d'alumine, de magnésie et quelquefois de l'arsenic. A moins d'être purifié avec beaucoup de soin il ne peut pas servir aux usages pharmaceutiques.

Cette purification étant toujours longue et délicate, il vaut mieux préparer le sulfate ferreux, destiné aux usages médico-pharmaceutiques, par le procédé du Codex, qui donne un sulfate ferreux pur ou sulfate officinal.

Préparation dans les laboratoires. — Ce procédé consiste à dissoudre du fer dans l'acide sulfurique étendu (Codex) :

Tournure de fer ou pointes de Paris. . .	100 grammes.
Acide sulfurique officinal	100	—
Eau distillée.	800	—

On introduit dans un ballon d'abord l'eau puis l'acide sulfurique ; on mélange, et on ajoute peu à peu la tournure de fer. Lorsque le dégagement gazeux aura cessé, on porte le mélange à l'ébullition et on filtre rapidement, en évitant autant que possible le contact de l'air. On ajoute à la liqueur filtrée 20 grammes d'acide sulfurique dilué, on la concentre par une prompte évaporation jusqu'à ce qu'elle marque 1,29 au densimètre, puis on la laisse cristalliser dans un endroit frais. On recueille les cristaux formés pendant le refroidissement ; on les fait égoutter dans un entonnoir en verre, on les lave avec une petite quantité d'alcool à 60° et on les sèche promptement entre des doubles de papier à filtrer.

Réaction. — Le fer se substitue à l'hydrogène de l'acide pour former du sulfate ferreux et il y a dégagement d'hydrogène.

$$Fe + SO^4H^2 = SO^4Fe + H^2$$

Caractères d'identité. — Le sulfate ferreux pur est en cristaux prismatiques de couleur vert bleuâtre clair, d'une saveur astringente et styptique, solubles dans 1 pour 8 d'eau froide, dans 0,3 d'eau bouillante, insolubles dans l'alcool.

Abandonné à l'air, il se décompose : il s'effleurit peu à peu, devient jaune à la surface en se changeant en sulfate ferrique basique. Sa solution abandonnée à l'air se transforme aussi en sulfate ferrique basique hydraté.

Chauffé à 300°, il perd son eau de cristallisation et devient anhydre ; il est alors blanc. Chauffé au rouge, il se décompose en donnant de l'anhydride sulfurique, de l'anhydride sulfureux et de l'oxyde ferrique (colcothar) :

$$2\,FeSO^4 = SO^3 + SO^2 + Fe^2O^3$$

Il absorbe facilement le bioxyde d'azote en prenant une teinte brune.

Caractères spécifiques. — On le reconnaît aux caractères suivants :

1° Il donne les réactions caractéristiques des sulfates.

2°   —   —   —   des sels de fer au minimum.

Caractères de contrôle. — Mal purifié ou mal conservé, il peut renfermer les ALTÉRATIONS suivantes :

Cuivre. — Dissoudre le sulfate de fer suspect dans l'eau et plonger dans cette solution une lame de fer bien décapée : la lame se recouvrira d'une couche rougeâtre et brillante de cuivre.

Sulfate ferrique. — La solution de sulfate de fer suspect donnera les caractères des sels de fer au maximum.

Conservation. — Etant très altérable à l'air, il doit être conservé dans des flacons secs et bien bouchés.

Action physiologique. — Il exerce une action styptique astringente, il pâlit les tissus, resserre les vaisseaux, arrête les exhalations sanguines, tarit les sécrétions muqueuses (Foussagrives).

Action thérapeutique. — On l'emploie comme astringent et tonique.

Modes d'administration et doses. — On l'administre : A l'INTÉRIEUR en solution ou en pilules à la dose de 0 gr. 05 à 0 gr. 50 ; à l'EXTÉRIEUR, en injections, lotions, collyres à la dose de 5 centigrammes à 2 grammes pour 30, 100 ou 200 grammes d'eau.

Formules galéniques. — Il entre dans la poudre gazogène ferrugineuse ; dans le vin de quinquina ferrugineux.

Incompatibles. — Tannin et les substances qui en contiennent, alcalis et carbonates, savons, sulures solfubles.

D. — Combinaisons du fer avec les acides oxygénés de l'azote.

Sans intérêt au point de vue médico-pharmaceutique.

E. — Combinaisons du fer avec les acides oxygénés du phosphore.

Le fer donne avec les acides oxygénés du phosphore, un certain nombre de combinaisons importantes au point de vue médico-pharmaceutique :
1° Le phosphate ferreux.
2° Le pyrophosphate ferrique.
3° Le pyrophosphate de fer et de sodium.
4° Le pyrophosphate de fer citro-ammoniacal.

§ 1. — Phosphate ferreux.

Synonymes. — Le phosphate ferreux, appelé aussi phosphate de fer, orthophosphate ferreux, a pour formule : $(PO^4)^2Fe^3$.

Préparation. — Il se prépare en ajoutant du phosphate de sodium à un sel ferreux.

Caractères d'identité. — Il se présente sous la forme d'une poudre amorphe d'un bleu ardoise foncé, insoluble dans l'eau, soluble entièrement dans l'acide chlorhydrique et dans l'acide azotique.

Par suite de l'action de l'air sur ce composé, le phosphate ferreux s'oxyde, de telle sorte que le phosphate ferreux initial passe à l'état de phosphate ferroso-ferrique.

La composition du phosphate ferreux est donc très inconstante.

Caractères spécifiques. — On le reconnaît aux caractères suivants :

1° A ses caractères d'identité ;

2° Dissous dans l'acide chlorhydrique, il donne une solution qui traitée par les réactifs des phosphates et des sels de fer, donne les réactions caractéristiques de ces composés.

Conservation. — On doit le conserver dans des flacons secs et bien bouchés.

Action physiologique. — Il possède les actions physiologique et thérapeutique générales des ferrugineux.

Modes d'administration et doses. — On l'emploie à l'INTÉRIEUR en cachets, prises, pilules à dose de 0 gr. 25 à 0 gr. 50. On l'emploie surtout en dissolution dans l'acide chlorhydrique sous forme de *chlorhydrophosphate de fer.*

§ 2. — Pyrophosphate ferrique.

Synonymes. — Le pyrophosphate ferrique, appelé aussi pyrophosphate de fer, a pour formule : $(P^2O^7)^3(Fe^2)^2$.

Préparation. — On le prépare en décomposant le pyrophosphate de sodium par un sel ferrique (chlorure ferrique).

Usages. — Le pyrophosphate ferrique n'est pas employé directement en pharmacie, mais il sert à préparer : le pyrophosphate de fer et de sodium, le pyrophosphate de fer citro-ammoniacal.

§ 3. — Pyrophosphate de fer et de sodium.

Le pyrophosphate de fer et de sodium est un sel double ayant pour formule : $(P^2O^7)^3(Fe^2)^2,2P^2O^7Na^4 + 20H^2O$.

Préparation. — On le prépare d'après le procédé indiqué au Codex :

Pyrophosphate de soude cristallisé . . . . 100 grammes
Pyrophosphate de fer en gelée. 400   —

Préparez d'abord le *pyrophosphate de fer*, en précipitant à froid une solution de perchlorure de fer par une solution de pyrophosphate de soude. Lavez le précipité blanc obtenu et recueillez sur un linge le pyrophosphate gélatineux. On prend 400 grammes de ce pyrophosphate gélatineux.

Mettez dans une capsule 100 grammes de pyrophosphate de soude cristallisé et 400 grammes de pyrophosphate de fer en gelée. Chauffez au bain-marie. Au bout de peu de temps le mélange se liquéfie ; étendez-le sur des plaques de verre et faites sécher à l'étuve.

Caractères d'identité. — Le pyrophosphate de fer et de soude se présente sous la forme de paillettes légèrement teintées de gris, solubles dans l'eau.

Caractères spécifiques. — On le reconnaît aux caractères suivants :

1° Il donne une solution légèrement acide.

2° Cette solution, traitée par un acide, donne un précipité blanc de pyrophosphate ferrique.

3° Cette solution, traitée par les cyanures jaune et rouge ou par le sulfocyanure de potassium ne donne pas les réactions des sels ferriques. Si l'on ajoute une ou deux gouttes d'acide azotique, les réactions des sels ferriques deviennent très manifestes.

4° Avec l'ammoniaque, le soluté se colore en rouge, mais ne précipite pas (Wilm et Hanriot).

Conservation. — On le conserve dans des flacons secs et bien bouchés.

Actions physiologique et thérapeutique. — Il possède les actions physiologique et thérapeutique générales des ferrugineux.

Modes d'administration et doses. — On l'emploie à l'intérieur à la dose de 0 gr. 20 à 1 gramme, en solution aqueuse ou en sirop. Habituellement, on prescrit 0 gr. 30 de sel dissous dans 20 grammes d'eau distillée. Cette solution représente 0 gr. 10. On en donne 2 à 3 cuillerées par jour.

Incompatibles. — Mêmes incompatibles que les sels de fer et de sodium.

§ 4. — Pyrophosphate de fer citro-ammoniacal.

Préparation. — On l'obtient en dissolvant le pyrophosphate ferrique dans le citrate d'ammonium (Codex) :

Perchlorure de fer officinal	156 grammes
Pyrophosphate de soude cristallisé	84 —
Acide citrique	26 —
Ammoniaque liquide officinale.	Q. S.

Cette opération comprend trois temps :

1° **Préparation du pyrophosphate ferrique.** — Faites dissoudre le pyrophosphate de soude dans l'eau et versez peu à peu cette solution dans le perchlorure de fer préalablement étendu d'eau. Lavez le pyrophosphate ferrique insoluble qui provient de la réaction.

2° **Préparation du citrate d'ammonium.** — Faites dissoudre l'acide citrique dans une petite quantité d'eau et ajoutez-y assez d'ammoniaque pour former un citrate d'ammonium avec excès d'alcali.

3° **Dissolution du pyrophosphate ferrique dans le citrate d'ammonium.** — Versez le pyrophosphate ferrique dans le citrate ammonique ; il s'y dissoudra, en donnant une liqueur jaunâtre. Concentrez cette liqueur à une douce chaleur jusqu'à ce qu'elle ait acquis une consistance sirupeuse. Etendez-la ensuite, avec un pinceau, sur des assiettes ou sur des lames de verre et achevez la dessiccation à l'étuve, sans dépasser 55°. *Il vaudrait bien mieux le sécher à froid pour ne pas le transformer en phosphate* (Codex).

Caractères d'identité. — Le pyrophosphate de fer citro-ammoniacal se présente sous forme d'écailles jaunes, verdâtres ou brunes, presque insipides, solubles dans l'eau, contenant 18 0/0 de fer.

Caractères spécifiques. — On le reconnaît aux caractères suivants :

1° A ses caractères d'identité ;

2° Trituré avec de la potasse, il dégage de l'ammoniaque.

3° Traité par les réactifs du fer au maximum, il ne donne pas les réactions caractéristiques de ces sels avec le ferrocyanure, le ferricyanure, l'hydrogène sulfuré, le sulfhydrate d'ammoniaque, le tannin ; le fer est dissimulé à l'ammoniaque et au sulfocyanure de potassium.

4° Il donne les réactions caractéristiques de pyrophosphates.

5° Il donne les réactions caractéristiques de l'acide citrique, réactions qui seront indiquées en chimie organique.

Caractères de contrôle. — Il peut subir les ALTÉRATIONS ou FALSIFICATIONS suivantes : être décomposé partiellement ; renfermer des sels étrangers ; ne pas renfermer une proportion assez forte de fer. On reconnaîtra ces altérations ou ces falsifications par les procédés suivants, indiqués dans l'instruction sur l'essai chimique des médicaments de Schmid et Wolfrum traduit par Strohl :

1° Dissoudre 1 gramme de sel suspect dans 5 grammes d'eau distillée : dissolution complète, sel pur ; dissolution incomplète, décomposition partielle du composé.

2° Traiter une partie de la solution par 5 ou 10 gouttes d'ammoniaque : coloration légère sans précipité, sel pur ; précipité, sels étrangers.

3° Dissoudre 10 grammes de sel suspect dans 50 grammes d'eau distillée, ajouter à la solution 5 grammes de lessive de soude ; agiter et faire digérer une demi-heure à la température de 90° ; recueillir le précipité sur un filtre, le laver, le dessécher au bain-marie et le calciner dans une capsule de porcelaine tarée : le résidu calciné pèse 2 gr. 5, sel pur ; le résidu calciné pèse moins de 2 gr. 5, le sel renferme trop peu de fer.

Conservation. — Il doit être conservé dans des flacons secs et bien bouchés.

Actions physiologique et thérapeutique. — Il possède les actions physiologique et thérapeutique des ferrugineux.

Modes d'administration et doses. — On l'emploie à l'INTÉRIEUR, en sirop, pilules, à la dose de 0 gr. 10 à 0 gr. 30 par jour.

Formules galéniques. — Il entre dans le sirop de pyrophosphate de fer.

Incompatibles. — Il est incompatible avec les mêmes substances que les sels de fer en général.

<h3 align="center">F. — Combinaisons du fer avec les composés
oxygénés de l'arsenic.</h3>

Le fer donne avec l'acide arsénique, une combinaison intéressante, l'arséniate ferreux.

<h3 align="center">Arséniate ferreux.</h3>

Synonymes. — L'arséniate ferreux, appelé aussi arséniate de fer (sel de fer au minimum), a pour formule : AsO^4HFe.

Préparation. — On le prépare par le procédé suivant (Codex) :

Arséniate de soude cristallisé. . . . . . .   50 grammes
Eau distillée 500   —

Faites dissoudre.

    Sulfate ferreux . . . . 10 grammes
    Eau distillée 100   —

Faites dissoudre.

Mêlez les deux solutions ; l'arséniate ferreux se précipitera ; lavez à l'eau distillée, séchez rapidement.

Réaction. — Il se fait entre l'arséniate de sodium et le sulfate ferreux une double décomposition ; il y a formation de sulfate de sodium soluble et d'arséniate de fer insoluble :

$$SO^4Fe + AsO^4HNa^2 = SO^4Na^2 + AsO^4HFe$$

Caractères d'identité. — L'arséniate ferreux constitue une poudre d'un vert pâle, au moment de sa précipitation, plus foncée ensuite et verdissant à l'action de l'air par suite de l'oxydation partielle qu'elle subit ; elle est insoluble dans l'eau, soluble dans les acides et dans l'ammoniaque.

Caractères spécifiques. — On le reconnaît aux caractères suivants :

1° A ses caractères d'identité.

2° Dissous dans l'acide azotique, il donne une solution d'arséniate ferrique qui fournit la réaction des sels de fer au maximum.

3° Si dans cette solution on précipite le fer par le carbonate de soude, et si on filtre, la liqueur filtrée, acidulée par l'acide acétique, donne les réactions des arséniates.

Caractères de contrôle. — Il peut, s'il a été mal lavé, retenir un peu de *sulfate de sodium*. Pour en déceler la présence, traiter l'arséniate ferreux suspect par l'eau distillée qui dissoudra le sulfate de sodium. La solution filtrée donnera un précipité blanc avec le chlorure de baryum.

Conservation. — S'oxydant par l'action de l'air, il doit être conservé dans des flacons bien bouchés.

Action physiologique. — Il possède l'action physiologique des ferrugineux.

Action thérapeutique. — Il est employé comme antichlorotique.

Modes d'administration et doses. — On l'administre à l'intérieur à la dose de 0 gr. 01 à 0 gr. 20, sous forme de pilules contenant chacune 0 gr. 01 ou de granules contenant chacun 0 gr. 001.

Incompatibles. — Avec les substances incompatibles avec les ferrugineux.

Formules galéniques. — Il n'entre dans aucune formule galénique spéciale mentionnée au Codex.

G. — Combinaisons du fer avec l'acide cacodylique.

Cacodylate de fer.

Formule. — Le cacodylate de fer a pour formule $[AsO(CH^3)^2O]^6Fe^2$.

Préparation. — On le prépare soit en saturant l'acide cacodylique par du safran de mars, soit en traitant le cacodylate de baryte (sel soluble) par le sulfate ferrique.

Caractères d'identité. — Il est constitué par une poudre cristalline entièrement soluble dans l'eau. Ce caractère de solubilité ne se retrouve pas dans la plupart des cacodylates de fer commerciaux ; ceux-ci sont, en effet, très souvent constitués par un mélange en proportions variables d'oxyde de fer et d'acide cacodylique.

Actions physiologique et thérapeutique. — Le cacodylate de fer possède les propriétés physiologiques et thérapeutiques des sels de fer et de l'acide cacodylique, et, en particulier, il augmente le taux de l'hémoglobine en même temps que le nombre des globules. Ce fait a été démontré par MM. Gilbert et Lereboullet, qui ont appliqué avec succès ce médicament au traitement de la chlorose.

Il est intéressant de signaler que le cacodylate de fer possède une toxicité supérieure à celle de ses composants : la dose toxique, recherchée sur le cobaye, est comprise entre 0 gr. 30 et 0 gr. 40 par kilogramme d'animal. .

Modes d'administration et doses. — Le cacodylate de fer peut s'administrer soit par voie gastrique, soit par voie hypodermique, mais, comme dans toute médication cacodylique, cette dernière voie d'introduction est de beaucoup préférable.

Les deux formules les plus usitées sont :

A) *Voie gastrique*. — Granules à 0 gr. 025.

Cacodylate de fer	2 gr. 50
Excipient.	Q. S.

à diviser en 100 granules toluifiés.

6 à 10 granules par jour.

B) *Voie hypodermique*. — Solution à 0 gr. 03 par centimètre cube.

Cacodylate de fer. . . . .   3 grammes
Eau distillée   100   cc.

Débuter par 1 centimètre cube par jour et porter progressivement la dose quotidienne à 2 et 3 centimètres cubes.

H. — Combinaisons du fer avec les composés oxygénés de l'antimoine.

I. — Combinaisons du fer avec les composés oxygénés du bore.

Sans intérêt au point de vue médico-pharmaceutique.

J. — Combinaisons du fer avec les composés oxygénés du carbone.

Le fer forme, avec l'acide carbonique, un carbonate ferreux (sel au minimum).

Carbonate ferreux.

Synonymes. — Le carbonate ferreux, appelé aussi protocarbonate de fer, carbonate de protoxyde de fer, a pour formule : CO^3Fe.

Préparation. — On le prépare en versant une solution de sulfate ferreux dans une solution de carbonate de sodium.

Réaction. — Il se fait une double décomposition ; il se forme du sulfate de sodium, qui reste en dissolution et du carbonate ferreux qui se précipite.

$$SO^4Fe + CO^3Na^2 = CO^3Fe + SO^4Na^2$$

Caractères d'identité. — Le carbonate ferreux est un sel blanc, terne, inodore, assez soluble dans l'eau à la faveur d'un excès d'acide carbonique. A l'état humide, il absorbe avec énergie l'oxygène de l'air et se transforme bientôt en hydrate de protoxyde.

Ce sel étant très instable doit être préparé extemporanément. On ne le trouve jamais tout préparé dans les pharmacies.

Modes d'administration et doses. — On l'administre sous forme de pilules de carbonate ferreux, préparées selon la formule de Vallet (Codex) et que nous avons déjà étudiées dans le chapitre des pilules (t. II).

Actions physiologique et thérapeutique. — Incompatibles. — Comme les préparations ferrugineuses.

K. — Combinaisons du fer avec les composés oxygénés du silicium.

L. — Combinaisons du fer avec les composés oxygénés du manganèse.

M. — Combinaisons du fer avec les composés oxygénés du chrome.

Sans intérêt au point de vue médico-pharmaceutique.

SECTION IV

NOMENCLATURE DES COMBINAISONS FORMÉES PAR LE FER AVEC LES ACIDES ORGANIQUES OU COMPOSÉS ORGANIQUES, AYANT REÇU UNE APPLICATION MÉDICO-PHARMACEUTIQUE.

Avec *l'acide acétique*	0
— *l'acide benzoïque.*	0
— *l'acide citrique.*	{ Citrate de fer. { Citrate de fer ammoniacal..
— *l'acide glycéro-phosphorique.* . .	Glycérophosphate de fer.
— *l'acide lactique.*	Lactate ferreux.
— *l'acide oxalique*	0
— *l'acide phénique*	0
— *l'acide salicylique*	0
— *l'acide saccharique*	Saccharate de fer.
— *l'acide sulfovinique.*	0
— *l'acide tannique*	0
— *l'acide tartrique*	{ Tartrate ferreux. { Tartrate ferrico-ammonique. { Tartrate ferrico-potassique.
— *l'acide valérianique.*	Valérianate de fer.
— *le cyanogène*	{ Ferrocyanure ferrique (bleu { de Prusse). { Cyanure de fer et de quinine.
— *l'hémoglobine*	{ Combinaison albumino fer- { rugineuse.

Action physiologique générale des ferrugineux. — Il est peu de médicaments dont l'efficacité soit aussi généralement admise par les médecins que celle des préparations ferrugineuses et le proverbe latin : « Qui nescit martem, nescit artem » est encore vrai à l'heure actuelle ; celui qui ne connaît pas la vertu thérapeutique du fer, ne comprend pas l'art de guérir ; tel est encore l'avis des médecins comme aux siècles passés. L'emploi du fer en thérapeutique est presque aussi ancien que la médecine elle-même, et il semble, au premier abord, qu'il ne doive plus exister aucun doute sur la participation directe du fer médicamenteux à la reconstitution du globule sanguin. Une analyse rigoureuse des faits observés montre qu'en réalité, toute démonstration vraiment scientifique d'une telle action fait encore défaut et la question de l'absorption du fer médicamenteux par les voies digestives est encore une question très controversée.

Il nous est impossible d'examiner avec tous les détails qu'elle mérite cette importante question ; il nous faudrait pour cela entrer dans le domaine de la chimie physiologique, domaine qui ne nous appartient pas. Nous renvoyons les lecteurs, qui voudraient l'étudier, aux ouvrages mentionnés à la note (1).

L'action physiologique, produite par les ferrugineux, a été étudiée avec beaucoup de soin par M. le Professeur Hayem et nous ne saurions mieux faire que de reproduire le tableau exact qu'il a tracé des effets produits par ces médicaments.

Les préparations ferrugineuses, dit-il, ont une saveur astringente, styptique, un goût d'encre plus ou moins prononcé, suivant le degré d'oxydation ou de solubilité du composé employé. Les doses faibles, surtout celles des préparations insolubles, ne réveillent aucune sen-

---

(1) *Traité de thérapeutique et de pharmacologie* de Soulier ; — *Traité de thérapeutique et de pharmacologie* de Nothnagel et Rossbach ; — *Traité de thérapeutique* de Manquat ; — Étude de M. Lambling, professeur de chimie à la Faculté de médecine de Lille. Cette étude remarquable, publiée dans la *Revue biologique du nord de la France*, a été reproduite dans le *Journal de Pharmacie et de Chimie*, 5e série, tome XXII, année 1890, pages 35 et 77.

Sur la résorption du fer inorganique par M. W. Woltering (*Zeit. physiolog. Chimie*, XXI, 2 et 31 d'après le *Journal de Pharmacie et de Chimie*, 1er mars 1896, p. 245).

De la médication martiale par Patein, *Nouveaux remèdes*, numéro du 24 juillet 1897, p. 422, étude très bien faite.

Le fer végétal dans l'organisme, *Journal de Pharmacie et de Chimie* du 1er juin 1897, p. 539.

Leçons de pharmacothérapie de Stokvis, t. II, p. 455 ; les ferrugineux.

sation stomacale ; parfois, elles excitent l'appétit. Lorsqu'on emploie des doses fortes, on peut voir survenir assez rapidement quelques désordres gastriques : pesanteur après les repas ; parfois gastralgie et pyrosis. Si l'on continue néanmoins l'emploi du fer, la langue devient saburrale et tous les symptômes d'un véritable embarras gastrique se prononcent. Du côté de l'intestin, les petites doses ne déterminent d'abord rien de notable ; puis au bout d'un temps variable, survient habituellement de la constipation. Ce phénomène dépend de la préparation employée ; il arrive quelquefois de voir, chez certaines personnes se déclarer de la diarrhée sous l'influence des ferrugineux, quoique le fer produise habituellement la rareté des exonérations.

La prolongation exagérée du traitement ferrugineux, même lorsque les doses sont modérées, amène une dyspepsie, caractérisée par les phénomènes déjà signalés, auxquels se surajoute souvent du météorisme stomacal et intestinal. Parfois la circulation abdominale s'alanguit ; les veines hémorrhoïdales se gonflent ; l'appétit se perd ; la langue se couvre d'un enduit saburral ; le teint devient bilieux, en un mot, il se fait une saturation des premières voies.

La médication ferrugineuse, suffisamment prolongée, semble, comme plusieurs auteurs l'ont admis, déterminer une sorte de pléthore ; dans ce cas, elle augmenterait à la fois et le nombre des globules sanguins et le pouvoir colorant de ses éléments. D'après les expériences de Pokrowski, le fer déterminerait une élévation de la température et une augmentation dans l'excrétion de l'urée.

Que devient le fer introduit dans la circulation ? Une partie du fer introduite, celle qui excède les besoins, serait, d'après Fonssagrives, rejetée par des voies multiples (bile, urine, sueur, salive, suc gastrique, suc pancréatique, le mucus de toutes les muqueuses) ; l'autre partie est fixée par les globules du sang à l'état de combinaison avec l'hémoglobine. La fonction du fer paraît donc être de faciliter l'action de l'hémoglobine et par suite de jouer un rôle fondamental dans l'acte hématosique.

Cette théorie du mécanisme de l'action des martiaux est-elle absolument rigoureuse ? Nous n'osons nous prononcer sur la question ; mais quoi qu'il en soit de la théorie, et pour terminer ce qui a rapport à l'action physiologique des préparations ferrugineuses, nous croyons devoir rappeler les conclusions suivantes, que nous empruntons au savant *Traité de matière médicale* de Fonssagrives : L'expérience démontre l'importance du rôle physiologique du fer, qui est un élément constant de l'organisme, et dont l'insuffisance entraîne des accidents très généraux ; les divers organes ne recevant plus de ce sang altéré qu'une insuffisante stimulation. Le fer est le seul métal qui fasse normalement partie de l'organisme, au sens rigoureux du mot. On le trouve dans les globules rouges, à l'exclusion du sérum, dans le chyle, la lymphe, dans le tissu musculaire (aussi la viande est-elle la source la plus abondante du fer que nous apporte l'alimentation), dans la bile, dans le tissu nerveux, le foie, la rate ; le rôle de ce corps dans les phénomènes de la nutrition est donc un rôle considérable (1).

Action thérapeutique générale des ferrugineux. — Les ferrugineux sont employés :

Comme *astringents* et *styptiques* ; cette action appartient surtout aux composés solubles (Gubler).

Comme *coagulants* et *hémostatiques* ; cette action appartient surtout aux sels à acides minéraux puissants spécialement au chlorure de fer (Gubler).

Comme *toniques* et *reconstituants* ; cette action appartient à la plupart des combinaisons solubles ou insolubles du fer.

On emploie les ferrugineux dans les maladies suivantes : les anémies diverses (de la chlorose, consécutive aux hémorrhagies, des convalescents, diathésiques) ; dans l'hémophilie, dans le diabète et l'obésité, dans la diphtérie ; pour arrêter les hémorrhagies (emploi chirurgical du perchlorure de fer).

Les préparations ferrugineuses sont très nombreuses et on peut se demander quelles sont celles qui présentent les plus grands avantages, ou les propriétés les meilleures. Doit-on s'adresser aux composés solubles ou aux composés insolubles ? Aux sels ferreux ou aux sels ferriques ? Aux sels à acides organiques ou aux sels à acides minéraux ?

On a dit que toutes les préparations de fer se valaient et qu'il fallait donner à chaque malade celle qu'il semblait tolérer le mieux. Cela est vrai en principe, cependant il importe de faire remarquer qu'il ne faut employer, pour l'usage interne que les sels de fer capables de se dissoudre dans l'acide chlorhydrique étendu. D'après Patein il n'y a aucune raison pour préférer les sels ferreux aux sels ferriques. L'ex-

(1) Consulter sur la question : Hayem, *De la médication ferrugineuse, Bulletin de thérapeutique*, 1881, t. C, page 300 ; *Traité de matière médicale et de pharmacologie* de Nothnagel et Rossbach, Fonssagrives, Soulier, Manquat (*loco citato*).

périence a en effet démontré que les sels ferreux ingérés étaient transformés par le suc gastrique d'abord en protochlorure, puis en perchlorure. Du reste, les sels ferreux, très oxydables à l'air, contiennent toujours des sels ferriques, notamment les pyrophosphates, les citrates et les tartrates.

D'un autre côté, l'argument qu'on a donné, à savoir que les sels ferriques forment avec les matières albuminoïdes un composé insoluble, est une erreur chimique, ainsi que le démontrent les expériences de Bunge et de Patein qui prouvent que les albuminates de fer sont immédiatement décomposés par l'acide chlorhydrique du suc gastrique.

Il n'y a aucune raison pour donner la préférence aux sels de fer à acides organiques, car l'expérience démontre que le fer n'est absorbé qu'après avoir été transformé en chlorure. Cantani et après lui Stokvis ont fait un catalogue raisonné des préparations ferrugineuses (Voir Stokvis, *Leçons de pharmacothérapie*, t. II, page 473). Ils les ont divisées en un certain nombre de groupes, sur lesquels nous n'insisterons pas parce que cette division ne présente qu'un intérêt très relatif. A l'exemple de Patein, pour passer en revue les ferrugineux auxquels on doit s'adresser, nous adopterons une classification absolument artificielle, mais qui peut être commode pour le médecin et pour le pharmacien.

A. — Ferrugineux insolubles ou peu solubles dans l'eau.

B. — Ferrugineux solubles dans l'eau.

A. — *Ferrugineux insolubles ou peu solubles dans l'eau.*

1° *Fer métallique.* — Comme nous l'avons vu, le fer métallique se prescrit habituellement sous la forme de limaille de fer porphyrisée et de fer réduit.

On ne doit pas prescrire la limaille de fer qui est toujours sulfureuse et donne lieu à des renvois nidoreux d'hydrogène sulfuré.

Le fer réduit se dissout bien dans le suc gastrique en se transformant en protochlorure, mais cette dissolution donne naissance à de l'hydrogène qui n'a aucune utilité et qu'on éviterait en recourant au protochlorure de fer.

2° *Hydrate ferrique.* — Au moment où il vient d'être préparé, l'hydrate ferrique est fort soluble dans les acides dilués et le sirop de sucre ; de plus il est limpide. Il mériterait, disent MM. Brissemoret et Joanin, d'être substitué à tous les oxydes de fer et ils proposent de le formuler de la manière suivante :

    Hydrate ferrique préparé au moment du besoin.   1 gramme
    Sirop de sucre 200   —
    Une cuillerée à soupe de ce sirop renferme 0,10 centigrammes d'hydrate ferrique.

3° *Sous-carbonate de fer* (Safran de mars apéritif). — Le Safran de mars apéritif, qui est un sesquioxyde de fer hydraté avec traces de carbonate ferreux, est un médicament à composition très variable suivant sa préparation. Pour quelques auteurs, il constitue un médicament infidèle ; pour d'autres, en particulier pour Patein, Brissemoret et Joanin, il constitue une bonne préparation, mais à la condition d'être parfaitement soluble dans l'acide chlorhydrique ; il se transforme en chlorure ferreux dans l'estomac. On l'associe souvent avec des poudres dites toniques de quinquina, de cannelle, etc. Ces associations sont défectueuses, car il se produit avec ces substances végétales, riches en tannin, des incompatibilités, sur lesquelles nous reviendrons, incompatibilités qui se produisent, du reste, avec tous les sels de fer.

Il vaut donc mieux prescrire le sous-carbonate de fer seul, en cachets à la dose de 25 à 50 centigrammes par jour et si le médecin pense qu'il est indispensable de l'associer à une poudre dite stomachique, il pourra adopter la formule de MM. Brissemoret et Joanin qui constitue une bonne préparation.

    Sous-carbonate de fer. . . . . 5 grammes
    Poudre de gentiane 3   —
    Magnésie calcinée. 2   —
    Divisez en 20 cachets, chaque cachet renferme 0 gr. 25 de carbonate de fer.

4° *Protoxalate de fer*. — Bien que nous n'ayons pas fait encore l'histoire de ce sel, dont nous parlerons à propos des acides organiques (article acide oxalique), nous croyons devoir en dire un mot. Le protoxalate de fer est si peu soluble dans l'eau qu'on peut le ranger dans les préparations insolubles. Patein a démontré qu'en présence de l'acide chlorhydrique, dans lequel il est d'ailleurs peu soluble, il passe à l'état de chlorure ferreux et de l'acide oxalique est mis en liberté. Par conséquent, au contact de l'acide chlorhydrique du suc gastrique, il sera transformé en chlorure ferreux et en acide oxalique. D'après MM. Brissemoret et Joanin cette mise en liberté de l'acide oxalique serait très favorable, car elle combattrait l'action constipante du sel ferreux.

On l'administre seul à la dose de 0 gr. 10 à 0 gr. 30 par jour en cachets.

5° *Lactate de fer.* — Plus soluble que le protoxalate, il se transforme d'après Patein sous l'action de l'acide chlorhydrique en chlorure ferreux et en acide lactique.

Brissemoret et Joanin prétendent que les tablettes du Codex, titrées à 5 centigrammes, constituent une mauvaise préparation ferrugineuse. C'est là une appréciation un peu absolue sur laquelle nous croyons devoir faire des réserves. Ils conseillent de donner le lactate de fer sous forme de poudre, de sirop à la dose de 0.10 à 1 gr. par jour et voici les formules qu'ils proposent :

Poudre $\left\{\begin{array}{l}\text{Lactate de fer.} \\ \text{Poudre de calamus.} \\ \text{Poudre de sucre.}\end{array}\right.$ $\left.\begin{array}{l}\\ \\ \end{array}\right\}$ ââ . . . . 1 gr.

3 grammes

Pour 10 cachets — 1 à chaque repas.

Sirop $\left\{\begin{array}{l}\text{Lactate de fer .} \quad 2 \text{ grammes} \\ \text{Sirop de gentiane.} \quad 200 \text{ grammes}\end{array}\right.$

Chaque cuillerée à soupe contient 0 gr. 20 de sel.

B. — *Ferrugineux solubles dans l'eau.*

1° *Protochlorure de fer.* — C'est assurément une des meilleures préparations de fer, et c'est sous cette forme que le fer ingéré pénètre dans l'économie. Comme ce sel est très difficile à conserver, on ne peut le donner que sous forme de pilules ou de dragées contenant chacune 0,10 de chlorure ferreux dont on donne 1 à 3 par jour.

2° *Perchlorure de fer.* — Ce sel appartient au groupe des ferrugineux styptiques, c'est-à-dire des sels de fer qui ont la propriété de former avec l'albumine des tissus une combinaison insoluble et qui se manifeste avec tant d'énergie qu'on considère ces sels comme astringents et hémostatiques. Bien que ce médicament ait été fréquemment employé à l'intérieur dans les hémorrhagies stomacales, pulmonaires et utérines, qu'il ait été considéré par beaucoup de médecins comme très utile dans la diathèse hémorrhagique, MM. Brissemoret et Joanin pensent que le perchlorure de fer ne doit pas être employé et ils ajoutent même, ce qui semble beaucoup trop absolu, la phrase suivante : « Le perchlorure de fer est une mauvaise préparation à rejeter complètement de la pratique médicale ».

3° *Iodure ferreux.* — C'est une excellente préparation agissant à la fois par le fer et par l'iode qu'elle contient et qui est recommandable surtout chez les strumeux et les lymphatiques et qu'on administre sous forme de sirop ou de pilules.

4° *Sulfate de fer.* — Ce sel est un astringent, un désodorant, qui ne doit pas être utilisé dans la médication ferrugineuse.

5° *Pyrophosphate de fer citro-ammoniacal.* — D'après Brissemoret et Joanin, les préparations obtenues avec le pyrophosphate citro-ammoniacal, ou avec le pyrophosphate de fer et de soude, n'agissent pas comme ferrugineux, mais comme diurétiques ; ce ne sont donc pas des préparations de fer à employer.

6° *Citrate de fer ammoniacal.* — *Tartrate ferrico-potassique.* — Ces deux sels sont très solubles et même déliquescents ; on ne doit donc pas les formuler en poudre, cachets, ou pilules, on les donne sous forme de sirop, de vin, ou élixir. Sous ces deux dernières formes (vin ou élixir) il est possible de les associer à un extrait de quinquina, de kola, de coca, ou sirop d'écorces d'oranges amères, en mettant à profit la propriété que possède le tannate de fer qui se forme, de se dissoudre dans la glycérine, ainsi que l'a montré M. Patein, comme nous le dirons plus loin.

Les formules proposées pour ces préparations, sont les suivantes (Brissemoret et Joanin) :

Sirop.

  Citrate de fer ammoniacal,
    ou tartrate ferrico-potassique. . . . . 5 grammes.
  Glycérine. 5   —
  Sirop d'écorces d'oranges amères 190   —

Une cuillerée à soupe renferme 0 gr. 50 de sel.
En prendre une cuillerée par jour.

Vin.

  Tartrate ferrico-potassique . . . . 10 grammes.
  Extrait de quinquina 10   —
  Eau distillée. 10   —
  Glycérine 20   —
  Vin de Madère . . . . 1 litre.

Elixir.

  Citrate de fer ammoniacal. . . . . 10 grammes.
  Glycérine 150   —
  Elixir de Garus 500   —
  Sirop Q. S. pour 1 litre

Une cuillerée à soupe de ce vin et de cet élixir renferment sensiblement 0 gr. 20 de sel de fer.

Dose : 1 à 3 cuillerées par jour.

7° *Albuminates et peptonates de fer.* — Ces préparations, dont l'emploi tend à se généraliser en thérapeutique, sont bonnes, mais elles ne présentent pas de supériorité particulière.

8° *Hémoglobine.* — On a préconisé, dans ces dernières années, les préparations à base d'hémoglobine, sous prétexte qu'on donnerait, de cette manière, du fer tout « organisé » et qu'on aurait ainsi une préparation ferrugineuse absolument irréprochable.

L'hémoglobine, appelée aussi hémoglobuline, hématocristalline, cristaux du sang, est la matière colorante, contenue dans les globules rouges du sang.

L'hémoglobine cristallisée, extraite du sang de différents animaux, chien, cochon d'Inde, écureuil, rat, et purifiée par plusieurs cristallisations, contient en moyenne d'après Hoppe-Seyler, Schmidt et Lehmann, de 0.43 à 0. 50 de fer pour 0/0.

L'hémoglobine, dit M. Patein, a donc une teneur en fer très minime, et comme dans sa décomposition, du reste très facile, sa partie métallique est mise en liberté, on ne voit pas l'avantage qu'elle peut présenter sur un autre sel de fer.

D'après Pouchet, lorsqu'on ingère un corps incapable de donner des réactions physiologiques, il est fort probable que l'action d'un tel produit doit être nulle. L'hémoglobine ne peut avoir d'action en effet, qu'autant qu'elle est combinée à la cellule vivante et élaborée par cette cellule même. « Je n'ai jamais éprouvé le moindre enthousiasme pour ce nouveau médicament, dit Stokvis, et je crois devoir persévérer dans mon scepticisme. »

Quoi qu'il en soit de ces réserves justifiées sur ce médicament, l'hémoglobine est employée sous forme de vin, sirop ou pilules.

9° *Eaux minérales ferrugineuses.*

Les eaux minérales ferrugineuses sont de très bonnes préparations. On leur a reproché, il est vrai, leur faible teneur en fer, incapable de restituer à un organisme appauvri ce qu'il a perdu. Mais ce sont de bons adjuvants qui augmentent la quantité de fer alimentaire ingéré quotidiennement.

Boerrhave et Sydenham ont signalé la grande supériorité des eaux minérales ferrugineuses sur les autres préparations martiales ; mais cette supériorité se manifeste surtout, dit Stokvis, lorsque les malades boivent l'eau ferrugineuse à la source même.

Dans l'administration des préparations ferrugineuses, il est un certain nombre de précautions qu'il est nécessaire d'observer :

1° Administrer des doses faibles et en prolonger l'administration, car, en général, les meilleurs résultats thérapeutiques s'obtiennent dans ces conditions.

2° Administrer ces préparations dans des conditions telles que la résorption du fer soit aussi facile que possible et que les effets nuisibles sur la muqueuse intestinale soient prévenus.

Pour limiter autant que possible l'action astringente des composés ferrugineux, on prescrira un petit nombre de prises (2 à 3 par 24 heures) et on devra, dit Stokvis, se garder de les faire prendre à jeun et ne les administrer qu'une ou deux heures après les repas. Les recherches de Moch montrent qu'en procédant de la sorte, la digestion des amylacées n'est nullement retardée et que celle de la viande ne l'est que légèrement.

En outre, dit Stokvis, lorsqu'on prescrit du fer, on ne doit pas perdre de vue que nos aliments et nos boissons contiennent fréquemment des substances qui forment avec ce métal des combinaisons difficilement solubles ; nous citerons notamment le tannin, contenu dans le thé, dans le vin rouge ; et il ajoute : ne négligez donc jamais d'avertir vos malades qu'en ingérant des aliments ou des boissons contenant du tannin, peu de temps avant ou après avoir pris la préparation ferrugineuse, ils risquent de transformer leur estomac en encrier, mais qu'il suffit de laisser un intervalle d'une ou deux heures entre les repas et l'ingestion du médicament pour éviter cette transformation.

3° Éviter d'associer le fer à des agents médicamenteux pouvant produire des incompatibilités.

Dans la discussion sur le traitement de la chlorose qui s'est produite en 1897 à la Société de thérapeutique, M. Fernet s'est élevé contre les associations du fer et des toniques plus ou moins irritants comme le quinquina, la kola, la coca qui ne sont pas toujours sans inconvénients pour l'estomac et pour l'intestin et a particulièrement attaqué l'association du fer et du quinquina.

Nous ne croyons pas qu'il faille attribuer à ces incompatibilités chimiques plus d'importance qu'elles ne méritent. A ce sujet, rappelons ce qui a été écrit dans « La formule médicale » (1) :

Malgré ce que disent certains auteurs, il ne faut pas attacher un sens trop absolu à l'incompatibilité chimique et considérer comme

_____

(1) E. Dupuy. *La Formule médicale*, p. 55 et 56.

incompatibles toutes les substances qui par leur association peuvent donner naissance à un composé insoluble.

Les anciens chimistes, voulant expliquer les réactions qui se passent dans l'organisme par celles qui se produisent dans leurs laboratoires, considéraient comme inertes toutes les substances insolubles, *corpora non agunt nisi soluta*, sans vérifier par l'expérience chimique, s'il en était réellement ainsi. On sait aujourd'hui que les êtres vivants peuvent s'approprier, dissoudre, faire circuler dans leurs fluides les substances les plus insolubles dans les dissolvants ordinaires. Les réactions qui se passent dans l'organisme sont très différentes de celles qu'on produit dans les laboratoires. Certains corps insolubles dans les dissolvants ordinaires, sont dissous par le suc gastrique, la bile, le suc pancréatique, le suc intestinal ; de là, ils sont transportés par les vaisseaux chylifères dans la circulation générale où ils agissent chacun à leur manière.

Lorsqu'il y a incompatibilité chimique, il n'y a pas toujours incompatibilité physiologique ou thérapeutique. En effet la formation d'un précipité n'empêche pas toujours qu'un médicament agisse. Il diminuera et retardera son action, voilà tout, lorsque le précipité sera attaquable par les liquides de l'économie.

Tous les jours, les médecins associent les préparations ferrugineuses au quinquina, des substances tannifères aux alcaloïdes, associations qui produisent des composés insolubles pour les chimistes et qui cependant donnent les meilleurs effets sur l'économie.

Dans sa belle étude sur la médication martiale, M. Patein a montré que, pour faire disparaître le précipité qui se forme par l'association du fer et du quinquina (tannate de fer, formé par le tannin du quinquina combiné au fer dans les vins et élixirs ferrugineux), on ajoute un peu de glycérine dans laquelle ce tannate est soluble. Nous avons déjà mentionné ce fait à propos du citrate de fer ammoniacal et du tartrate ferrico-potassique. M. Patein semble opposé aux formules dans lesquelles on associe le fer et le quinquina sous forme de masse pilulaire : Tartrate ferrico-potassique, Extrait de quinquina, Rhubarbe, etc.

« Je me suis assuré, dit-il, que dans ces pilules le fer est précipité à l'état de tannate insoluble dans l'acide chlorhydrique. Certes, le tannate de fer qui s'est formé pourrait se dissoudre dans la glycérine. Mais rien ne prouve que ces pilules, en arrivant dans l'intestin (car le suc gastrique n'a pas d'action sur elles), s'y trouvent justement en contact convenable avec de la glycérine qui résulterait de l'action de la lipase sur les corps gras. Sans nier le fait, ajoute-t-il, nous n'en avons aucune preuve et nous préférons l'abstention. »

On sait que dans la séance de l'Académie de Médecine du 10 novembre 1896, M. Hanriot a montré qu'il existait dans le sérum sanguin, dans le pancréas et le foie un ferment spécial qu'il a appelé *lipase* et qui a la propriété de saponifier les graisses, dédoublement dans lequel il se forme de la glycérine.

C'est là un fait intéressant et qui permettrait d'expliquer les bons effets que l'on obtient de l'association du fer et du quinquina, malgré l'incompatibilité chimique qui existe entre ces deux médicaments.

En résumé, le fer, qui a été beaucoup attaqué, ne mérite pas les critiques dont il a été l'objet (Voir à ce sujet: Stokvis, *Leçons de pharmacothérapie*, t. 2, p. 455). Mais il ne faut demander à ce médicament que ce qu'il peut donner et ne l'administrer qu'à propos et avec modération.

C'est un excellent outil, dit M. Patein, mais entre les seules mains de ceux qui savent s'en servir.

Tableau général de la richesse en fer des préparations ferrugineuses.

D'après le Formulaire des hôpitaux civils de Paris, p. 262.

NOMS DE LA PRÉPARATION	Quantité de fer métallique pour 100	Quantité de fer métallique contenue dans 1 gramme de cette préparation
Fer métallique	100	1 gramme
Oxyde noir de fer.	72	0, 72
Oxyde ferrique.	69	0, 69
Hydrate ferrique	56	0, 56
Carbonate ferreux	50	0, 50
Hémoglobine.	45	0, 45
Chlorure ferreux	43	0, 43
Phosphate ferreux	39	0, 39
Chlorure ferrique.	34	0, 34
Pyrophosphate	30	0, 30
Sulfate ferrique	28	0, 28
Tartrate ferrique	25	0, 25
Citrate ferrique.	22	0, 22
Tartrate ferrico-potassique	21	0, 21
Lactate ferreux.	20	0, 20
Sulfate ferreux.	20	0, 20
Iodure ferreux	18	0, 18
Pyrophosphate citro-ammoniacal	18	0, 18
Tannate ferrique.	16	0, 16
Citrate de fer ammoniacal.	12	0, 12

CHAPITRE XVIII

ÉTUDE DU GROUPE DU CHROME

SECTION I

CHROME.

SOMMAIRE. — Chrome. — Sels de chrome.

Le chrome est un métal, bivalent dans quelques cas, tétravalent dans d'autres, appartenant à la 2e famille, 4e section de notre classification. Il n'a aucun emploi en médecine.

Comme le fer, il donne deux séries de sels :

1º *Les composés au minimum*, appelés *sels de protoxyde de chrome* ou sels *chromeux*, dans lesquels l'atome de chrome se comporte comme un atome bivalent. Ces sels sont peu stables et se transforment facilement en sels chromiques.

2º *Les composés au maximum*, appelés *sels de sesquioxyde de chrome* ou sels *chromiques*, dans lesquels l'atome de chrome devient tétravalent. Cet atome de chrome se soude à un autre atome de chrome et forme un groupement $(Cr^2)^{VI}$, hexavalent, par suite de l'échange d'une valence entre les 2 atomes de chrome ($\equiv Cr - Cr \equiv$) $= (Cr^2)^{VI}$. Nous n'insisterons pas sur ces sels qui ne présentent aucun intérêt au point de vue médico-pharmaceutique.

SECTION II

ÉTUDE DES COMBINAISONS DU CHROME AVEC LES MÉTALLOÏDES.

SOMMAIRE.—Avec l'oxygène (*anhydride chromique*).— Synonymes. — Formule. — Préparation. — Purification. — Caractères d'identité, spécifiques, de contrôle. — Actions physiologique et thérapeutique. — Modes d'administration et doses. — Formules galéniques. — Incompatibles. — Empoisonnements et secours.

A. — Combinaisons du chrome avec le chlore, le brome ou l'iode.

Sans intérêt au point de vue médico-pharmaceutique.

B. — Combinaisons du chrome avec l'oxygène.

Le chrome forme avec l'oxygène plusieurs combinaisons :
1° L'oxyde chromeux CrO, peu stable ;
2° L'oxyde chromique Cr^2O^3 ;
3° L'anhydride chromique CrO^3.

Parmi ces combinaisons, une seule est intéressante au point de vue médico-pharmaceutique, c'est l'anhydride chromique.

Anhydride chromique.

Synonymes. — L'anhydride chromique appelé aussi, mais improprement, acide chromique a pour formule CrO^3.

Préparation. — On le prépare en décomposant le bichromate de potassium par l'acide sulfurique :

Bichromate de potassium cristallisé. .   1.000 grammes
Eau. . . . .   10.000   —
Acide sulfurique à 1,84. . . . .   20.000   —

On met le sel et l'eau dans une terrine vernissée et on fait dissoudre au bain-marie. On verse l'acide sulfurique dans le liquide, par petites quantités à la fois, et en agitant vivement avec une baguette. On laisse reposer le mélange pendant 24 heures ; l'anhydride chromique cristallise. On décante avec soin la liqueur acide, on détache les cristaux formés avec une carte de corne et on les fait égoutter sur un entonnoir dont la douille est garnie d'un tampon d'amiante. On les fait sécher en les déposant sur une brique poreuse dans une étuve chauffée à 35°.

Réaction. — Il se produit du sulfate acide de potassium et l'anhydride chromique est mis en liberté.

$$Cr^2O^7K^2 + 2SO^4H^2 = 2SO^4HK + 2\,CrO^3 + H^2O.$$

Purification. — L'anhydride chromique, ainsi préparé, retient souvent de l'acide sulfurique et du sulfate acide de potassium.

Pour le purifier, on le dissout dans l'eau et on ajoute à sa solution aqueuse du chromate de baryum, qui précipite l'acide sulfurique sous forme de sulfate de baryum, et qui substitue, dans la liqueur, une proportion équivalente d'anhydride chromique. On décante la solution, on la filtre, on la concentre au bain-marie jusqu'à consistance sirupeuse, puis on l'expose sur une cloche avec un vase contenant de l'acide sulfurique ; il se dépose rapidement des cristaux d'anhydride chromique.

On peut encore le purifier par le procédé de Moissan : faire fondre l'anhydride chromique dans une capsule de platine à un feu très modéré. L'eau se dégage d'abord, puis la masse fond ; l'acide sulfurique surnage et se volatilise en partie. On coule alors le tout sur de la porcelaine : l'acide sulfurique tombe le premier ; on déplace la capsule au fur et à mesure que coule le liquide. La solidification est très rapide et l'on obtient ainsi des baguettes rouges d'acide chromique. On le concasse rapidement, on choisit les fragments exempts d'acide sulfurique et on les enferme dans des flacons bien secs.

Caractères d'identité. — L'anhydride chromique cristallise en aiguilles ou prismes aciculaires d'un rouge foncé, caustiques, très déliquescents, très solubles dans l'eau, très solubles dans l'alcool, insolubles dans l'éther et dans le chloroforme purs. Il a une saveur désagréable, une densité de 1.703.

Chauffé, il noircit et redevient rouge par le refroidissement. Chauffé à 230°, il se décompose en oxyde chromique Cr^2O^3 et en oxygène.

Traité par les agents réducteurs (acide sulfureux, hydrogène sulfuré, bisulfite de soude, acide chlorhydrique, etc.), et par presque toutes les matières organiques, il est réduit à l'état de composé chromique.

L'alcool le transforme à froid en sesquioxyde de chrome vert avec production d'aldéhyde.

On ne connaît pas l'acide chromique CrO^4H^2, formé par la fixation des éléments de l'eau sur l'anhydride chromique $CrO^3 + H^2O = CrO^4H^2$; mais on connaît les sels de cet acide appelés CHROMATES. Ces sels ne sont pas employés en pharmacie.

Caractères spécifiques. — L'acide chromique est un *acide métallique* c'est-à-dire un acide dans le radical duquel il entre un métal (le chrome). On le reconnaît aux caractères suivants qui sont les caractères des chromates :

1° A ses caractères d'identité.

2° Avec le chlorure de baryum, il donne un précipité jaune pâle soluble dans l'acide azotique.

3° Avec l'azotate de plomb, précipité jaune orangé de chromate de plomb soluble dans la potasse et dans l'acide azotique concentré.

4° Avec l'azotate d'argent, précipité pourpre de chromate d'argent soluble dans l'acide azotique et dans l'ammoniaque.

5° Avec l'azotate mercureux, précipité rouge brique de chromate mercureux. Ce précipité lavé, séché, calciné, laisse un résidu d'oxyde vert de chrome.

Caractères de contrôle. — Mal purifié, il peut contenir de l'acide sulfurique et du sulfate acide de potassium. Pour déceler la présence de l'acide sulfurique, on traite l'acide chromique par l'azotate de baryte ; il se formera un précipité blanc jaunâtre incomplètement soluble dans l'acide azotique.

Conservation. — Étant très déliquescent, il doit être conservé dans des flacons secs et bien bouchés.

Actions physiologique et thérapeutique. — L'anhydride chromique est caustique ; son action est rapide et très intense. L'eschare qu'il produit est sèche, brunâtre, comparable à celle produite par le fer rouge et se détachant au bout de deux à trois jours. Il est exclusivement réservé pour l'usage externe pour détruire les chancres naissants ou phagédéniques, les végétations et dans le traitement de l'ostéo-périostite alvéolo-dentaire.

Modes d'administration. — On peut l'employer en cristaux ; mais ordinairement, on l'emploie à l'état de dissolution.

La dissolution officinale, ou soluté d'acide chromique, est ainsi composée (Codex) :

Acide chromique cristallisé . . . . 100 grammes
Eau distillée 100   —

La solution s'opère immédiatement par simple mélange. Cette solution est rouge, marque 1,47 au densimètre à + 13°.

Usages. — Pour s'en servir, on l'applique avec un pinceau d'amiante ou une baguette de verre, car elle carboniserait, en peu d'instants, la charpie et les autres matières organiques.

L'anhydride chromique a été proposé contre la sueur des pieds ; ce traitement est employé dans l'armée allemande. On badigeonne une à trois fois à une ou deux semaines d'intervalle la plante des pieds, l'interstice des orteils avec une solution dont le titre ne doit pas dépasser 5 0/0. A un titre plus élevé on pourrait avoir des empoisonnements (1).

Incompatibles. — Alcool et substances organiques.

Empoisonnements. — Il est toxique et produit les symptômes des acides caustiques (azotique, sulfurique, etc.).

Premiers secours. — 1° Faire prendre au malade une quantité abondante d'eau tiède. 2° Administrer de l'hydrate de magnésie, magnésie calcinée ; à défaut, du carbonate de magnésie, de l'eau de savon délayés dans l'eau. 3° Lait, blanc d'œufs, huile, graine de lin, gruau épais.

C. — Combinaisons du chrome avec les autres métalloïdes.

Sans intérêt.

SECTION III

COMBINAISONS DU CHROME AVEC LES ACIDES MINÉRAUX.

SECTION IV

COMBINAISONS DU CHROME AVEC LES ACIDES ORGANIQUES.

Aucunes combinaisons intéressantes au point de vue médico-pharmaceutique.

(1) Voir Soulier, *Traité de thérapeutique et de matière médicale*, t. II, p. 259 ; *Revue des sciences médicales*, 1890, t. XXXVI.

CHAPITRE XIX

ÉTUDE DU GROUPE DU MANGANÈSE

SECTION I

MANGANÈSE.

Sommaire. — Manganèse. — Caractères des sels de manganèse.

Le manganèse est un métal bivalent dans quelques cas, tétravalent dans d'autres cas, appartenant à la 2ᵉ famille, 4ᵉ section de notre classification. Il est sans emploi direct en médecine.

Comme le fer et le chrome, il donne deux séries de sels :

1ᵉ *Les composés au minimum*, appelés *sels de protoxyde*, ou *sels manganeux* dans lesquels l'atome de manganèse Mn se comporte et fonctionne comme un atome bivalent. Ces sels sont plus stables que les sels ferreux.

2ᵒ *Les composés au maximum*, appelés *sels manganiques*, dans lesquels l'atome de manganèse devient tétravalent. Cet atome de manganèse se soude à un autre atome de manganèse et forme un groupement hexavalent $(Mn^2)^{VI}$, par suite de l'échange d'une valence entre les deux atomes de manganèse $(\equiv Mn - Mn \equiv) = (Mn^2)^{VI}$. Les sels manganiques ou au maximum sont beaucoup moins stables que les sels ferriques ; ils peuvent être facilement ramenés à l'état de sels manganeux. Les sels manganiques, étant très instables, nous ne donnerons ici que les réactions caractéristiques des sels manganeux, les seuls intéressants au point de vue médico-pharmaceutique.

Caractères des sels manganeux. — 1ᵒ Les sels de manganèse possèdent une teinte rosée très légère lorsqu'ils sont dissous, ayant une saveur métallique, amère et douceâtre.

2ᵒ Avec la potasse, ils donnent un précipité blanc d'hydrate manganeux qui brunit immédiatement au contact de l'air.

3ᵒ Avec l'ammoniaque, ils donnent le même précipité dans les liqueurs neutres ; pas de précipité dans les solutions acides.

4° Avec les carbonates alcalins, précipité blanc rosé de carbonate manganeux.

5° Avec l'hydrogène sulfuré, pas de précipité.

6° Avec le sulfure ammonique, précipité couleur de chair de sulfure de manganèse insoluble dans un excès de réactif, soluble dans l'acide chlorhydrique.

7° Lorsqu'on calcine un sel de manganèse avec un mélange de carbonate et d'azotate de potassium, on obtient une masse verte de manganate de potassium.

8° Lorsqu'on fait bouillir une dissolution d'un sel de manganèse avec du peroxyde de plomb et de l'acide azotique, on obtient une coloration pourpre, par suite de la formation d'acide permanganique (*Cette réaction, très sensible, ne se produit pas en présence des chlorures, car il se dégage du chlore qui détruit l'acide permanganique*).

<h1 style="text-align:center">SECTION II</h1>

ÉTUDE DES COMBINAISONS DU MANGANÈSE AVEC LES MÉTALLOÏDES.

SOMMAIRE. — Avec l'oxygène (*Bioxyde de manganèse. — Anhydride manganique. — Acide permanganique. — Permanganate de potassium*). Synonyme. — Formule. — Préparation. — Purification. — Caractères d'identité, spécifiques, de contrôle. — Conservation. — Action physiologique et thérapeutique. — Modes d'administration et doses. — Formules galéniques. — Incompatibles. — Empoisonnements. — Secours.

A. — Combinaisons du manganèse avec le chlore, le brome et l'iode.

Sans intérêt au point de vue médico-pharmaceutique.

B. — Combinaisons du manganèse avec l'oxygène.

Le manganèse forme avec l'oxygène, plusieurs combinaisons :

1° Le protoxyde de manganèse ou oxyde manganeux ayant pour formule : MnO ;

2° Le bioxyde de manganèse ou peroxyde ayant pour formule : MnO^2 ;

3° Le sesquioxyde de manganèse ou oxyde manganique ayant pour formule : Mn^2O^3 ;

4° L'oxyde manganoso-manganique ayant pour formule : Mn^3O^4 ;

5° L'anhydride manganique (inconnu) ayant pour formule : MnO^3 ;

6° L'anhydride permanganique ayant pour formule : Mn^2O^7.

Parmi ces oxydes, un seul est employé en pharmacie c'est le **bioxyde** ou **peroxyde de manganèse** MnO^2, qui sert à la préparation du chlore, et dont l'essai se fait par les méthodes indiquées en chimie minérale et analytique et sur lesquelles nous ne croyons pas devoir insister.

L'anhydride permanganique Mn^2O^7 est sans intérêt, mais il peut fixer les éléments de l'eau H^2O et donner l'acide permanganique

$$Mn^2O^7, H^2O = \frac{Mn^2O^8H^2}{2} = MnO^4H.$$

L'acide permanganique MnO^4H forme avec les métaux des sels appelés *permanganates*. Parmi ces sels, un est intéressant au point de vue médico-pharmaceutique, c'est le permanganate de potassium, que nous allons étudier.

Permanganate de potassium.

Synonymes. — Le permanganate de potassium, appelé aussi permanganate de potasse, caméléon violet, a pour formule : MnO^4K.

Préparation. — On le prépare industriellement en oxydant au rouge, au moyen du chlorate de potassium un mélange de bioxyde de manganèse et de potasse caustique.

Caractères d'identité. — Le permanganate de potassium cristallise en longues aiguilles prismatiques, presque noires, à reflets métalliques, solubles dans 15 p. d'eau froide ; la solution est inaltérable, quand on la conserve dans des flacons bouchés à l'émeri.

C'est un oxydant énergique que détruisent facilement toutes les matières organiques ; le papier décompose facilement la solution de ce sel, aussi faut-il filtrer cette solution sur de l'amiante.

Il abandonne facilement de l'oxygène aux corps réducteurs.

Il forme des mélanges explosifs avec le soufre ou le phosphore. Son mélange avec le charbon brûle comme de l'amadou.

Caractères spécifiques. — On le reconnaît aux caractères suivants :

1° Il donne une solution d'un violet intense.

2° Cette solution traitée par la potasse devient verte.

3° Cette solution traitée par l'hydrogène sulfuré ou le sulfhydrate d'ammoniaque est réduite. Il se forme un précipité rose de sulfure de manganèse mêlé de soufre.

4° Cette solution traitée par l'acide sulfureux, en liqueur acide, est décolorée. En liqueur neutre, elle est décolorée, mais il y a en même temps formation d'un précipité brun.

Conservation. — On doit le conserver dans des flacons bouchés à l'émeri.

Actions physiologique et thérapeutique. — C'est un antiseptique, mais un antiseptique infidèle d'une action très passagère ; à ce titre, on l'emploie pour détruire les mauvaises odeurs ; celles des ulcères de toutes natures, des lochies, du cancer utérin, des punaisies nasale et plantaire, des fèces typhiques ; celles que laisse aux mains une autopsie.

Il importe de faire remarquer que le permanganate de potasse laisse sur la peau ou sur les linges des taches brunes. On enlève facilement ces taches avec de l'eau contenant 1/100 d'acide chlorhydrique.

Suivant son degré de concentration, il est : *astringent* (solution à 1 pour 1000). A ce titre, il a été conseillé dans la blennorrhagie aiguë. — *Irritant* (solution 1 pour 100). A ce titre, proposé par de Lacerda comme l'antidote du venin des serpents. — *Caustique* (solution à 8, 15, 60 pour 100).

Il est emménagogue et est employé à l'intérieur contre l'aménorrhée et la dysménorrhée. On l'emploie pour traiter les brûlures et les engelures, en compresses ; il a pour effet de calmer les douleurs et d'empêcher l'inflammation et la suppuration.

On l'a préconisé comme antidote de la morphine et aussi contre les morsures des serpents venimeux en injections à 1 pour 100 dans chaque blessure faite par les crochets de l'animal.

Modes d'administration et doses. — On l'administre à l'INTÉRIEUR en pilules. Les médecins anglais, Sydney, Ringer et Murrel le donnent en pilules à la dose de 12 à 18 centigrammes par jour.

Le permanganate de potasse, étant réduit en présence des matières organiques, il est indispensable de se servir exclusivement, pour la préparation de ces pilules, d'excipients minéraux n'exerçant aucune action sur l'agent médicamenteux dont elles sont composées (1).

(1) Voir à ce sujet : Dupuy, *Pharmacie galénique*, t. II, p. 220.

A L'EXTÉRIEUR, on l'emploie en solution 1, 2, 3, 5 pour 1000, 1 pour 100, en lotions, en injections.

Incompatibles. — Avec toutes les substances organiques (alcool, glycérine, sucre), avec toutes les infusions végétales, avec le soufre, le phosphore, le charbon.

Empoisonnements. — Il est toxique.

Premiers secours. — Mêmes secours que pour l'acide sulfurique, azotique, chromique.

C. — Combinaisons du manganèse avec les autres métalloïdes.

Sans intérêt au point de vue médico-pharmaceutique.

SECTION III

ÉTUDE DES SELS FORMÉS PAR LE MANGANÈSE AVEC LES ACIDES MINÉRAUX.

SOMMAIRE.— Avec l'acide sulfurique (*sulfate manganeux*) ; avec l'acide carbonique (*carbonate manganeux*). — Synonymes. — Formules. — Préparation. — Purification. — Caractères d'identité, spécifiques, de contrôle. — Conservation. — Action physiologique et thérapeutique. — Modes d'administration et doses. — Formules galéniques. — Incompatibles. — Empoisonnements, secours.

A. — Combinaisons avec les acides oxygénés du chlore.

B. — Combinaisons avec les acides oxygénés du brome, de l'iode.

Sans intérêt au point de vue médico-pharmaceutique.

C. — Combinaisons du manganèse avec les acides oxygénés du soufre.

Le manganèse ne fournit de combinaison intéressante qu'avec l'acide sulfurique ; il donne une combinaison au minimum, le sulfate manganeux.

Sulfate manganeux.

Synonymes. — Le sulfate manganeux, appelé aussi sulfate de manganèse, a pour formule SO^4Mn.

Préparation. — On le prépare en dissolvant à chaud le bioxyde de manganèse dans l'acide sulfurique. Le produit, privé de l'excès d'acide par évaporation, est repris par l'eau. La solution est additionnée de carbonate de manganèse pour précipiter les métaux étrangers. Après filtration, on le fait évaporer et on l'abandonne à la cristallisation à une température comprise entre 20° et 30°.

Caractères d'identité. — Le sulfate de manganèse cristallise en cristaux volumineux de couleur rosée, de saveur styptique, solubles dans l'eau, et retenant, suivant la température à laquelle ils sont formés, des quantités variables d'eau de cristallisation. Les cristaux, qui se forment entre 20° et 30° contiennent 4 molécules d'eau ; ils ont pour formule $SO^4Mn + 4H^2O$; ce sont les cristaux du sulfate de manganèse officinal.

Caractères spécifiques. — On le reconnaît aux caractères suivants :

1° Il donne les réactions caractéristiques des sulfates.

2°   —   —   des sels de manganèse.

Caractères de contrôle. — Mal purifié, il peut être ferrugineux ; dans ce cas, traité par le ferro-cyanure de potassium, il donne un précipité non pas blanc rosé, mais bleuâtre.

Action physiologique. — Les sels de manganèse, et en particulier le sulfate, possèdent, dit-on, des effets physiologiques analogues à ceux des ferrugineux. C'est là, dit Fonssagrives, un fait qui n'est point encore complètement démontré. En tout cas, les sels de manganèse sont beaucoup plus dangereux que les sels de fer.

Il importe de faire remarquer que le sulfate de manganèse se trouve associé au fer dans l'économie animale. Les derniers travaux de Bertrand sur les ferments oxydants semblent indiquer quel est le rôle de ce sel dans la nature vivante. Bertrand en effet vient de démontrer que les phénomènes d'oxydation provoqués par les ferments appelés oxydases ne s'effectuaient que grâce au manganèse qu'ils renferment et que, privés de ce sel, ils sont privés de toute propriété fermentescible.

Action thérapeutique. — Il est employé comme antichlorotique et emménagogue.

Modes d'administration et doses.— On l'administre : A l'INTÉRIEUR, en pilules à la dose de 0.05 à 0 gr. 50 ; à l'EXTÉRIEUR, en pommade à la dose de 4 grammes pour 30.

Incompatibles. — Sels solubles de chaux, alcalis et leurs carbonates.

Empoisonnements. — On le prescrit à dose faible, car à dose élevée, il purge violemment, et il cautérise les tissus à la manière des alcalis.

<h3 style="text-align:center">D. — Combinaisons du manganèse avec les acides oxygénés de l'azote.</h3>

<h3 style="text-align:center">E. — Combinaisons du manganèse avec les acides oxygénés du phosphore.</h3>

<h3 style="text-align:center">F. — Combinaisons du manganèse avec les acides oxygénés de l'antimoine.</h3>

<h3 style="text-align:center">G. — Combinaisons du manganèse avec les acides oxygénés du bore.</h3>

Sans intérêt au point de vue médico-pharmaceutique.

<h3 style="text-align:center">H. — Combinaisons du manganèse avec les composés oxygénés du carbone.</h3>

Le manganèse forme avec l'acide carbonique une combinaison intéressante, le carbonate de manganèse.

<h3 style="text-align:center">Carbonate de manganèse.</h3>

Synonymes. — Le carbonate de manganèse, appelé aussi carbonate manganeux (sel au minimum) a pour formule : CO^3Mn.

Préparation. — On le prépare en décomposant le sulfate de manganèse par le carbonate de sodium (Codex).

<blockquote>
Sulfate de manganèse cristallisé. . . . . 200 grammes
Carbonate de soude cristallisé 200   —
</blockquote>

Faites dissoudre séparément les deux sels dans de l'eau distillée chaude ; filtrez les deux solutions et mêlez-les. Il se formera un précipité blanc de carbonate de manganèse. Laissez déposer, décantez la liqueur surnageante, et lavez le précipité à l'eau chaude jusqu'à ce qu'elle ne se trouble plus par le chlorure de baryum ; recueillez le précipité et séchez-le.

Réaction. — Il y a une double décomposition entre les deux sels, formation de carbonate de manganèse qui se précipite, et de sulfate de sodium qui reste dans la liqueur.

$$SO^4Mn + CO^3Na^2 = SO^4Na^2 + CO^3Mn.$$

Caractères d'identité. — Le carbonate de manganèse est une poudre blanche, très légèrement rosée, insoluble dans l'eau, complètement soluble dans les acides avec effervescence.

La chaleur le décompose en protoxyde de manganèse et en acide carbonique ; la dissociation commence dès la température de 70°.

Caractères spécifiques. — On le reconnaît aux caractères suivants :

1° Il donne les réactions caractéristiques des carbonates.

2° Dissous dans l'acide acétique, il donne une solution qui, traitée par les réactifs des sels de manganèse, donne les réactions caractéristiques de ces sels.

Caractères de contrôle. — Il peut contenir les altérations suivantes :

Fer. — Provenant du sulfate de manganèse employé à sa préparation et qui peut être ferrugineux. Pour le déceler, dissoudre le carbonate suspect dans l'acide chlorhydrique et traiter cette dissolution par le ferrocyanure de potassium : pas de précipité (pur) ; précipité bleu (fer).

Sulfate de sodium. — S'il a été mal lavé. Pour le déceler, traiter par l'eau distillée le carbonate suspect, filtrer et traiter la solution filtrée par le chlorure de baryum : pas de précipité (pur) ; précipité blanc (sulfates).

Conservation. — S'il est sec, il est inaltérable à l'air, s'il est humide, il s'oxyde à l'air en brunissant. Pour le conserver, il faut donc le sécher et le mettre dans des flacons bien secs, bouchés et dans un endroit sec.

Action physiologique. — Il a une action physiologique analogue, dit-on, à celle du fer.

Action thérapeutique. — On l'emploie comme tonique, emménagogue, succédané du fer ou employé concurremment.

Modes d'administration et doses. — On l'administre à l'INTÉRIEUR en pilules de 0 gr. 10 à 0 gr. 30.

Incompatibles. — Acides.

J. — Combinaisons du manganèse avec les acides oxygénés du silicium.

K. — Combinaisons du manganèse avec les acides oxygénés du chrome.

Sans intérêt au point de vue pharmaceutique.

SECTION IV

NOMENCLATURE DES COMBINAISONS QUE LE MANGANÈSE FORME AVEC LES ACIDES ORGANIQUES AYANT REÇU UNE APPLICATION MÉDICO-PHARMACEUTIQUE.

Avec l'*acide acétique*	Acétate de manganèse.
— l'*acide benzoïque*	0
— l'*acide citrique*.	Citrate de manganèse.
— l'*acide lactique*	Lactate de manganèse.
— les *autres acides*.	Pas de combinaisons.

CHAPITRE XX

ÉTUDE DU GROUPE DE L'ALUMINIUM

SECTION I

ALUMINIUM.

L'aluminium est un métal appartenant à la 2e famille, 4e section de notre classification. Il ne donne pas de sels au minimum dans lesquels l'atome d'aluminium fonctionne comme bivalent ; mais il donne des sels, isomorphes avec les sels ferriques, qui renferment le groupement hexavalent $(Al^2)^{VI}$; on est donc porté à le considérer comme tétravalent et à le placer dans la même famille que le fer. Il n'a aucun emploi direct en pharmacie, mais il forme quelques combinaisons intéressantes.

Caractères des sels. — 1° Les sels d'aluminium sont incolores, d'une saveur sucrée, puis astringente, rougissant le tournesol.

2° Ils donnent avec la potasse un précipité blanc gélatineux d'hydrate d'alumine, soluble dans un excès d'alcali.

3° Ils donnent avec l'ammoniaque un précipité blanc d'hydrate d'alumine, insoluble dans un excès de réactif.

4° Ils donnent avec les carbonates alcalins un précipité blanc d'hydrate d'alumine avec dégagement d'acide carbonique.

5° Avec l'acide sulfhydrique, ils ne donnent pas de précipité.

6° Ils donnent avec le sulfure ammonique un précipité blanc d'hydrate d'alumine avec dégagement d'hydrogène sulfuré, insoluble dans excès de précipitant, soluble dans la potasse caustique, soluble dans les acides dilués.

7° Ils donnent avec le ferrocyanure de potassium un précipité blanc gélatineux lent à se former.

8° Ils donnent avec le sulfate de potasse concentré un précipité d'alun.

N.B. *L'acide tartrique et d'autres composés organiques empêchent la précipitation de l'alumine par les réactifs précédents* ; pour la retrouver, il faut évaporer la solution à sec, calciner le résidu, puis le reprendre par un acide.

SECTION II

COMBINAISONS DE L'ALUMINIUM AVEC LES MÉTALLOÏDES.

L'aluminium ne donne avec les métalloïdes aucune combinaison intéressante, au point de vue médico-pharmaceutique.

SECTION III

ÉTUDE DES SELS FORMÉS PAR L'ALUMINIUM AVEC LES ACIDES MINÉRAUX.

Sommaire. — Avec l'acide sulfurique (*sulfate d'alumine. — Sulfate d'alumine et de potasse. — Aluns. — Alun ordinaire. — Alun calciné*).
Synonymes. — Formules. — Préparation. —Purification. — Caractères d'identité, spécifiques, de contrôle. — Conservation. — Action physiologique et thérapeutique. — Modes d'administration et doses. — Formules galéniques. — Incompatibles. — Empoisonnements. — Secours.

L'aluminium ne donne avec les acides minéraux que trois combinaisons intéressantes :

1° Avec l'acide sulfurique : le sulfate d'alumine et le sulfate double d'alumine et de potasse.

2° Avec l'acide silicique : le silicate d'alumine.

Le **silicate d'alumine** sert uniquement à faire le glycéré d'argile ou épithème argileux, conseillé par F. Vigier (1). Il est formé de 1 p. de glycérine et de 2 p. de terre glaise des statuaires, qui est un silicate d'alumine.

(1) *Gazette hebd. de médecine*, 1882, page 542.

Combinaisons de l'aluminium avec l'acide sulfurique.

§ 1. — Sulfate d'alumine.

Synonymes et formules. — Le sulfate d'alumine a pour formule : $Al^2(SO^4)^3 + 18H^2O$.

Préparation. — On le prépare industriellement en dissolvant l'argile (silicate aluminique plus ou moins pur) dans l'acide sulfurique.

Caractères d'identité. — Le sulfate d'alumine pur se présente en masses blanches, cristallisées confusément, légèrement déliquescentes, très acides ; très solubles dans l'eau, contenant 15 0/0 d'alumine.

Caractères spécifiques. — On le reconnaît aux caractères suivants :

1° Il donne les réactions caractéristiques des sulfates.
2°   —   —   des sels d'aluminium.

Caractères de contrôle. — Il peut contenir du fer provenant de l'argile employée à sa préparation ; dans ce cas, la dissolution précipite en bleu par le ferrocyanure de potassium.

Actions physiologique et thérapeutique. — Le sulfate d'alumine est styptique, astringent, réprime les bourgeons charnus exubérants, désinfecte les écoulements fétides. On l'a conseillé contre les angines, les polypes muqueux, les métrites, les cancroïdes, l'ozène, etc., etc.

Modes d'administration et doses. — On l'emploie en applications topiques sous forme de solution saturée (3 p. de sel pour 2 p. d'eau) qu'on peut diluer à volonté.

Formules galéniques. — Il n'entre dans aucune formule spéciale mentionnée au Codex ; mais il fait partie de diverses formules rapportées dans les formulaires : gargarismes des chanteurs de Bennati ; solution alumineuse benzoïnée de Mentel, etc.

§ 2. — Sulfate d'alumine et de potasse.

Observation. — Le sulfate d'alumine et de potasse est un sulfate double appartenant à un groupe important de corps, désigné sous le nom générique d'*Aluns*. Nous ne croyons pas devoir insister sur la théorie de ces composés ; nous rappellerons seulement qu'on appelle *Aluns*, des sels doubles formés par l'union d'un sulfate de sesquioxyde (d'aluminium, de fer, de manganèse, de chrome) avec le sulfate d'un protoxyde d'un métal alcalin (potassium, sodium, ammonium).

Le sulfate d'aluminium et de potasse, sel double, appelé aussi, *alun de potassium* ou *alun de potasse*, s'emploie en pharmacie sous deux formes : à l'état cristallisé ; à l'état desséché.

A. — Sulfate d'alumine et de potasse cristallisé.

Synonymes. — Le sulfate d'alumine et de potasse, ou sulfate d'aluminium et de potassium, ou alun de potasse, a pour formule à l'état cristallisé : $(SO^4)^3Al^2$, $SO^4K^2 + 24H^2O$.

Préparation. — Il se prépare industriellement, par des procédés décrits dans les cours de chimie minérale et sur lesquels nous ne croyons pas devoir insister.

Caractères d'identité. — L'alun est un sel cristallisé en octaèdres volumineux, quelquefois en cubes, lorsque la cristallisation a lieu en présence du sulfate basique d'aluminium. Ces cristaux sont transparents, incolores, d'une saveur astringente, solubles dans l'eau, dans la glycérine et donnent une solution qui rougit le tournesol.

Exposé à l'air, il s'effleurit, mais très lentement.

Chauffé à 92°, il éprouve la fusion aqueuse, devient vitreux ; en cet état on l'appelle *alun de roche*. Chauffé à 100°, il perd 10 molécules d'eau ; en chauffant plus fortement, vers 200° environ, il perd toute l'eau de cristallisation qu'il renfermait, devient anhydre, et produit alors une masse spongieuse très boursouflée, qui est de *l'alun anhydre* ou *alun calciné*.

Caractères spécifiques. — On le reconnaît aux caractères suivants :

1° Il donne les réactions caractéristiques des sulfates.

2°   —   —   des sels d'aluminium.

3°   —   —   des sels de potassium.

Caractères de contrôle. — Il peut contenir les altérations ou les falsifications suivantes :

ALTÉRATIONS. — *Fer*. — Pour le déceler, dissoudre l'alun suspect dans l'eau distillée et traiter la solution par le ferrocyanure de potassium : pas de précipité (pur) ; précipité bleu (fer).

Chaux. — Pour la déceler, dissoudre l'alun suspect dans l'eau distillée et traiter la solution par l'oxalate d'ammoniaque : pas de précipité (pur) ; précipité blanc (chaux).

Falsifications. — Remplacé par de l'*alun d'ammonium*. — Pour le déceler, chauffer l'alun suspect avec de la chaux ; dégagement de vapeurs ammoniacales.

Remplacé par de l'*alun de sodium*. — Dans ce cas, il est très efflorescent, très soluble et forme avec le biméta-antimoniate de potasse un précipité blanc.

Conservation. — Etant efflorescent à l'air, il doit être conservé dans des flacons bouchés.

Action physiologique. — C'est le type des astringents minéraux. Il est doué d'une saveur à la fois acide et astringente. Dans la bouche, il provoque un flux de salive et de mucus, qu'il coagule en partie et transforme en pellicules blanches. Il agit d'une manière semblable au contact des autres muqueuses, notamment de celles des parties génitales de la femme. Il détermine en même temps le retrait des capillaires et fait blanchir la surface du derme muqueux, ce qui amène l'apaisement des phénomènes de respiration et d'hématose qui se passent dans les capillaires. Il en résulte la sécheresse des surfaces, la sensation de soif et de constipation. Introduit dans l'estomac à dose forte, il peut occasionner des vomissements, des nausées, des douleurs abdominales, de la diarrhée et même l'inflammation du tube digestif.

Action thérapeutique. — On l'emploie comme astringent et styptique.

Modes d'administration et doses. — On l'administre : A l'intérieur en poudre à la dose de 0 gr. 10 à 0 gr. 50, même 1 gramme, en potions, solutions, pilules. A l'extérieur, en solutions, gargarismes, injections, insufflations à la dose de 0 gr. 50 à 10 grammes pour 500 grammes de véhicule.

Incompatibles. — Alcalis et carbonates, sulfures solubles, sels de mercure, de chaux, de plomb, émétique, infusés astringents, lait.

B. — Sulfate d'alumine et de potasse desséché.

Synonymes. — Le sulfate d'alumine et de potasse desséché, appelé aussi *alun desséché*, *alun calciné*, est du sulfate d'alumine et de potasse, privé d'eau ou anhydre, et qui a pour formule :

$$(SO^4)^3Al^2, SO^4K^2.$$

Préparation. — On le prépare d'après le procédé suivant (Codex) :

Alun de potasse. . . . . 30 grammes

Réduisez l'alun en poudre grossière, placez-le dans un creuset de terre ou un têt à rôtir qui n'en soit qu'à moitié rempli. Chauffez modérément. Le sel fond dans son eau de cristallisation, puis se boursoufle en formant une espèce de chapeau. Retournez la masse dans le têt et chauffez jusqu'à cessation de dégagement de vapeur d'eau.

L'alun doit perdre ainsi 46 0/0 environ de son poids. Il ne faut pas dépasser la température de 240° : au delà, le sulfate d'alumine sera décomposé ; il perdrait son acide sulfurique en laissant un résidu d'aluminate de potasse.

Caractères d'identité. — L'alun calciné est une masse blanche, légère, spongieuse, lentement mais complètement soluble dans 25 à 30 fois son poids d'eau à la température ordinaire.

Caractères spécifiques. — On le reconnaît aux caractères suivants :

1° Il donne les réactions caractéristiques des sulfates :

2°   —   —   des sels d'alumine.

3°   —   —   des sels de potassium.

Caractères de contrôle. — Mêmes caractères de contrôle que l'alun cristallisé.

Actions physiologique et thérapeutique. — Il est réservé exclusivement pour l'usage externe, comme caustique.

Modes d'administration et doses. — On l'emploie seul ou associé à des poudres inertes, à du sucre, en insufflations, comme caustique, pour réprimer les granulations charnues des plaies, les verrues, les polypes, les hémorrhoïdes flétries, les hémorrhoïdes fluentes.

Incompatibles. — Il est incompatible avec les mêmes substances que l'alun cristallisé.

SECTION IV

NOMENCLATURE DES COMBINAISONS DE L'ALUMINIUM AVEC LES ACIDES ORGANIQUES.

L'aluminium ne donne avec les acides organiques aucune combinaison intéressante au point de vue médico-pharmaceutique.

CHAPITRE XXI

ÉTUDE DU GROUPE DU BISMUTH

SECTION I

BISMUTH.

Sommaire. — Étude du bismuth. — Caractères des sels de bismuth.

Le bismuth est un corps que l'on considère tantôt comme un métalloïde, tantôt comme un métal. Pour diverses raisons, sur lesquelles il est inutile d'insister, nous l'avons considéré comme un métal, et nous l'avons placé dans la 3e famille, 1re section de notre classification.

Préparation. — Le bismuth métallique se prépare industriellement.

Caractères d'identité. — C'est un métal blanc rosé, très cassant, à texture lamelleuse, d'une densité de 9,82. Il fond à 264°, cristallise par le refroidissement en trémies rhomboédriques ; il s'oxyde à une température élevée et se transforme en une poudre jaune rougeâtre ; il se dissout très aisément à froid dans l'acide azotique en donnant une liqueur qui laisse précipiter un sous-sel par l'addition d'une grande quantité d'eau.

Caractères de contrôle. — Le bismuth commercial, lorsqu'il n'a pas été parfaitement purifié, peut contenir les ALTÉRATIONS suivantes : arsenic, soufre, cuivre, fer et très souvent du plomb et de l'antimoine. On les recherche par les procédés que nous allons indiquer.

Arsenic et soufre. — Faire fondre au rouge un peu de bismuth suspect avec un vingtième de son poids de nitrate de potasse. L'arsenic passe à l'état d'arséniate de potasse et le soufre à l'état de sulfate de potasse. On reprend par l'eau distillée les scories, qui restent au-dessus du bismuth : cette eau précipitera en blanc par le chlorure de baryum (*sulfates*) ; en rouge briqueté par l'azotate d'argent (*arséniates*).

Métaux étrangers. — Dissoudre un peu de bismuth suspect dans l'acide azotique, de façon à avoir une liqueur acide : s'il se fait un dépôt blanchâtre, insoluble dans l'acide azotique en excès, on est en présence d'acide antimonieux provenant de l'*antimoine* que contenait le bismuth.

On filtre et on traite la liqueur par un grand excès d'eau distillée pour précipiter le bismuth à l'état de sous-azotate de bismuth ; on filtre, et on concentre les liqueurs. Si alors elles ne précipitent plus par l'eau seule, on y reconnaîtra :

1° Le *plomb* à l'aide d'un sulfate qui donne un précipité blanc ;

2° Le *fer* à l'aide du cyanure jaune qui donne un précipité bleu ;

3° Le *cuivre* en ajoutant un excès d'ammoniaque, la liqueur se colore en bleu.

A cause de sa grande cherté, le bismuth contient souvent aujourd'hui jusqu'à un cinquième de son poids de plomb accompagné d'antimoine ; c'est là une fraude très dangereuse, car le plomb ainsi mêlé au bismuth peut donner des composés très toxiques.

Le bismuth n'est pas employé directement en pharmacie mais il sert à préparer un produit très usité dont nous aurons occasion de parler plus loin.

Caractères des sels. — 1° Les sels de bismuth sont incolores, d'une saveur un peu astringente et métallique. Au contact de l'eau, leur solution, lorsqu'elle n'est pas trop acide, abandonne un précipité blanc de sel basique, insoluble dans l'acide tartrique ; *ce qui les distingue des sels d'antimoine*, qui sont solubles dans l'acide tartrique.

2° Avec la potasse, la soude ou l'ammoniaque, ils donnent un précipité blanc d'hydrate bismuthique, insoluble dans un excès d'alcali. A l'ébullition, le précipité devient anhydre, jaune et cristallin.

3° Avec les carbonates alcalins, ils donnent un précipité blanc de carbonate basique insoluble dans un excès de réactif.

4° Avec l'hydrogène sulfuré, ils donnent un précipité noir de sulfure de bismuth, insoluble dans les acides étendus et dans le sulfure ammonique.

5° Avec le ferrocyanure de potassium, ils donnent un précipité blanc insoluble dans l'acide chlorhydrique.

6° Avec l'iodure de potassium, ils donnent un précipité brun marron d'iodure de bismuth, soluble dans un excès d'iodure alcalin.

7° Avec le phosphate de soude, ils donnent un précipité blanc de phosphate bismuthique insoluble dans l'acide azotique étendu.

8° Avec le chromate de potasse, ils donnent un précipité jaune insoluble dans la potasse.

9° Avec l'acide sulfurique ou les sulfates, pas de précipité.

SECTION II

ÉTUDE DES COMBINAISONS QUE LE BISMUTH FORME AVEC LES MÉTALLOÏDES.

Oxyiodure de bismuth.

M. Edmond Sohet a publié dans les *Annales de Pharmacie de Louvain* un article reproduit dans le *Journal de pharmacie et de chimie* du 1ᵉʳ août 1878, sur l'oxyiodure de bismuth, corps préconisé par le professeur Regnold et par le Dʳ Matluck pour remplacer le sous-nitrate de bismuth à l'intérieur et pour remplacer l'iodoforme, dont il n'a pas la toxicité, dans tous les usages externes.

Ce corps, que l'on peut préparer par plusieurs méthodes, se présente sous forme d'une poudre de couleur rouge-brique plus ou moins brune. Il est insoluble dans le chloroforme, l'éther, l'alcool, le sulfure de carbone et dans une solution d'iodure de potassium.

Nous n'insistons pas sur ce composé qui n'a pas encore d'importance thérapeutique, nous ne faisons que le signaler.

SECTION III

ÉTUDE DES SELS QUE LE BISMUTH FORME AVEC LES ACIDES MINÉRAUX.

Le bismuth ne donne avec les acides minéraux qu'une seule combinaison intéressante : avec l'acide azotique, le sous-azotate de bismuth.

On a proposé aussi le phosphate, le borate, le carbonate de bismuth ; mais ces sels sont inusités.

Sous-azotate de bismuth.

Synonymes. — Le sous-azotate de bismuth, appelé aussi sous-nitrate de bismuth, magistère de bismuth, blanc de fard, a pour formule : $AzO^4Bi + H^2O$.

Préparation. — On le prépare en dissolvant le bismuth dans l'acide azotique et en précipitant les liqueurs par un excès d'eau (Codex) :

    Acide azotique officinal . . . . 460 grammes
    Eau distillée 440   —
    Bismuth purifié. . . . . : 200   —

Cette opération comprend deux temps : 1° préparation de l'azotate de bismuth, 2° préparation du sous-azotate de bismuth.

Préparation de l'azotate de bismuth. — On met l'eau et l'acide dans un matras et on y introduit, peu à peu, le bismuth réduit en poudre grossière ; on laisse la dissolution se faire à froid en ne chauffant que vers la fin de l'opération. Quand le dégagement de vapeurs nitreuses a cessé et que la solution de bismuth dans l'acide est complète, on ajoute à cette solution de l'eau distillée jusqu'à commencement de précipité persistant. On filtre et on concentre la liqueur jusqu'aux deux tiers de son poids, ce qui correspond sensiblement à la pellicule, et on laisse cristalliser. On lave les cristaux d'azotate de bismuth obtenus avec de l'eau distillée acidulée (1 p. d'acide pour 4 p. d'eau) et on les égoutte.

Préparation du sous-azotate de bismuth. — On triture les cristaux d'azotate de bismuth avec 4 fois leur poids d'eau. On verse la bouillie ainsi obtenue dans 20 parties d'eau bouillante, en agitant vivement. On lave le précipité obtenu avec 5 parties d'eau distillée, on l'exprime et on le sèche à une douce chaleur.

Réaction. — Le bismuth s'oxyde aux dépens de l'acide azotique ; il y a formation d'un azotate neutre, soluble dans l'acide azotique étendu et dégagement de vapeurs rutilantes. Au moment où on mélange le nitrate neutre avec l'eau, il se précipite du nitrate basique ou sous-azotate de bismuth.

Il est très important, dans cette opération, de ne pas employer *d'eau calcaire*. L'eau sulfatée surtout donne un produit lourd, jaunâtre et sec au toucher, tandis que celui qu'on obtient avec l'eau pure est blanc, onctueux, léger.

Caractères d'identité. — Le sous-nitrate de bismuth est blanc, pulvérulent, insoluble dans l'eau à laquelle il communique une réaction acide, entièrement soluble sans effervescence dans l'acide azotique dilué.

Chauffé à 100°, il perd un équivalent d'eau. A 200°, il abandonne tout son acide azotique et il laisse pour résidu de l'oxyde de bismuth.

Quand il est pur, il résiste à l'action de la lumière, mais il se colore promptement au contact de certaines matières organiques ; il noircit sous l'influence des émanations sulfhydriques.

Caractères spécifiques. — On le reconnaît aux caractères suivants : dissous dans l'acide azotique dilué, il donne une solution qui fournit les réactions caractéristiques des azotates et des sels de bismuth.

Caractères de contrôle. — Préparé avec du bismuth impur, il peut contenir du fer, du plomb, du cuivre, de l'arsenic. Il peut être falsifié avec de l'amidon, du sulfate, du phosphate et du carbonate de chaux. — Pour rechercher ces altérations et falsifications on suivra la marche suivante :

ALTÉRATIONS. — *Fer.* — Dissoudre le sous-nitrate de bismuth suspect dans l'acide azotique et traiter la solution par le ferrocyanure de potassium : précipité bleu (*fer*).

Plomb. — Dissoudre le sous-nitrate de bismuth suspect dans l'acide azotique et traiter la solution par l'acide sulfurique : précipité blanc (*plomb*).

Cuivre. — Dissoudre le sous-nitrate de bismuth suspect dans l'acide azotique et traiter la solution par un excès d'ammoniaque : coloration bleue (*cuivre*).

Arsenic. — Chauffer le sous-nitrate de bismuth suspect avec l'acide sulfurique jusqu'à ce que les vapeurs nitreuses aient été chassées et introduire le produit dans l'appareil de Marsh, on obtiendra taches et anneaux faciles à caractériser (*arsenic*).

FALSIFICATIONS. — *Amidon.* — Faire bouillir le sous-nitrate de bismuth suspect avec de l'eau, filtrer et traiter la solution par l'eau iodée : coloration bleue (*amidon*).

Carbonate et *sulfate calcaire.* — Traiter 0 gr. 50 de sous-nitrate de bismuth suspect avec 3 grammes d'acide nitrique : dissolution complète sans effervescence (*sel pur*) ; dissolution complète avec effervescence (*sel contenant carbonate*) ; dissolution incomplète (*sel contenant sulfate calcaire*).

Phosphate de chaux. — Dissoudre le sous-nitrate de bismuth dans de l'acide azotique dilué, diriger dans la solution un courant d'hydrogène sulfuré, filtrer, pour séparer le sulfure de bismuth noir. On obtient ainsi une liqueur claire qu'on traite par l'ammoniaque en excès : il se formera un précipité blanc gélatineux, si le sel contient du phosphate de chaux (Baudrimont).

On peut encore reconnaître le phosphate de chaux par le procédé Roussin : dissoudre à chaud 1 gramme de sous-nitrate de bismuth dans 5 grammes d'acide azotique et 1 gramme d'acide tartrique. Quand la dissolution est opérée, on ajoute à la liqueur un excès de carbonate de potassium. Si le sel suspect est pur, le précipité formé par le carbonate se dissout dans l'excès de réactif, en présence de l'acide tartrique, et la liqueur reste transparente, même à l'ébullition. Si le *nitrate est mélangé de phosphate*, le phosphate ne se dissout pas ; on filtre pour isoler le précipité formé de phosphate, et on le caractérise ensuite.

Le Codex dit : la solution acide de sous-nitrate de bismuth ne précipite pas par le molybdate d'ammoniaque. M. Schulze ajoute : Il y a ici un oubli, le texte devrait être celui-ci « ne *précipite pas en jaune* ». Un sous-nitrate, en solution azotique qui précipite en blanc, n'est pas impur, tandis qu'un sous-nitrate en solution azotique qui précipite en jaune par le molybdate d'ammoniaque, après ébullition, contient un phosphate.

Titrage. — Lorsqu'on veut déterminer la valeur d'un sous-nitrate de bismuth, il ne suffit pas de rechercher par les méthodes ordinaires d'analyse qualitative la présence des substances étrangères qu'il peut contenir, il faut aussi vérifier les proportions d'oxyde de bismuth et d'acide azotique qu'il renferme. Le sous-nitrate de bismuth pur doit avoir le titre suivant (Codex):

100 parties renferment. . .	76,78	d'oxyde de bismuth.
— —	17,42	d'acide azotique anhydre .
— —	5,80	d'eau.
Total . . .	100,00	

On déterminera la proportion d'oxyde de bismuth en calcinant un poids donné du sous-nitrate de bismuth à analyser ; on dosera l'acide azotique par un dosage acidimétrique indirect (procédé Baudrimont). Ces dosages seront faits par des méthodes, indiquées dans les cours de Chimie minérale et analytique, et sur lesquelles nous ne croyons pas devoir insister (1).

Conservation. — Noircissant sous l'influence des émanations sulfhydriques, il doit être conservé dans des flacons bien bouchés.

Action physiologique. — D'après Gubler, le sous-nitrate de bismuth étant basique, s'empare des acides libres, y compris l'hydrogène sulfuré ; aussi colore-t-il les selles en noir par suite de la for-

____

(1) Voir *Manipulations de chimie* de Jungfleisch.

Nous signalerons à ce propos les méthodes nouvelles indiquées pour le dosage du bismuth dans le sous-nitrate de bismuth, le dosage du bismuth dans les sels organiques, rapportées dans le *Répertoire de pharmacie*, année 1899, p. 76 et 77.

mation de sulfure de bismuth. En qualité de poudre sèche, il s'imbibe des liquides ; c'est donc à la fois un antiacide et un absorbant mécanique.

Action thérapeutique. — Cette double qualité d'antiacide et d'absorbant mécanique le fait employer dans une foule de circonstances : dans l'acor et le pyrosis, dans la diarrhée, dans les affections rebelles des organes génitaux, dans la leucorrhée toujours caractérisée par du muco-pus acide, dans l'uréthrite chronique ayant la même réaction.

On peut donc dire, avec Fonssagrives, que le sous-nitrate de bismuth est employé : *comme agent de sédation gastro-intestinale*, gastralgie, diarrhée ; *comme absorbant des liquides* : absorbant des sécrétions cutanées, on l'a employé contre [la sueur fétide des pieds (1) ; *comme modificateur des blennorrhées*, uréthrite, vaginite.

Modes d'administration et doses. — On l'administre : A l'intérieur, à la dose de 0 gr.50 à 4 et 10 grammes en potions, pilules.

D'après le *Pharmaceutical Journal*, M. Lawrence a essayé quel était le meilleur excipient à employer pour maintenir en suspension le sous-nitrate de bismuth dans les véhicules aqueux ; ses recherches comparatives ont porté sur la gomme arabique, la gomme adragante, le sirop de sucre et la glycérine ; d'après lui, c'est à cette dernière substance qu'il faut donner la préférence et la proportion à employer est de 4 p. de glycérine pour 1 p. de sous-nitrate de bismuth (2).

M. le professeur Pouchet recommande pour l'emploi du sous-nitrate de bismuth en potion la formule suivante :

Sous-nitrate de bismuth. . . . . . .   2 à 6 grammes
Glycérine.   30   —
Julep gommeux.   120   —

La présence de la gomme et de la glycérine réduit au minimum l'action dissolvante de l'eau et permet d'obtenir des potions relativement homogènes ; le sous-nitrate de bismuth, sous l'influence de la gomme, s'agrège moins au fond des vases qui le contiennent (Brissemoret et Joanin).

A l'extérieur, à la dose de 10 à 30 grammes pour 250 grammes d'eau en injections, lavements, en glycérés à la dose de 10 pour 100 grammes.

(1) Vieusse, 1883, *Gazette hebdomadaire*, 1883, p. 496, rapporté par Soulier, 22, p. 68.
(2) V. *Répertoire de pharmacie*, 1890, p. 10.

En 1881, Kocher (de Berne) a préconisé pour l'usage externe l'emploi du sous-nitrate de bismuth ; ce sel a été fréquemment employé dans le traitement de certaines plaies, et en particulier des ulcères des jambes.

Il présente l'avantage : 1° d'adhérer fortement aux plaies, en les couvrant d'un véritable enduit protecteur ; 2° de n'exercer aucune action irritante sur les parties malades.

Formules galéniques. — Il entre dans les tablettes de sous-nitrate de bismuth.

Incompatibles. — Sulfures solubles, kermès et soufre.

Empoisonnements. — On avait pensé jusqu'à ces derniers temps que ce corps, qui est parfaitement toléré par l'organisme à l'intérieur, ne pouvait exercer aucune action toxique. Mais il est démontré par des expériences publiées par Kocher, Empis, Petersen, Villejean, Dalché, et celles de MM. Gaucher et Bailli que le sous-nitrate de bismuth, même lorsqu'il est pur (exempt d'arsenic, de plomb), peut déterminer, lorsqu'il est appliqué à l'extérieur, des accidents graves.

Ces accidents sont caractérisés par les symptômes suivants : Au début de l'intoxication, il se produit de légers troubles des voies digestives, enduit saburral de la langue, salivation exagérée, sensibilité anormale de la bouche. Puis apparaît un liseré de coloration violacée sur le bord des gencives ; la face interne des lèvres et des joues présente aussi des taches ardoisées, surtout abondantes sur les points de muqueuse en contact avec les dents.

Dans des formes plus graves surviennent : des ulcérations au niveau du liseré et des plaques, des phénomènes de stomatite aiguë généralisée. Les plaies ainsi formées sont le point de départ d'infections secondaires qui amènent des vomissements, de la diarrhée et divers autres phénomènes généraux graves.

Le sous-nitrate de bismuth est donc un poison, mais c'est un poison dont l'action ne devient dangereuse que lorsqu'il est appliqué sur une plaie de la peau.

Pris à l'intérieur, ce n'est point un poison, car un grand nombre de médecins l'ordonnent en quantités très fortes. M. le professeur Hayem, par exemple, emploie couramment dans les gastrites simples ou ulcéreuses, ce qu'il appelle le pansement au bismuth, qui consiste à faire ingérer au malade, dans une petite quantité d'eau, 20 à 30 grammes de sous-nitrate de bismuth en poudre, et jamais dans ces conditions il n'a signalé d'accidents toxiques.

Comment expliquer cette différence d'action, cette différence d'innocuité dans les deux cas ? Voici l'explication donnée par MM. Villejean et Dalché.

Lorsqu'on administre le sous-nitrate de bismuth à l'intérieur, il s'en dissout ; mais il ne s'en dissout qu'une très faible quantité, car les liquides de l'estomac sont trop faiblement acides pour dissoudre une partie suffisante du sel de bismuth administré ; d'autre part ce sel, en arrivant dans l'intestin, rencontre un milieu alcalin, rendant l'absorption difficile et se trouve englobé dans les matières fécales avec lesquelles il est évacué.

Dans le pansement des plaies, au contraire, ou en injections sous-cutanées le sous-nitrate de bismuth formerait avec les matières albuminoïdes une combinaison soluble absorbable par l'organisme (1).

Avant de terminer l'étude de ce corps, nous croyons devoir rapporter une note très intéressante publiée sur lui par M. le professeur Carles (2) sous le titre : *les sous-nitrates de bismuth du commerce* :

Malgré les caprices de la] thérapeutique et malgré les théories modernes, ou plus exactement, à cause de ces mêmes théories, le sous-nitrate de bismuth adopté empiriquement par la médecine, il y a quarante ans, est et restera toujours un de nos médicaments chimiques aux effets les plus rationnels et les plus certains.

Cependant, pour que la thérapeutique n'éprouve au sujet de son emploi aucun déboire, il est urgent que ce remède ait été préparé en fabrique selon les prescriptions du Codex, et qu'il ne soit finalement délivré aux malades qu'après avoir subi certaines manipulations qui lui communiquent le maximum de son pouvoir pharmacodynamique.

A l'époque présente, il a donc à subir successivement le concours du droguiste ou du fabricant de produits chimiques et enfin du pharmacien.

Si nous parlons de droguiste ou autre fabricant, c'est parce qu'aujourd'hui la très grande majorité des pharmaciens ne prépare plus ce médicament. Les causes en sont diverses et nombreuses, mais elles sont insuffisantes pour anéantir l'intervention du pharmacien. On s'en apercevra en lisant plus loin, que l'essai de ce produit chimique s'impose et que sa composition et même sa division ont sur son efficacité thérapeutique autant d'importance que la dose à laquelle il est administré.

Les variétés commerciales de sous-nitrate de bismuth qui ont actuellement les faveurs de la pharmacie peuvent être rangées sous deux

(1) *Répertoire de Pharmacie*, année 1896, numéro de janvier, 32, *Journal de Pharmacie et de Chimie*, 1896, numéro de février, 200.

(2) *Bulletin des travaux de la Société de pharmacie de Bordeaux* (juillet 1894, p. 201).

types. On les désigne professionnellement sous les appellations de sous-nitrate léger et lourd. A prix égal, et même avec une légère prime, le premier est préféré, surtout pour l'emploi en nature, parce qu'en cette fin de siècle où le bon marché a plus de partisans que la qualité, le malade se croit plus largement servi lorsqu'on lui délivre pour le même prix un grand volume de poudre ; mais le pharmacien lui-même recherche volontiers l'espèce légère, parce que dans les diverses manipulations auxquelles il la soumet, sa division est, en apparence, plus facile. Nous ne savons s'il est utile de combattre l'absurdité de la légende qui prétend que la légèreté est un gage d'absence de plomb !

Une analyse parallèle des deux types choisis va nous dire de quel côté est la saine appréciation des qualités du médicament :

	SOUS-NITRATE LÉGER (1)	SOUS-NITRATE LOURD.
Trochisques	longs et pesant 0,75 en moy.	courts et pesant 1 gr. en moy.
100 cent. cubes pèsent .	29 grammes.	54 grammes.
100 cent. cubes en poudre pèsent	35 grammes.	58 grammes.
Pulvérisation.	tendre, division facile.	plus dur, se tasse sous pilon.
Avec eau.	se délaie vite, mais se grumèle.	se délaie lentement, mais la division reste intime.
Couleur de la bouillie. .	blanche, nuance jaune.	nettement blanche.
Sature p. 100.	125 eau de chaux.	450 eau de chaux.
Par l'acide azotique. . .	soluble à fr., efferv. tr. nette.	soluble à froid sans efferv.
Azotate d'argent.	louchit franchement.	louchit franchement.
Molybdate d'AzH³. . . .	pas de précipité.	pas de précipité.
Calcination.	vap. rutilantes peu sensibles.	vap. rutilantes tr. abondantes.
Poids d'oxyde de bismuth	90 p. 100.	85 p. 100.
Chaux	proportion négligeable.	proportion négligeable.
Plomb	0,00.	0,00.

De l'ensemble des résultats précédents et de leur interprétation, il appert : que si les deux produits ne contiennent aucun oxyde ou sel métallique étranger, ils renferment cependant l'un et l'autre une proportion d'oxyde de bismuth supérieure à celle qu'indique le formulaire officiel (2). Nous y voyons en plus que le sel, dit léger, est, en outre, mélangé de carbonate provenant de l'alcalinisation des eaux de précipitation, et que ce carbonate remplace une partie notable d'azotate.

Cette substitution partielle explique suffisamment la légèreté relative du produit, sa tendreté, sa nuance citrine (3), son caillebottage persistant à l'eau, sa faible teneur en acide azotique. Cette modification est-

(1) Nous croyons inutile d'affirmer que chacun des produits sort de maisons universellement estimées.
(2) Le Codex indique 77 p. 100, nombre qui nous semble plus théorique que pratique.
(3) Provenant de traces d'oxyde de fer.

elle susceptible de diminuer les vertus du remède ? Nous le croyons sans peine, en nous basant sur les considérations qui suivent.

Le sous-nitrate de bismuth, en effet, est par lui-même un bactéricide puissant, comme l'ont établi MM. Gayon, Dupetit et Dubourg, dans leurs études des ferments secondaires des moûts sucrés, et nous-même, à l'occasion des eaux distillées filantes (1). Aussi peut-on assurer que c'est grâce à cette action primordiale qu'il doit ses vertus universelle- ment et depuis longtemps appréciées dans les maladies gastro-intesti- nales, chaque fois qu'elles sont la [conséquence de fermentations vicieuses (2).

Il doit encore son efficacité à l'action indépendante de son oxyde et de son acide ; de son oxyde, parce qu'il a la propriété de saturer les supersécrétions acides de l'estomac, ce qui constitue sa qualité la moins saillante et la moins précieuse ; de son acide enfin, à cause d'abord de sa nature même et ensuite des lentes modifications chimiques qu'il subit dans l'intestin.

Dès qu'il arrive, en effet, dans ces régions digestives, le sous-nitrate y rencontre toujours des émanations sulfhydriques qui, tout en le trans- formant en sulfure noir, mettent une proportion correspondante d'acide azotique en liberté.

Or, à cause de son acidité propre, l'acide azotique agit aussitôt sur la muqueuse intestinale à la façon d'un astringent ; mais, à cette action topique, s'ajoutent incontinent ses vertus antiseptiques spéciales, car, dit Duclaux (3), « la présence d'une trace d'acide azotique dans une solution organique arrête l'évolution d'une foule de microbes et en hâte la destruction ». Et cependant son action bactéricide ne s'arrête pas là. Pour nous en rendre compte, suivons-le dans son parcours intestinal, et nous verrons que, dès qu'il est en présence de nouvelles vapeurs sulfhydriques (4), il est réduit et transformé en vapeurs nitreuses, on sait que MM. Girard et Pabst (5) ont depuis longtemps démontré l'ac- tion antiseptique spéciale de ces vapeurs à l'égard des bactéries qui

(1) Rappelons à ce sujet que les potions les plus altérables se conservent intactes pendant plusieurs années si elles renferment un peu de sous-nitrate de bismuth.

(2) Les bons effets que l'on obtient de son emploi dans les uréthrites n'ont pas d'autres causes.

(3) *Chimie biologique*, p. 831.

(4) Pour être bien convaincu de cette réaction, il n'y a qu'à ajouter dans un flacon plein de gaz sulfhydrique des doses progressives de sous-nitrate de bismuth en poudre et d'y introduire de temps en temps un agitateur mouillé de solution de sulfate de diphénylamine. Aussitôt que la majeure partie de gaz sulfhydrique aura disparu, l'agitateur sortira coloré en bleu, ce qui est la caractéristique de la présence de vapeurs nitreuses.

(5) Duclaux, *Chimie org.*, p. 831.

sécrètent des gaz putrides. Nous pensons qu'il serait difficile de nier leur présence dans les diverses gastro-entérites flatulentes.

Mais pour que toutes ces conditions puissent se réaliser, il faut que l'oxyde de bismuth apporte avec lui la part totale d'acide que la chimie lui a dévolue, pour en faire la combinaison insoluble connue sous le nom de sous-nitrate ; il faut encore que cette combinaison soit à l'état de division le plus grand possible.

Comme preuve à l'appui de cette seconde obligation, traitons dans deux vases séparés deux poids égaux d'un même sous-nitrate de bismuth, mais en grumeaux d'inégale grosseur, par une solution d'hydrogène sulfuré ou de sulfure alcalin, jusqu'à léger refus. Si nous examinons au bout de quelque temps les deux produits, nous trouverons :

Qu'avec l'hydrogène sulfuré, le sous-nitrate le plus divisé est celui qui fixe le plus de gaz sulfhydrique ; que c'est encore celui qui communique à la liqueur le degré d'acidité le plus élevé, par suite d'une plus grande mise en liberté d'acide azotique ; qu'au contraire, avec le produit en grumeaux irréguliers, le sel de bismuth des parties centrales est respecté, et reste blanc par suite de l'enveloppe protectrice du sulfure noir.

Nous craignons que tous ces faits aient été trop oubliés ou méconnus des détracteurs du sous-nitrate de bismuth, et nous espérons que le jour où la clinique voudra mettre en parallèle le sous-nitrate bien préparé avec le salicylate, elle calmera l'enthousiasme avec lequel elle a adopté ce salicylate, sel coûteux, et de composition encore plus irrégulière.

Quant aux pharmaciens, nous aimons à penser qu'ils reviendront de leur prédilection pour le sous-nitrate léger et qu'ils n'oublieront pas que, pour communiquer au sous-nitrate lourd, c'est-à-dire normal, toutes ses vertus, il est urgent de ne l'administrer qu'à l'état d'intime division.

SECTION IV

NOMENCLATURE DES COMBINAISONS QUE LE BISMUTH FORME AVEC LES ACIDES ORGANIQUES AYANT REÇU UNE APPLICATION MÉDICO-PHARMACEUTIQUE.

1° Avec l'*acide salicylique* : le *salicylate de bismuth*. Nous rapprocherons de ce composé :

A. le *phosphosalicylate de soude et de bismuth* désigné sous le nom de *Bismuthol* ;

B. le *diothiosalicylate de bismuth basique* désigné sous le nom de *Thioforme*.

2º Avec le *pyrogallol* ou *acide pyrogallique*: le *pyrogallate de bismuth*.

Nous rapprocherons de ce corps un produit qui paraît analogue au pyrogallate de bismuth et qu'on désigne sous le nom d'*Helcosol*.

3º Avec l'*acide gallique*: le *gallate de bismuth* (gallate basique), appelé aussi *Dermatol*; l'*oxyiodogallate de bismuth*, appelé aussi *Airol*; le *méthylène digallate de bismuth*, appelé aussi *Bismal*.

4º Avec l'*acide tannique*: le *tannate de bismuth*.

CHAPITRE XXII

ÉTUDE DU GROUPE DE L'OR

SECTION I

OR.

Sommaire. — Or.— Caractères des sels d'or.

L'or est un métal trivalent appartenant à la 3e famille, 2e section de notre classification ; il n'est pas employé directement en pharmacie, mais il donne quelques combinaisons intéressantes qui sont quelquefois employées en médecine, mais très rarement à cause de leur prix très élevé.

Caractères des sels. — 1° Les composés auriques ou composés saturés d'or, concentrés et neutres sont jaune rougeâtre ; étendus et acides, ils ont une couleur jaune. Ils rougissent le tournesol.

2° Avec la potasse, ils donnent un précipité jaune brun d'oxyde aurique soluble dans un excès de réactif.

3° Avec l'hydrogène sulfuré, ils donnent un précipité jaune brun de persulfure d'or soluble dans un excès de sulfure ammonique.

4° Avec le sulfate ferreux, l'acide oxalique, l'acide sulfureux, le zinc métallique, ils donnent un précipité d'or métallique en poudre très fine.

5° Avec le protochlorure d'étain mélangé de 1/15 de bichlorure d'étain, ils donnent un précipité d'un beau pourpre (pourpre de Cassius).

SECTION II

ÉTUDE DES COMBINAISONS DE L'OR AVEC LES MÉTALLOÏDES.

SOMMAIRE. — Avec le chlore (*chlorure d'or ; chlorure d'or et de sodium*). — Synonymes. — Formules. — Préparation. — Purification. — Caractères d'identité, spécifiques, de contrôle. — Conservation. — Actions physiologique et thérapeutique. — Modes d'administration et doses. — Formules galéniques. — Incompatibles. — Empoisonnements. — Secours.

L'or ne donne avec les métalloïdes que deux combinaisons intéressantes. Ces combinaisons, formées par le chlore, sont : le chlorure d'or ; le chlorure d'or et de sodium.

§ 1. — Chlorure d'or.

Synonymes. — Le chlorure d'or, appelé aussi protochlorure d'or, chlorure aurique, trichlorure d'or, a pour formule : $AuCl^3$.

Préparation. — On le prépare d'après le procédé suivant (Codex) :

Or laminé	10 grammes
Acide azotique officinal	8 —
Eau distillée	2 —
Acide chlorhydrique officinal	40 —

Introduisez l'or par petits fragments dans un matras en verre contenant le mélange d'acide azotique et d'eau ; ajoutez l'acide chlorhydrique ; chauffez au bain de sable pour favoriser la réaction. Lorsque le métal aura complètement disparu, on verse dans une capsule de porcelaine la dissolution puis on l'évapore au bain de sable pour chasser l'eau et l'excès d'acide. Dès que des traces de chlore commencent à se dégager, on retire la capsule du feu. Le sel se prend, par le refroidissement complet, en une masse solide et cristalline que l'on doit immédiatement renfermer dans un flacon bouché à l'émeri.

Caractères d'identité. — Le chlorure d'or est une masse cristalline jaune rougeâtre, déliquescente, complètement soluble dans l'éther.

Sa solution aqueuse est décomposée par la lumière, par la peau qu'elle colore en violet, par le phosphore, l'acide sulfureux, la plupart des métaux et par toutes les matières organiques.

Il forme des sels doubles avec les sels alcalins.

Caractères spécifiques. — On le reconnaît aux caractères suivants :

1° Il donne les réactions caractéristiques des chlorures.

2°   —   —   —   des sels d'or.

Caractères de contrôle. — On le FALSIFIE quelquefois avec du sulfate de potasse, du chlorure de potassium, du chlorure de sodium,

Pour reconnaître cette fraude, on calcine le chlorure d'or suspect ; 100 grammes de chlorure d'or desséché doivent, après calcination ou réduction, donner 65 gr. 18 d'or métallique.

Conservation. — Il doit être conservé dans un flacon bouché à l'émeri.

Actions physiologique et thérapeutique. — On l'emploie à l'INTÉRIEUR comme antisyphilitique et contre certaines affections scrofuleuses, à l'EXTÉRIEUR comme caustique.

Modes d'administration et doses. — On l'administre : A l'INTÉRIEUR à la dose de 0 gr. 005 à 0 gr. 015 ; A l'EXTÉRIEUR, comme caustique ou en pommade (1 gramme pour 30).

Incompatibles. — Alcalis, sucs végétaux acides, sucrés et extractifs, protoxyde de fer et d'étain.

Empoisonnements. — Il est toxique.

§ 2. — Chlorure d'or et de sodium.

Synonymes et formules. — Le chlorure d'or et de sodium est un sel double, appelé aussi chloro-aurate de soude, sel de Chrestien, et qui a pour formule : $AuCl^3,NaCl + 2H^2O$, ou $AuCl^4Na + 2H^2O$.

Préparation. — On le prépare d'après le procédé suivant (Codex) :

Or laminé.	10 grammes
Acide azotique.	8 —
Eau distillée.	2 —
Acide chlorhydrique officinal.	40 —
Chlorure de sodium purifié.	3 —

Dissolvez l'or dans l'eau régale, comme il a été dit pour la préparation du chlorure d'or. Evaporez ensuite dans une capsule la solution de chlorure d'or jusqu'en consistance sirupeuse, de façon à expulser l'excès d'acide ; ajoutez au liquide son volume d'eau, puis le chlorure de sodium, en agitant avec une baguette de verre. Concentrez cette liqueur, d'abord au bain de sable, puis au bain-marie, jusqu'à siccité.

Pour obtenir le sel cristallisé, il suffit d'évaporer sa solution jusqu'à légère pellicule et à laisser refroidir.

Caractères d'identité. — Le chlorure d'or et de sodium cristallise en prismes rhomboïdaux d'un beau jaune, solubles dans l'eau, inaltérables à l'air, réduits par les matières organiques.

Caractères spécifiques. — On le reconnaît aux caractères suivants :

1° Il donne les réactions caractéristiques des chlorures ;
2°   —   —   des sels d'or :
3°   —   —   des sels de sodium.

Caractères de contrôle. — On le FALSIFIE quelquefois avec du chlorure de sodium en excès.

Pour reconnaître cette fraude, on le calcine : 100 grammes de chlorure d'or et de sodium desséché laissent après calcination et lavage à l'eau 69 gr. 66 d'or métallique.

Conservation. — Il doit être conservé dans des flacons bouchés à l'émeri.

Actions physiologique et thérapeutique. — Il est employé comme antisyphilitique et contre certaines affections scrofuleuses. Le Dr Robinson l'a conseillé contre le diabète.

Modes d'administration et doses. — A l'INTÉRIEUR à la dose de 0 gr. 01 à 0 gr. 03. On en fait un sirop contenant 0 gr. 05 pour 200 grammes de véhicule ; des pastilles contenant 1/4 de centigramme. — A l'EXTÉRIEUR en pommade 0 gr. 01 pour 40 axonge.

Incompatibles. — Mêmes incompatibles que le chlorure d'or.

Empoisonnements. — Toxique.

SECTION III. — COMBINAISONS DE L'OR AVEC LES ACIDES MINÉRAUX.

SECTION IV. — COMBINAISONS DE L'OR AVEC LES ACIDES ORGANIQUES.

Pas de combinaisons intéressantes au point de vue médico-pharmaceutique.

CHAPITRE XXIII

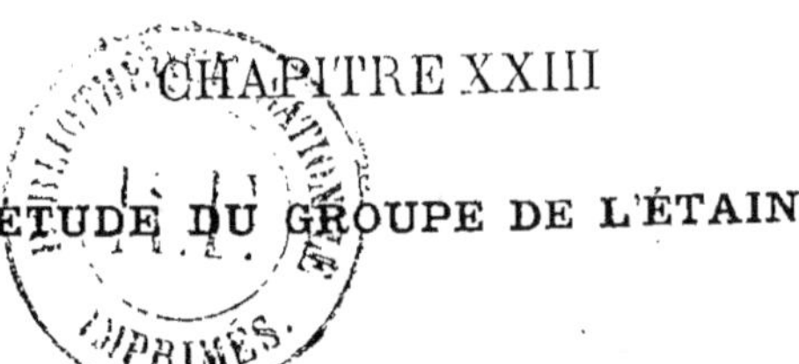

ÉTUDE DU GROUPE DE L'ÉTAIN

L'étain est un métal tétravalent appartenant à la 4e famille de notre classification. Il a été préconisé autrefois comme anthelminthique ; il est aujourd'hui inusité. Il ne donne avec les métalloïdes, les acides minéraux ou organiques aucune combinaison intéressante au point de vue médico-pharmaceutique.

CHAPITRE XXIV

ÉTUDE DU GROUPE DU PLATINE

Le platine est un métal tétravalent appartenant à la 4e famille de notre classification. Il ne donne avec les métalloïdes, les acides minéraux ou organiques aucune combinaison intéressante au point de vue médico-pharmaceutique.

TABLE ANALYTIQUE

TROISIÈME PARTIE

TABLE ALPHABÉTIQUE

T

W

Y

Z

Imp. J. Thevenot, Saint-Dizier (Haute-Marne)